ATLAS
DER ANATOMIE DES MENSCHEN

BAND 1

Rolf Bertolini

Gerald Leutert

ATLAS DER ANATOMIE DES MENSCHEN

nach systematischen und topographischen Gesichtspunkten

Band 1: Arm und Bein

Mit 405 Abbildungen, davon 361 mehrfarbig, gezeichnet von Horst Schmidt

Springer-Verlag
Berlin Heidelberg New York 1978

Prof. Dr. sc. med. Rolf Bertolini

Direktor des Anatomischen Instituts
der Karl-Marx-Universität Leipzig

Prof. Dr. sc. med. Gerald Leutert

Prosektor des Anatomischen Instituts
der Karl-Marx-Universität Leipzig

Die Originalausgabe erschien im Verlag
VEB Georg Thieme Leipzig
Vertrieb ausschließlich für die DDR
und die sozialistischen Länder

Lizenzausgabe für alle übrigen Länder
im Springer-Verlag Berlin Heidelberg New York

ISBN-13: 978-3-642-66949-1 e-ISBN-13: 978-3-642-66948-4
DOI: 10.1007/978-3-642-66948-4

Softcover reprint of the hardcover 1st edition 1978

Vorwort

Der Plan, einen dreibändigen Atlas der Anatomie des Menschen zu schaffen, entstand bereits vor 12 Jahren. Ein derartig umfangreiches und zeitaufwendiges Vorhaben bedurfte gründlicher Vorbereitungen. Galt es doch, zahlreiche makroskopisch-anatomische Präparate als Vorlagen für die Zeichnungen anzufertigen und die technische Seite der Herstellung zu sichern. Die Voraussetzung dafür schufen die Leitung und die Mitarbeiter des Verlages VEB Georg Thieme durch umsichtige und genaue Abstimmung der Arbeitsgänge.
Für die Gliederung der drei Bände waren folgende Gedanken ausschlaggebend: den Studierenden für die Auswertung der Vorlesungen, das Selbststudium und die Arbeit auf dem Präpariersaal ein Nachschlagewerk, das systematische und topographische Anatomie berücksichtigt, zur Verfügung zu stellen, und dem Arzt in der Praxis eine schnelle Orientierung über den Aufbau des menschlichen Organismus zu ermöglichen. Dementsprechend enthält der Band I in seinem ersten Teil Systematik und Topographie des Armes. Dabei wird mit der Darlegung der Knochen und Gelenke begonnen, es folgen die Muskeln, die Blut- und Lymphgefäße, die Nerven und die wichtigsten Regionen. In gleicher Weise ist auch der 2. Teil des I. Bandes, das Bein, gegliedert. Der II. Band bringt nach ähnlichen, dem Thema entsprechenden Gesichtspunkten die Anatomie von Rumpf, Körperhöhlen und Eingeweiden. Der Band III des Atlas enthält die Abbildungen der Organe von Hals und Kopf einschließlich der Sinnesorgane und des Gehirns.
Das Erscheinen des I. Bandes gibt den Autoren die Möglichkeit, den längst fällig gewordenen Dank an den wissenschaftlichen Zeichner, Herrn Horst Schmidt (Halle/Saale), auszusprechen. In jahrelanger Treue und mit unermüdlicher Geduld schuf er nach den makroskopisch-anatomischen Originalpräparaten die Abbildungen. Meisterhaft und mit großer Gewissenhaftigkeit setzte er die Präparate in anatomische Tafeln um. Die Bedeutung der wissenschaftlichen Zeichnung wurde erneut durch die Tatsache unterstrichen, daß unser Versuch der fotografischen Wiedergabe bestimmter Regionen zu keinem befriedigenden Ergebnis führte. Zu dem kleinen Kreis der unmittelbar an der Entstehung des Atlas beteiligten Mitarbeiter gehört der leitende medizinische Fachpräparator Herr Gerhard Pfütze. Uneigennützig stellte er seine nunmehr 27jährige Berufserfahrung in den Dienst der Sache. Bei der Herstellung von Spezialpräparaten war

uns seine Hilfe von unschätzbarem Wert. Für seine Mitarbeit und Ratschläge danken wir ihm herzlich. Die ausgewählten Röntgenbilder wurden uns in großzügiger Weise von Herrn Prof. Dr. sc. med. Wilhelm Oelßner, Direktor der Radiologischen Klinik der Karl-Marx-Universität Leipzig, und Herrn Prof. Dr. sc. med. Fritz Meißner, Direktor der Klinik für Kinderchirurgie der Karl-Marx-Universität Leipzig, überlassen. Ihnen und den Oberärzten, Herrn Dr. med. habil. Hans-Georg Schultz und Herrn Dr. med. Dieter Hörmann, danken wir für die gewährte Unterstützung. Die Herstellung des Manuskriptes und des Sachwortverzeichnisses sowie das Lesen der Korrekturen übernahmen Angehörige des Anatomischen Institutes der Karl-Marx-Universität Leipzig; Frau Binkenstein, Frau Dettmer, Frau Funk, Frau Wendler und Frau Wolf gilt unser Dank und ihrer Sorgfalt unsere Anerkennung. Herrn Hartmann, medizinischer Fachpräparator, danken wir für die gewissenhafte Vorbereitung der Anlage der Hinweislinien. Fräulein Heinrich und Fräulein Ritscher halfen in dankenswerter Weise beim Zusammenstellen der Sachwörter.

Der Verlag und die Herstellungsbetriebe waren stets bemüht, unsere Wünsche zu erfüllen. Mit großem Verständnis setzten sie sich für das Gelingen des Werkes ein und überwanden mit Beharrlichkeit und Erfahrung die Schwierigkeiten, die sich auftaten. Allen beteiligten Mitarbeitern gilt unser großer Dank. Ein stilles Gedenken sei dem verstorbenen Verlagsleiter des VEB Georg Thieme, Herrn May, gewidmet, der dem Atlas zu seinem Start verhalf.

Wir sind uns bewußt, daß der vorliegende Band noch Verbesserungen bedarf und bitten deshalb um Hinweise und Empfehlungen für notwendig erscheinende Änderungen und Ergänzungen.

Rolf Bertolini
Gerald Leutert

Leipzig, im Oktober 1977

Inhalt

Arm

Knochen 9
Gelenke 39
Muskeln 71
Gefäße und Nerven 105

Bein

Knochen 149
Gelenke 195
Muskeln 231
Gefäße und Nerven 271

Sachwortverzeichnis 323

Verwendete Abkürzungen

Begriffe in eckiger Klammer sind im Verzeichnis der gültigen Nomenklatur (NOMINA ANATOMICA, Paris 1955) nicht enthalten. Zur besseren Orientierung wird auf sie nicht verzichtet.

A.	Arteria
Aa.	Arteriae
Art.	Articulatio
Artt.	Articulationes
C	Cervicalsegment
L	Lumbalsegment
Lig.	Ligamentum
Ligg.	Ligamenta
M.	Musculus
Mm.	Musculi
N.	Nervus
Nn.	Nervi
Proc.	Processus
S	Sacralsegment
Th	Thoracalsegment
V.	Vena
Vv.	Venae

ARM

Knochen

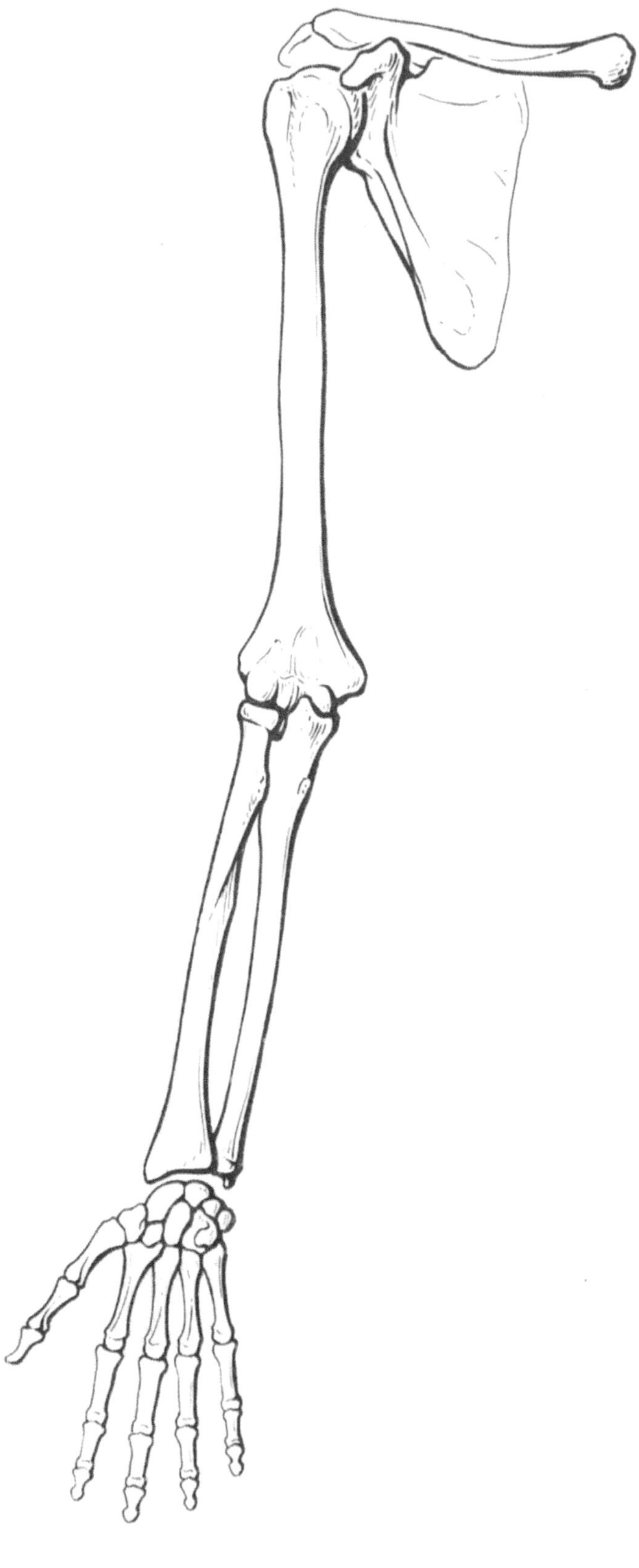

1

Knochen der rechten oberen Extremität und des Schultergürtels
Ansicht von vorn, Übersicht

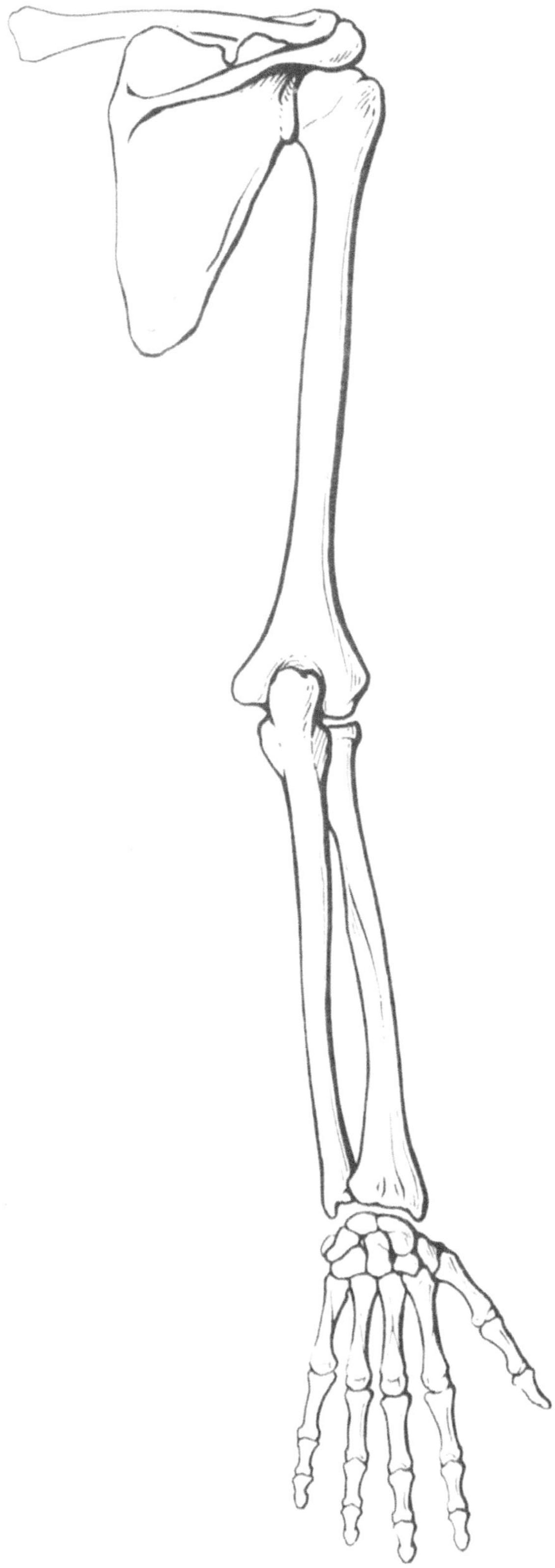

2
Knochen der rechten oberen Extremität und des Schultergürtels
Ansicht von hinten, Übersicht

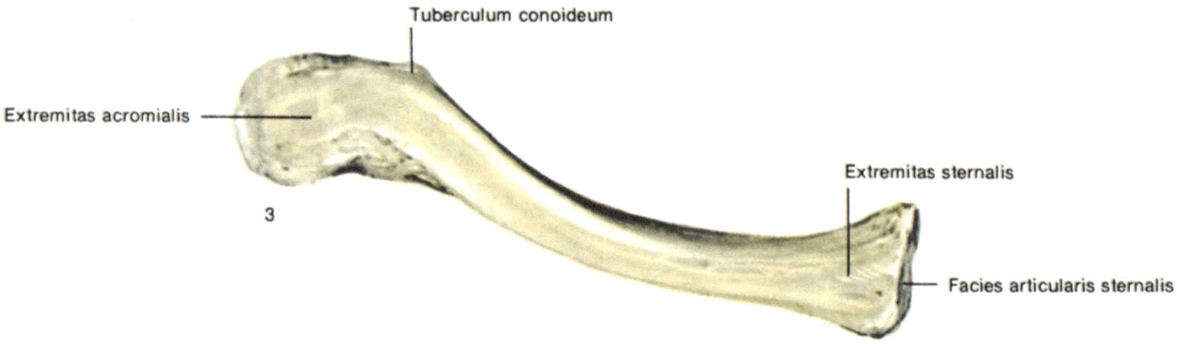

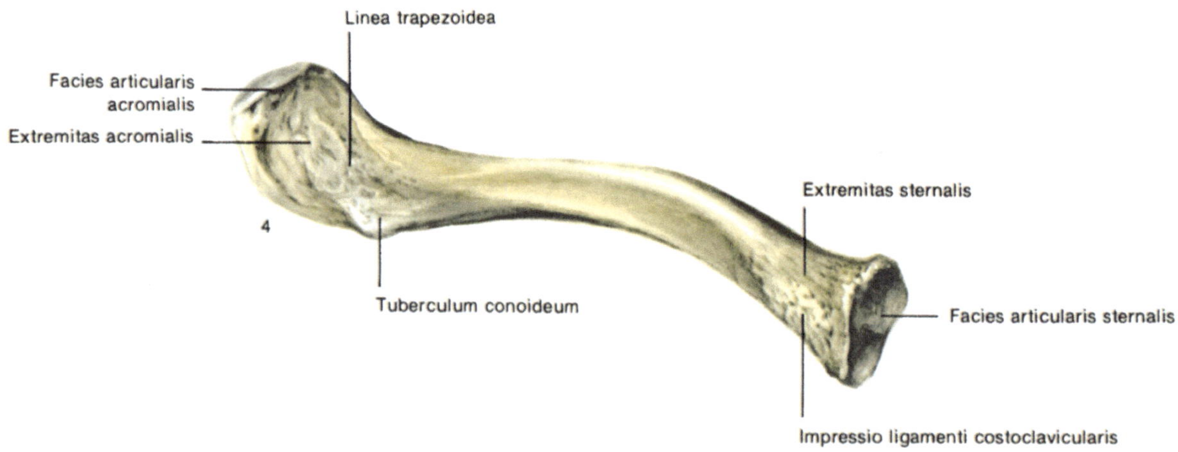

3
Rechtes Schlüsselbein, Clavicula
von cranial

4
Rechtes Schlüsselbein, Clavicula
von caudal

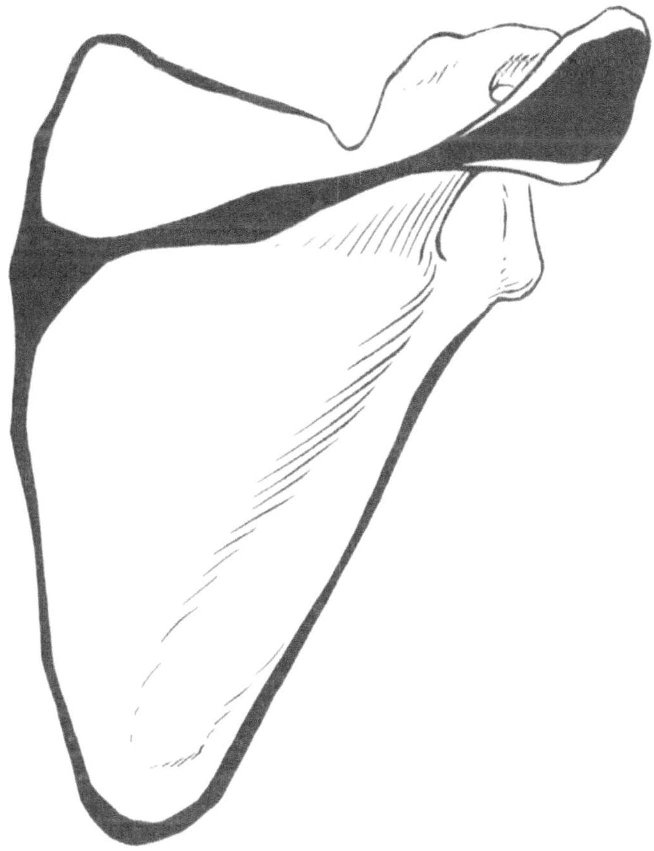

5
Rechtes Schulterblatt, Scapula
von dorsal. Darstellung der Rahmenkonstruktion und der Querverstrebung durch die Spina scapulae

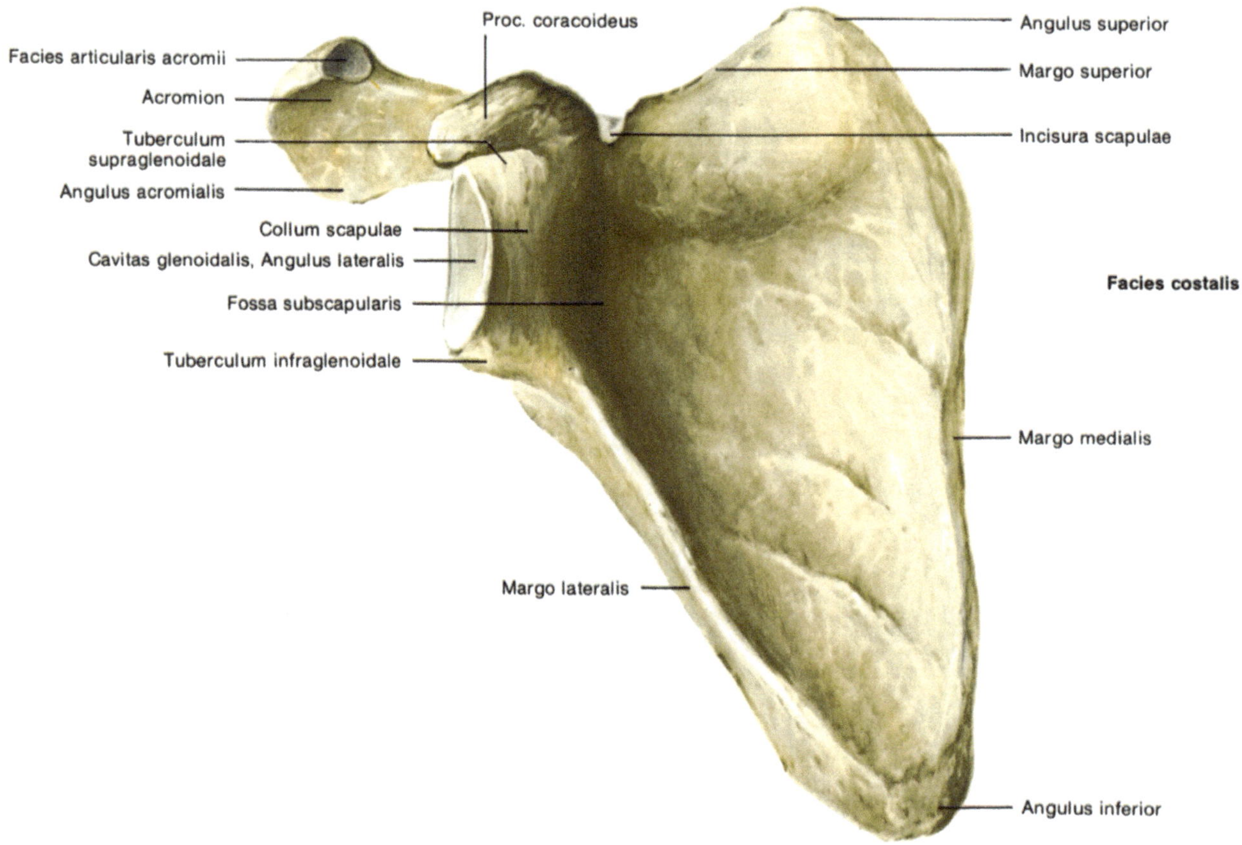

6
Rechtes Schulterblatt, Scapula
von ventral

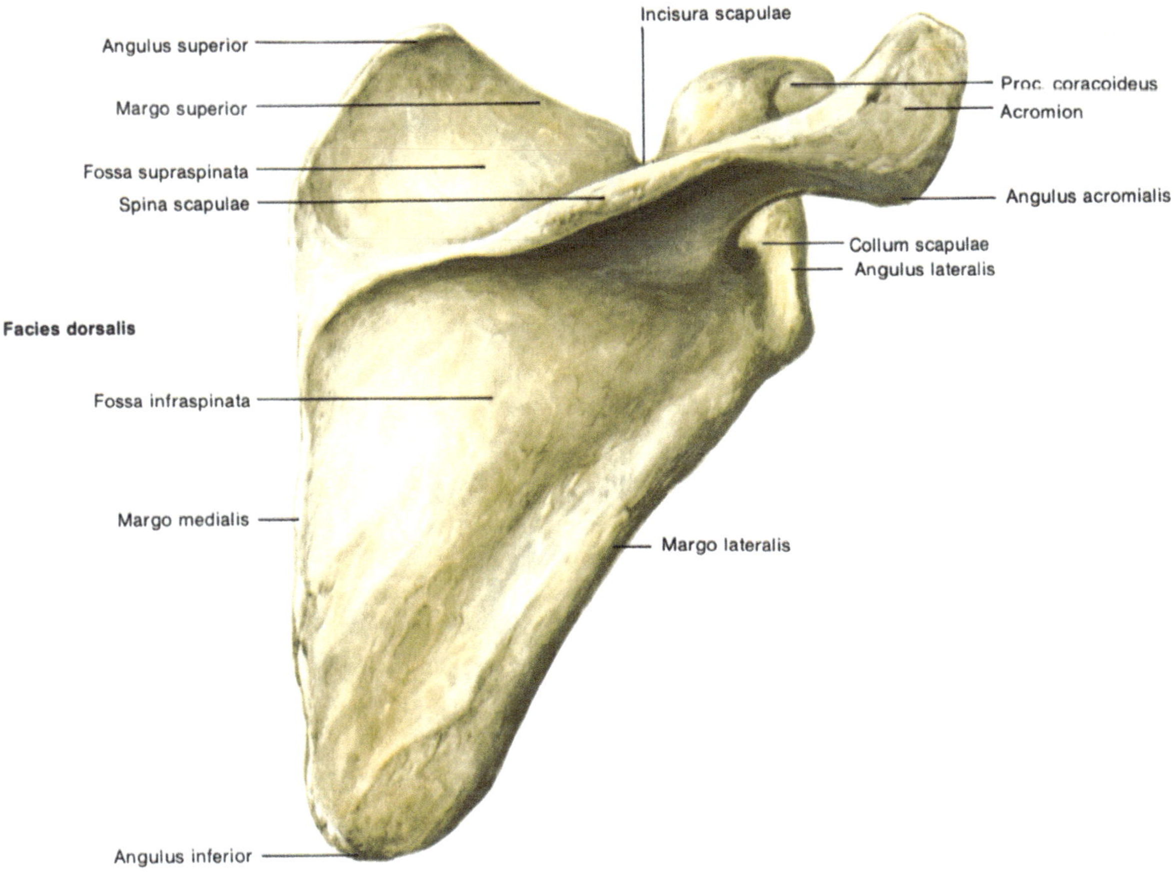

7
Rechtes Schulterblatt, Scapula
von dorsal

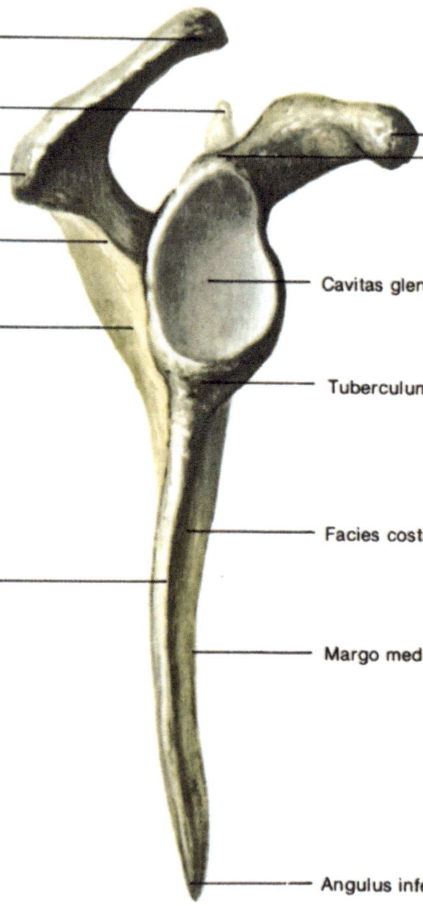

8
Rechtes Schulterblatt, Scapula
von lateral

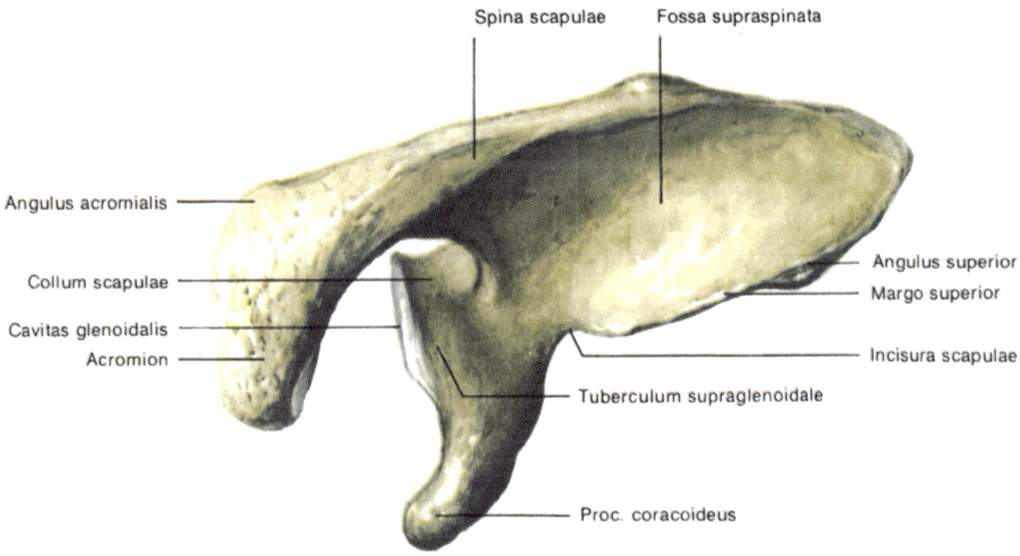

9
Rechtes Schulterblatt, Scapula
von cranial

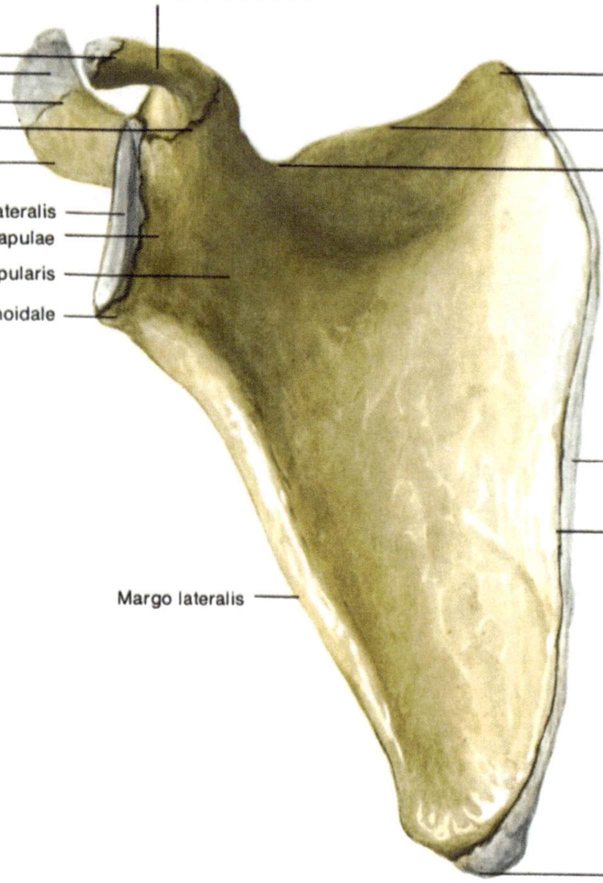

10
Rechtes Schulterblatt, Scapula
eines 6jährigen Kindes mit Knorpelfugen und knorpeligen Teilen, von ventral

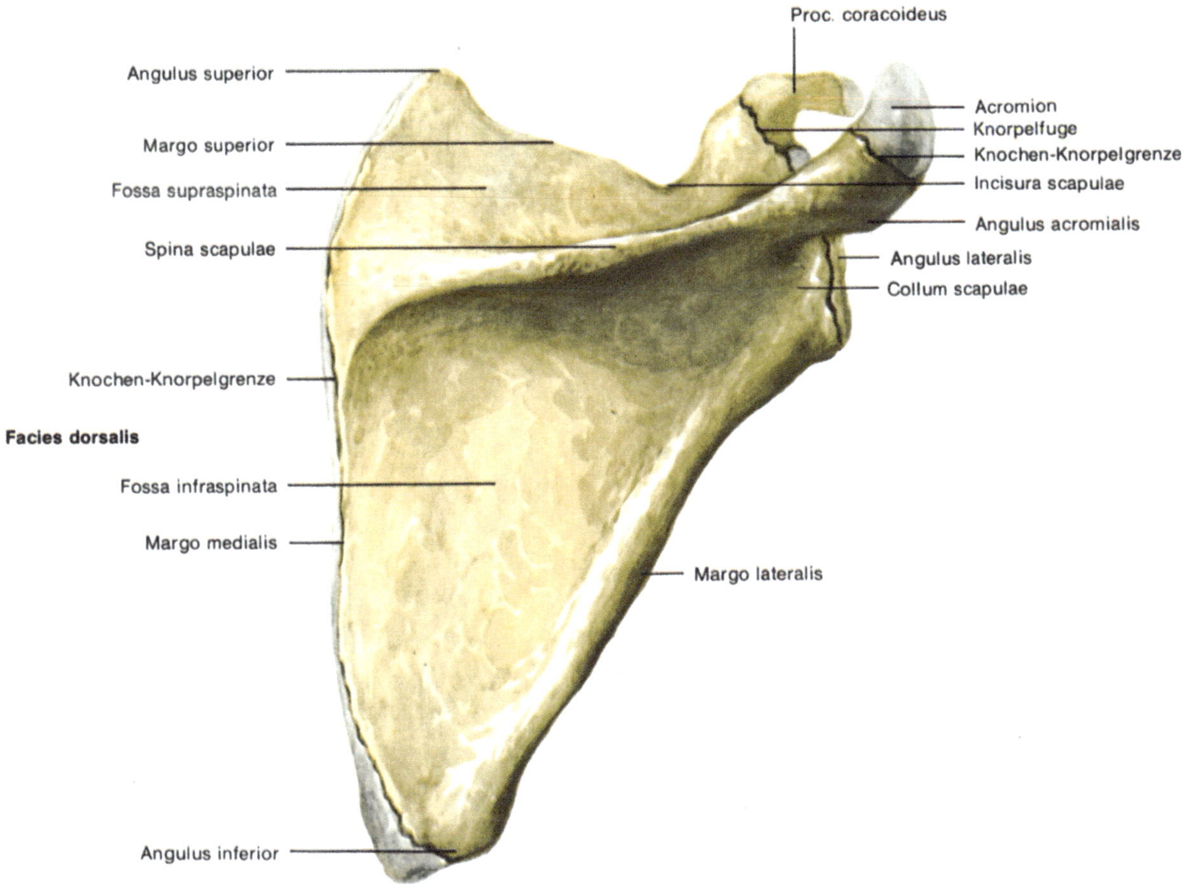

11
Rechtes Schulterblatt, Scapula
eines 6jährigen Kindes mit Knorpelfugen und knorpeligen Teilen, von dorsal

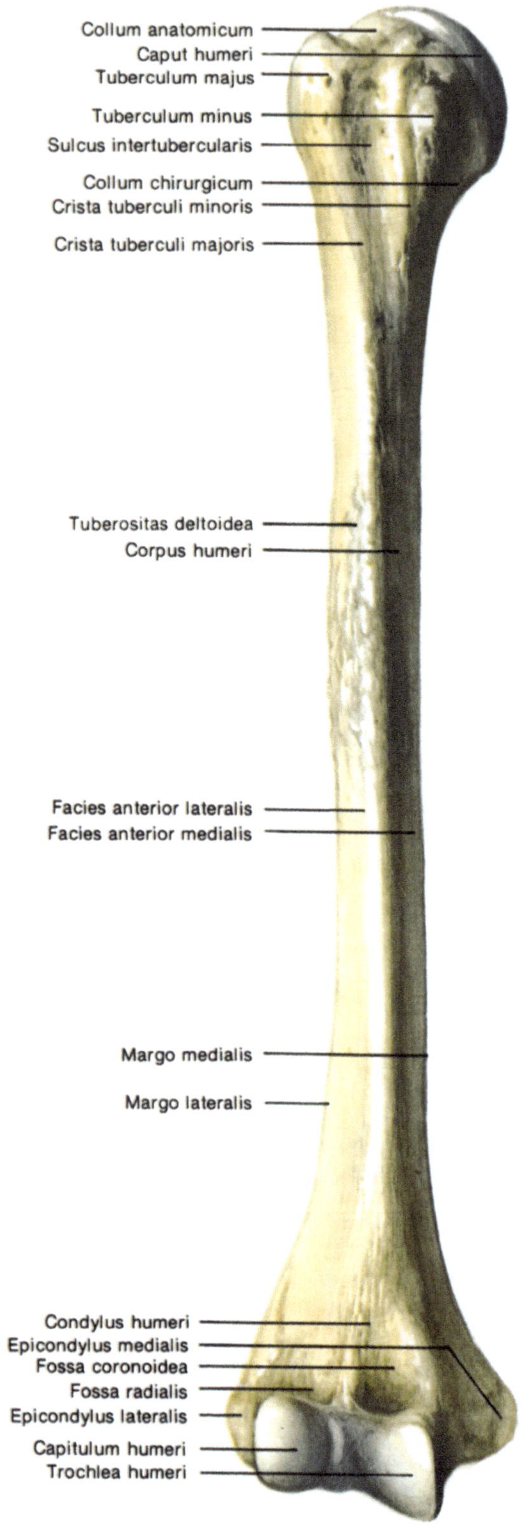

12
Rechtes Oberarmbein, Humerus
von vorn

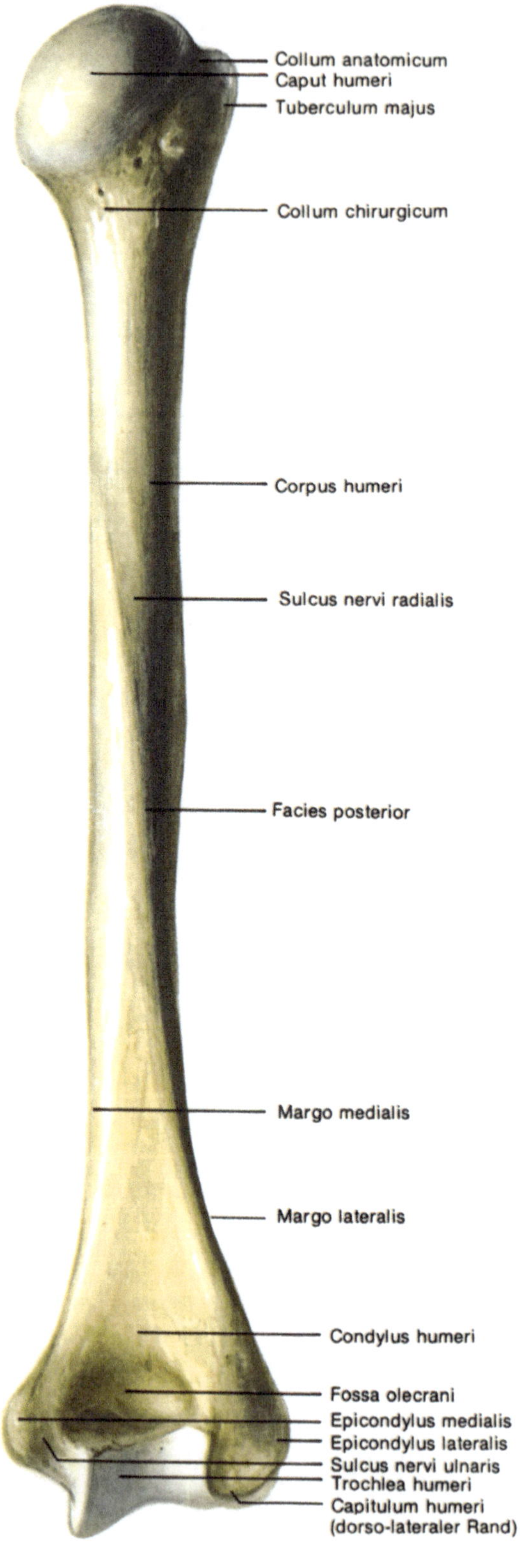

13
Rechtes Oberarmbein, Humerus
von hinten

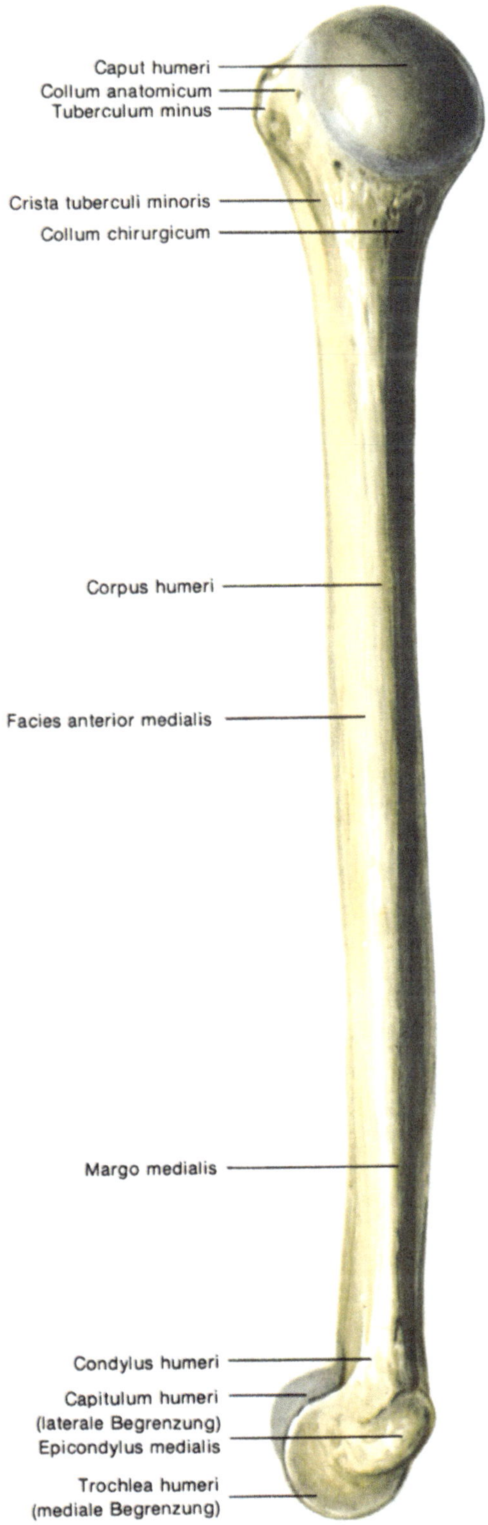

14
Rechtes Oberarmbein, Humerus
von medial

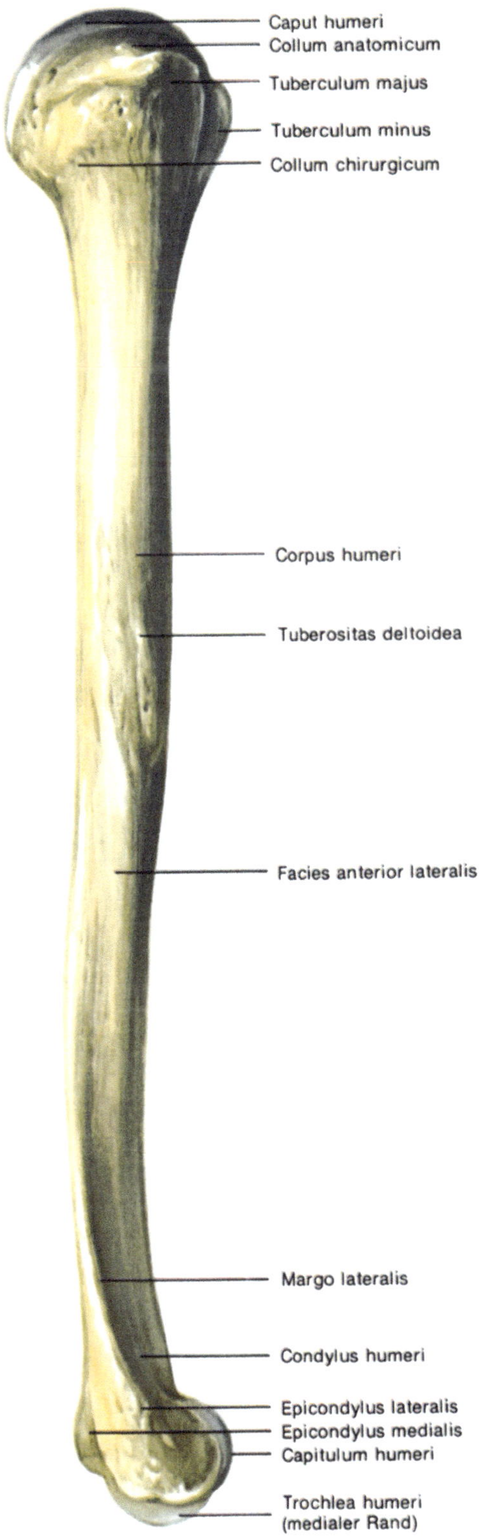

15
Rechtes Oberarmbein, Humerus
von lateral

16
Rechtes Oberarmbein, Humerus
des Erwachsenen, von vorn. Zur Darstellung der Torsion des Humerus wurden an dem proximalen und dem distalen Gelenkende Achsen eingetragen

17
Rechtes Oberarmbein, Humerus
des Erwachsenen, von oben hinten. Zur Darstellung der Torsion des Humerus wurden an dem proximalen und dem distalen Gelenkende Achsen eingetragen

18
Rechtes Oberarmbein, Humerus
des Erwachsenen, von oben. Zur Darstellung der Torsion des Humerus wurden an dem proximalen und dem distalen Gelenkende Achsen eingetragen

19
Rechtes Oberarmbein, Humerus
des Neugeborenen, von vorn. Zur Darstellung der Torsion des Humerus wurden an dem proximalen und dem distalen Gelenkende Achsen eingetragen

20
Rechtes Oberarmbein, Humerus
des Neugeborenen, von oben. Zur Darstellung der Torsion des Humerus wurden an dem proximalen und dem distalen Gelenkende Achsen eingetragen

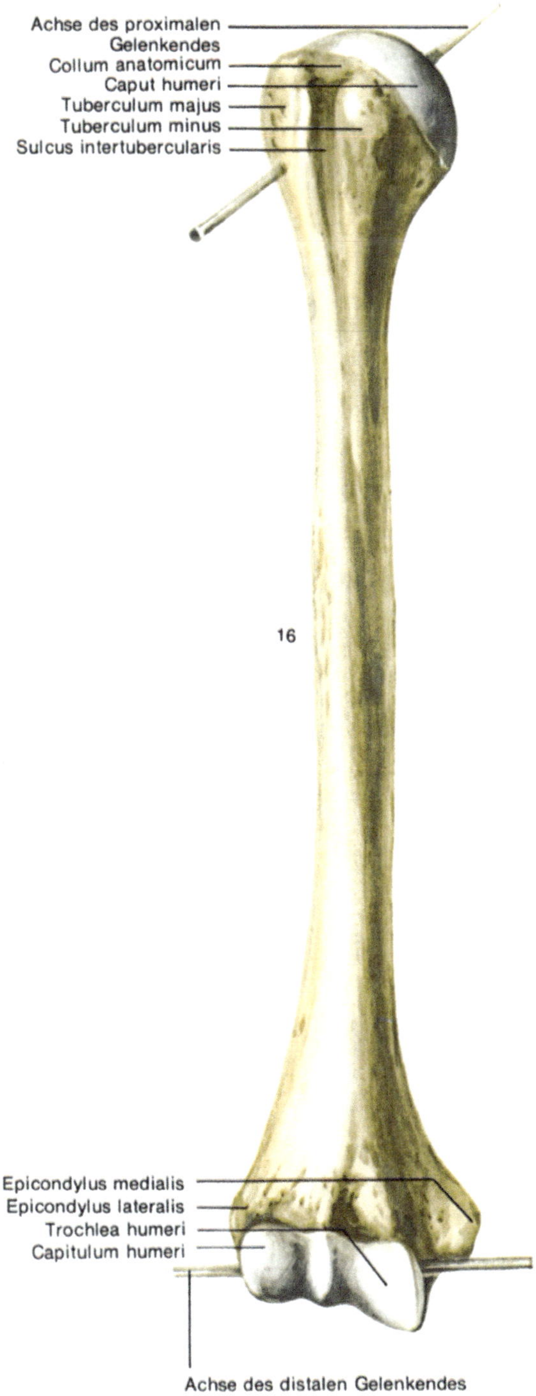
Achse des proximalen Gelenkendes
Collum anatomicum
Caput humeri
Tuberculum majus
Tuberculum minus
Sulcus intertubercularis
Epicondylus medialis
Epicondylus lateralis
Trochlea humeri
Capitulum humeri
Achse des distalen Gelenkendes

16

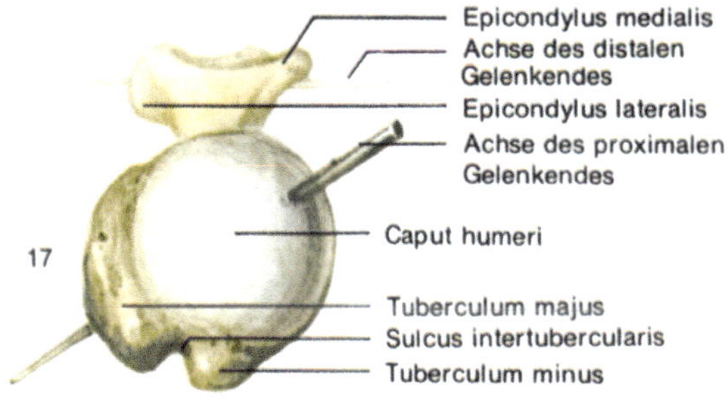
Epicondylus medialis
Achse des distalen Gelenkendes
Epicondylus lateralis
Achse des proximalen Gelenkendes
Caput humeri
Tuberculum majus
Sulcus intertubercularis
Tuberculum minus

17

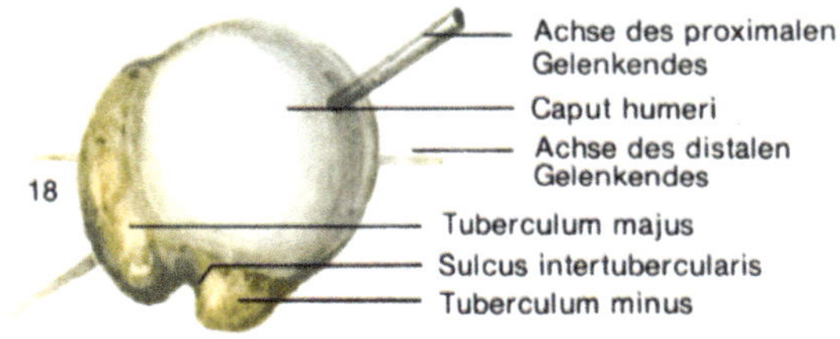
Achse des proximalen Gelenkendes
Caput humeri
Achse des distalen Gelenkendes
Tuberculum majus
Sulcus intertubercularis
Tuberculum minus

18

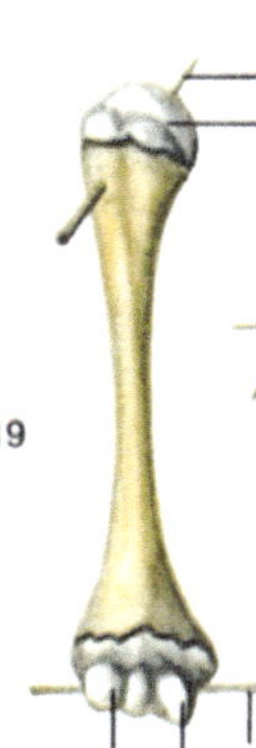
Achse des proximalen Gelenkendes
Caput humeri
Achse des distalen Gelenkendes
Trochlea humeri
Capitulum humeri

19

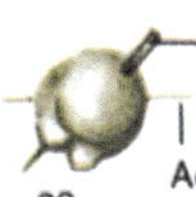
Achse des proximalen Gelenkendes
Achse des distalen Gelenkendes

20

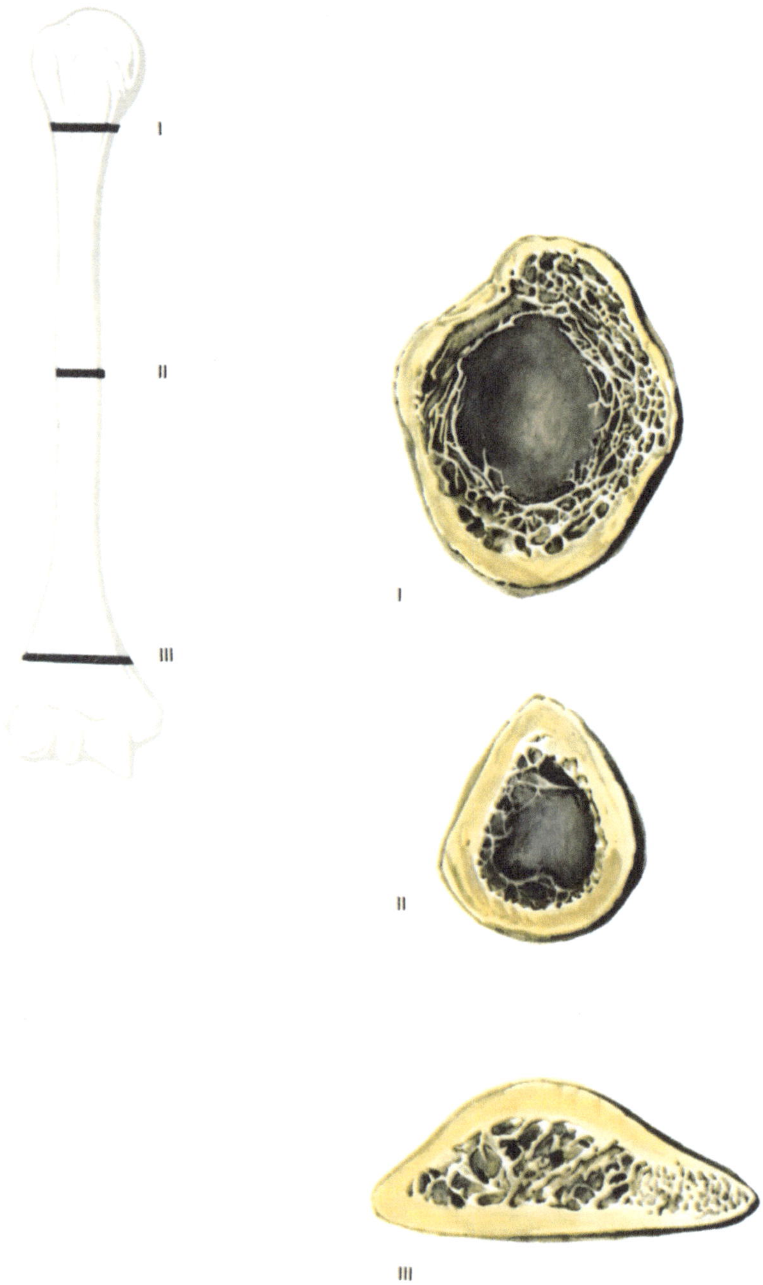

21
Querschnitte durch das rechte Oberarmbein, Humerus
Ansicht von proximal. Der obere Teil des jeweiligen Querschnittes entspricht der vorderen Fläche des Knochens. Die Lage der Querschnitte ist auf der nebenstehenden Skizze angegeben

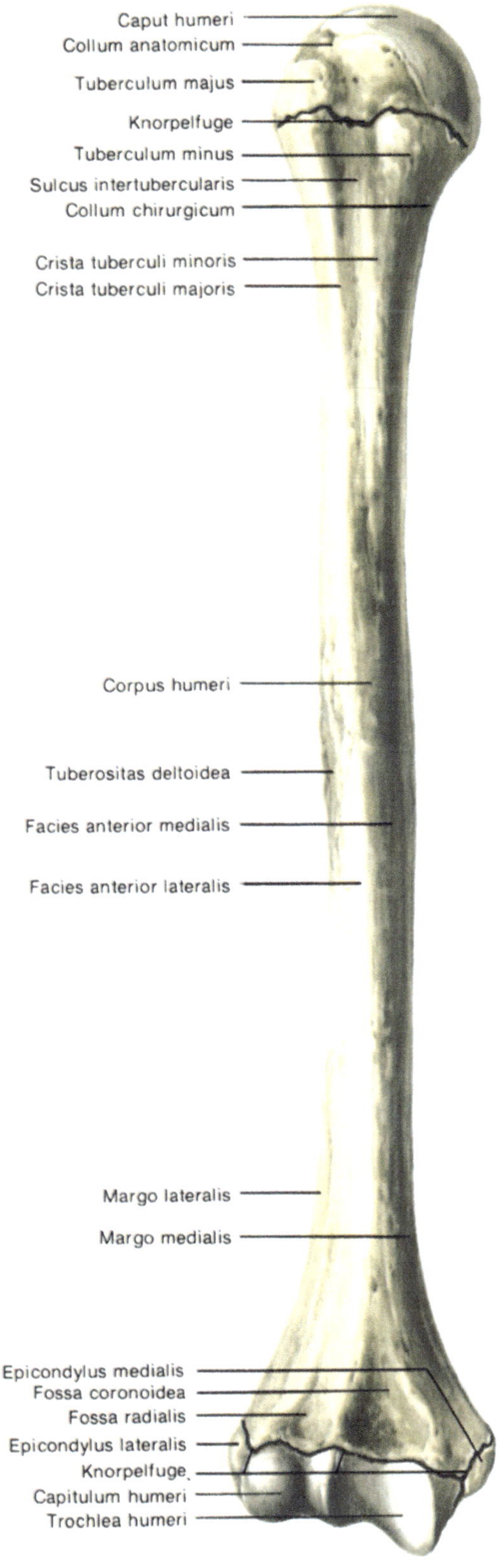

22
Rechtes Oberarmbein, Humerus
eines 12jährigen Kindes, von vorn. Knorpelfugen

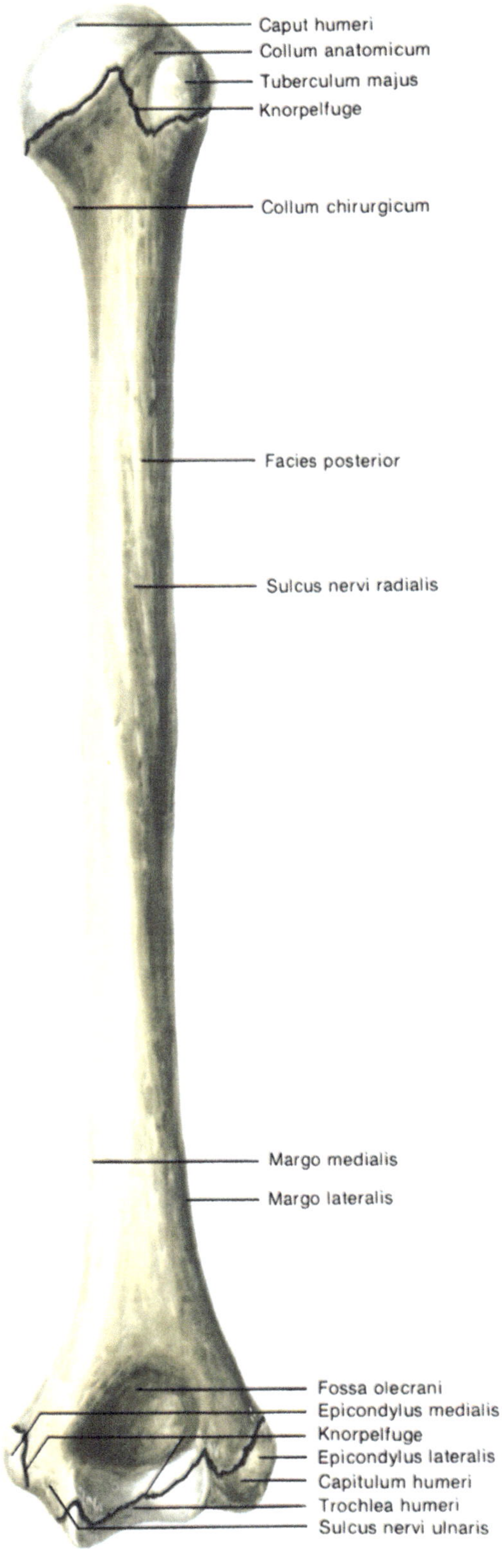

23
Rechtes Oberarmbein, Humerus
eines 12jährigen Kindes, von hinten. Knorpelfugen

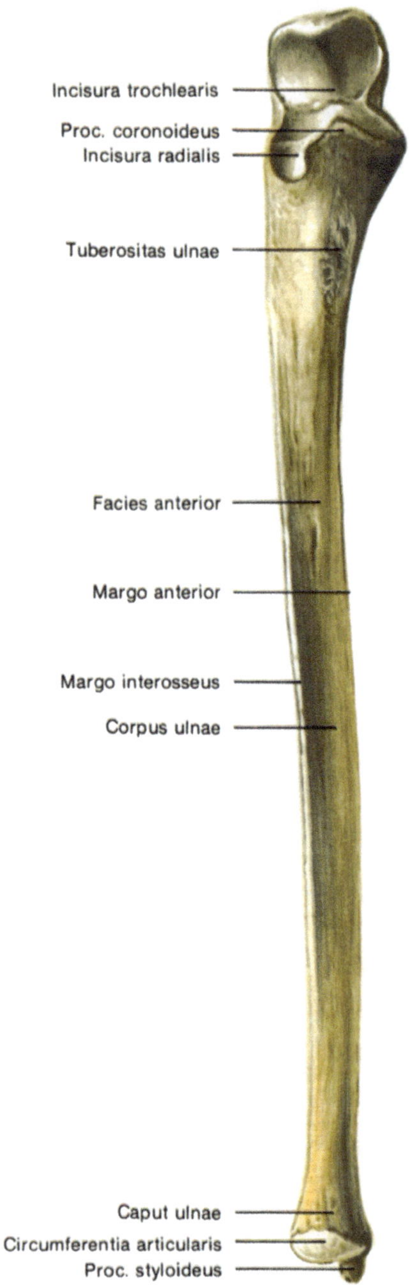

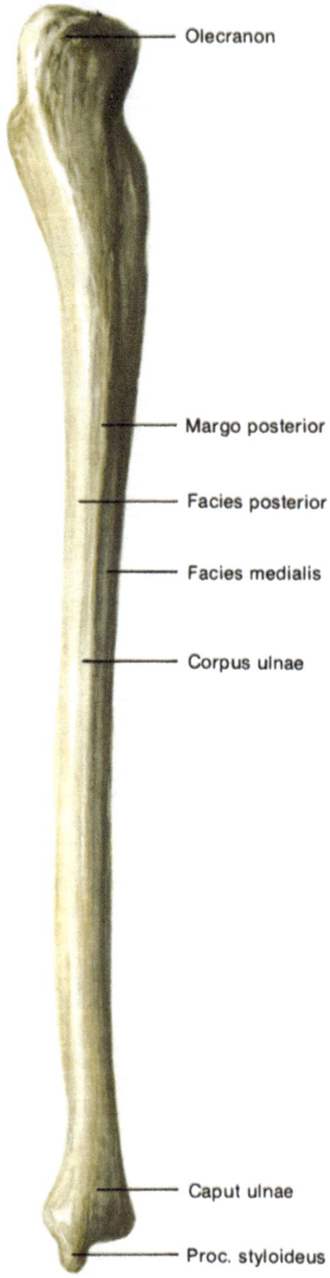

24
Rechte Elle, Ulna
von vorn

25
Rechte Elle, Ulna
von hinten

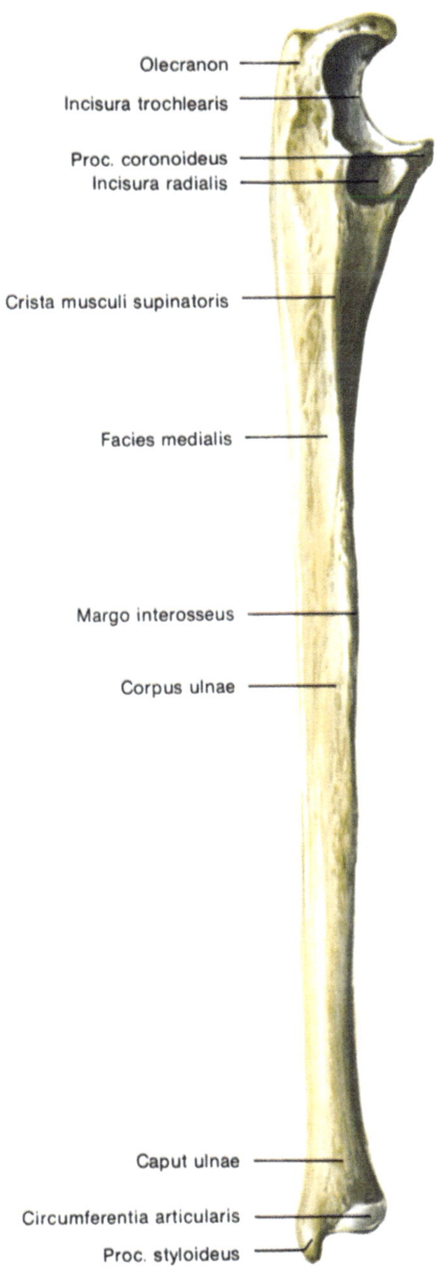

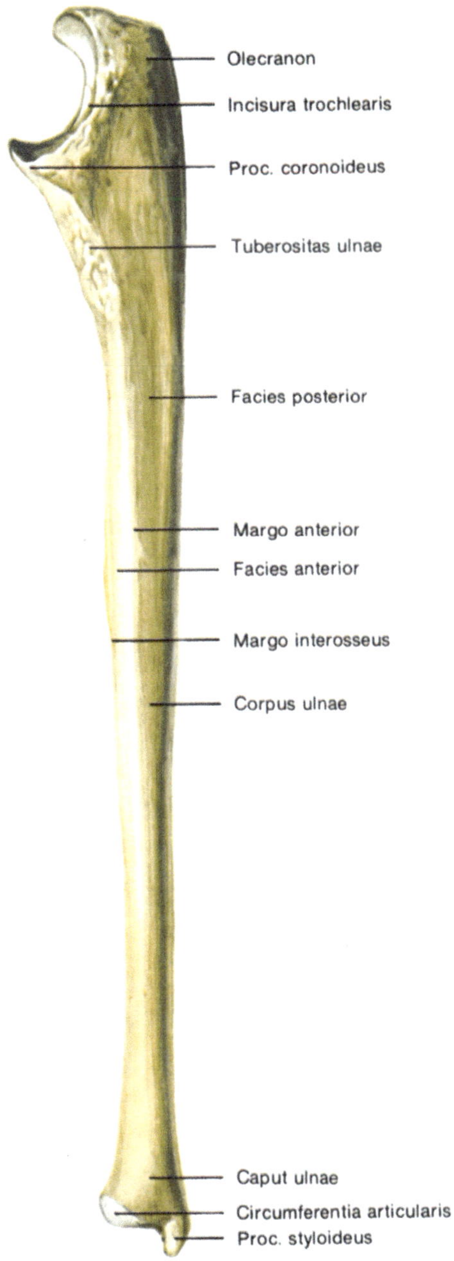

26
Rechte Elle, Ulna
von lateral

27
Rechte Elle, Ulna
von medial

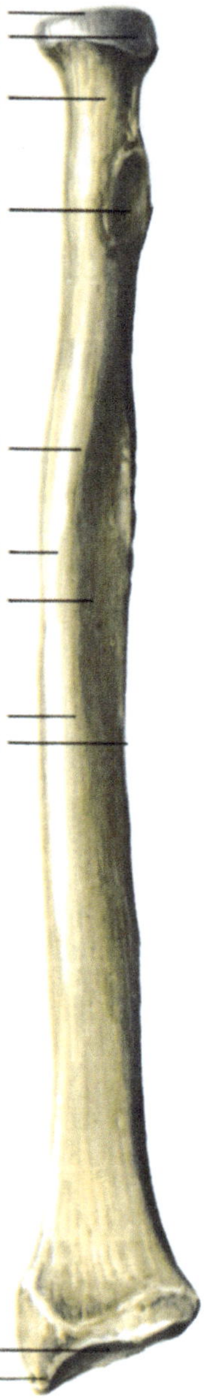

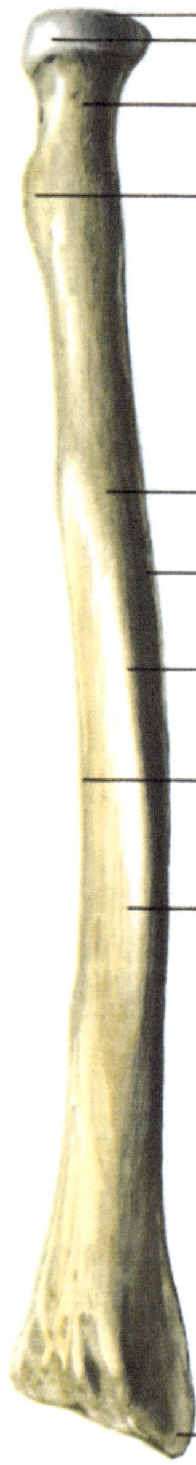

28
Rechte Speiche, Radius
von vorn, bei Supinationsstellung

29
Rechte Speiche, Radius
von hinten, bei Supinationsstellung

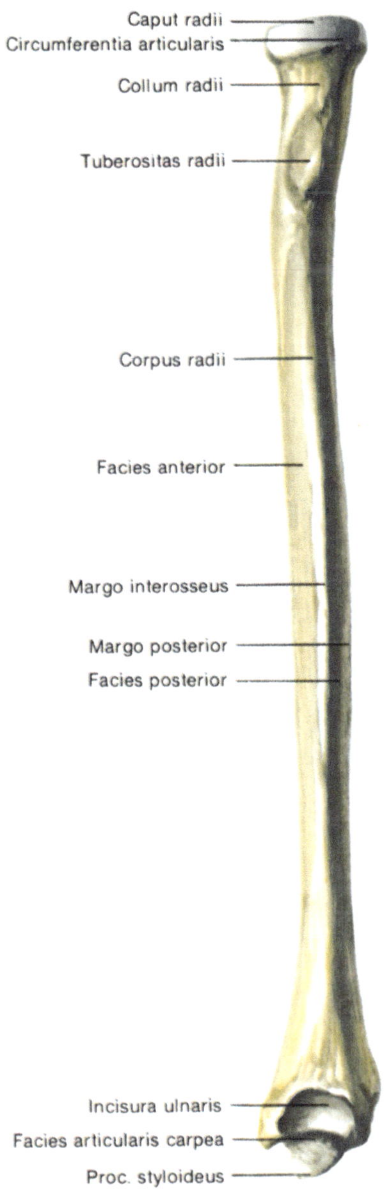

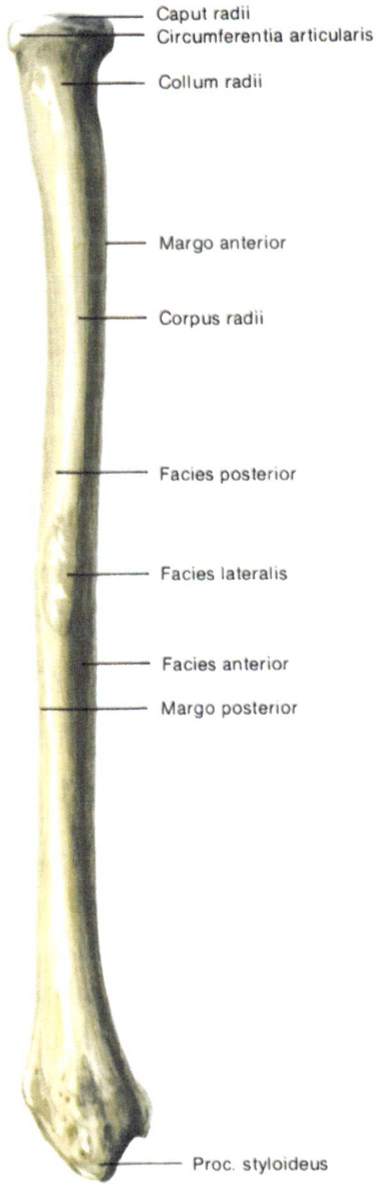

30
Rechte Speiche, Radius
von medial, bei Supinationsstellung

31
Rechte Speiche, Radius
von lateral, bei Supinationsstellung

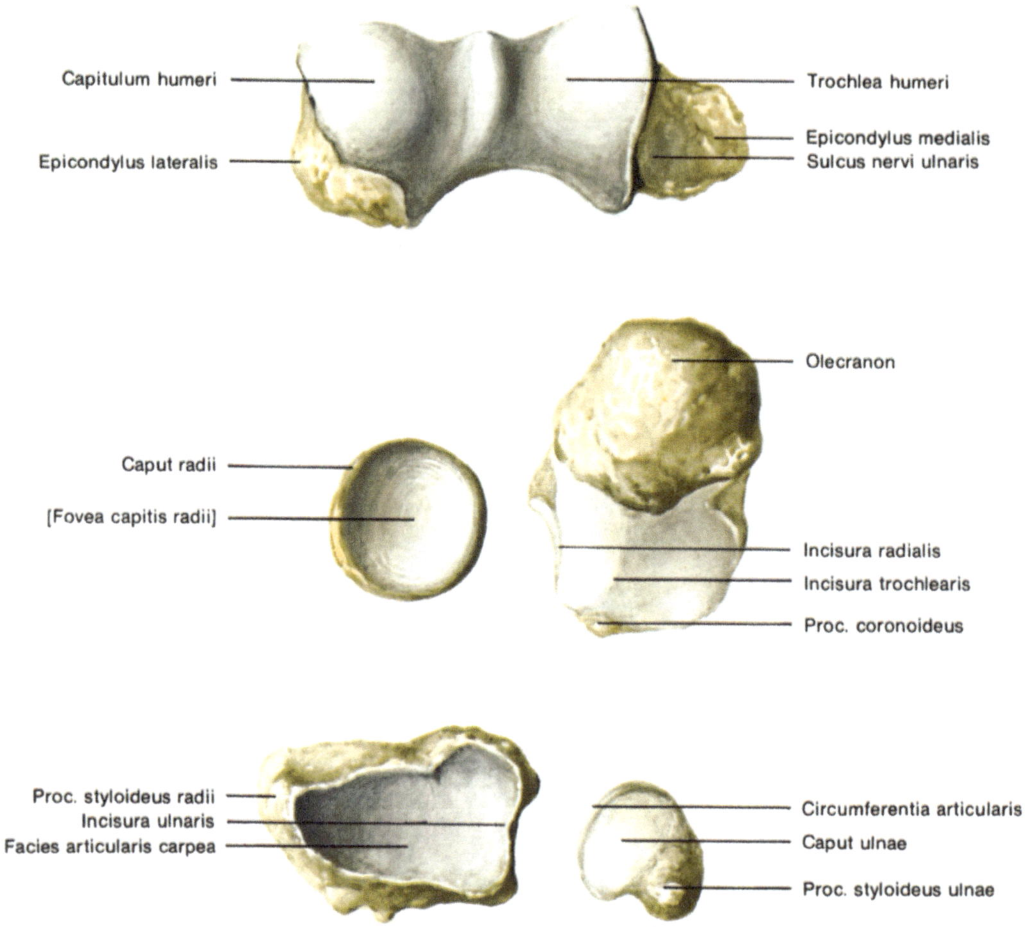

32
Gelenkflächen von rechtem Humerus, rechtem Radius und rechter Ulna
Ansichten: Humerus von distal; proximale Gelenkflächen von Radius und Ulna von proximal; distale Gelenkflächen von Radius und Ulna von distal

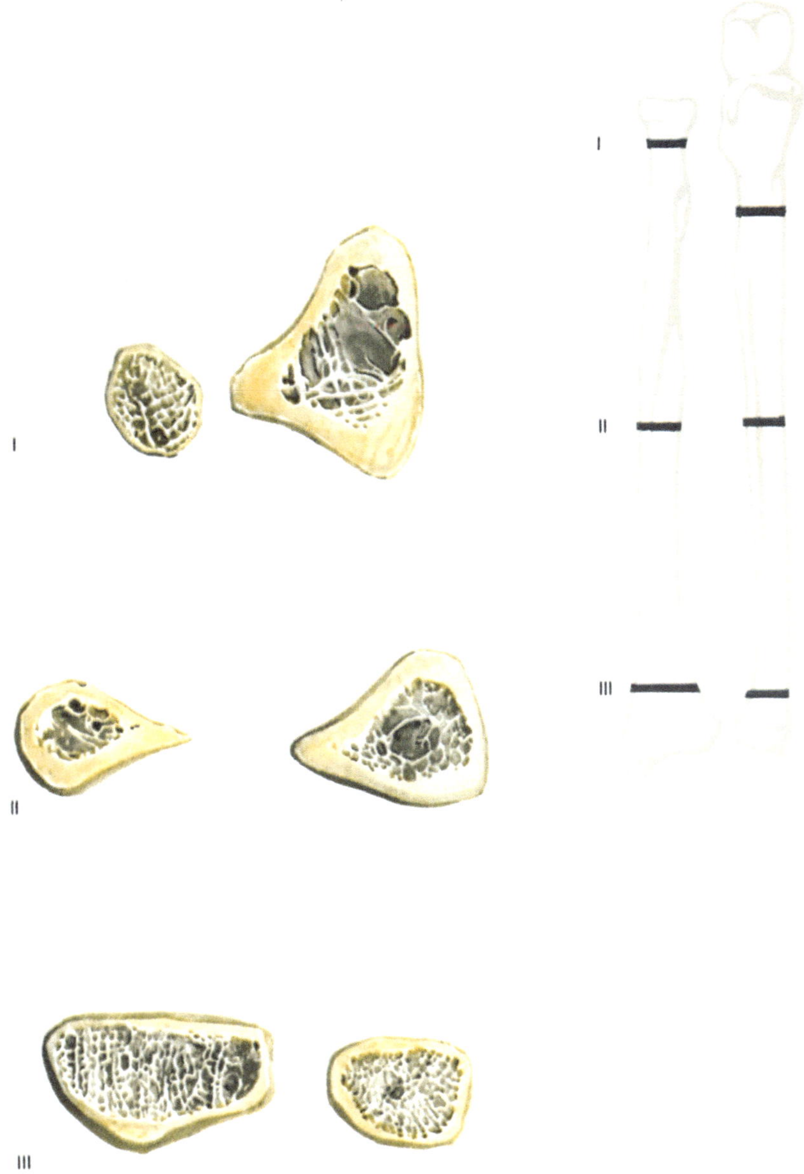

33

Querschnitte durch die rechte Elle, Ulna, und die rechte Speiche, Radius

Ansicht von distal. Der obere Teil des jeweiligen Querschnittes entspricht der vorderen Fläche des Knochens. Die Lage der Querschnitte ist auf der nebenstehenden Skizze angegeben

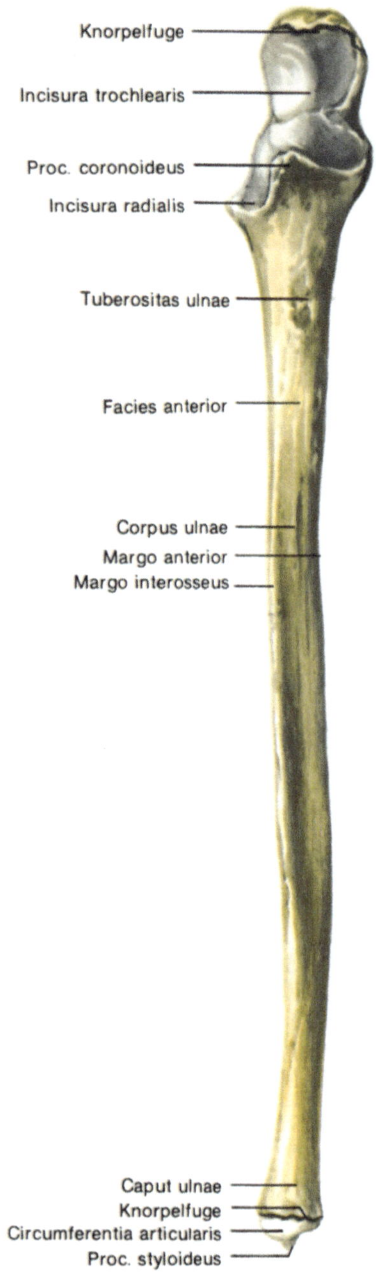

34
Rechte Elle, Ulna
eines 12jährigen Kindes, von vorn. Knorpelfugen

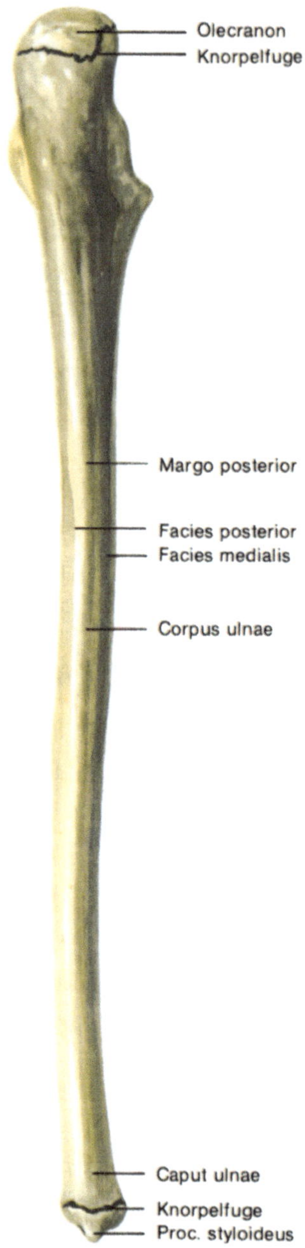

35
Rechte Elle, Ulna
eines 12jährigen Kindes, von hinten. Knorpelfugen

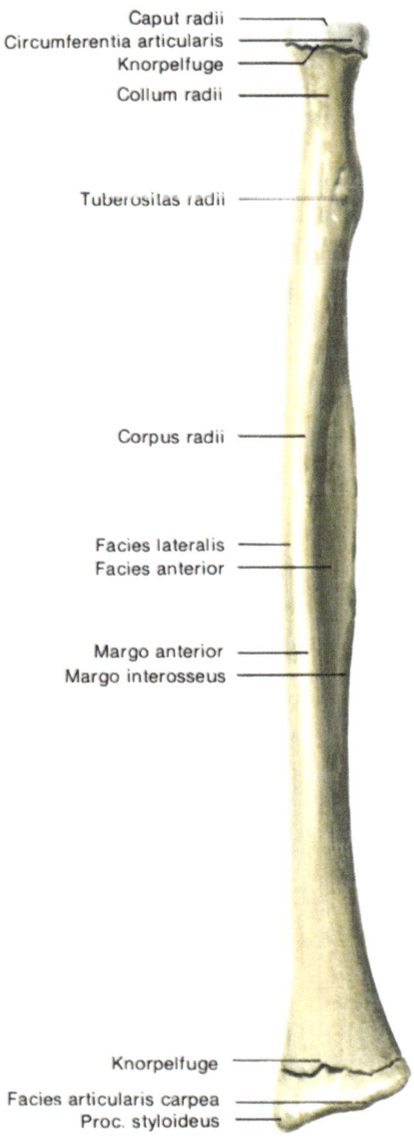

36
Rechte Speiche, Radius
eines 12jährigen Kindes, von vorn bei Supinationsstellung. Knorpelfugen

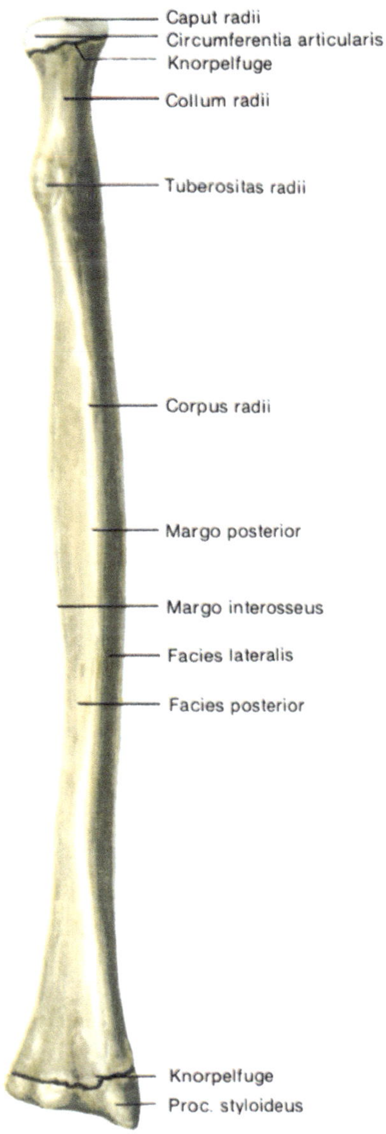

37
Rechte Speiche, Radius
eines 12jährigen Kindes, von hinten bei Supinationsstellung. Knorpelfugen

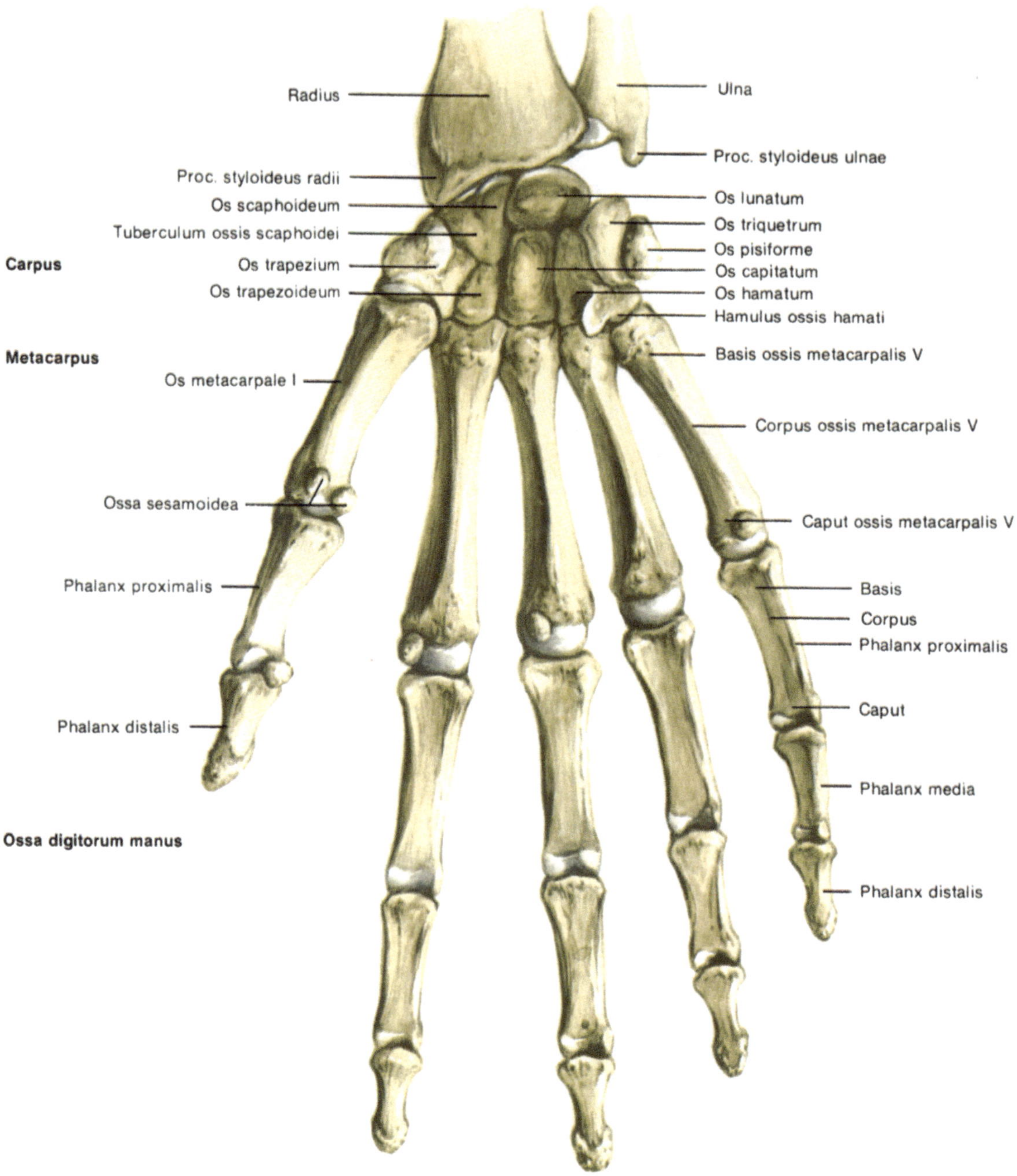

38

Knochen der rechten Hand

von palmar. Ossa carpi (Carpus - Handwurzel), Ossa metacarpalia (Metacarpus - Mittelhand), Ossa digitorum manus (Fingerknochen)

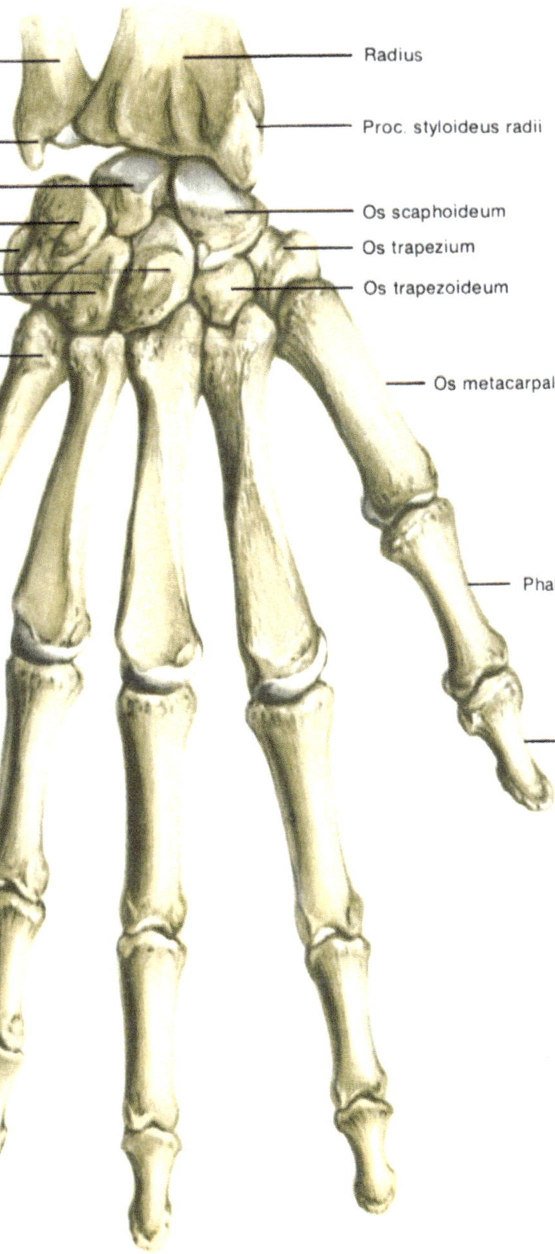

39
Knochen der rechten Hand
von dorsal. Ossa carpi (Carpus - Handwurzel), Ossa metacarpalia (Metacarpus - Mittelhand), Ossa digitorum manus (Fingerknochen)

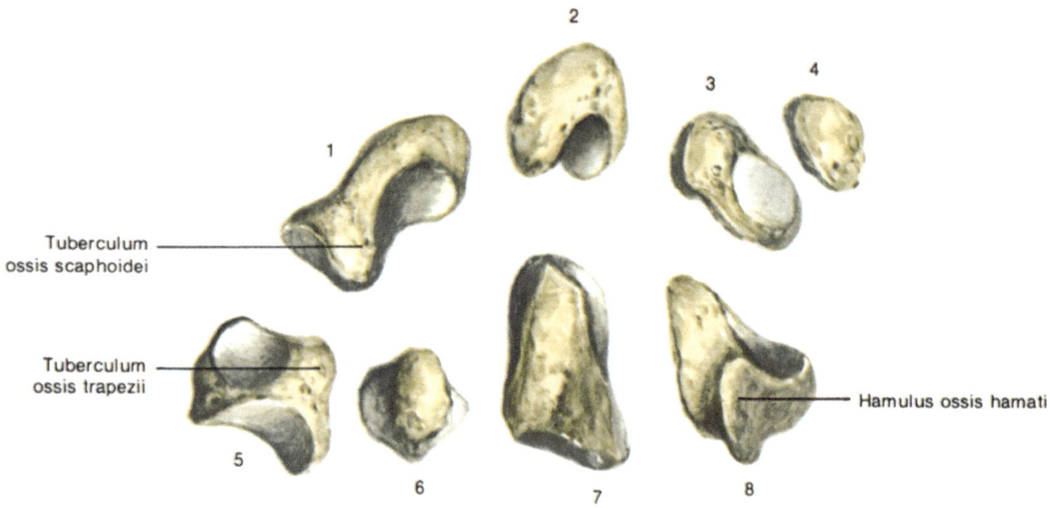

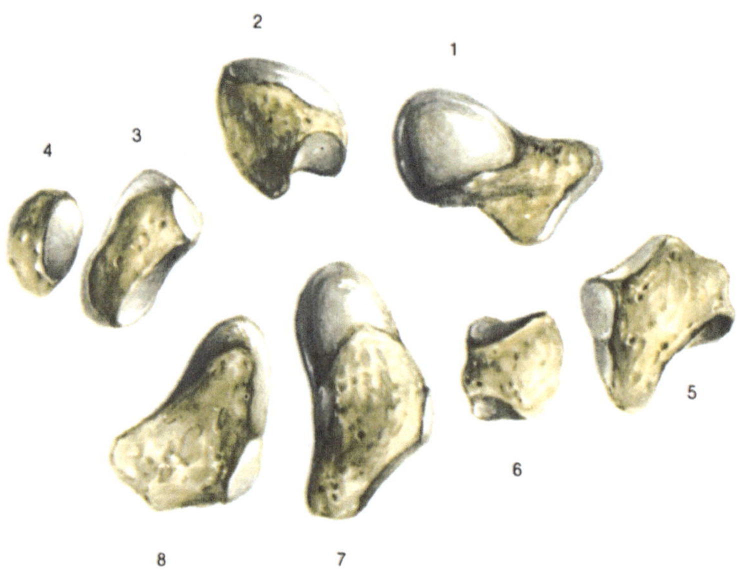

40
Rechte Handwurzelknochen, Ossa carpi
von palmar. Proximale Reihe (oben): Os scaphoideum (1), Os lunatum (2), Os triquetrum (3) und Os pisiforme (4). Distale Reihe (unten): Os trapezium (5), Os trapezoideum (6), Os capitatum (7) und Os hamatum (8)

41
Rechte Handwurzelknochen, Ossa carpi
von dorsal. Proximale Reihe (oben): Os scaphoideum (1), Os lunatum (2), Os triquetrum (3) und Os pisiforme (4). Distale Reihe (unten): Os trapezium (5), Os trapezoideum (6), Os capitatum (7) und Os hamatum (8)

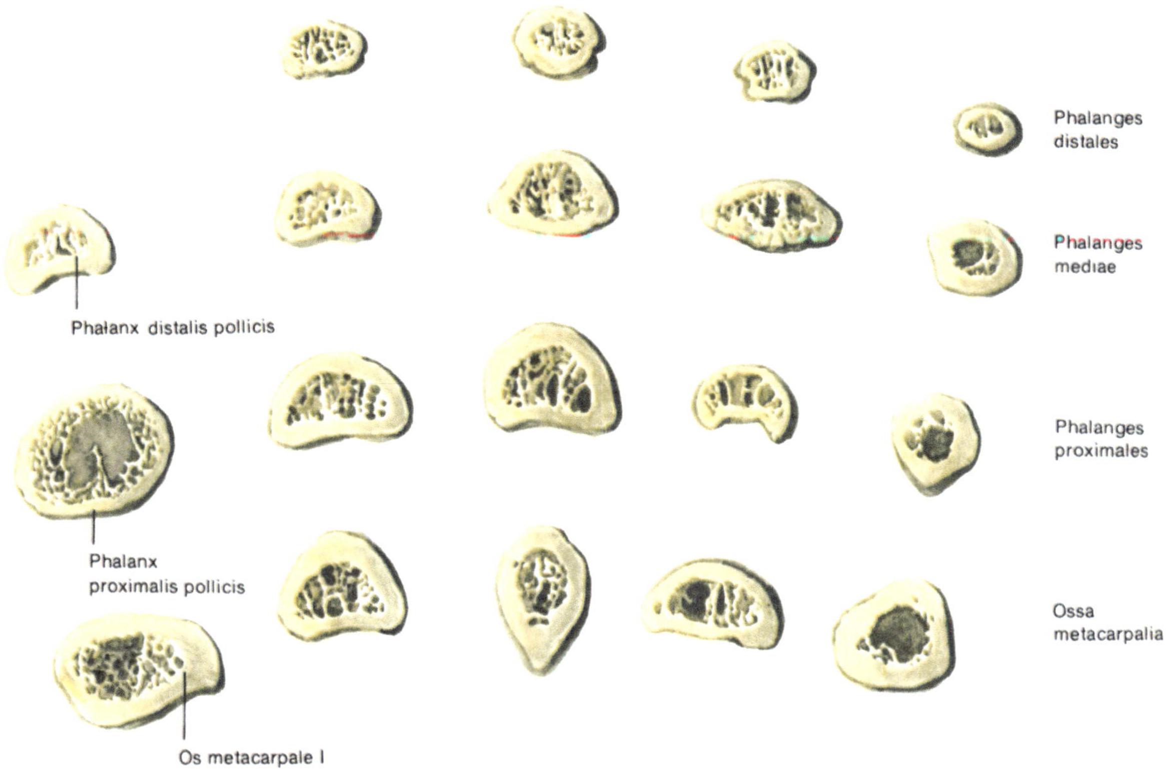

42
Querschnitte durch die Mitte der rechten Mittelhandknochen I–V, Ossa metacarpalia, und die Mitte der rechten Fingerknochen, Phalangen
Ansicht von proximal. Der obere Teil des jeweiligen Querschnittes entspricht der Handrückenseite des Knochens

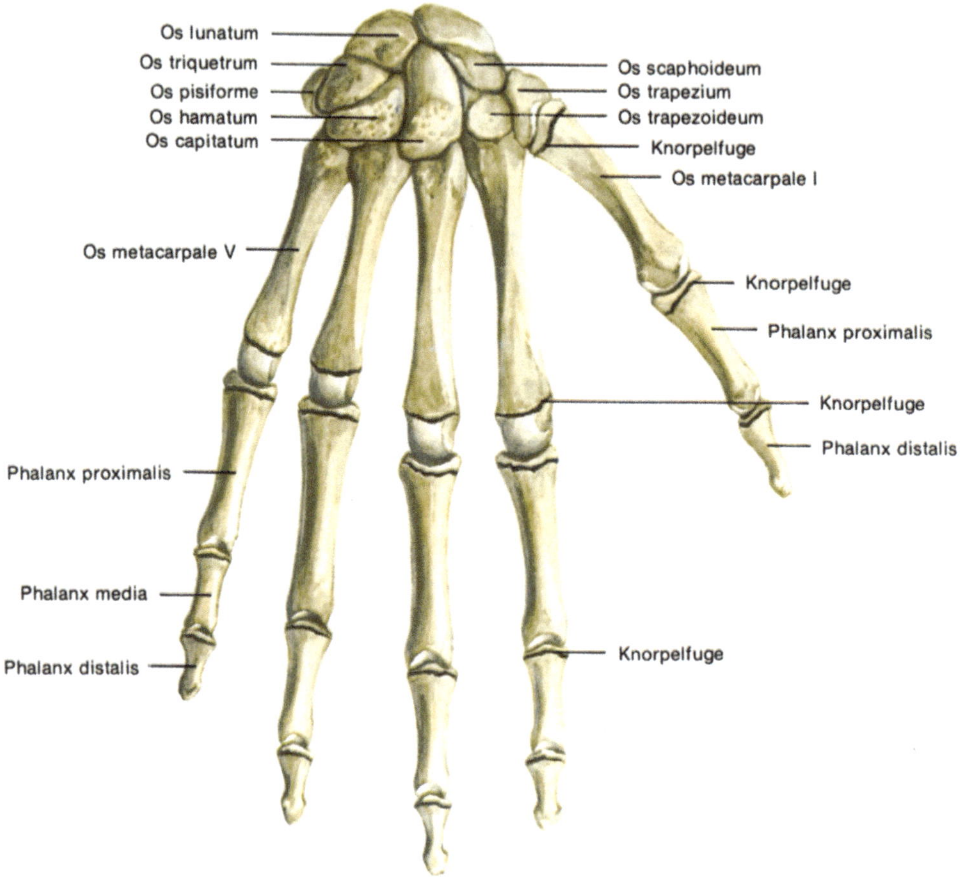

43

Knochen der rechten Hand

eines 12jährigen Kindes, von dorsal. Knorpelfugen an Phalangen und Os metacarpale I proximal, an Ossa metacarpalia II–V distal

ARM

Gelenke

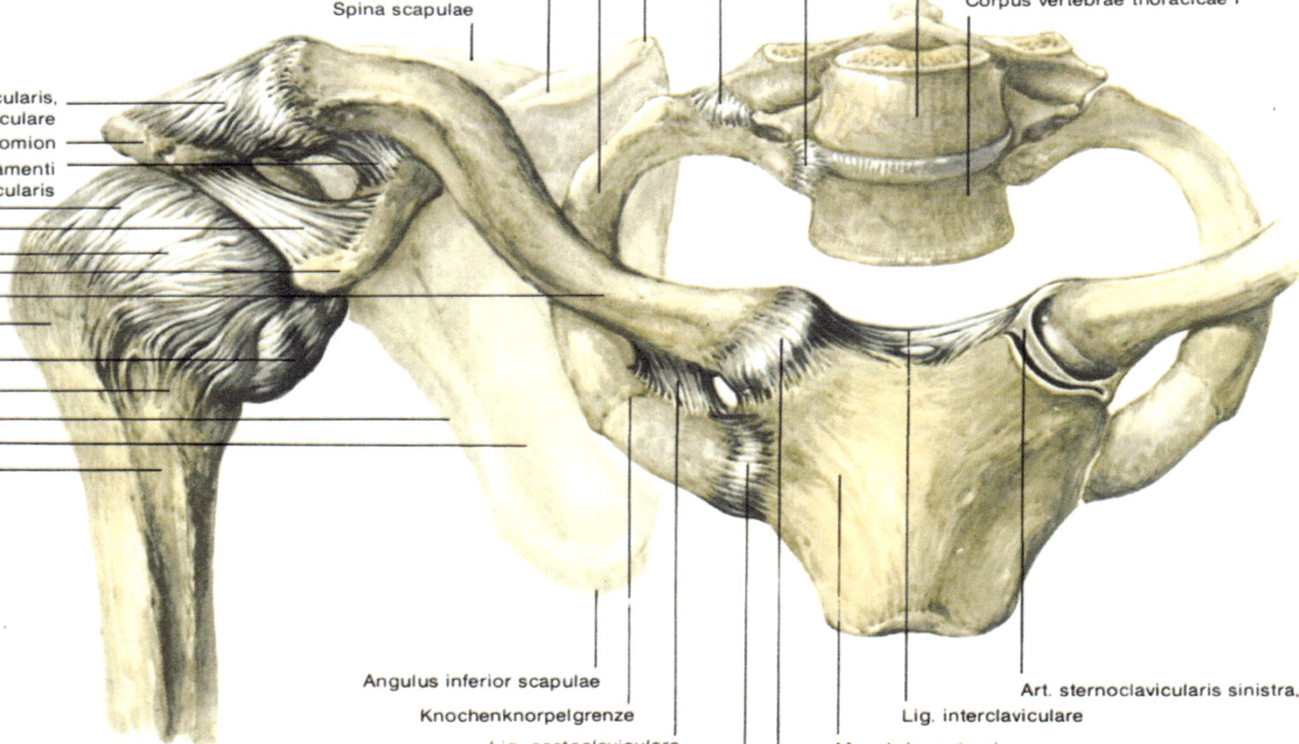

44
Gelenke des Schultergürtels
von ventral. Laterales Schlüsselbeingelenk, Articulatio acromioclavicularis; mediales Schlüsselbeingelenk, Articulatio sternoclavicularis (links eröffnet); Schultergelenk, Articulatio humeri; Rippen-Wirbelgelenke, Articulationes costovertebrales und Rippen-Brustbeingelenke, Articulationes sternocostales

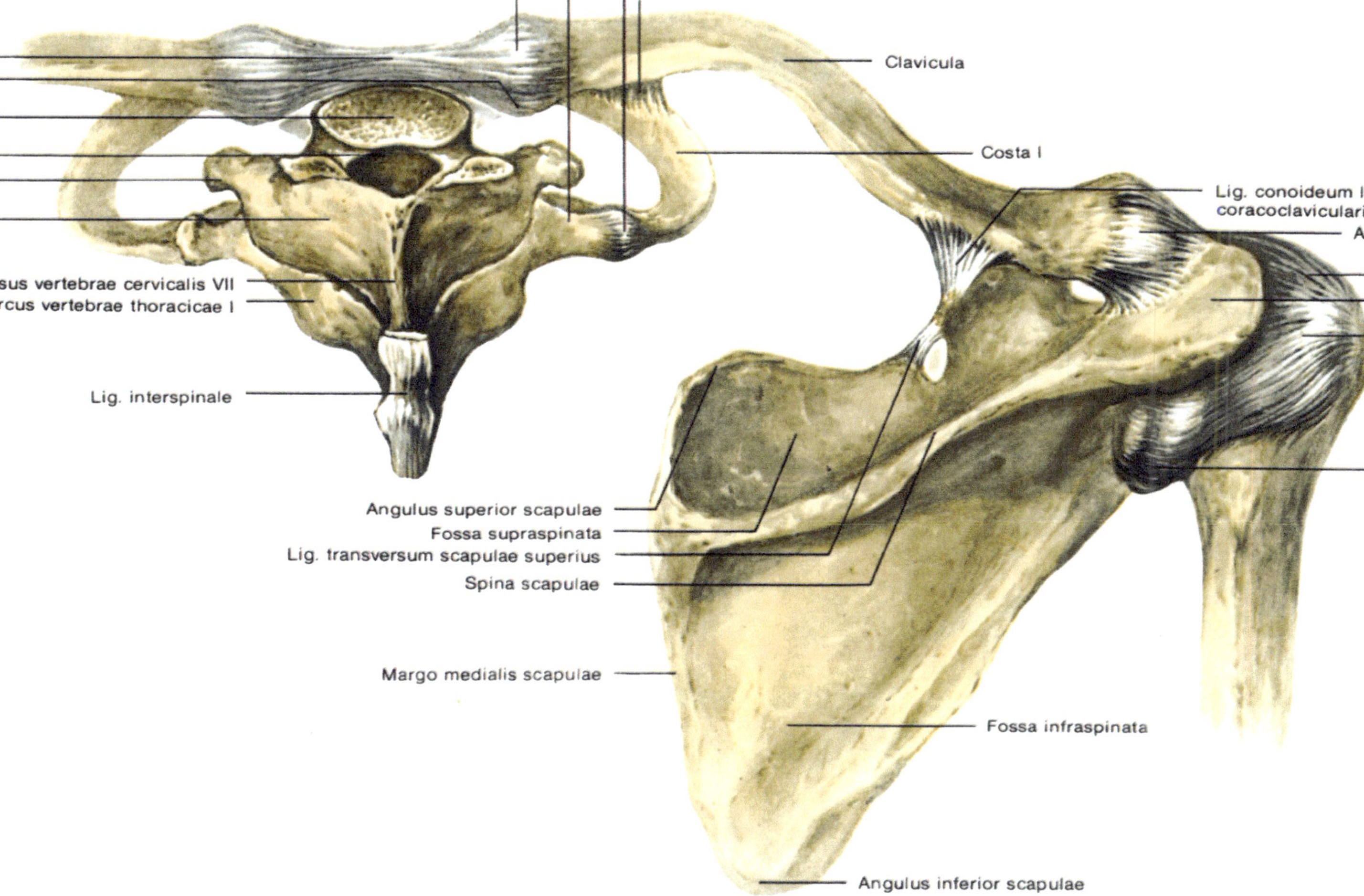

45
Gelenke des Schultergürtels
von dorsal. Laterales Schlüsselbeingelenk, Articulatio acromioclavicularis; mediales Schlüsselbeingelenk, Articulatio sternoclavicularis; Schultergelenk, Articulatio humeri, und Rippen-Wirbelgelenke, Articulationes costovertebrales

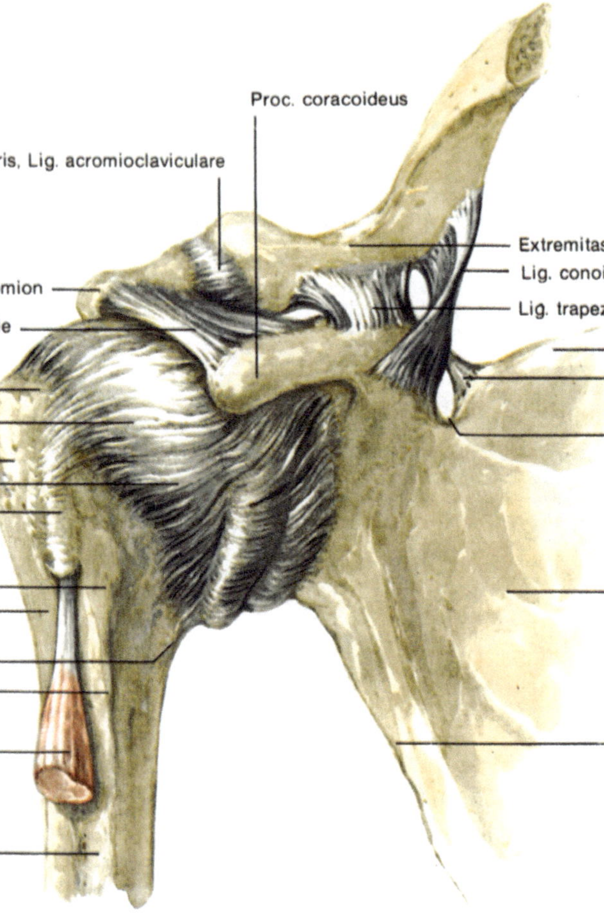

46
Rechtes Schultergelenk, Articulatio humeri, bei herabhängendem Arm
von vorn; äußeres Schlüsselbeingelenk, Articulatio acromioclavicularis

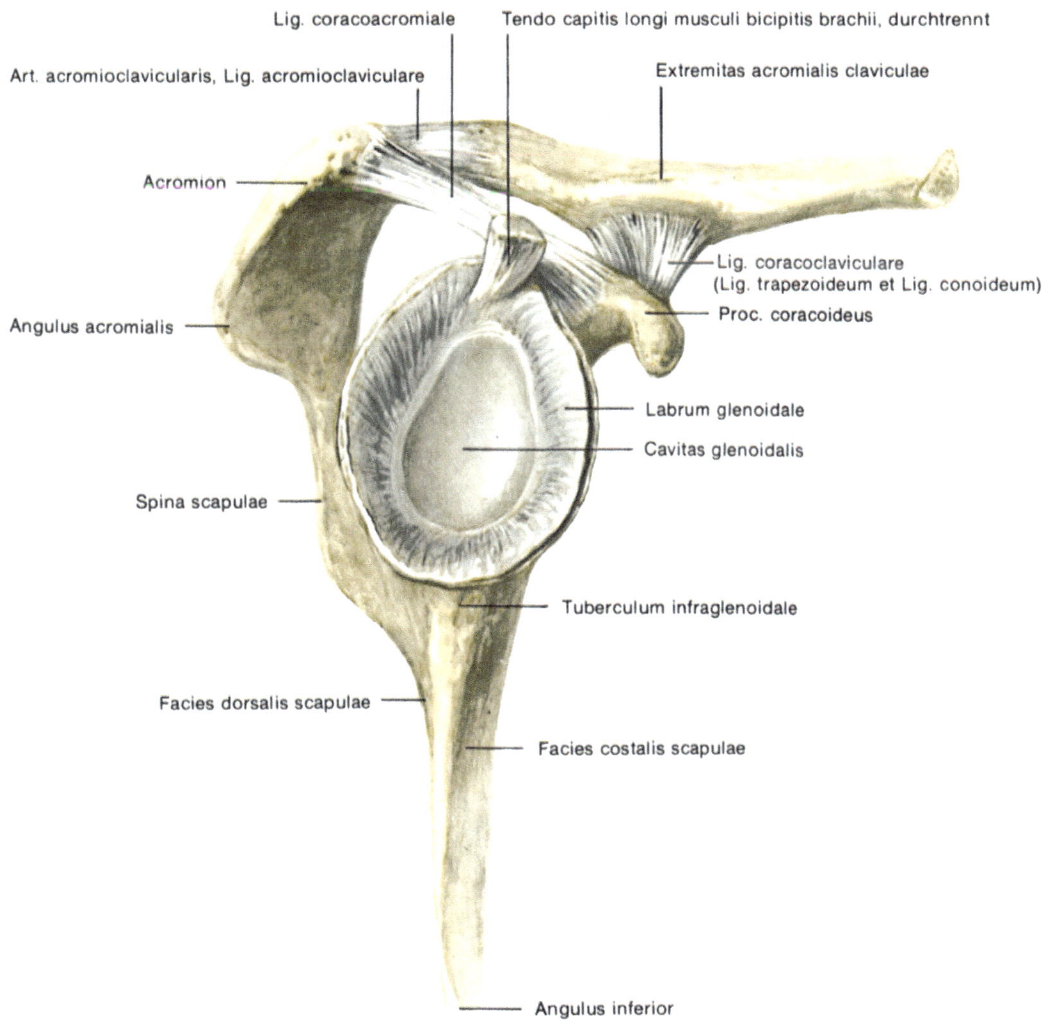

47

Rechtes Schultergelenk, Articulatio humeri

von lateral. Humerus entfernt, Gelenkkapsel teilweise abgetragen. Rechtes äußeres Schlüsselbeingelenk, Articulatio acromioclavicularis

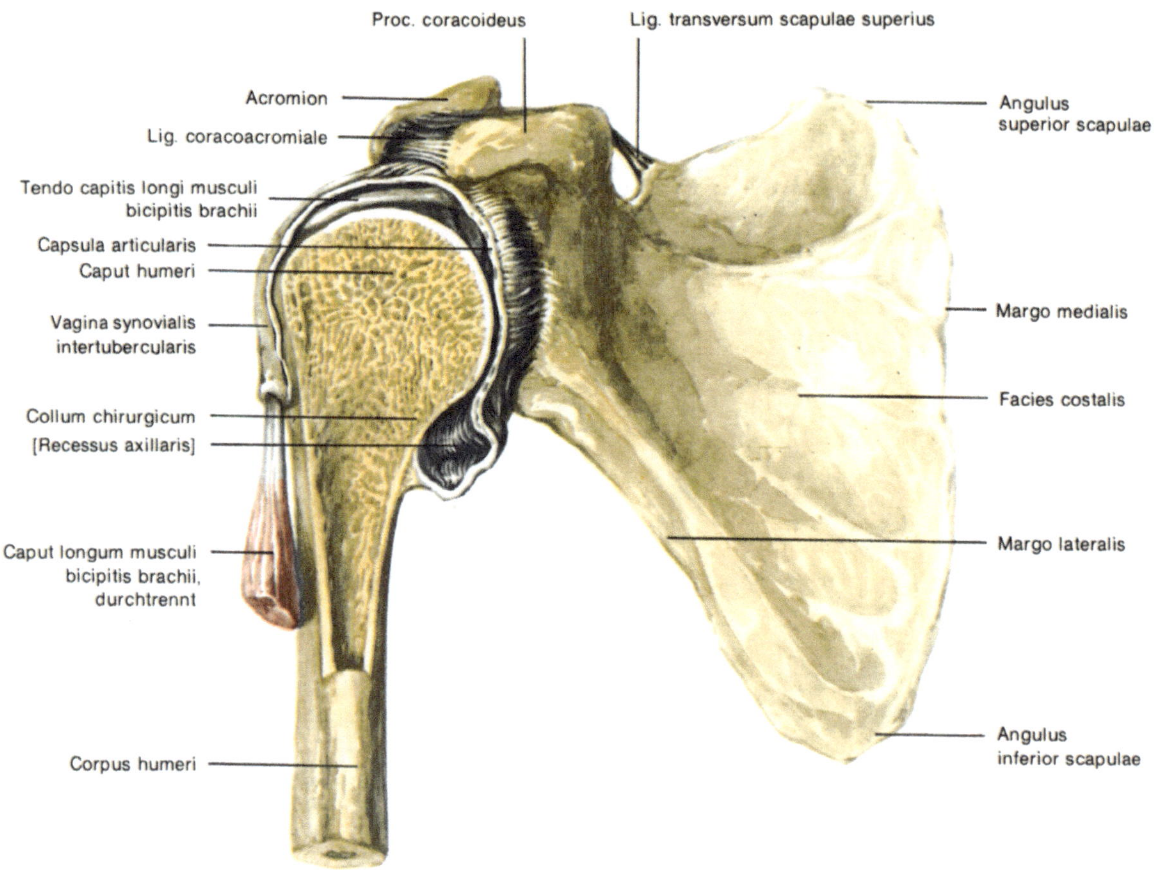

48
Rechtes Schultergelenk, Articulatio humeri
Frontalschnitt, von vorn. Arm adduziert, Darstellung des Recessus axillaris

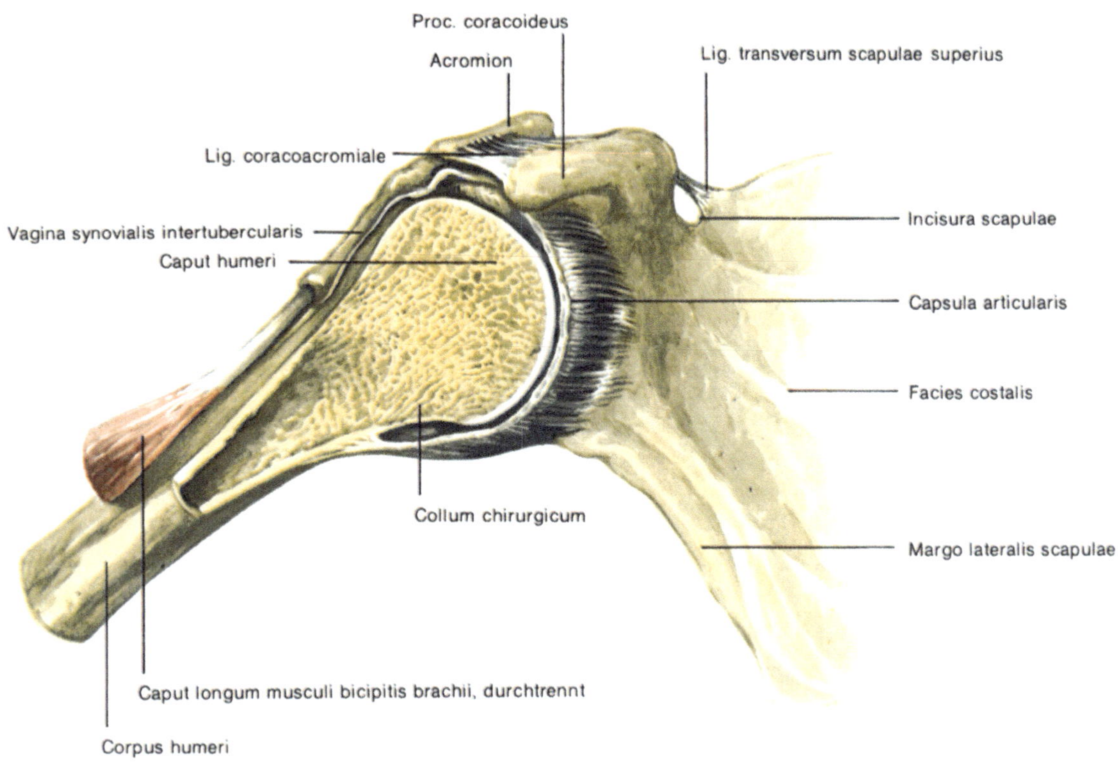

49
Rechtes Schultergelenk, Articulatio humeri
Frontalschnitt, Ansicht von vorn. Arm abduziert, Entfaltung des Recessus axillaris

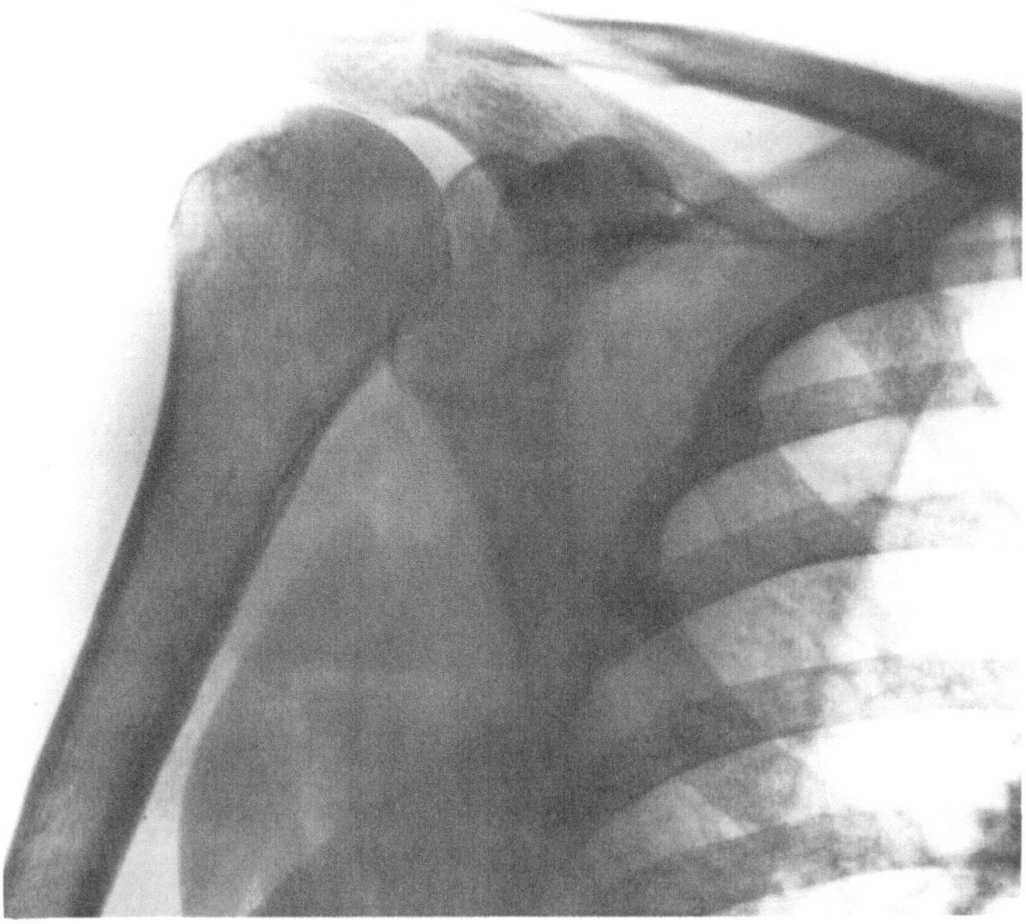

50
Röntgenbild des rechten Schultergelenkes
Erwachsenenalter, Strahlengang ventrodorsal

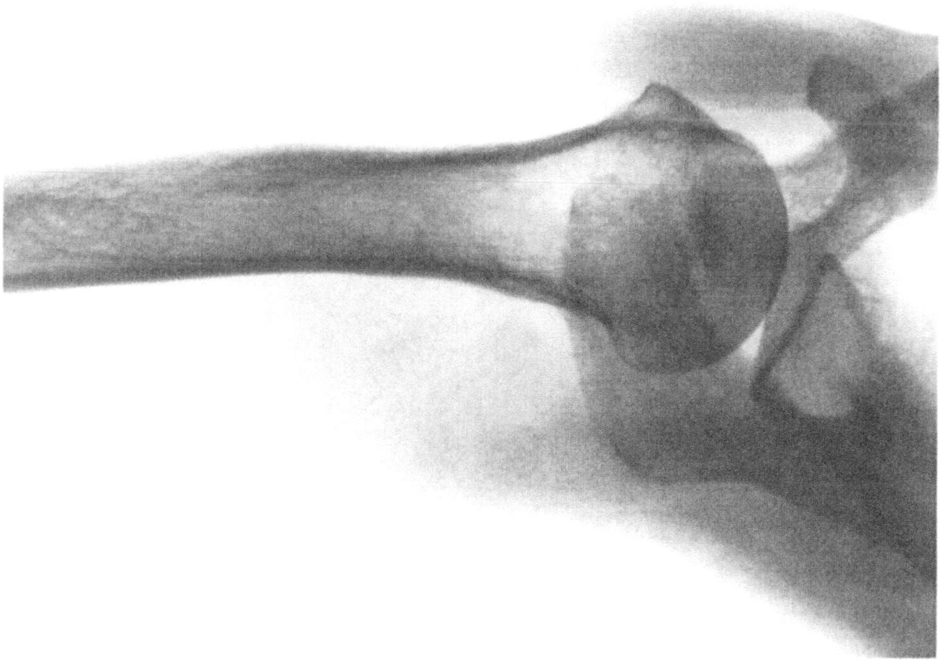

51
Röntgenbild des rechten Schultergelenkes
Erwachsenenalter, Strahlengang axial

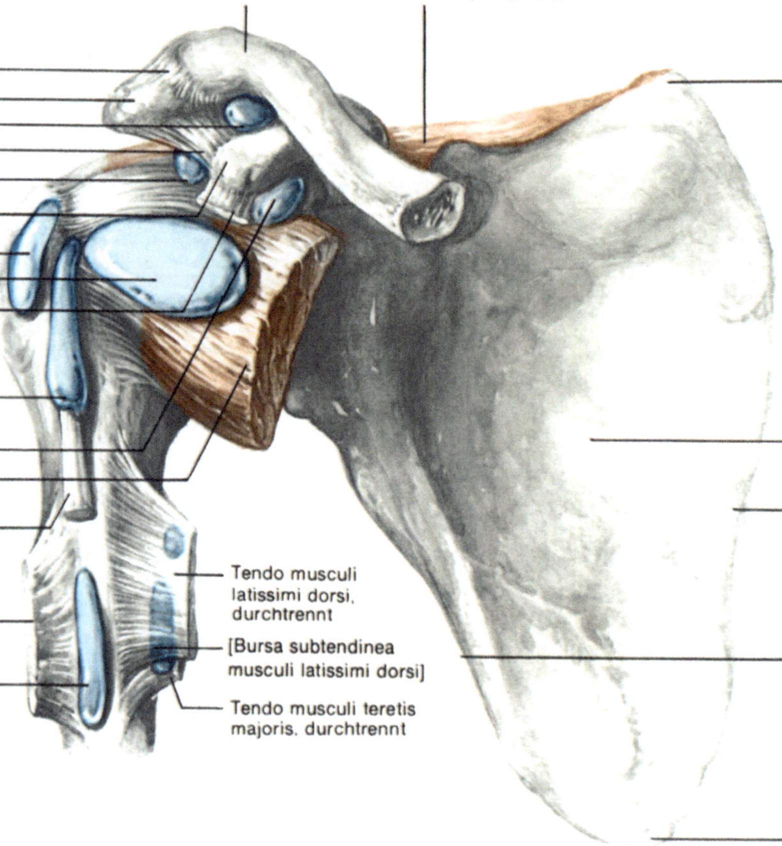

52

Schleimbeutel, Bursae synoviales

des rechten Schultergelenkes, Articulatio humeri, und des rechten äußeren Schlüsselbeingelenkes, Articulatio acromioclavicularis, von vorn, injiziert

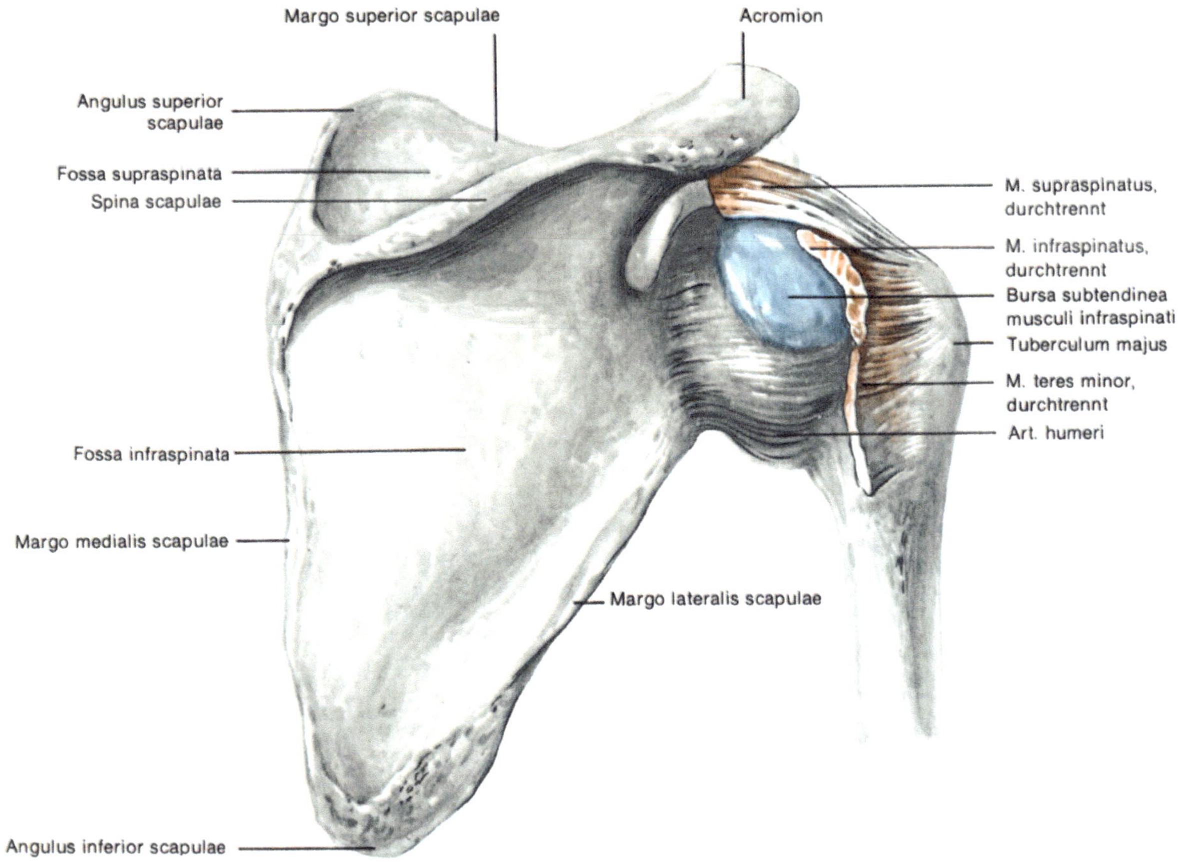

53
Rechtes Schultergelenk, Articulatio humeri
von hinten. Bursa subtendinea musculi infraspinati

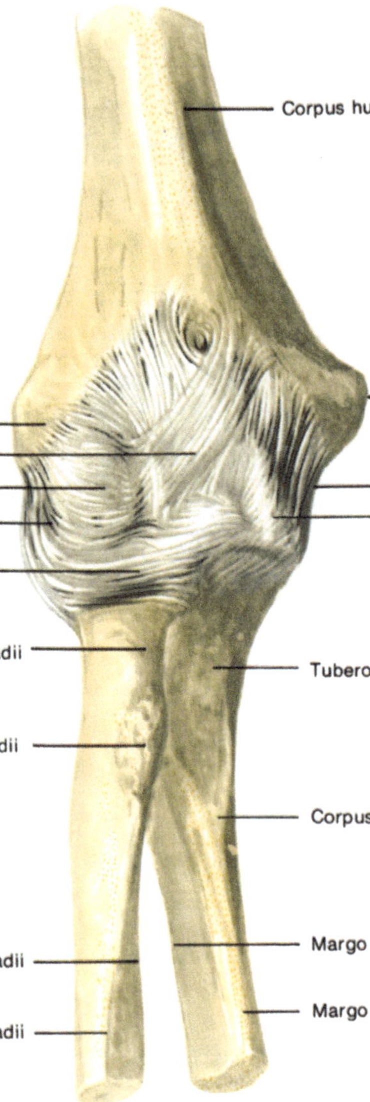

54
Rechtes Ellenbogengelenk, Articulatio cubiti
von vorn, Streckstellung

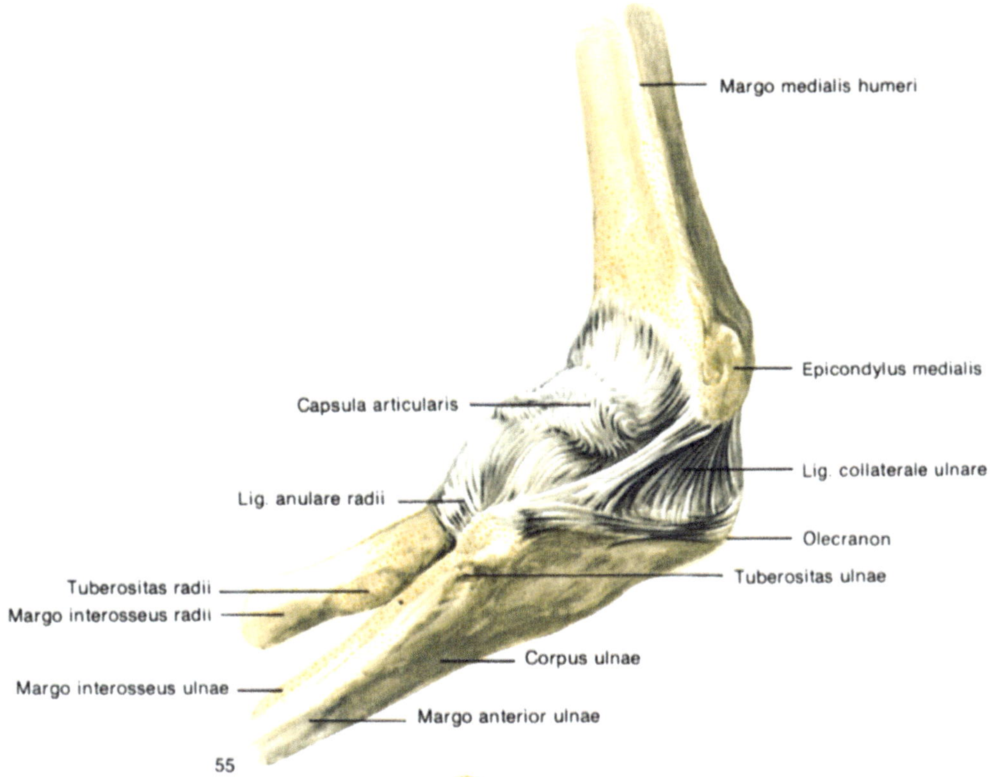

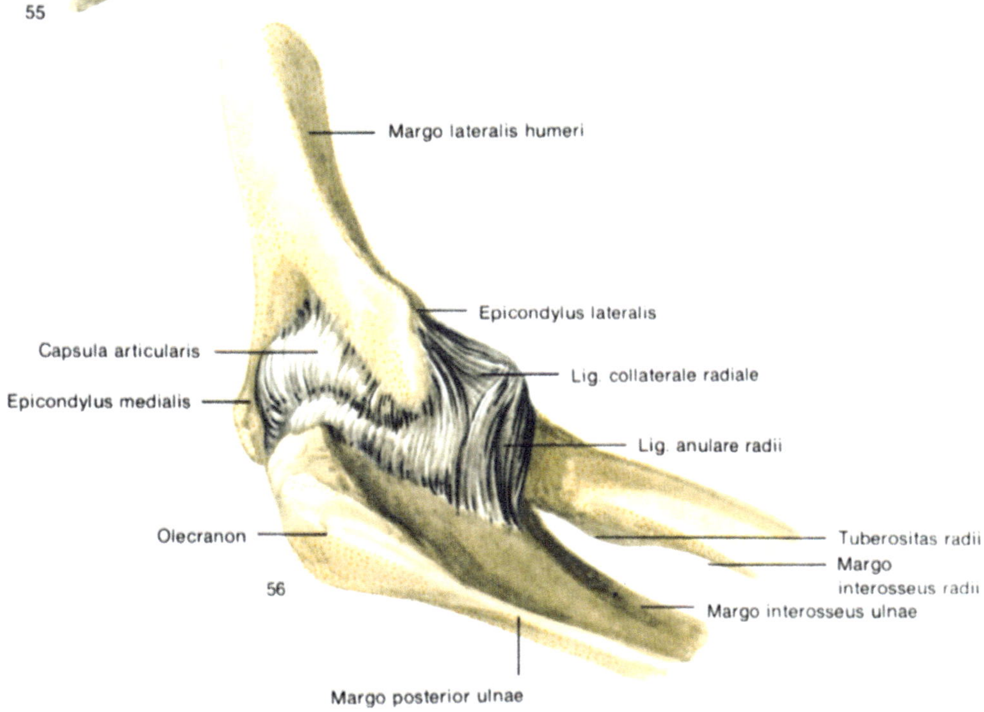

55
Rechtes Ellenbogengelenk, Articulatio cubiti
von vorn innen, Beugestellung

56
Rechtes Ellenbogengelenk, Articulatio cubiti
von hinten außen, geringe Beugestellung

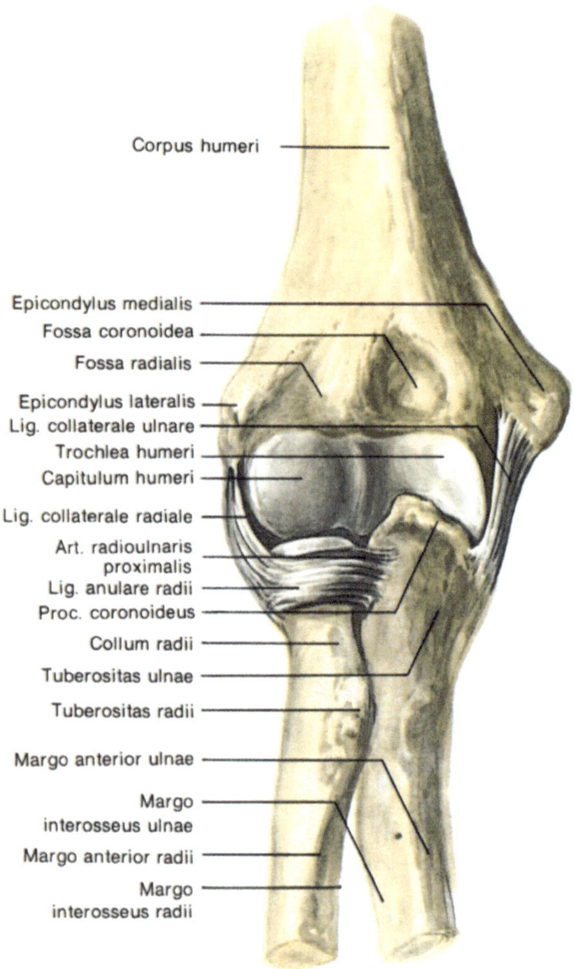

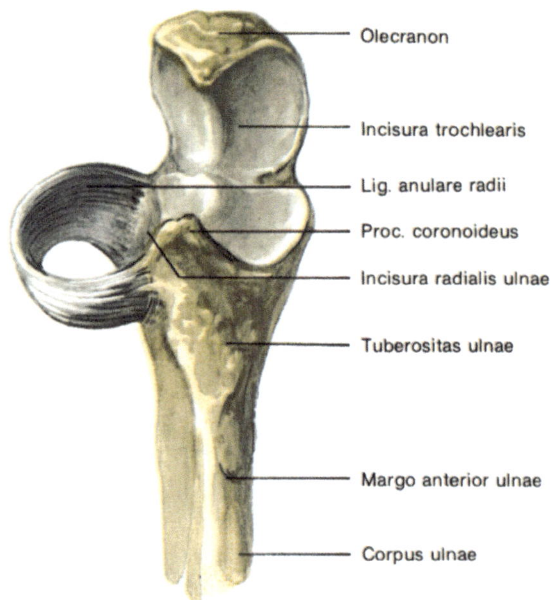

57
Rechtes Ellenbogengelenk, Articulatio cubiti
von vorn. Teilgelenke: Articulatio humeroradialis, Articulatio humeroulnaris, Articulatio radioulnaris proximalis. Lig. collaterale radiale, Lig. anulare radii, Lig. collaterale ulnare

58
Proximaler Teil der rechten Elle, Ulna
mit Lig. anulare radii

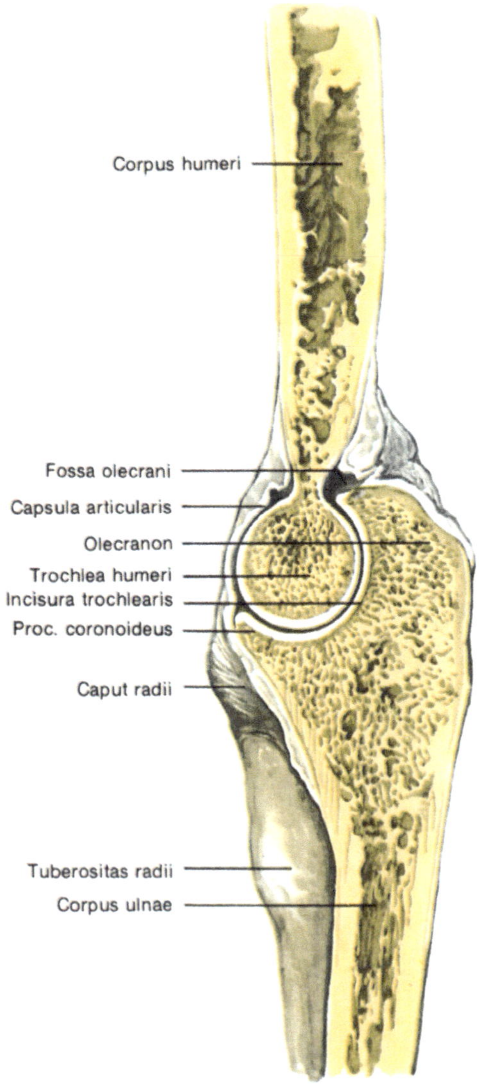

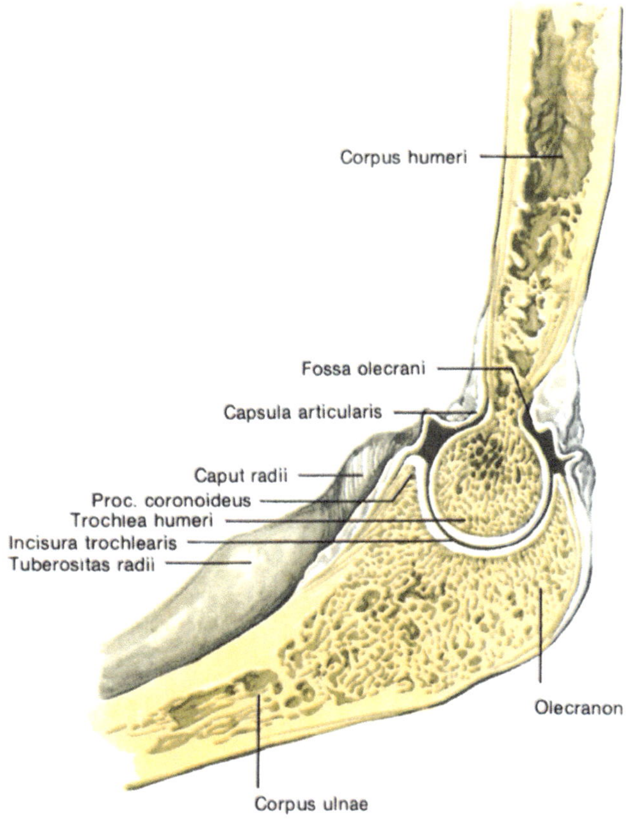

59
Rechte Articulatio humeroulnaris
Längsschnitt, Ansicht von medial. Streckstellung, Anschlag der Ulna in der Fossa olecrani

60
Rechte Articulatio humeroulnaris
Längsschnitt, Ansicht von medial. Beugestellung

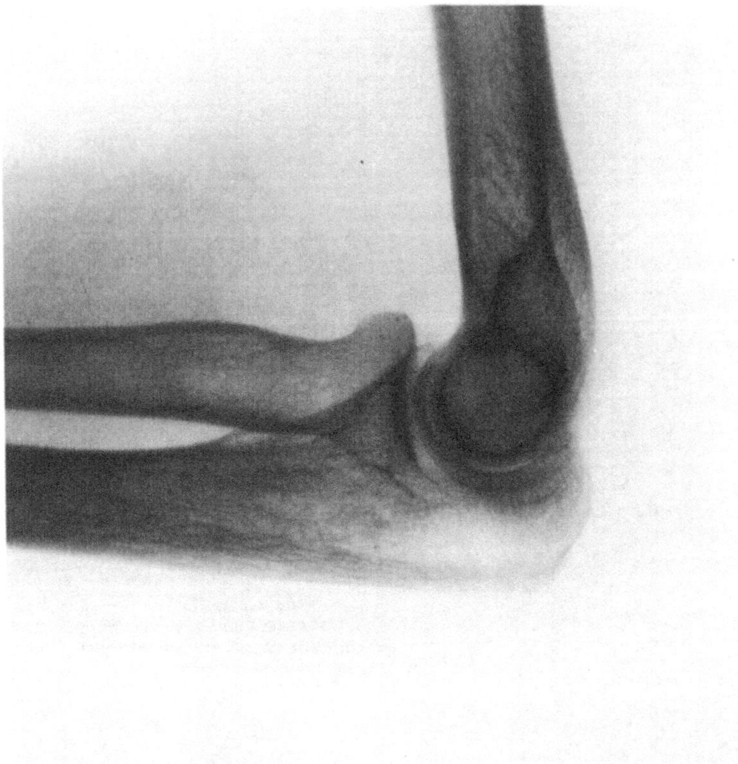

61
Röntgenbild des rechten Ellenbogengelenkes
Erwachsenenalter, Strahlengang radioulnar

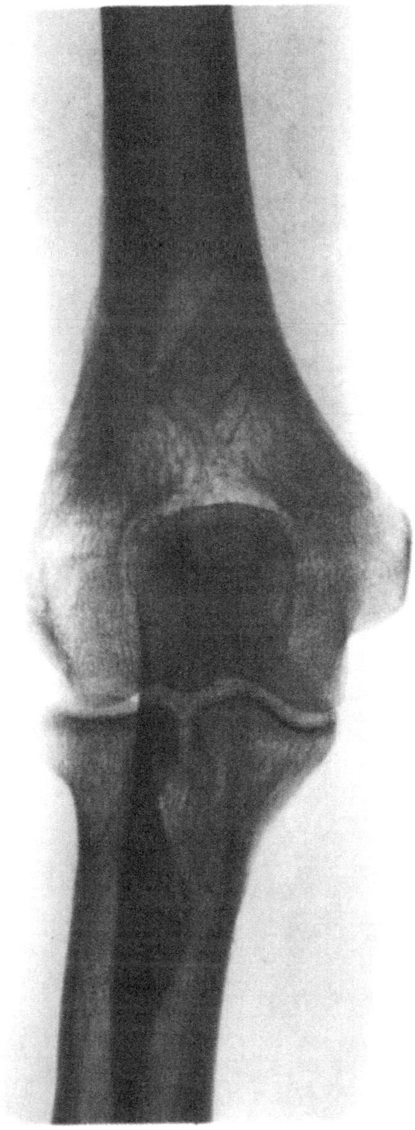

62
Röntgenbild des rechten Ellenbogengelenkes
Erwachsenenalter, Strahlengang palmodorsal

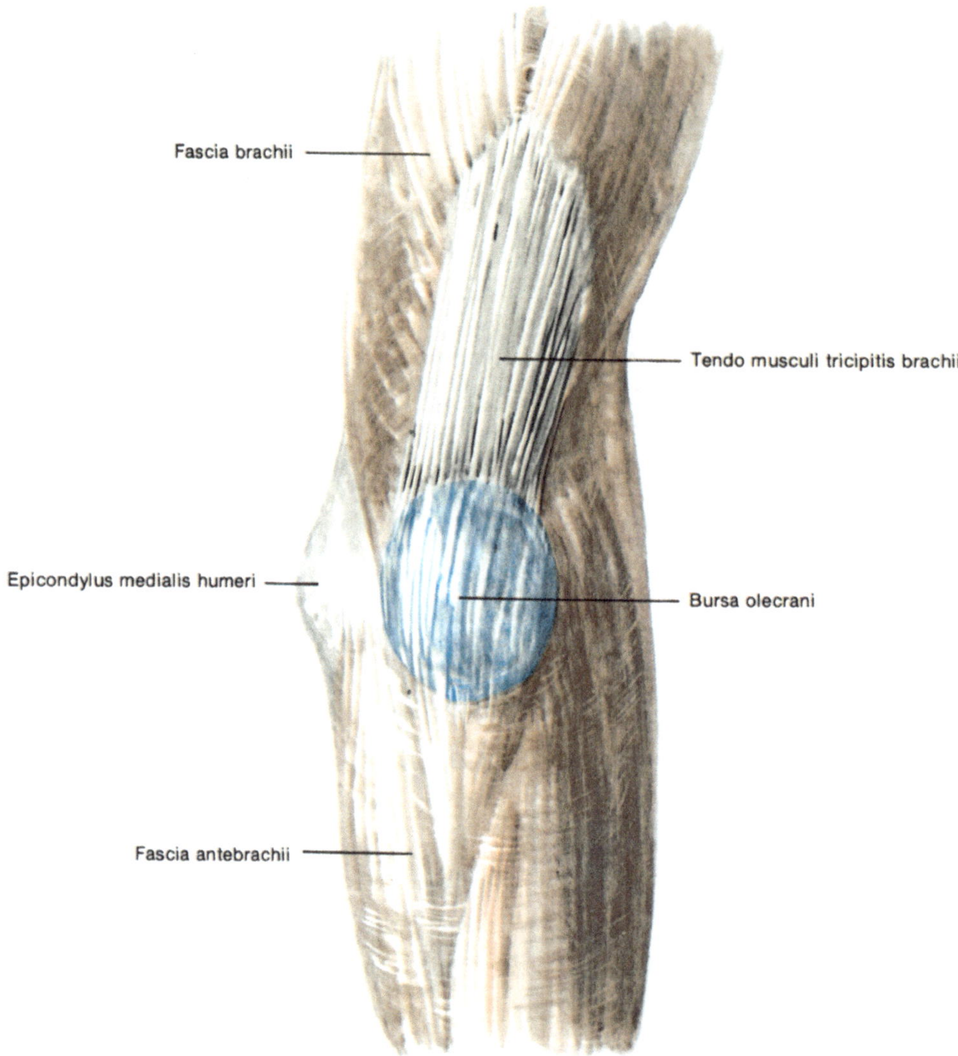

63
Schleimbeutel des rechten Ellenbogens, Bursa subcutanea olecrani
von hinten

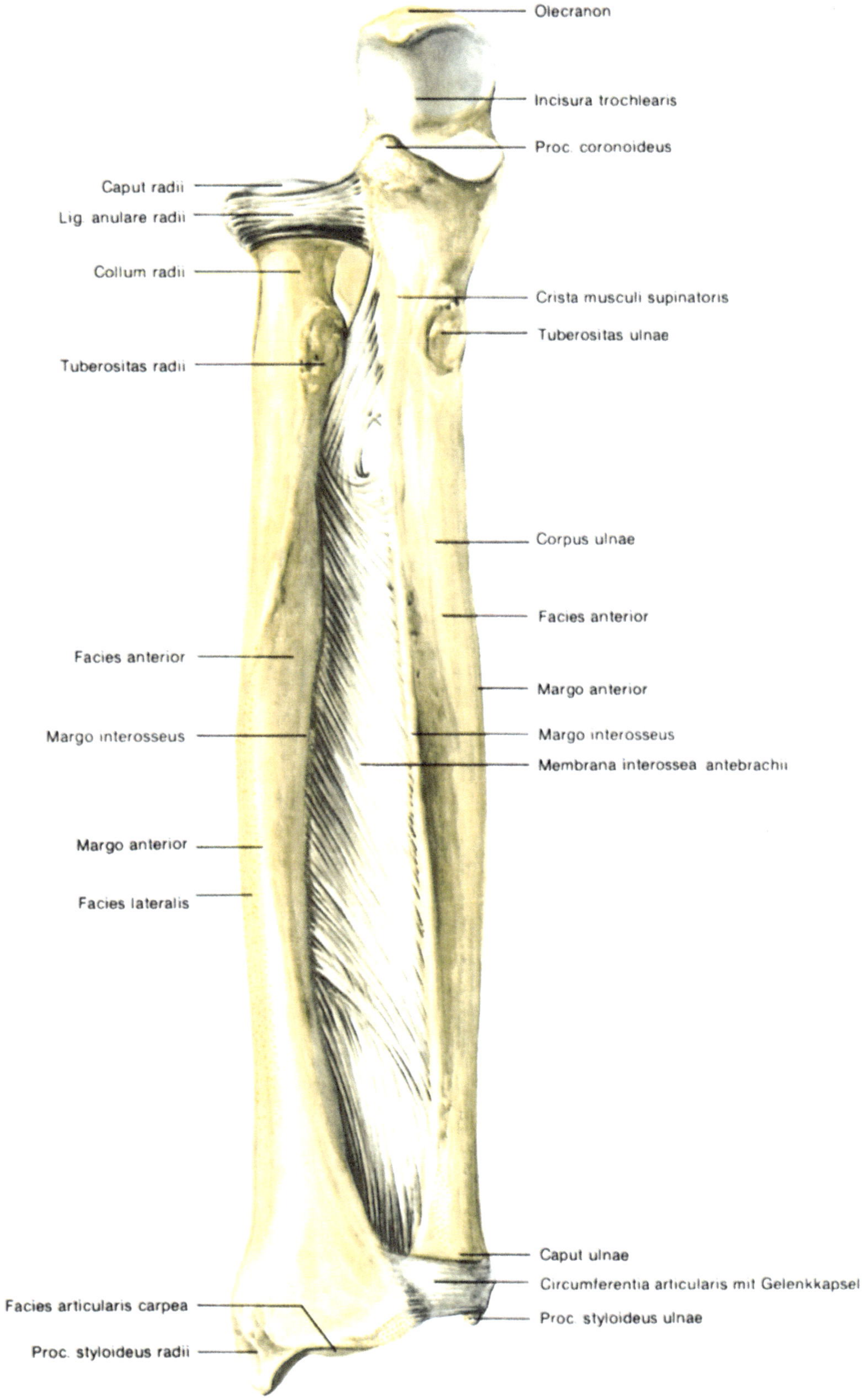

64
Rechte Unterarmknochen, Ulna und Radius
von vorn. Membrana interossea, Lig. anulare radii

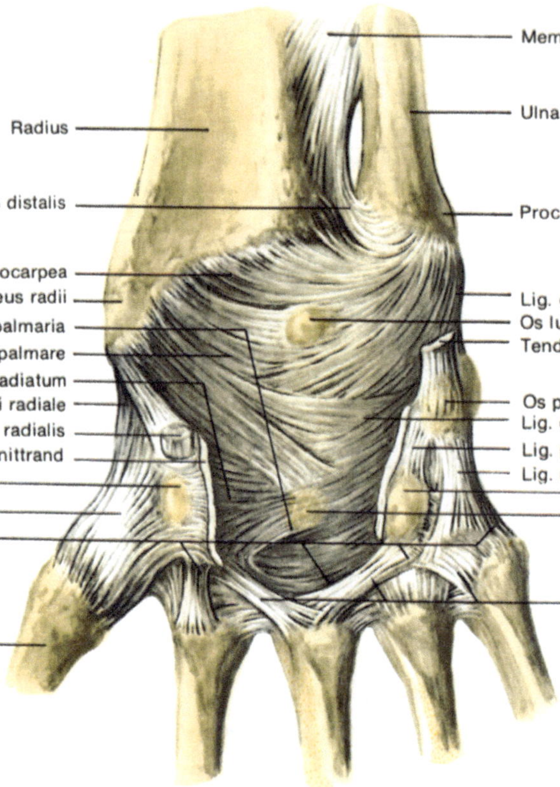

65

Gelenke der rechten Hand, Articulationes manus

von palmar. Articulatio radiocarpea (proximales Handgelenk), Articulatio mediocarpea (distales Handgelenk), Articulationes intercarpeae, Articulatio ossis pisiformis (verdeckt), Articulationes carpometacarpeae, Articulatio carpometacarpea pollicis, Articulationes intermetacarpeae. Retinaculum flexorum beiderseits abgetrennt, Canalis carpi. Articulatio radioulnaris distalis

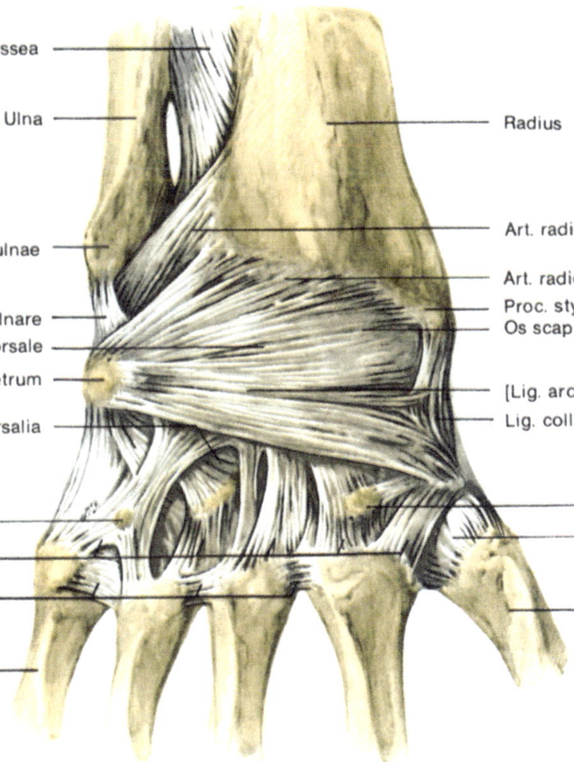

66
Gelenke der rechten Hand, Articulationes manus
von dorsal. Articulatio radiocarpea, Articulatio mediocarpea, Articulationes intercarpeae, Articulationes carpometacarpeae, Articulatio carpometacarpea pollicis, Articulationes intermetacarpeae. Articulatio radioulnaris distalis

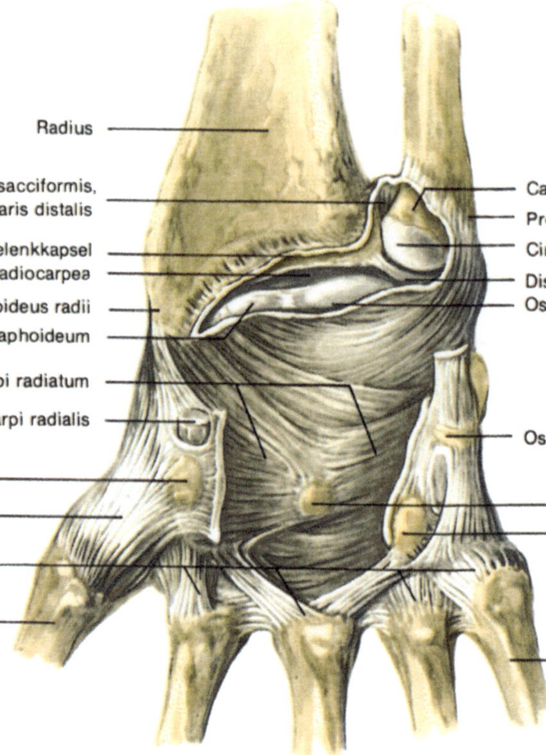

67
Gelenke der rechten Hand, Articulationes manus
von palmar. Articulatio radiocarpea und Articulatio radioulnaris distalis eröffnet. Bandapparat der Hohlhandseite wie auf Abb. 65

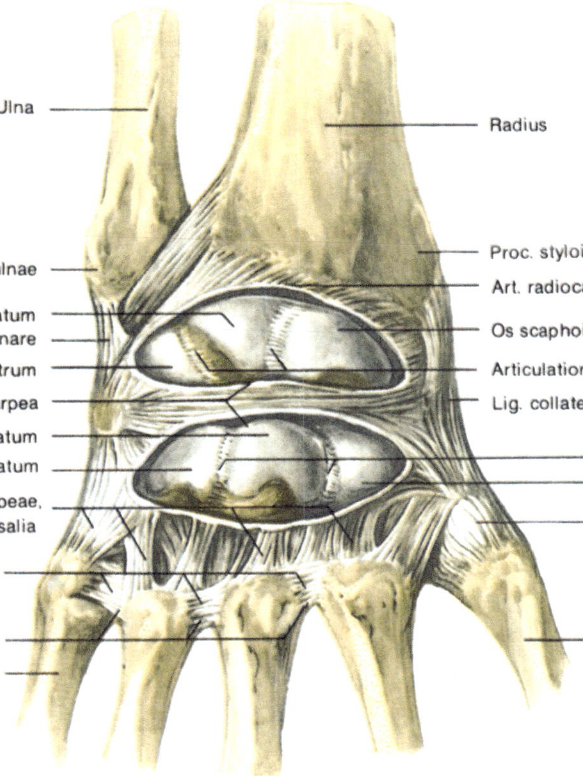

68

Gelenke der rechten Hand, Articulationes manus

von dorsal. Articulatio radiocarpea, Articulatio mediocarpea, Articulationes intercarpeae, Articulationes carpometacarpeae, Articulationes intermetacarpeae. Ein Teil der Bänder wurde entfernt, Gelenkspalt der Articulatio mediocarpea durch Bänder verdeckt

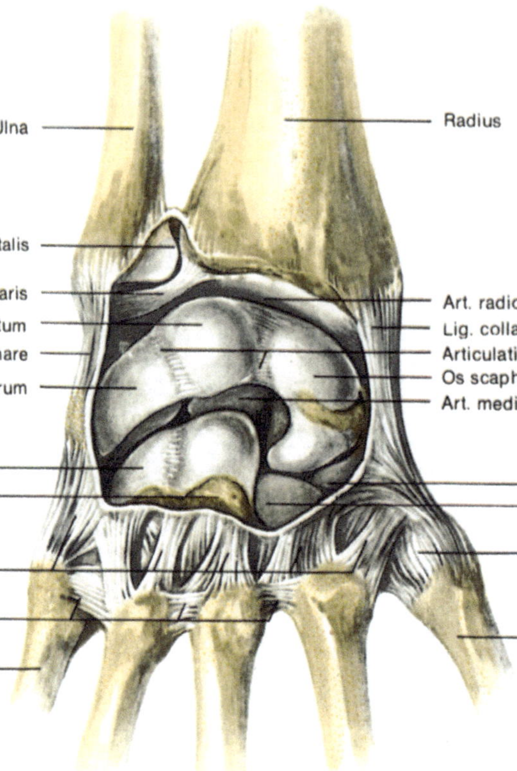

69
Gelenke der rechten Hand, Articulationes manus
von dorsal. Gelenkkapseln und Bänder der Articulatio radiocarpea, Articulationes intercarpeae und Articulatio mediocarpea entfernt. Zur Darstellung der Gelenkspalten geringe Beugung von Handwurzel und Mittelhand nach palmar

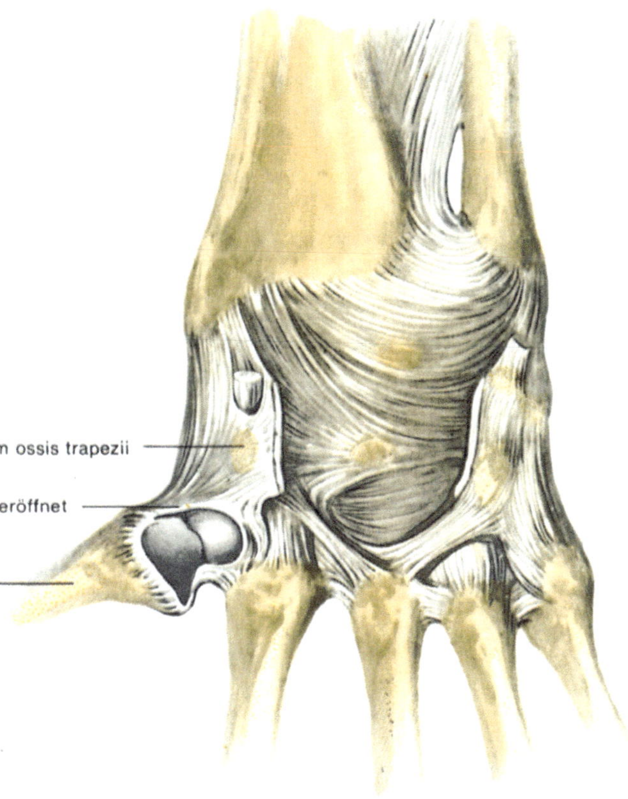

70
Articulatio carpometacarpea pollicis
eröffnet, von palmar. Daumen stark abduziert und reponiert. Bandapparat der Hohlhandseite wie auf Abb. 65

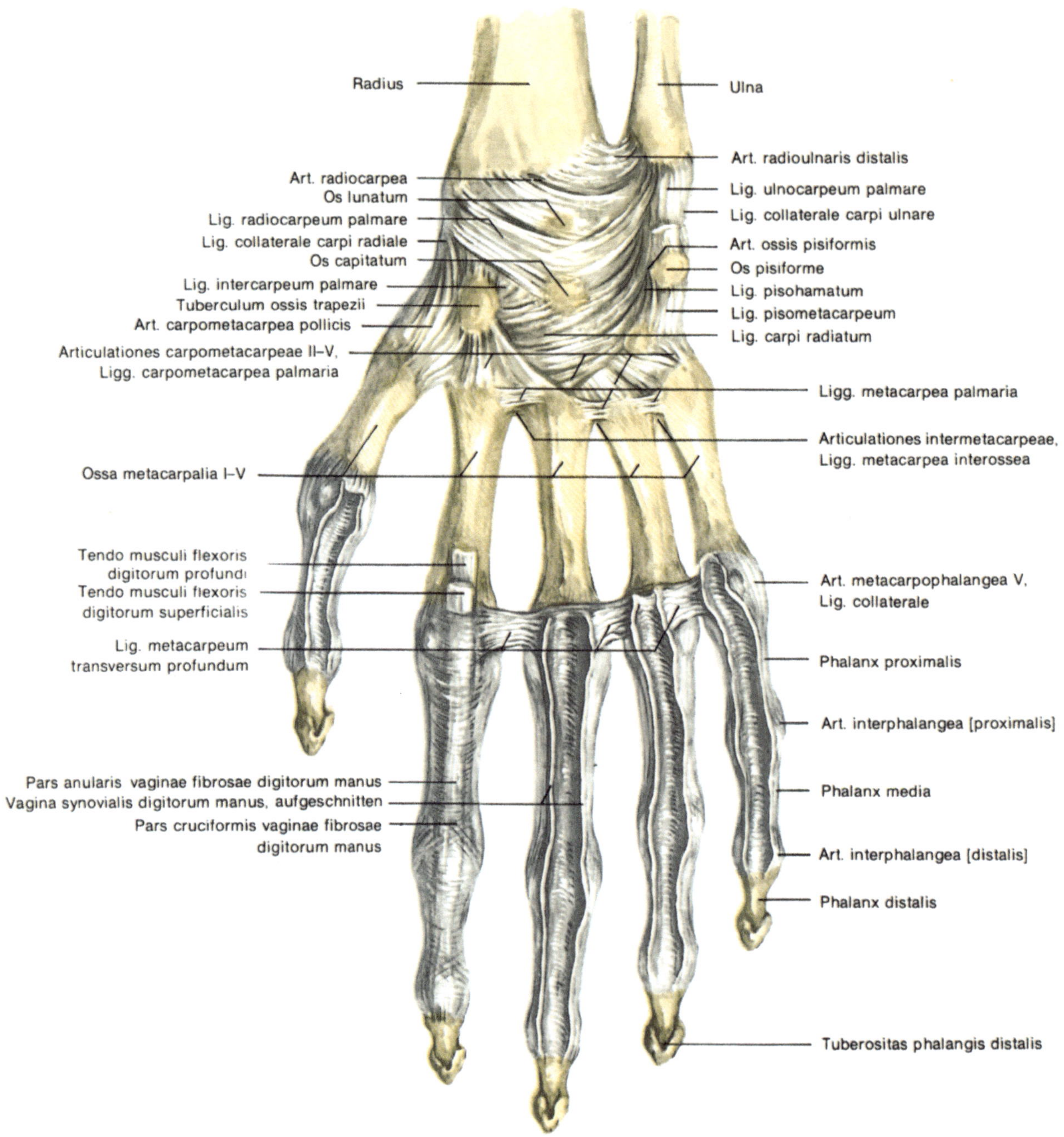

71

Gelenke der rechten Hand, Articulationes manus

von palmar. Articulatio radiocarpea, Articulatio mediocarpea, Articulationes intercarpeae, Articulatio ossis pisiformis, Articulationes carpometacarpeae, Articulatio carpometacarpea pollicis, Articulationes intermetacarpeae, Articulationes metacarpophalangeae, Articulationes interphalangeae manus. Membrana interossea entfernt, Sehnenscheiden des 1., 3., 4. und 5. Fingers eröffnet

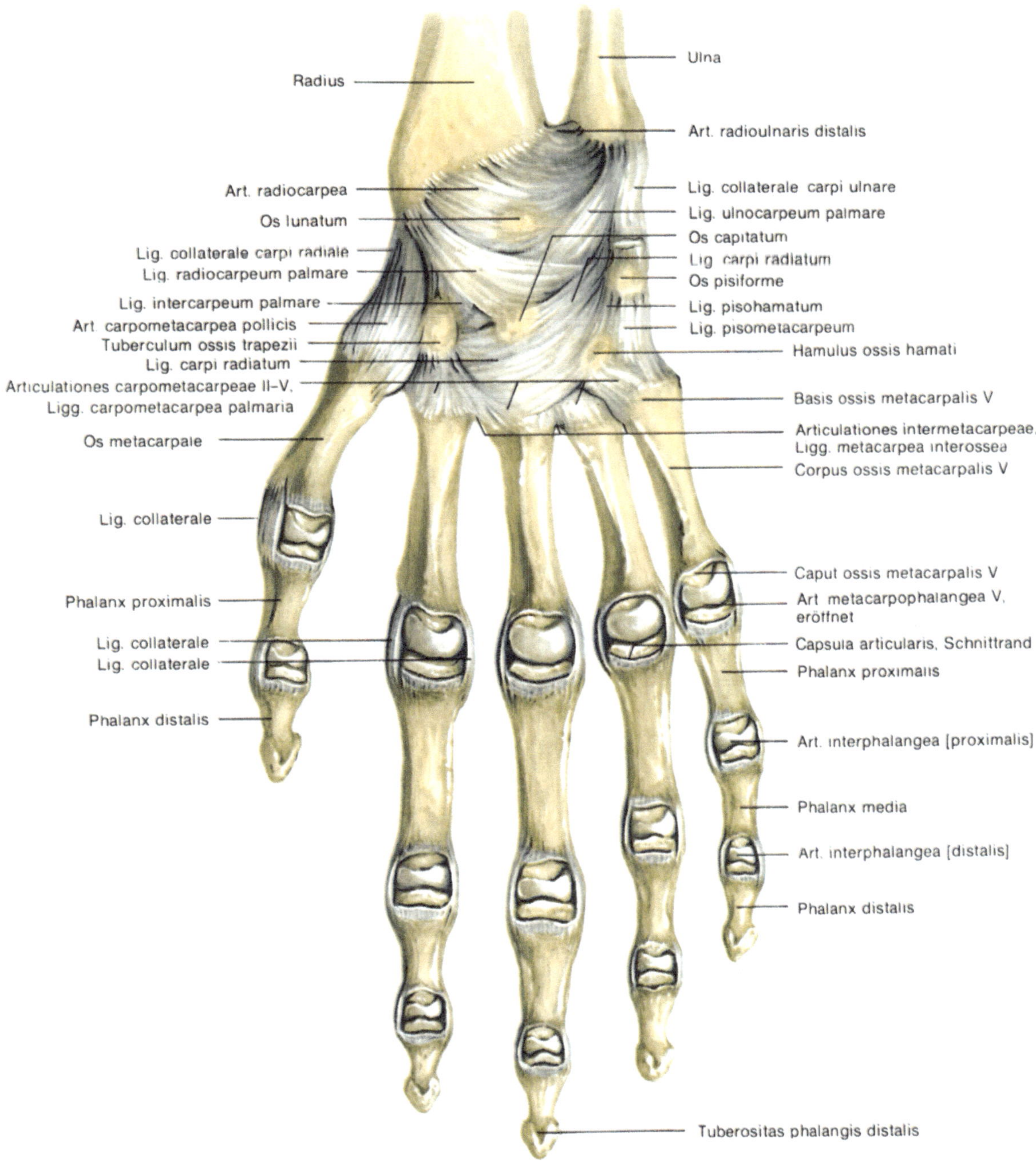

72
Gelenke der rechten Hand, Articulationes manus
von palmar. Fingergelenke eröffnet

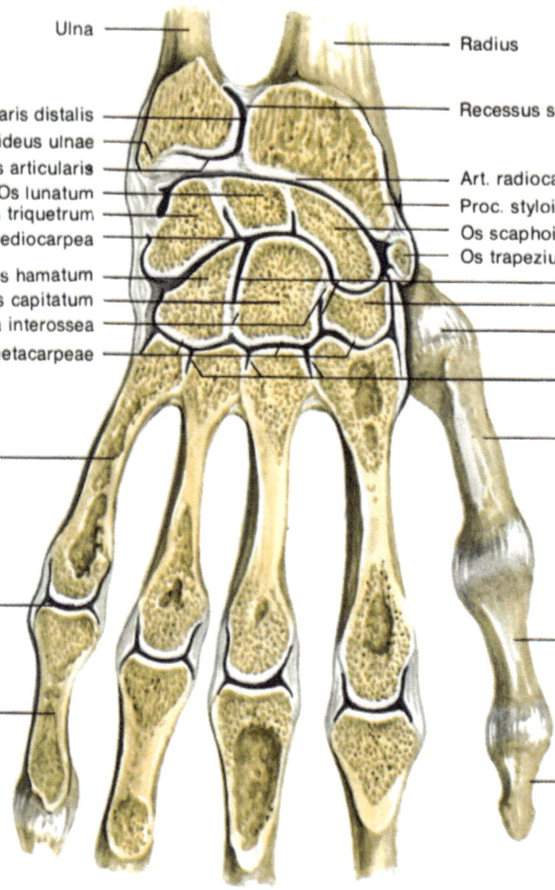

73

Sägeschnitt durch die rechte Handwurzel, Carpus, die Mittelhandknochen, Ossa metacarpalia II–V, und die Grundphalangen II–V

Ansicht von dorsal. Eröffnete Gelenke: Articulatio radioulnaris distalis, Articulationes manus: Articulatio radiocarpea (proximales Handgelenk), Articulatio mediocarpea (distales Handgelenk), Articulationes intercarpeae; Articulationes carpometacarpeae, Articulationes intermetacarpeae; Articulationes metacarpophalangeae. Articulatio carpometacarpea pollicis

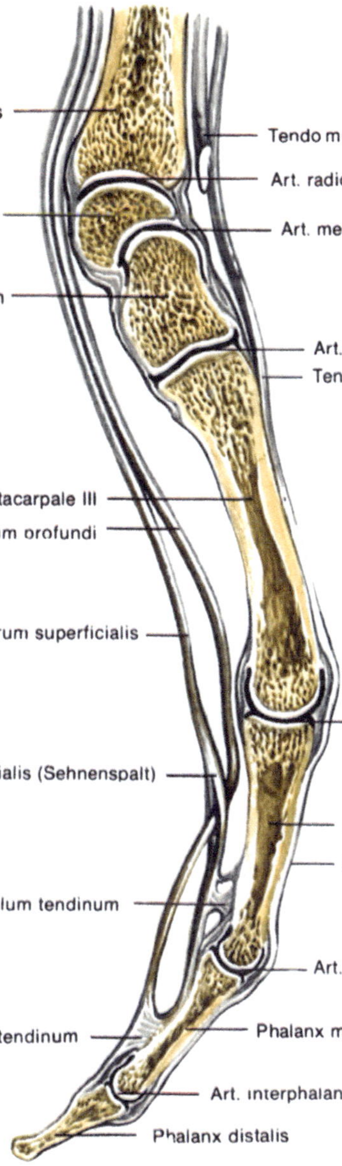

74
Längsschnitt durch den 3. Finger, den 3. Mittelhandknochen, die Handwurzel und den Radius
Ansicht von ulnar. Darstellung der Dorsalaponeurose des 3. Fingers. Verlauf einer Sehne des M. flexor digitorum profundus durch einen Sehnenspalt des M. flexor digitorum superficialis

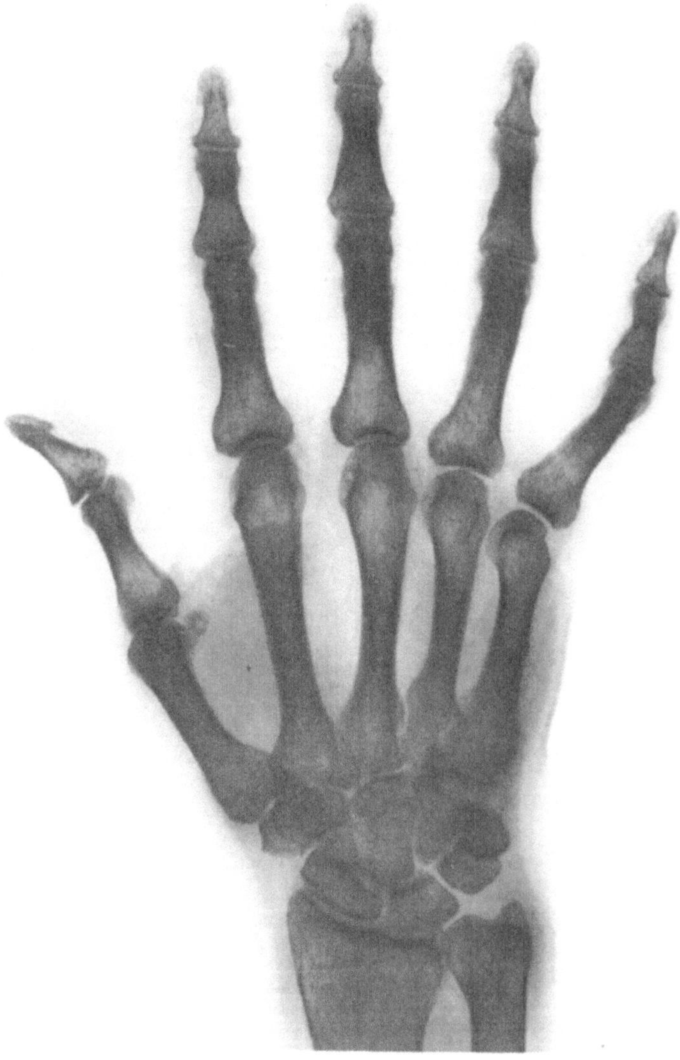

75
Röntgenbild der rechten Hand
Erwachsenenalter, Strahlengang dorsopalmar

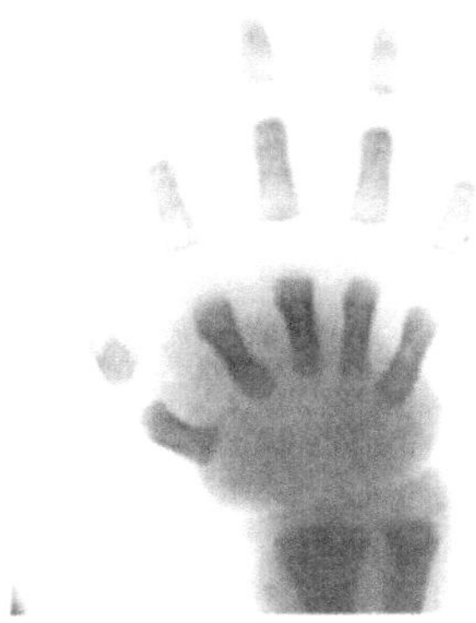

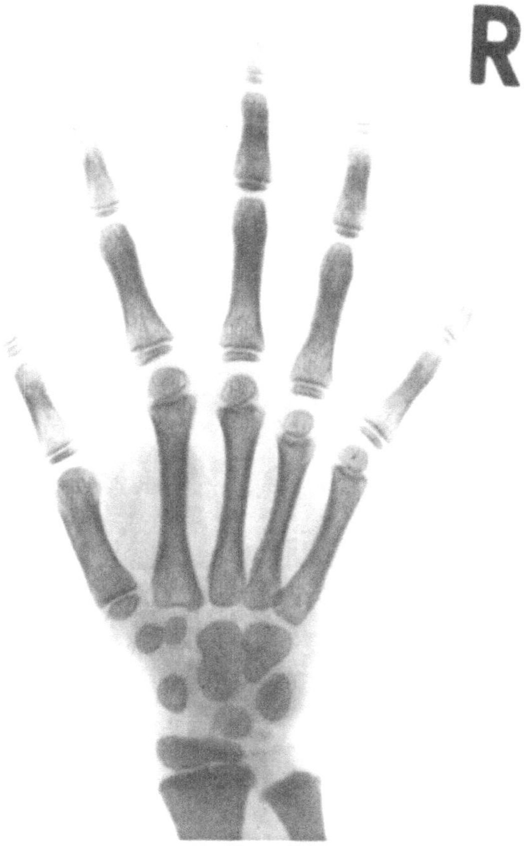

76
Röntgenbild der rechten Hand
männliches Neugeborenes, Strahlengang dorsopalmar. Handwurzel knorpelig

77
Röntgenbild der rechten Hand
5 6/12 Jahre altes Mädchen, Strahlengang dorsopalmar. Knorpelfugen vgl. Abb. 35–37 und 43

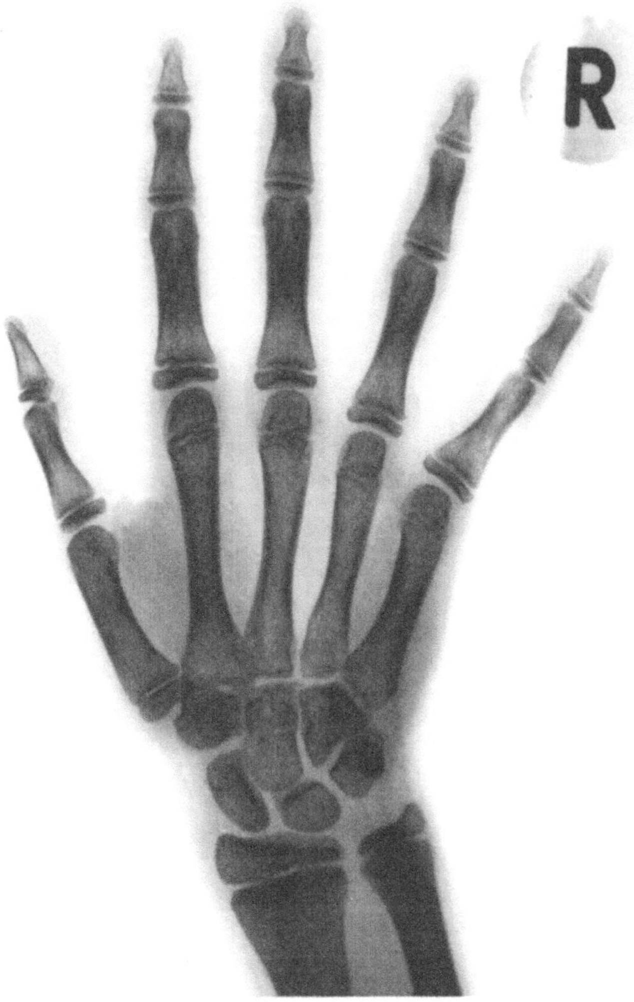

78
Röntgenbild der rechten Hand
10 8/12 Jahre altes Mädchen, Strahlengang dorsopalmar. Knorpelfugen vgl. Abb. 35–37 und 43

ARM

Muskeln

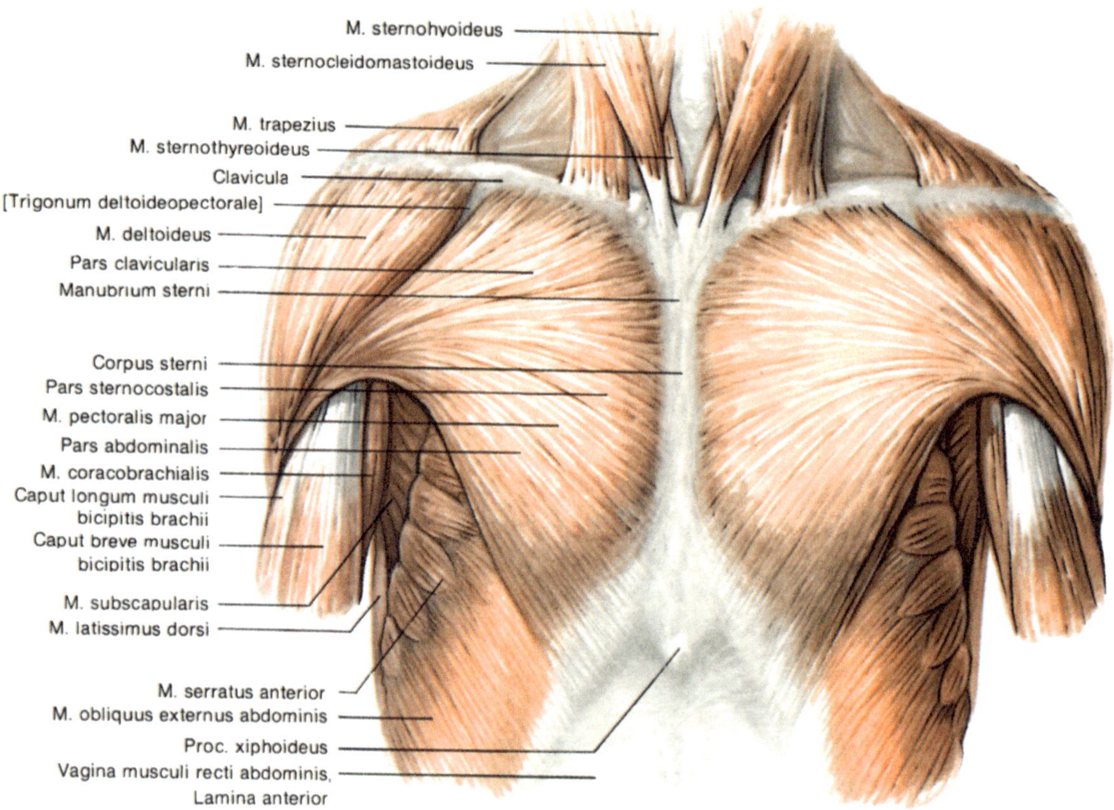

79
Muskeln des Schultergürtels
von ventral, oberflächliche Schicht

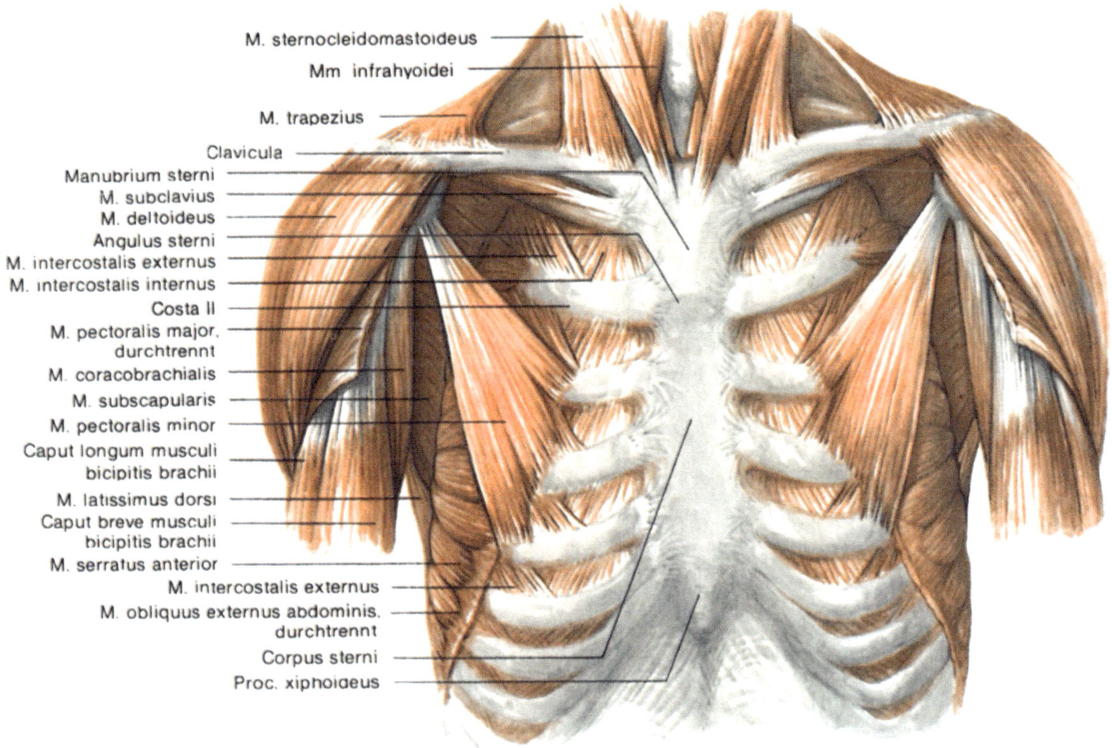

80
Muskeln des Schultergürtels
von ventral. M. pectoralis major und Muskeln der ventro-lateralen Bauchwand entfernt

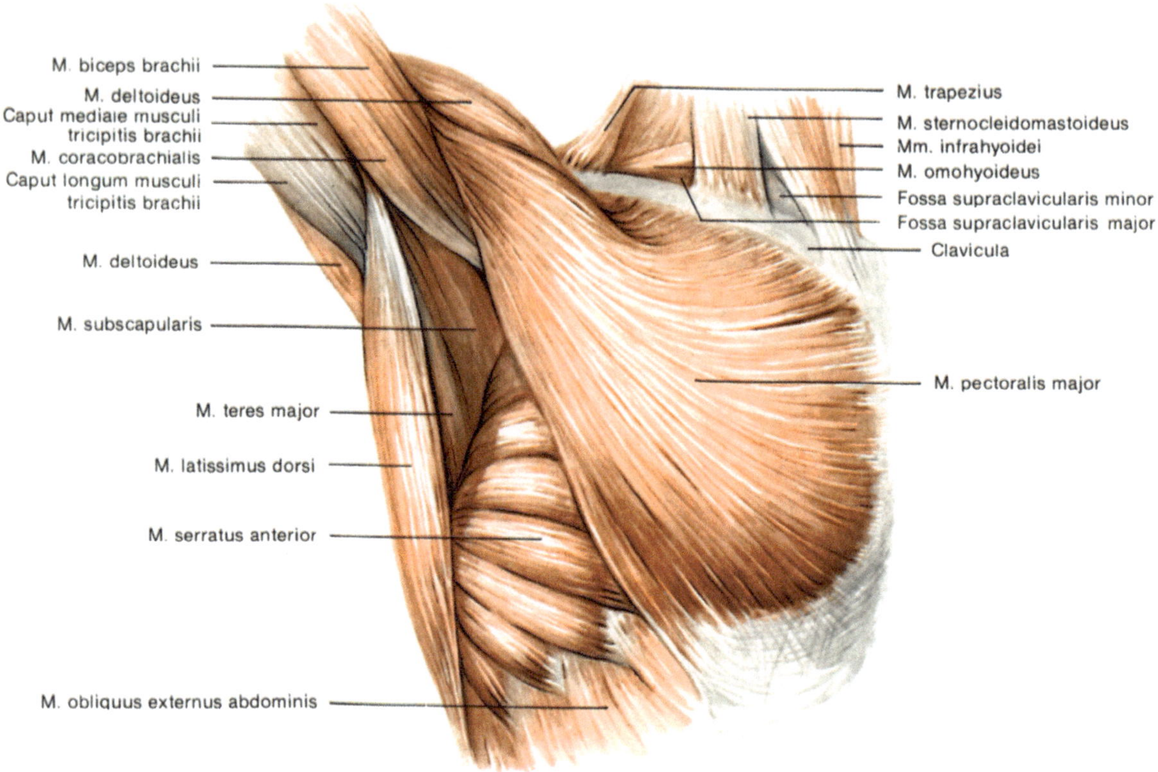

81

Muskeln des Schultergürtels

rechte Seite von lateral ventral, Arm abduziert. Fossa axillaris dextra

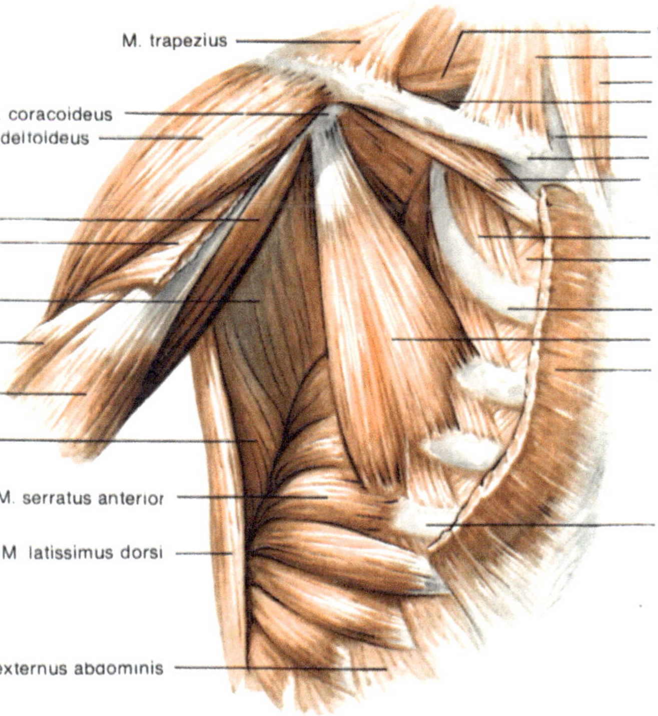

82
Muskeln des Schultergürtels
rechte Seite von ventral. Arm gering abduziert. M. pectoralis major teilweise entfernt

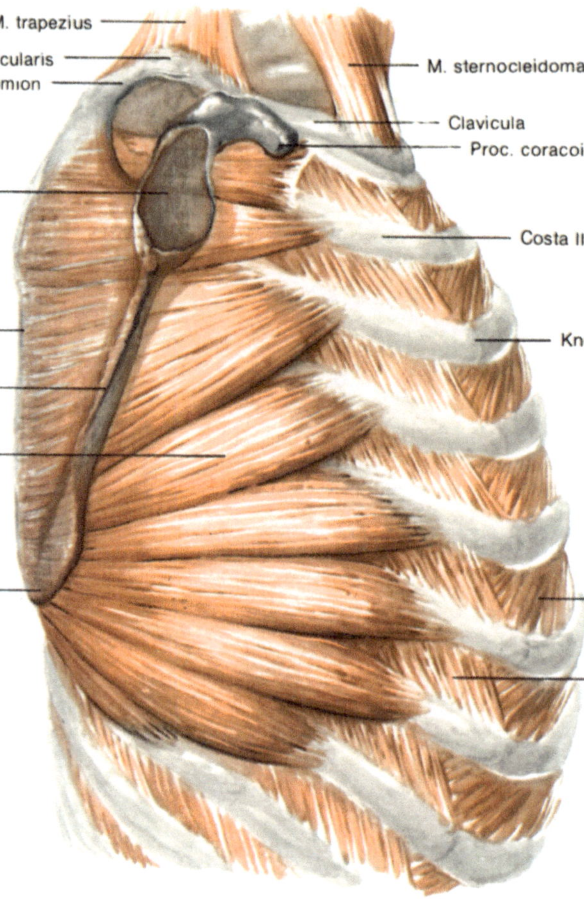

83
Brustkorb, Thorax, mit M. serratus anterior
von rechts. Zur Darstellung des M. serratus anterior Schultergürtelmuskeln und Oberarm entfernt, Ansätze von M. scalenus anterior und M. scalenus medius abgetragen. Das Schulterblatt, Scapula, durchsichtig gezeichnet, bedeckt Teile des M. serratus anterior

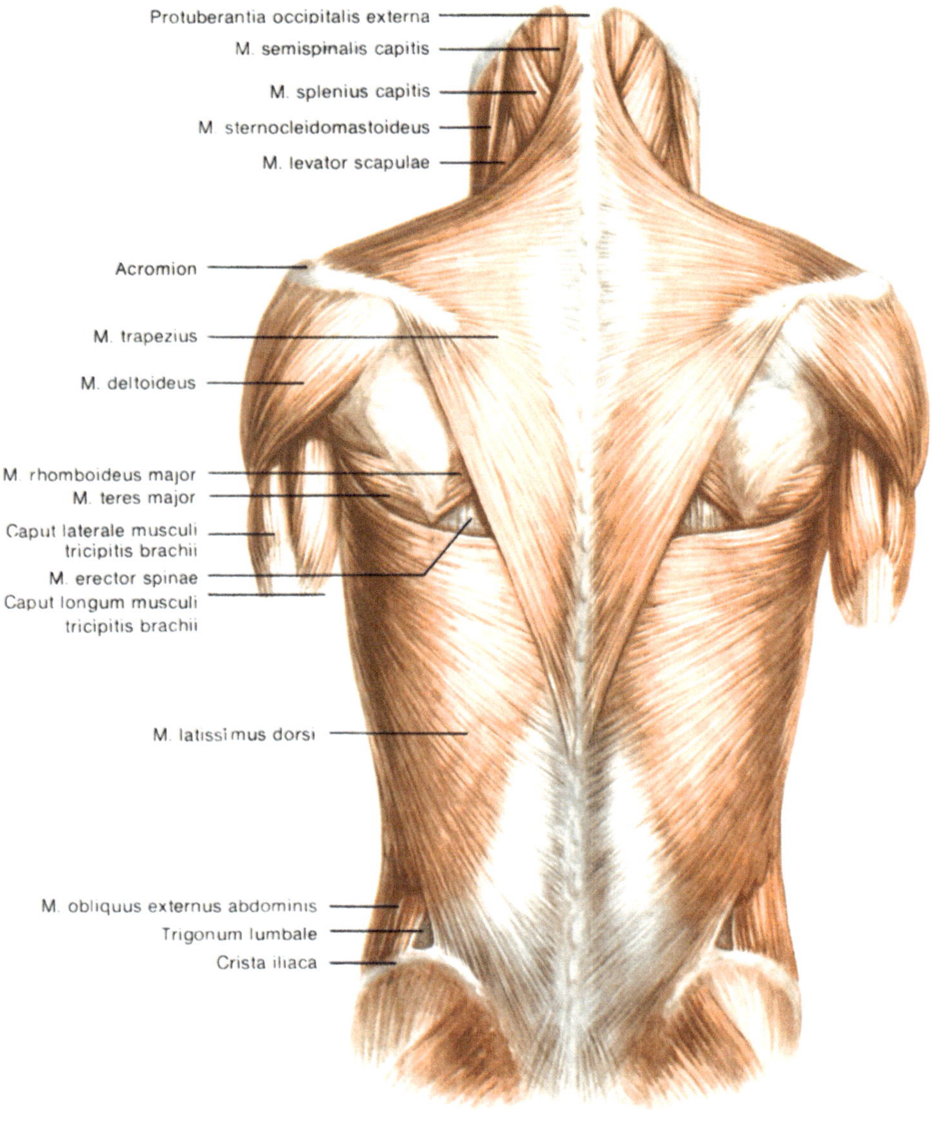

84
Muskeln des Schultergürtels, breite Rückenmuskeln
von dorsal. Oberflächliche Schicht

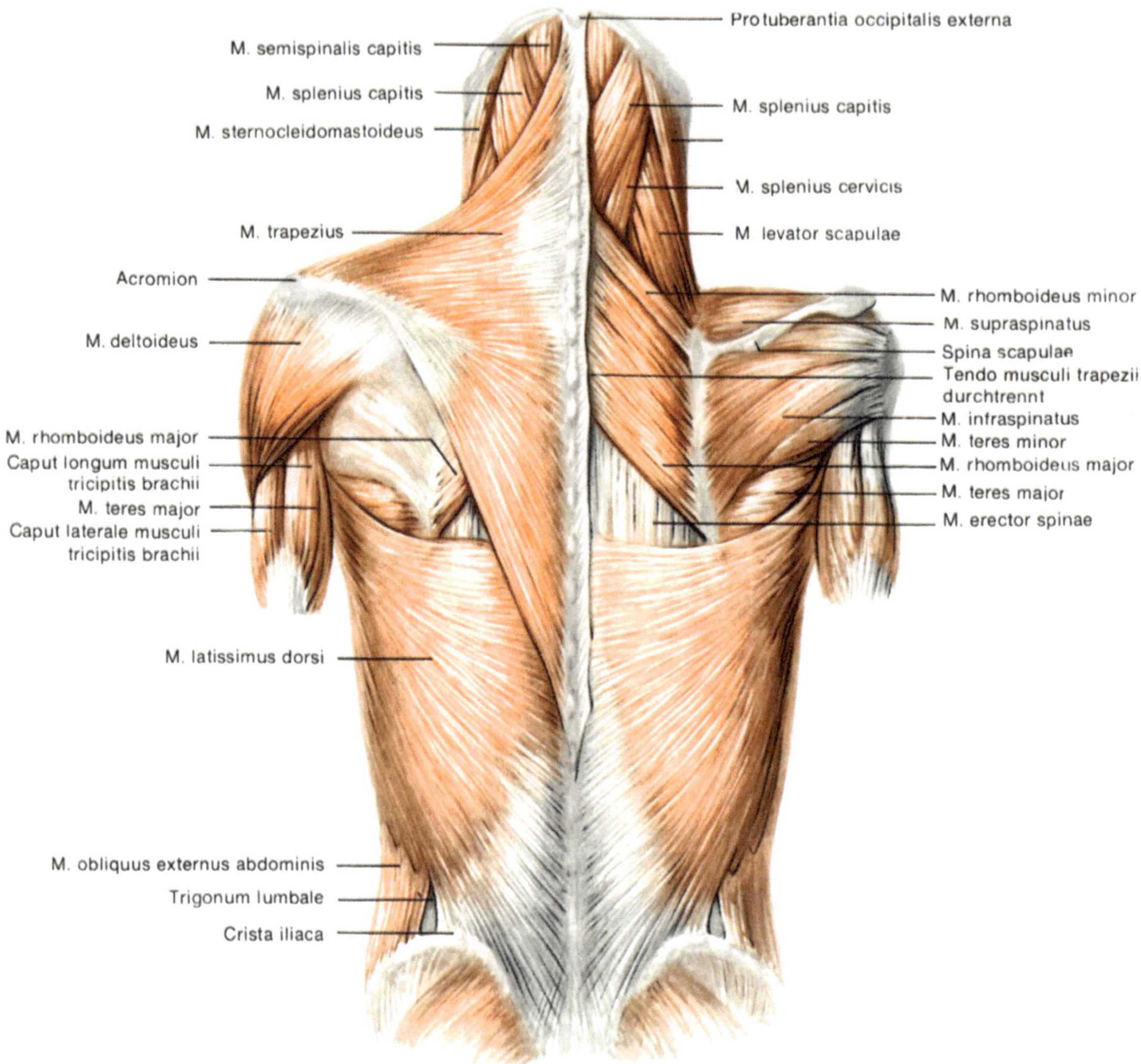

85

Muskeln des Schultergürtels, breite Rückenmuskeln

von dorsal. Links oberflächliche Schicht, rechts M. trapezius entfernt

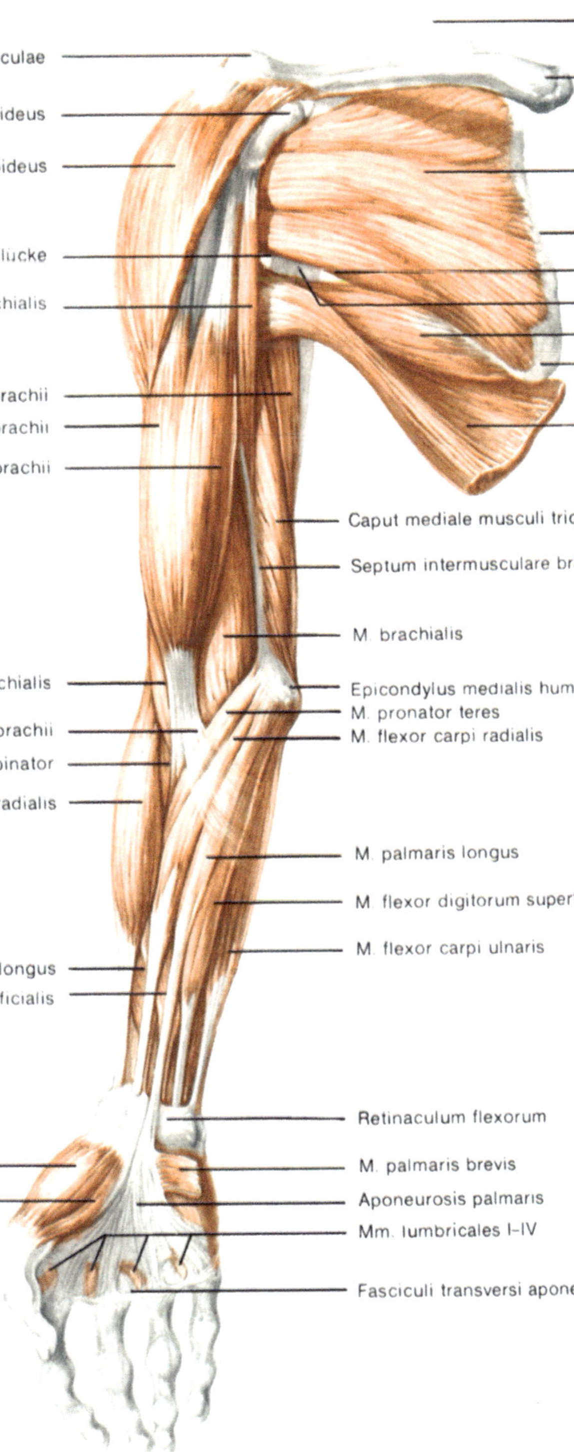

86
Muskeln des rechten Armes
von vorn. Unterarm in Supinationsstellung. Oberflächliche Schicht, vorderer Teil des M. deltoideus entfernt

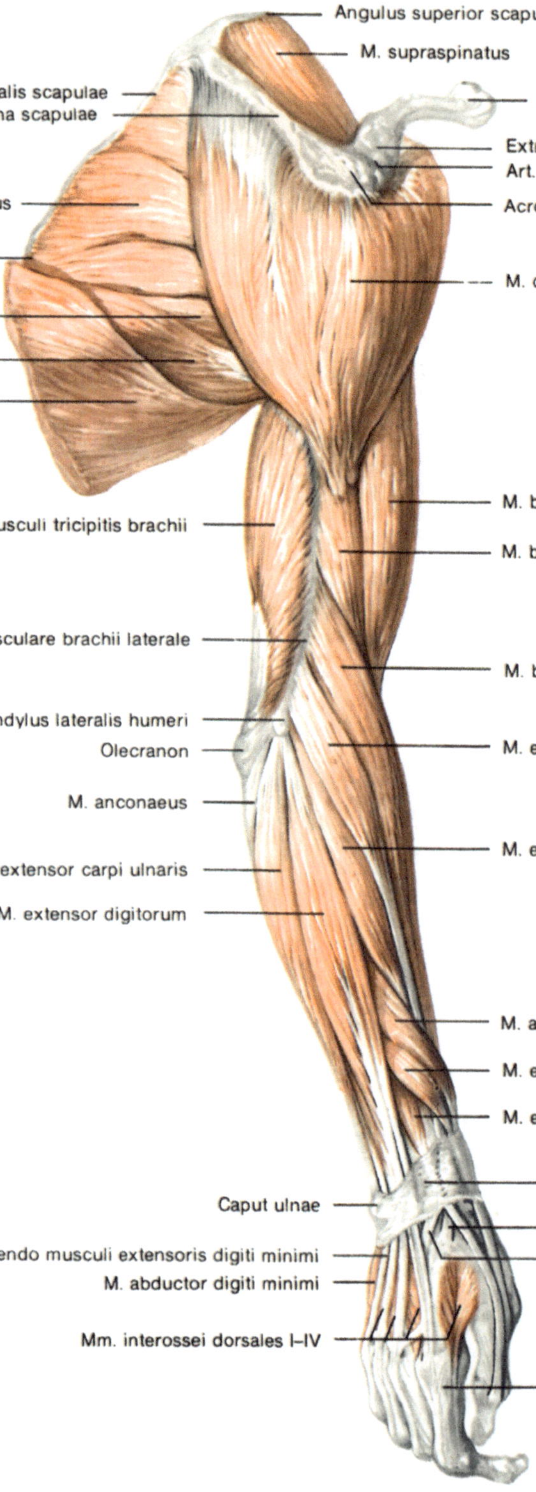

87
Muskeln des rechten Armes
von lateral. Unterarm in Mittelstellung zwischen Pronation und Supination. Oberflächliche Schicht

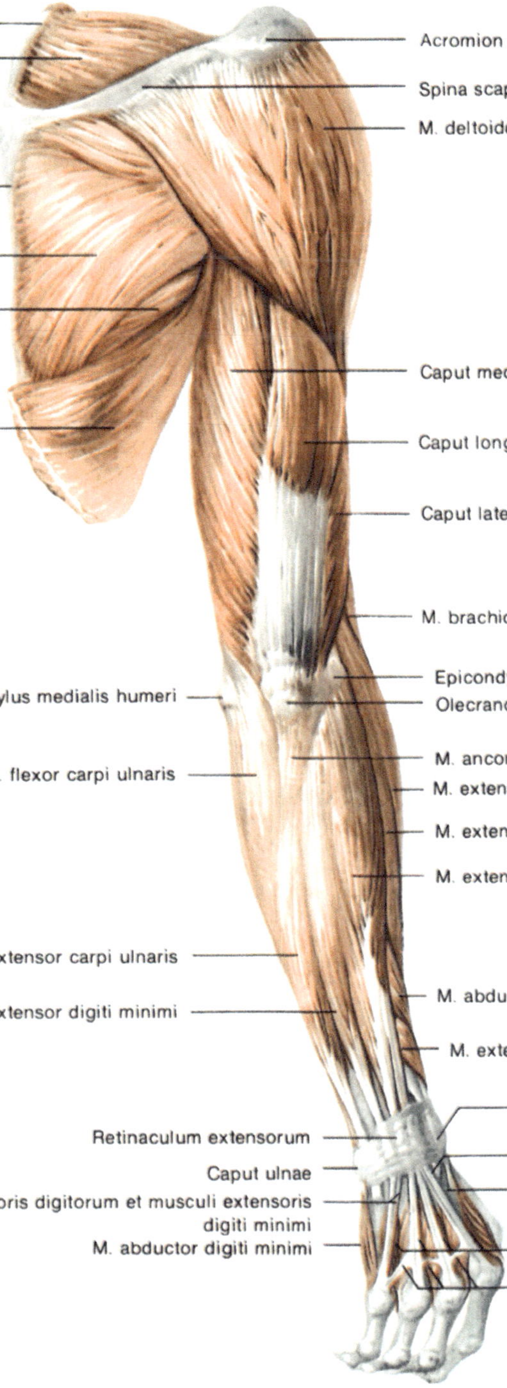

88
Muskeln des rechten Armes
von hinten. Unterarm in Supinationsstellung. Oberflächliche Schicht

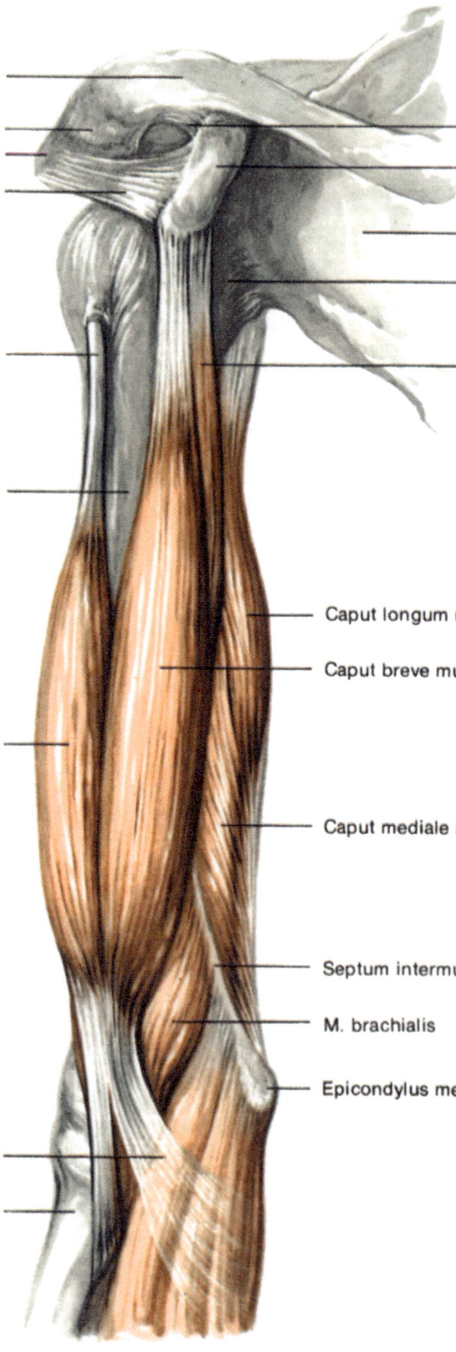

89
Muskeln des rechten Oberarmes
von vorn, oberflächliche Schicht. M. deltoideus, M. pectoralis major und Schulterblattmuskeln entfernt

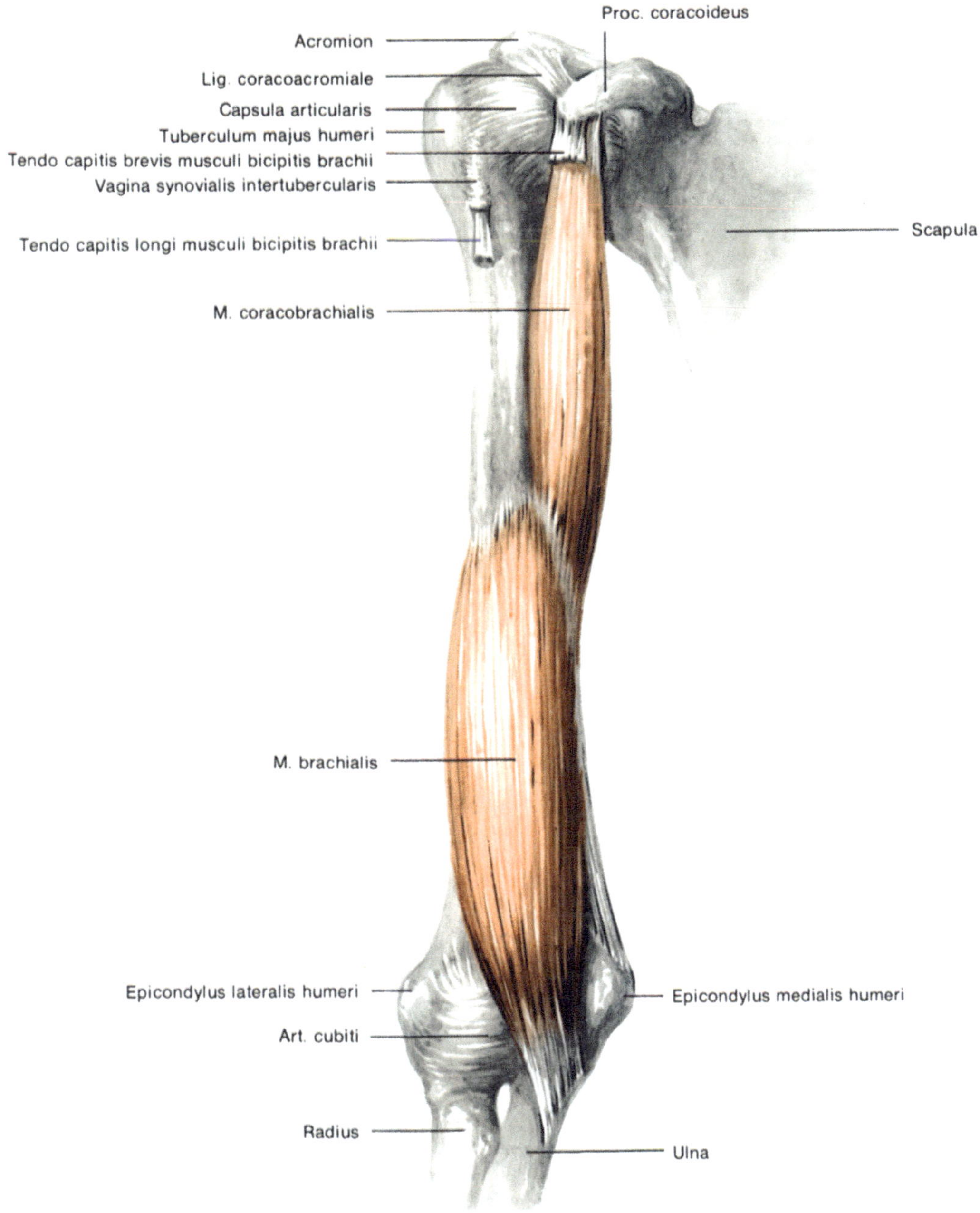

90
Muskeln des rechten Oberarmes
von vorn, tiefe Schicht. M. coracobrachialis, M. brachialis

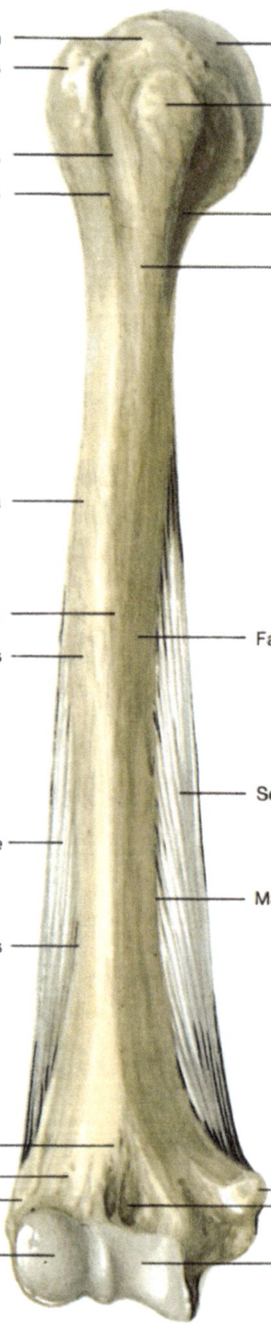

91
Rechtes Oberarmbein, Humerus
von vorn. Septum intermusculare brachii mediale, Septum intermusculare brachii laterale

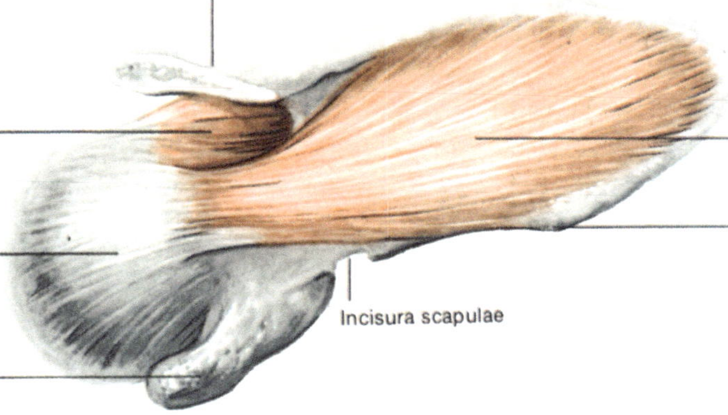

92
Rechter M. supraspinatus
von oben. Entfernung der Schultergürtelmuskeln, Spina scapulae durchgesägt

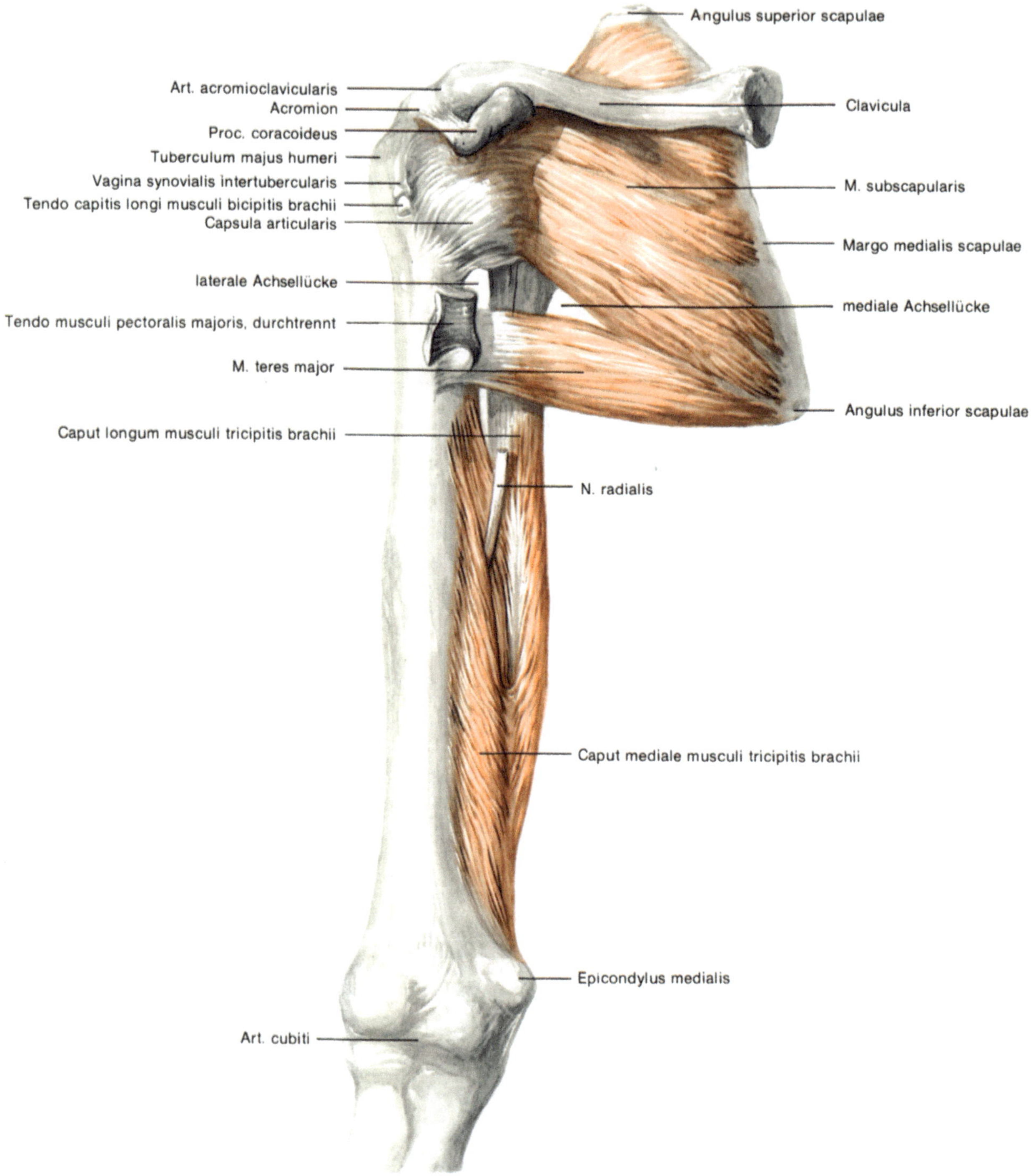

93

Isolierte Darstellung von M. subscapularis, M. teres major und M. triceps brachii
von vorn. Mediale und laterale Achsellücke

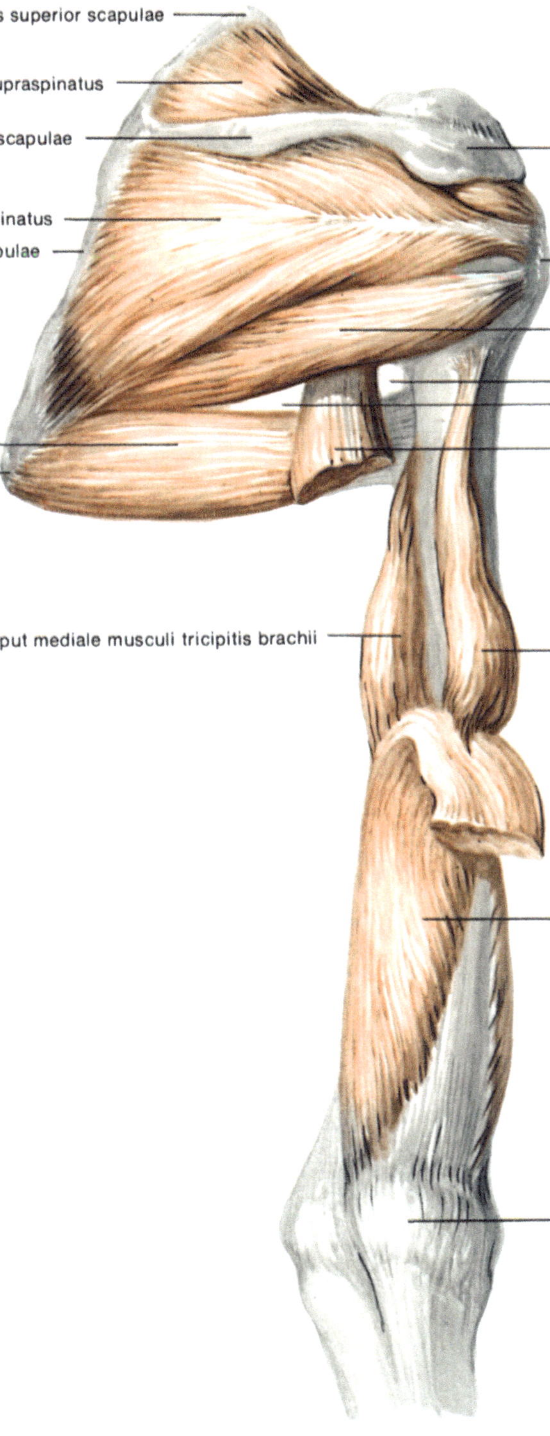

94

Muskeln des rechten Oberarmes

von hinten. M. deltoideus entfernt, Caput longum musculi tricipitis durchtrennt und nach distal geklappt. Mediale und laterale Achsellücke

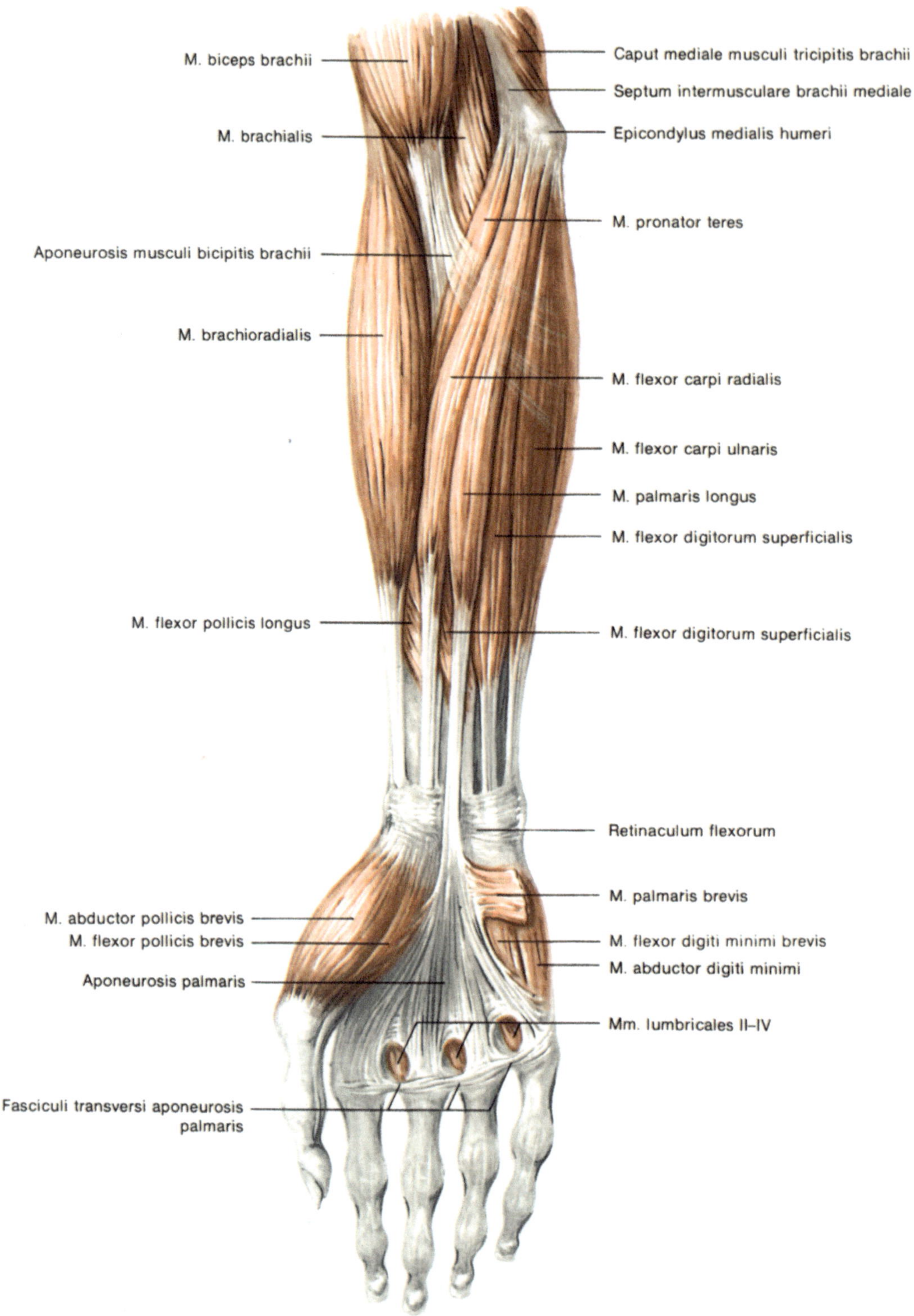

95

Muskeln des rechten Unterarmes und der Hand

von palmar, oberflächliche Schicht. Retinaculum flexorum, Aponeurosis palmaris

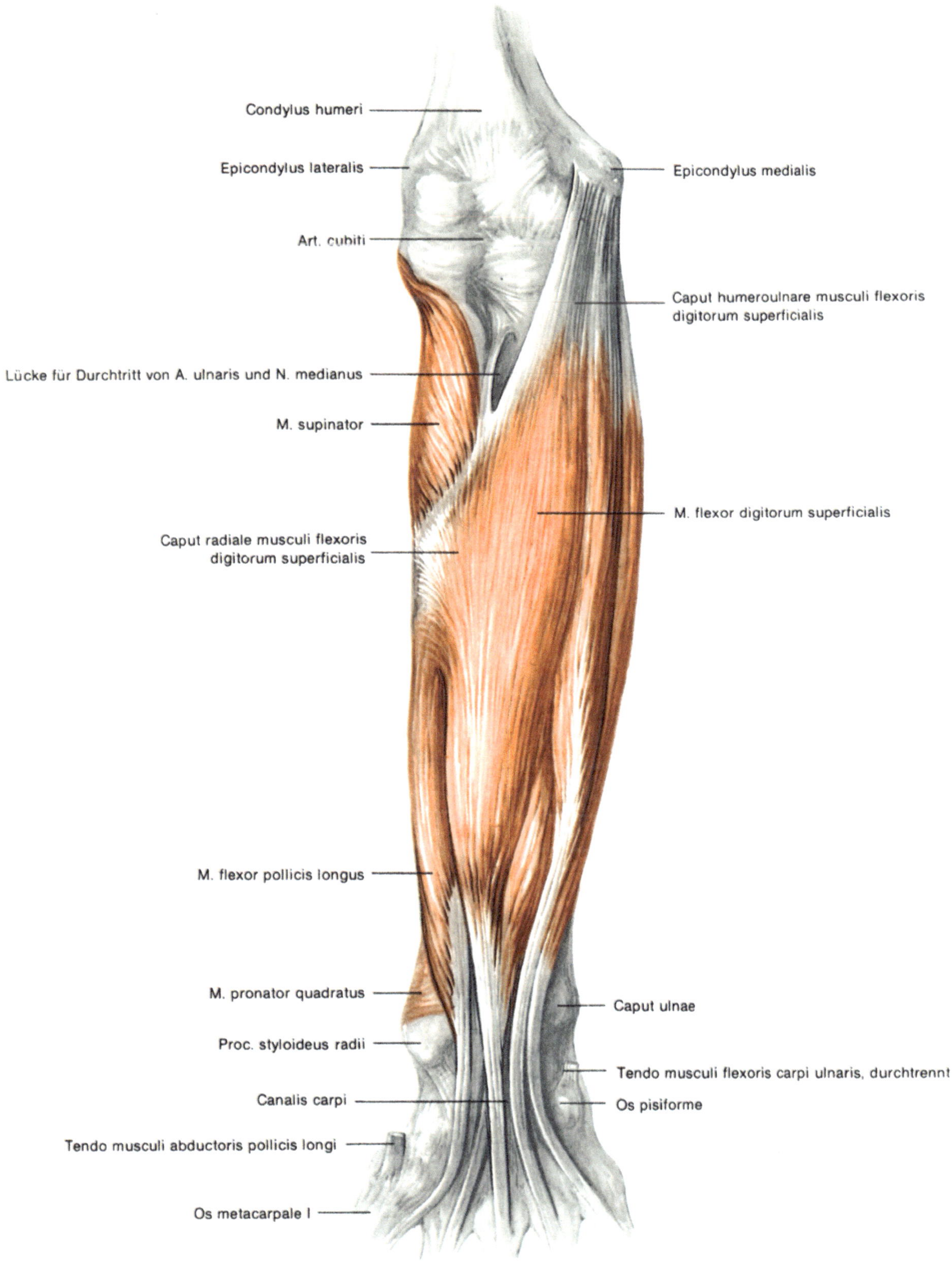

96
Muskeln des rechten Unterarmes
von palmar, mittlere Schicht. Die Muskeln der tiefen Schicht (M. supinator, M. flexor pollicis longus, M. flexor digitorum profundus, M. pronator quadratus) sind teilweise sichtbar

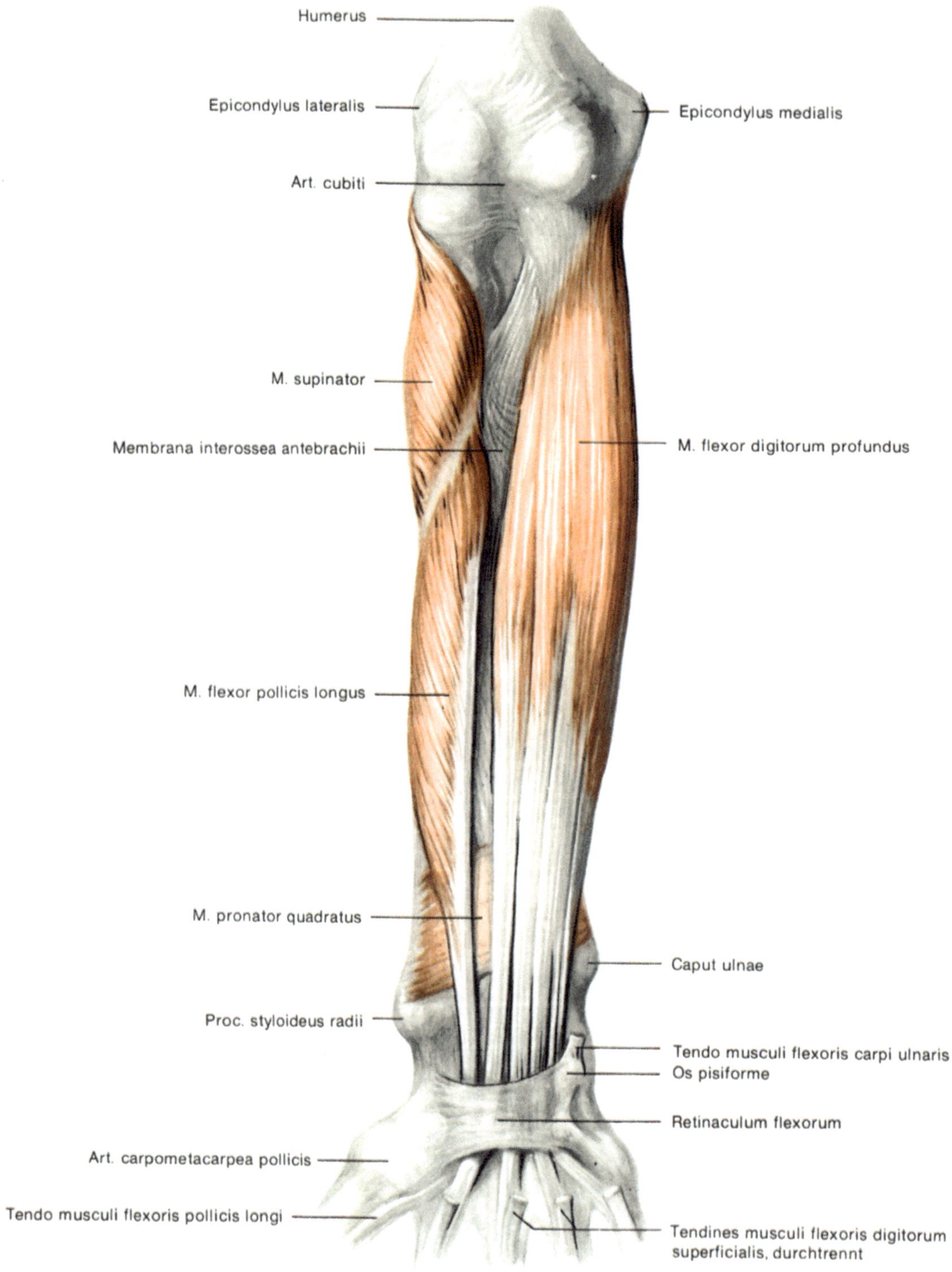

97
Muskeln des rechten Unterarmes
von palmar, tiefe Schicht. Canalis carpi

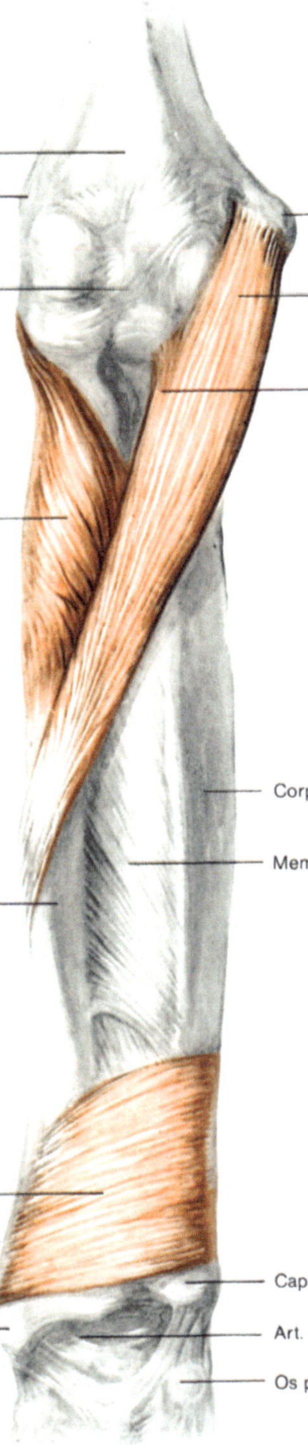

98
Isolierte Darstellung von M. pronator teres, M. pronator quadratus, M. supinator des rechten Unterarmes

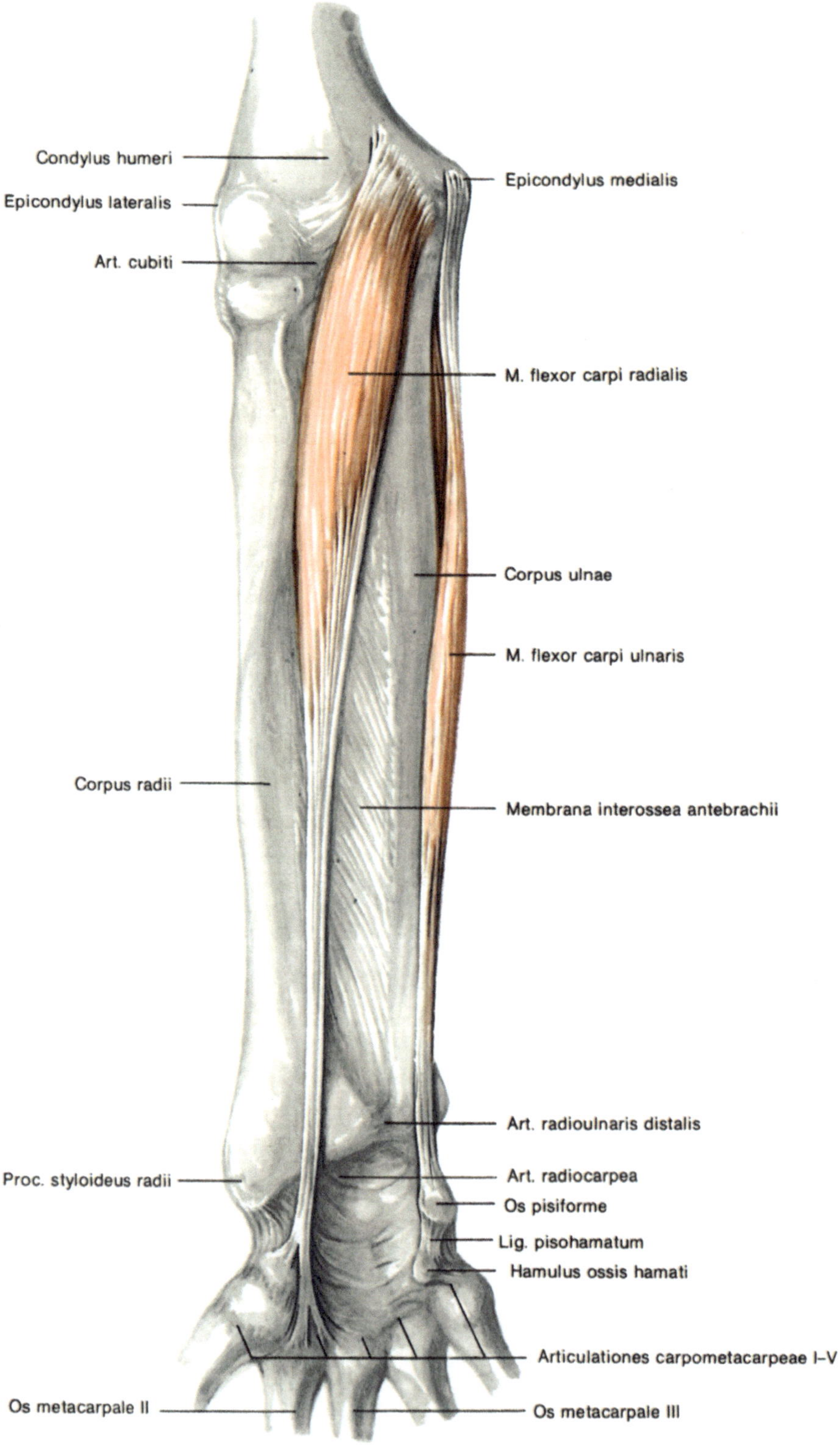

99
Isolierte Darstellung von M. flexor carpi radialis, M. flexor carpi ulnaris des rechten Unterarmes

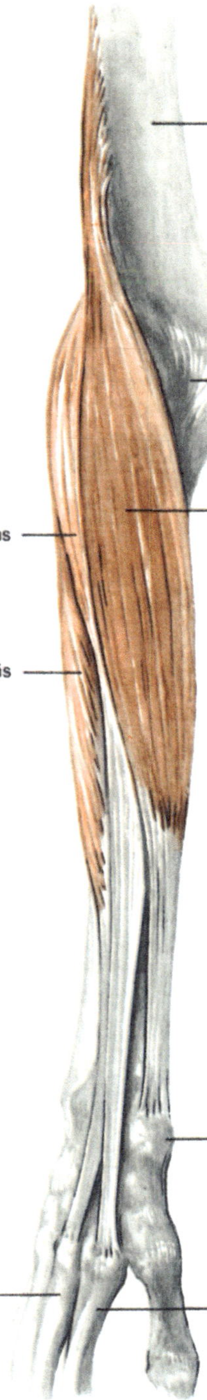

100
Muskeln des rechten Armes
von radial. Zur Darstellung der radialen Muskelgruppe wurden sämtliche Muskeln an Ober- und Unterarm und das Retinaculum extensorum entfernt

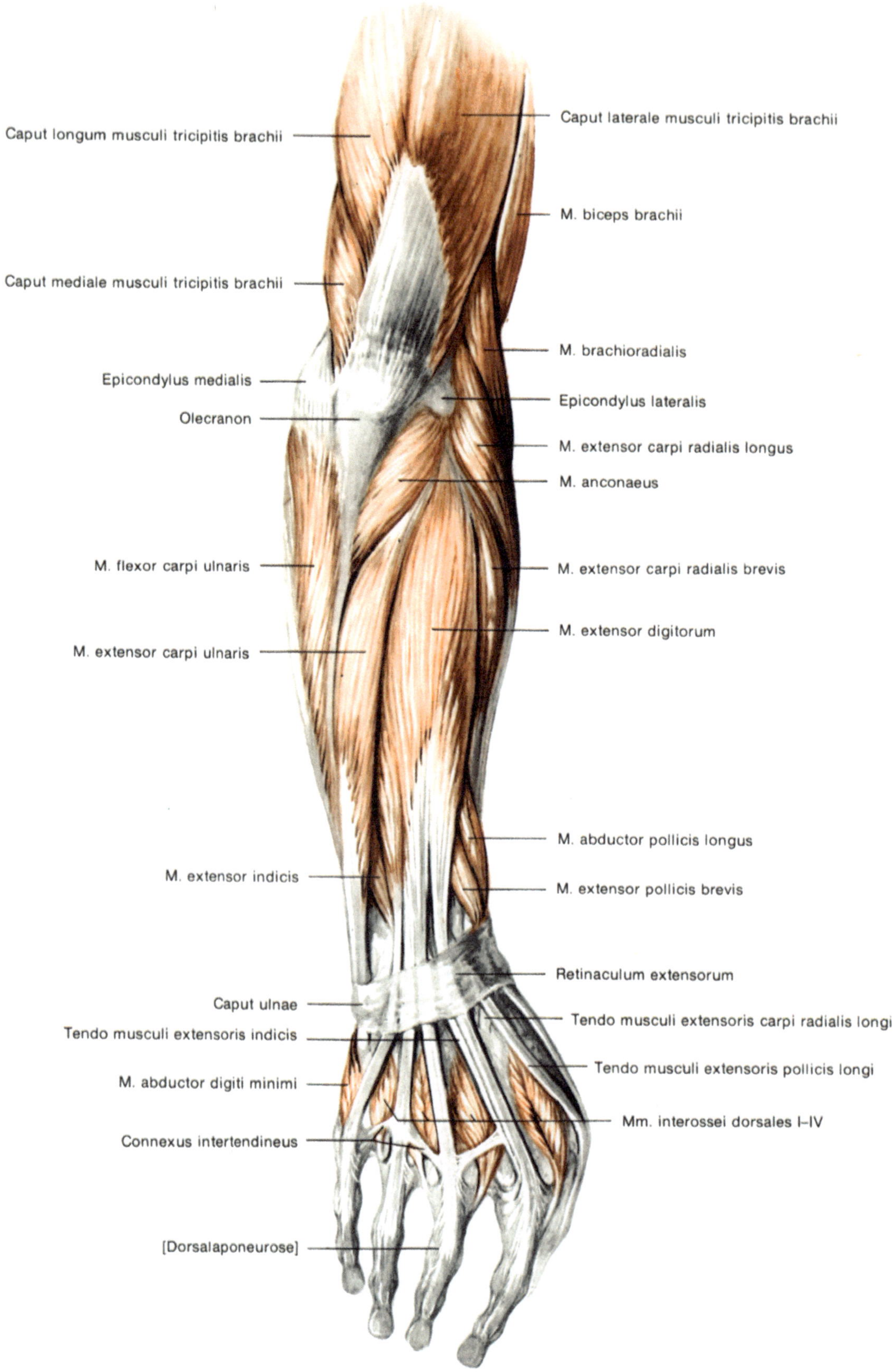

101
Muskeln des rechten Unterarmes und der Hand
von dorsal, oberflächliche Schicht. Retinaculum extensorum, Finger mit Dorsalaponeurose

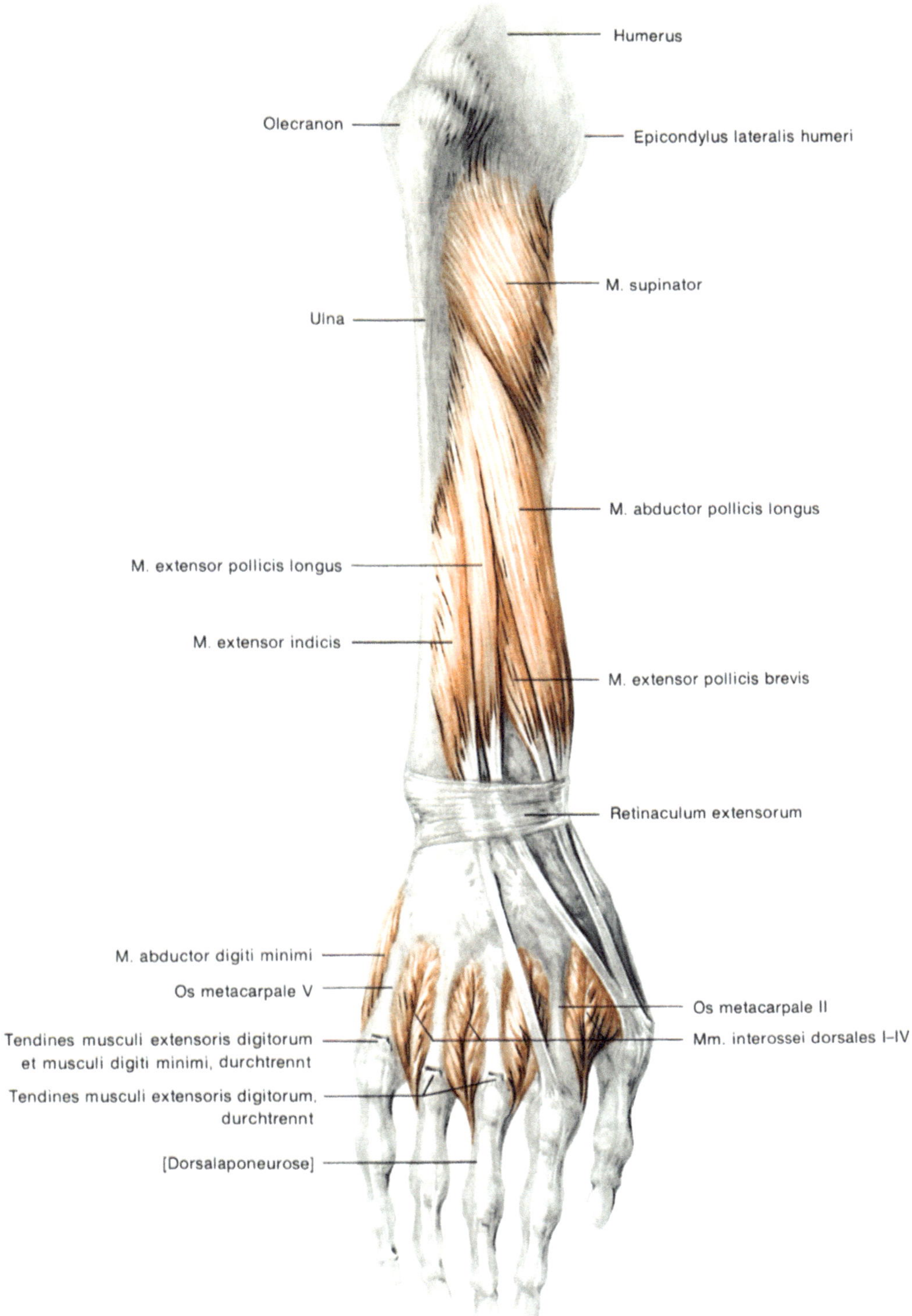

102
Muskeln des rechten Unterarmes und der Hand
von dorsal, tiefe Schicht. Retinaculum extensorum. Sehnen der oberflächlichen Strecker aus dem Retinaculum entfernt.

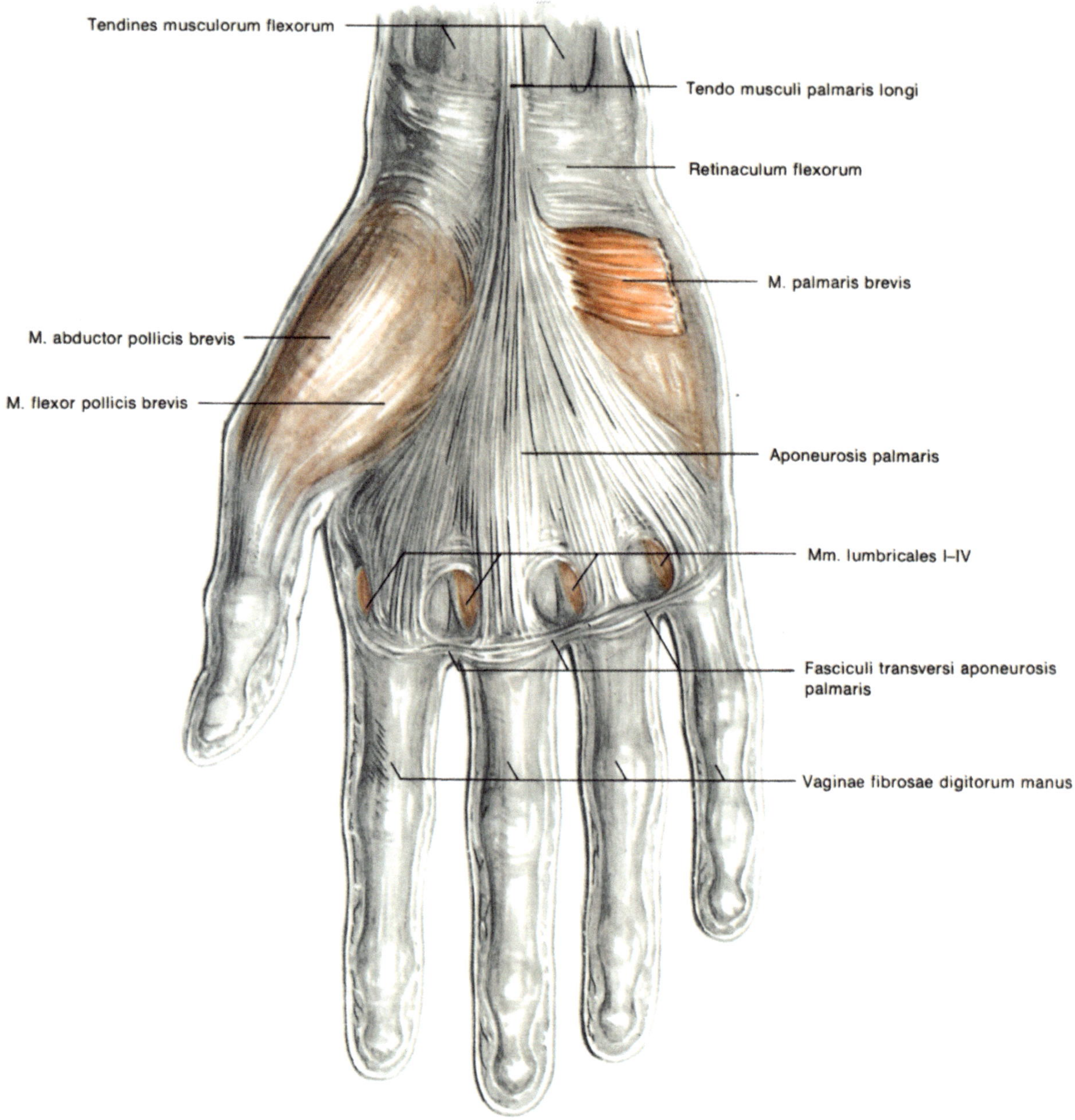

103
Rechte Hohlhand, Palma manus
mit Aponeurosis palmaris, Daumenballen Thenar und Kleinfingerballen, Hypothenar. Vaginae fibrosae digitorum manus

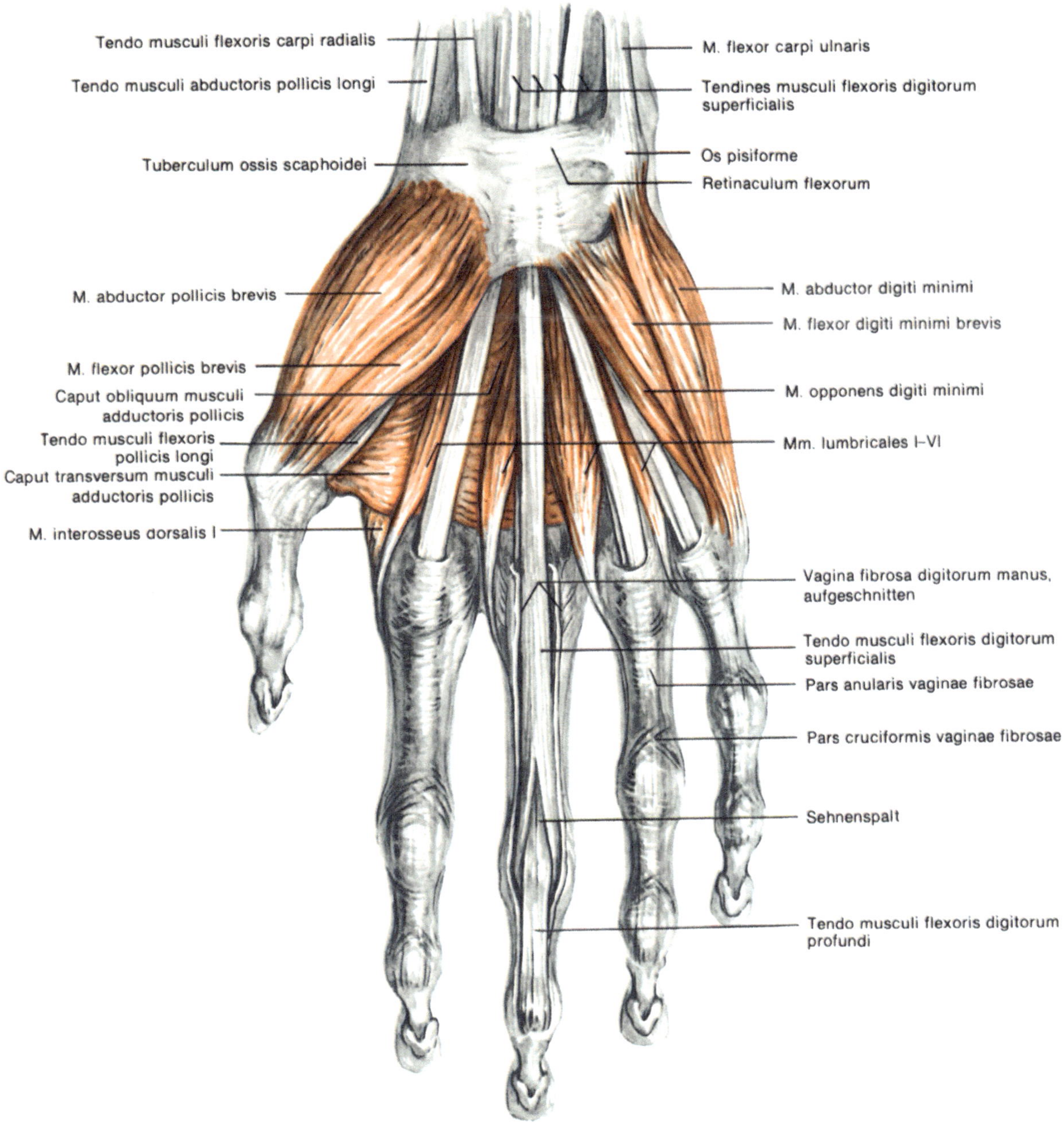

104
Muskeln der rechten Hohlhand, Palma manus
oberflächliche Schicht. Aponeurosis palmaris entfernt. Retinaculum flexorum. Sehnenscheide des Mittelfingers zur Darstellung des Sehnenspaltes aufgeschnitten

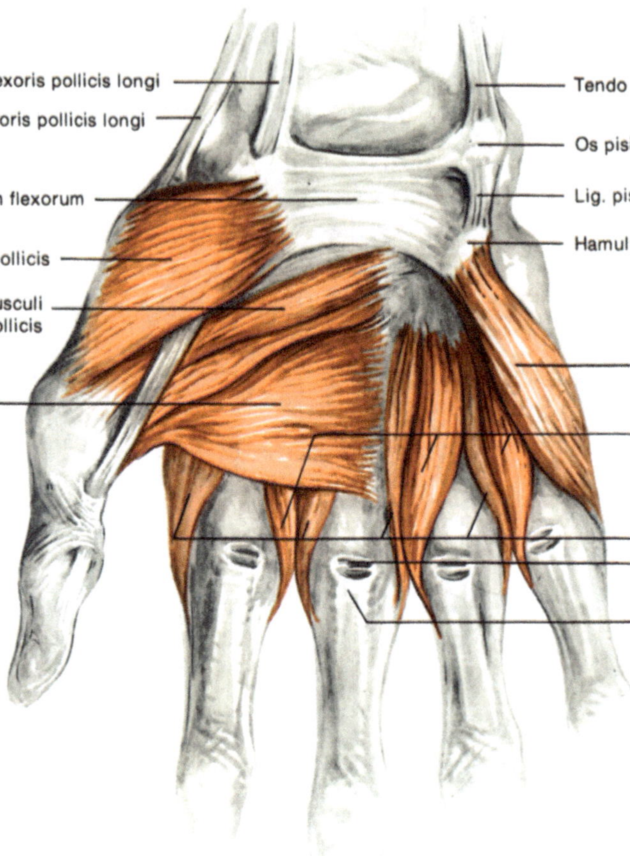

105
Muskeln der rechten Hohlhand, Palma manus
tiefe Schicht. Sehnen von M. flexor digitorum superficialis und M. flexor digitorum profundus sowie ein Teil der Muskeln von Daumen- und Kleinfingerballen entfernt

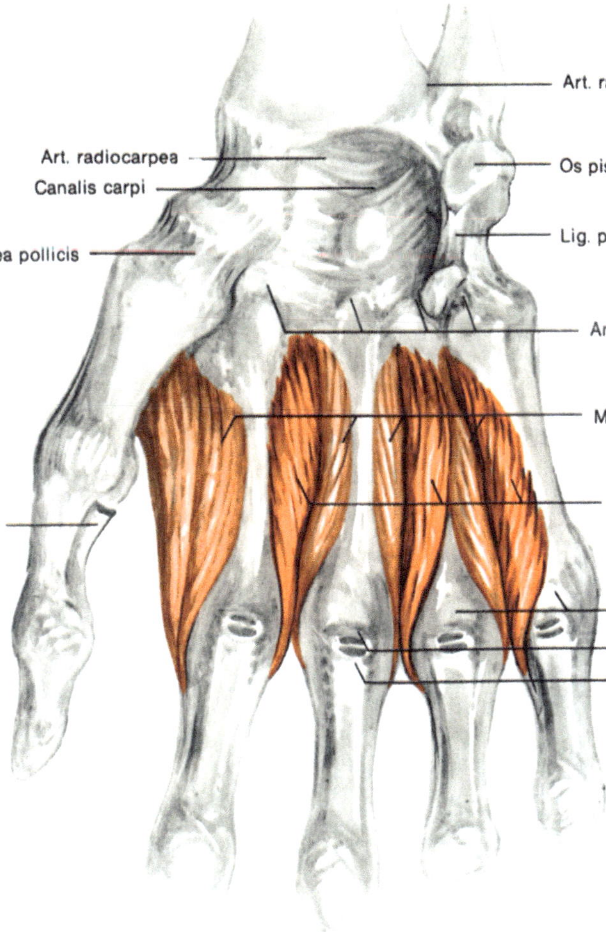

106
Rechte Hohlhand, Palma manus
Isolierte Darstellung von Musculi interossei palmares und Musculi interossei dorsales

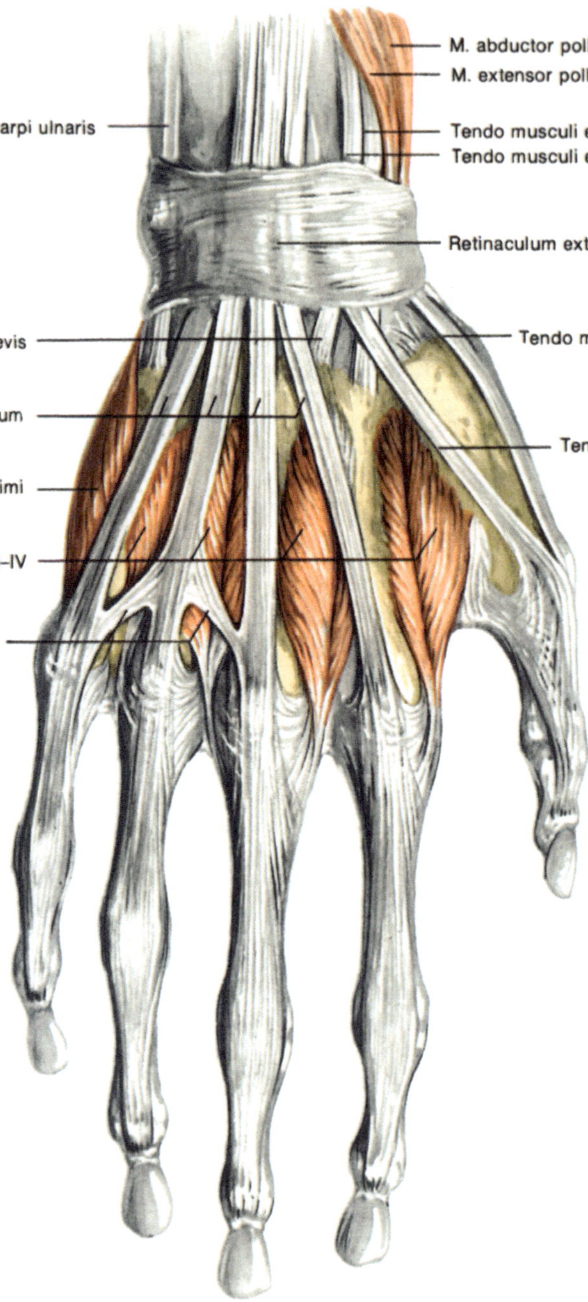

107
Muskeln des rechten Handrückens, Dorsum manus
oberflächliche Schicht. Finger mit Dorsalaponeurose. Retinaculum extensorum

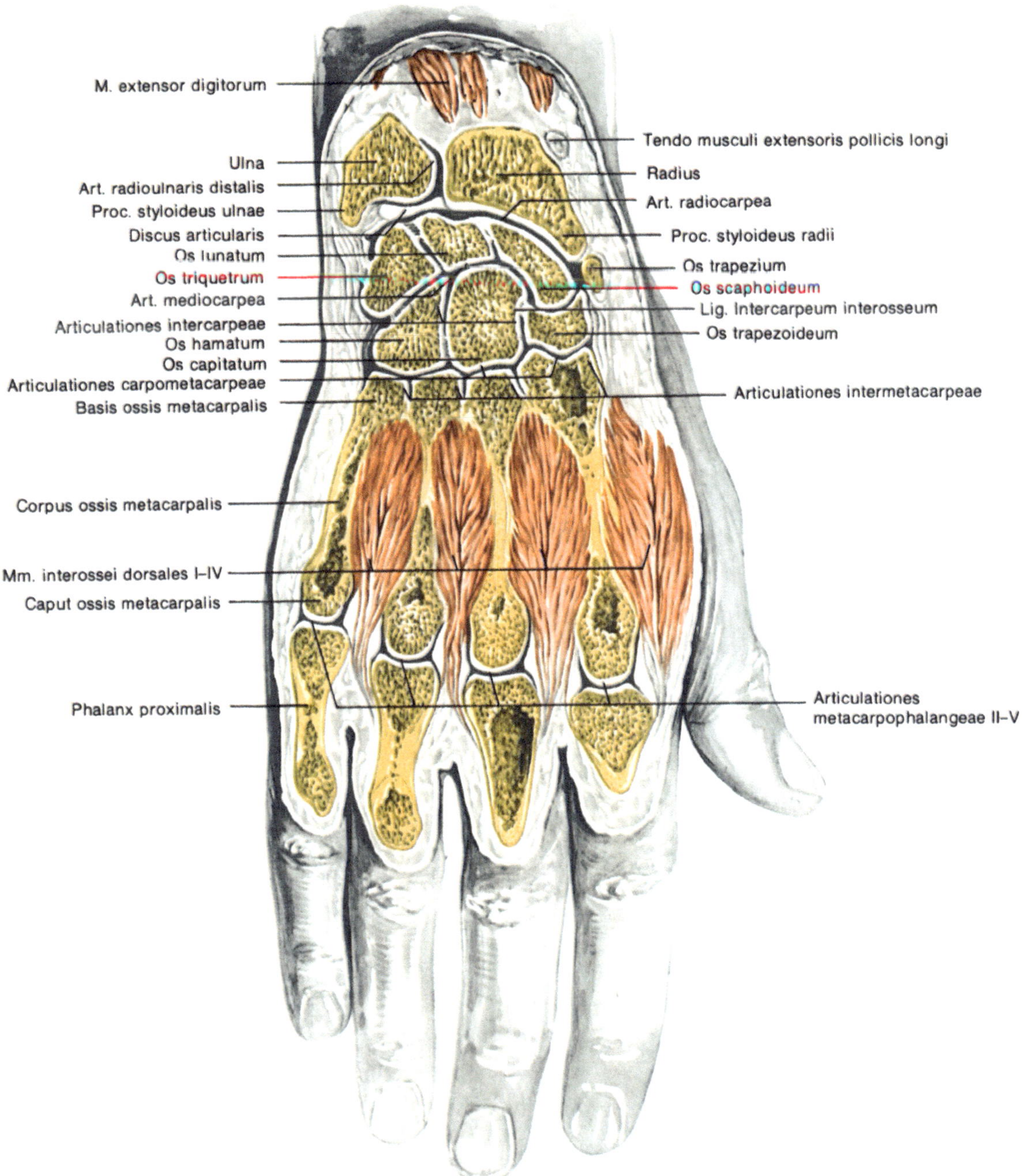

108
Flachschnitt der rechten Hand
von dorsal. Musculi interossei dorsales

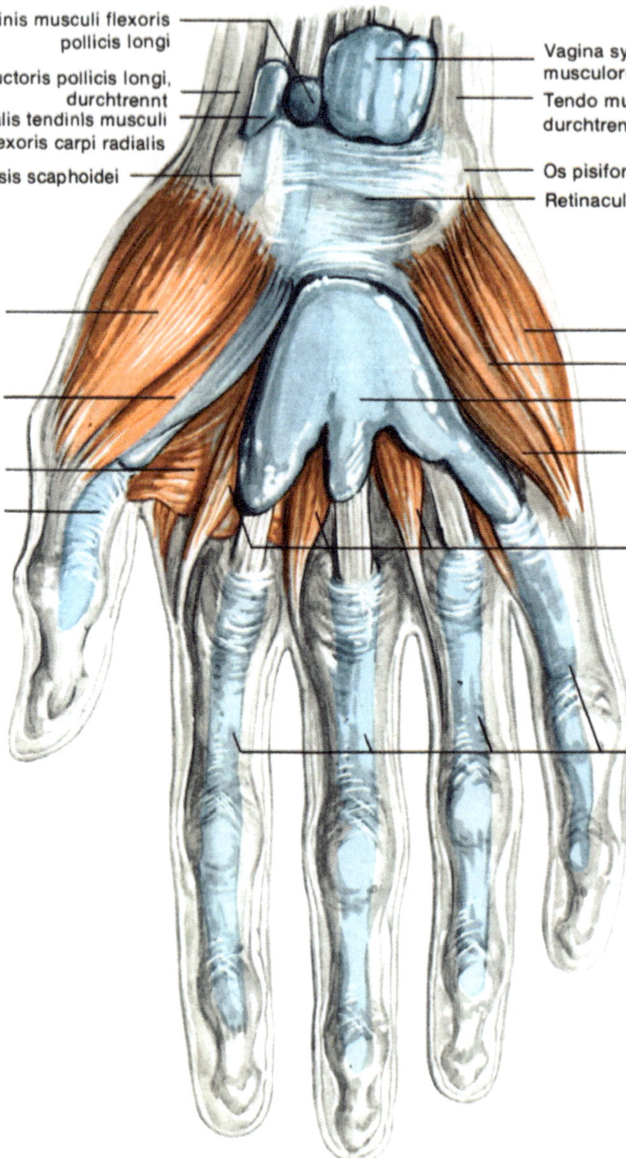

109
Rechte Hohlhand, Palma manus
Sehnenscheiden, Vaginae synoviales tendinum, injiziert

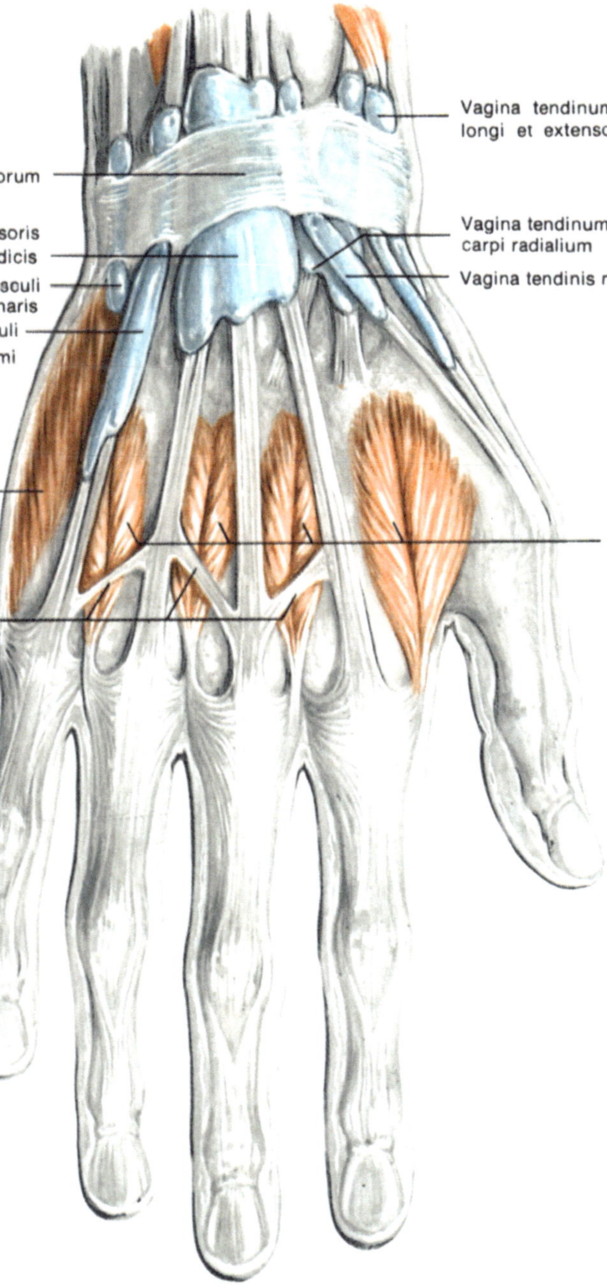

110
Rechter Handrücken, Dorsum manus
Sehnenscheiden, Vaginae synoviales tendinum, injiziert. Retinaculum extensorum mit Sehnenfächern

ARM
Gefäße und Nerven

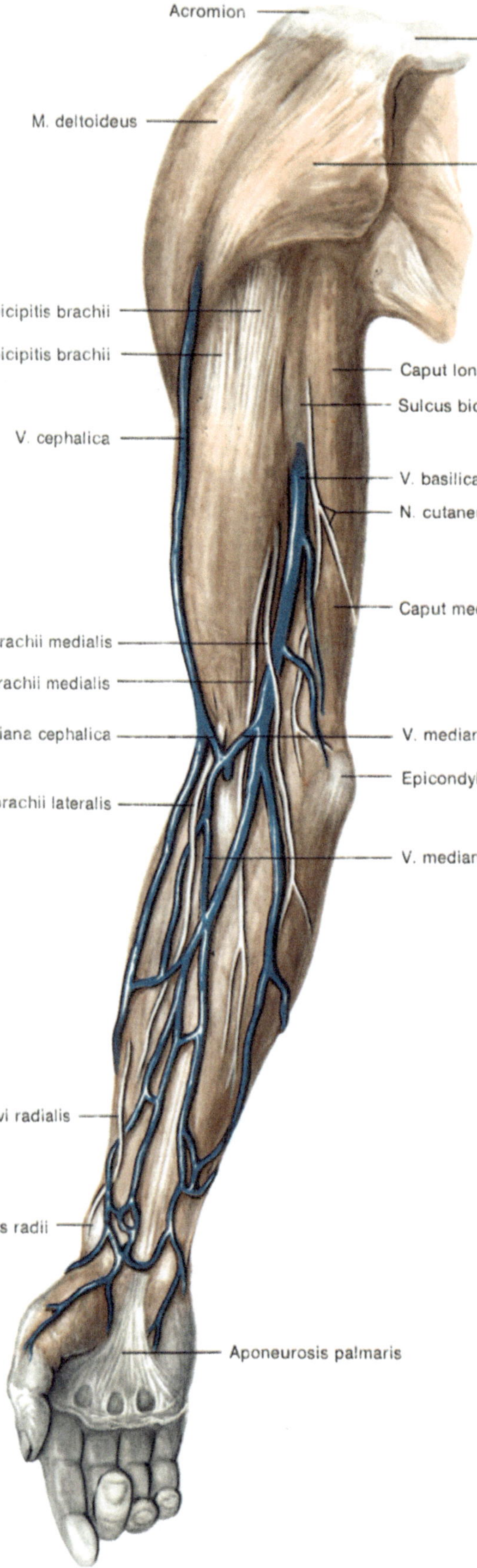

111

Hautvenen und Hautnerven auf der Beugeseite der rechten oberen Extremität

Fascia brachii, Fascia antebrachii und Aponeurosis palmaris. Durch Muskeln und Knochen bedingtes Relief

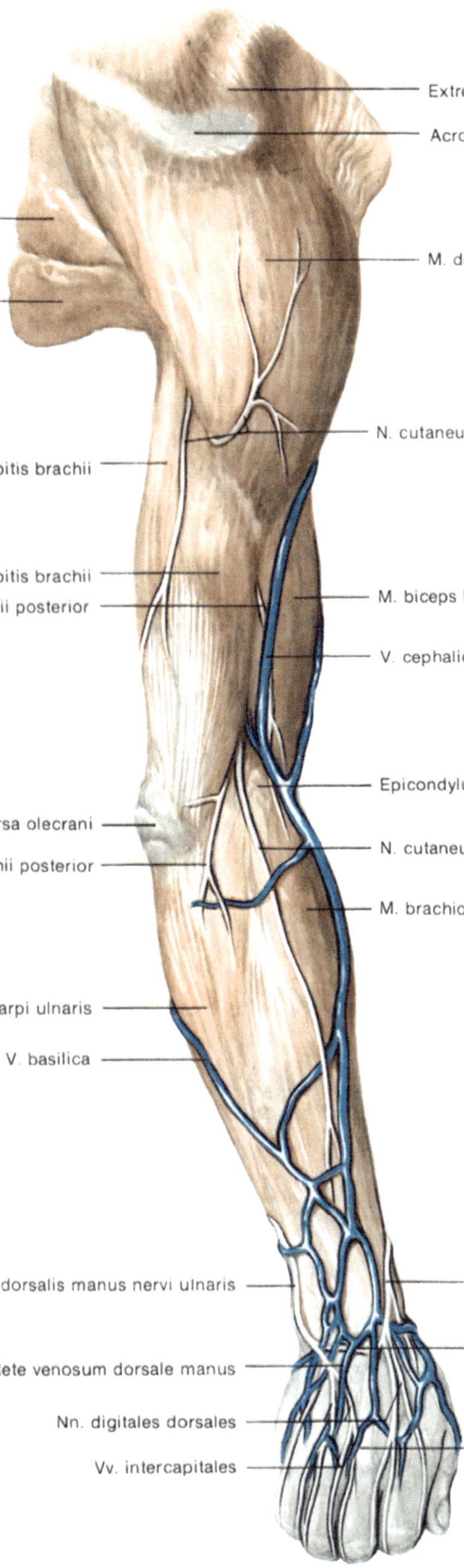

112
Hautvenen und Hautnerven auf der Streckseite der rechten oberen Extremität
Fascia brachii und Fascia antebrachii. Durch Muskeln und Knochen bedingtes Relief

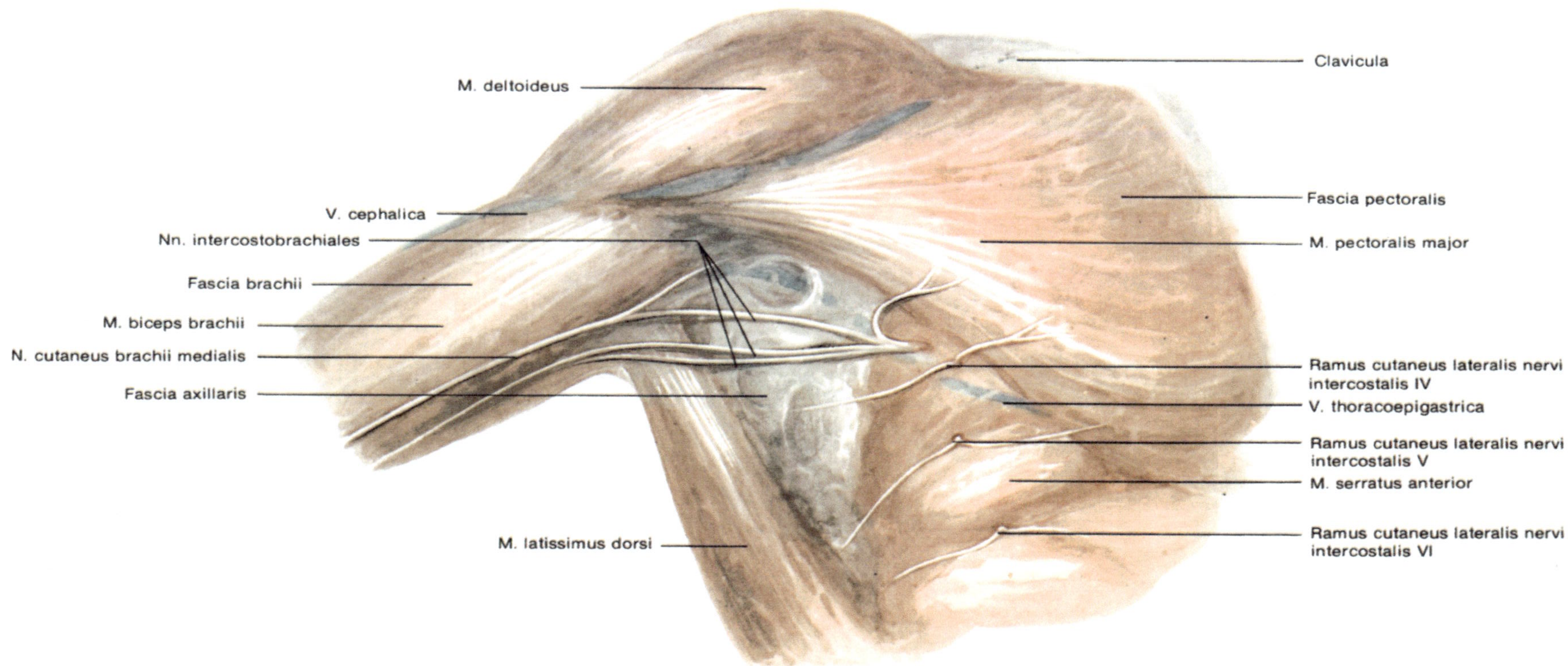

113
Rechte Achselhöhle, Fossa axillaris
von ventral lateral. Arm abduziert. Oberflächliche Faszien: Fascia pectoralis, Fascia axillaris mit Öffnungen, Fascia brachii. Verbindung der Nn. intercostobrachiales mit dem N. cutaneus brachii medialis

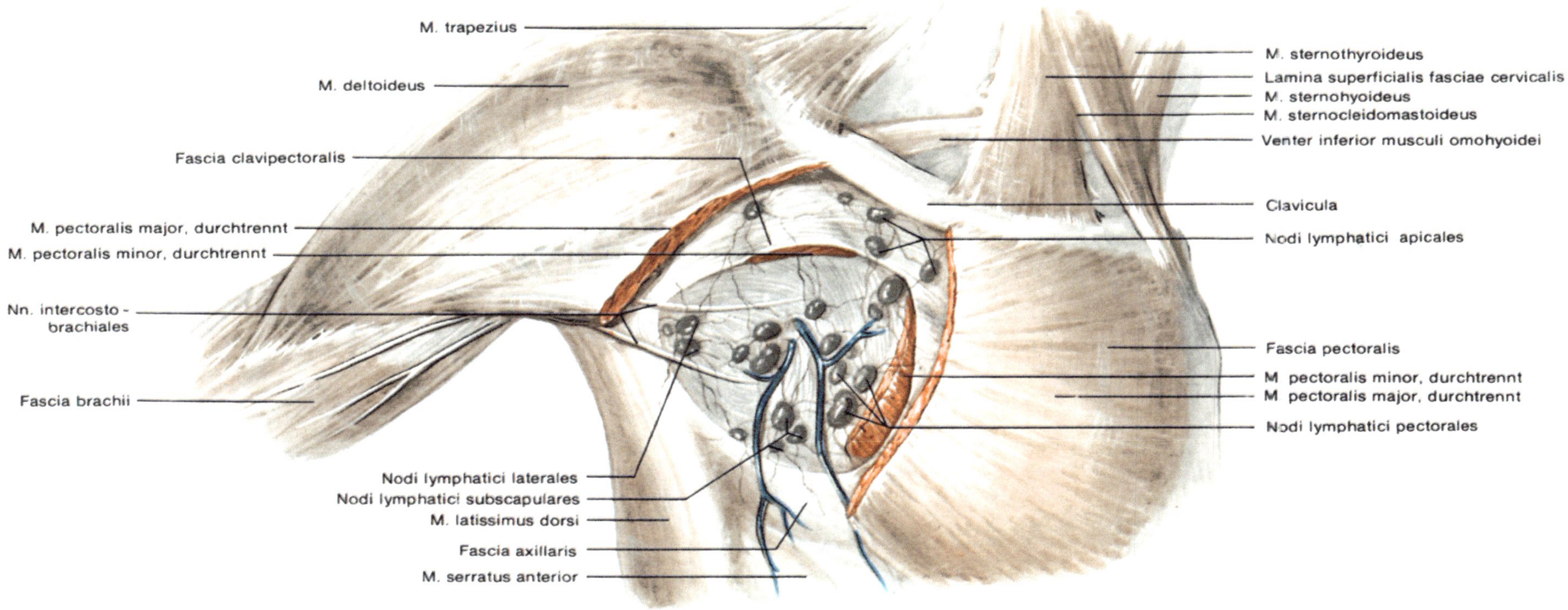

114
Lymphknoten der rechten Achselhöhle, Nodi lymphatici axillares
von ventral lateral. M. pectoralis major, M. pectoralis minor und Fascia clavipectoralis teilweise entfernt. Faszien erhalten

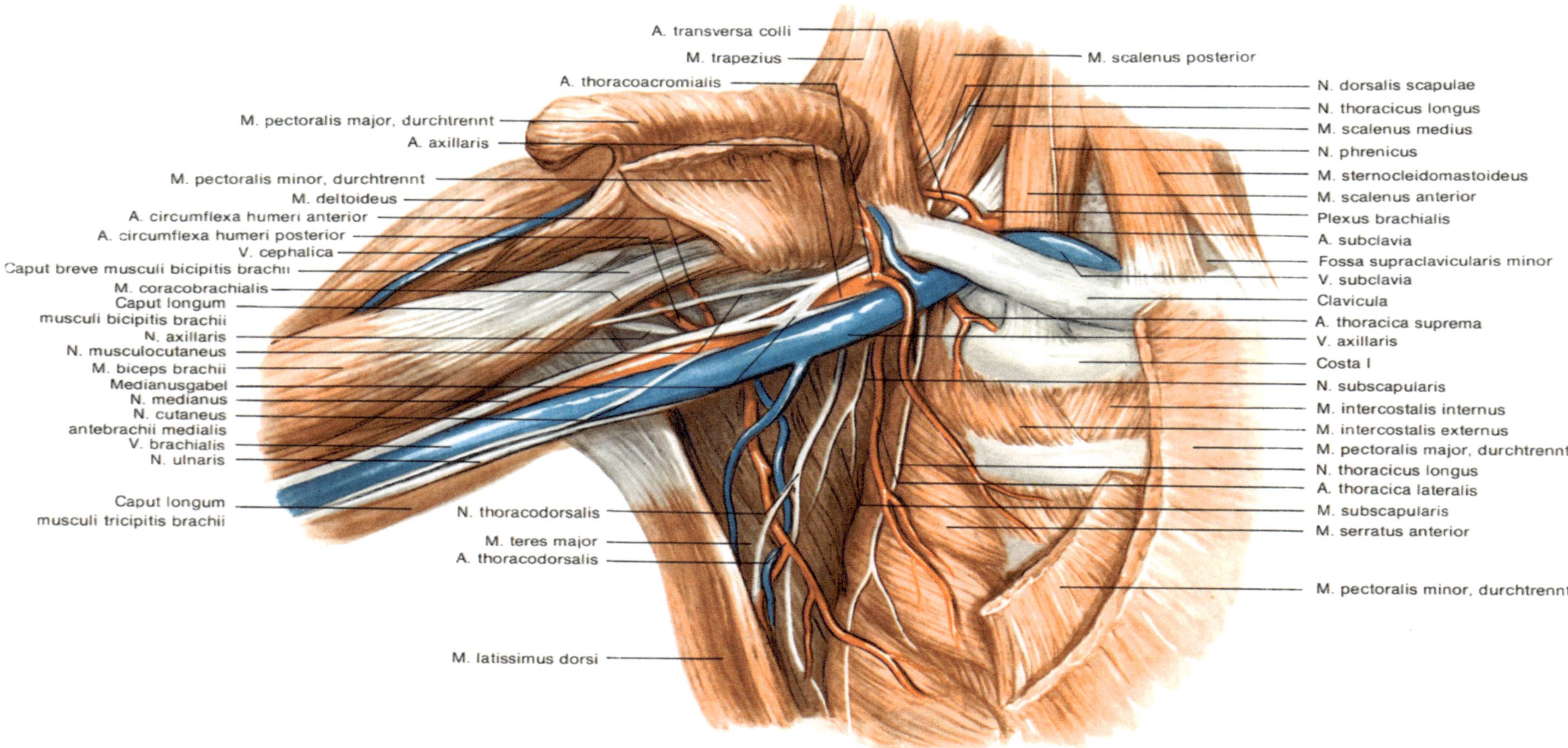

115
Rechte Achselhöhle, Fossa axillaris
von ventral lateral. M. pectoralis major und M. pectoralis minor durchtrennt und nach oben geklappt. M. subclavius entfernt. Gefäßnervenstrang, etwas nach medial caudal gezogen, und dessen Äste

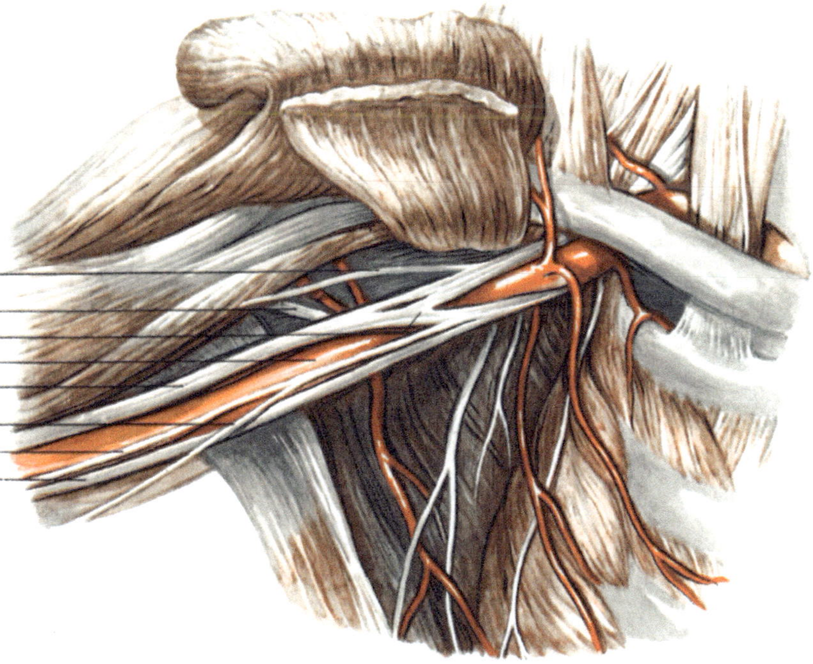

116
Rechte Achselhöhle, Fossa axillaris
von ventral lateral. V. axillaris und ihre Zuflüsse entfernt. Nerven und Arterien wie auf Abb. 115

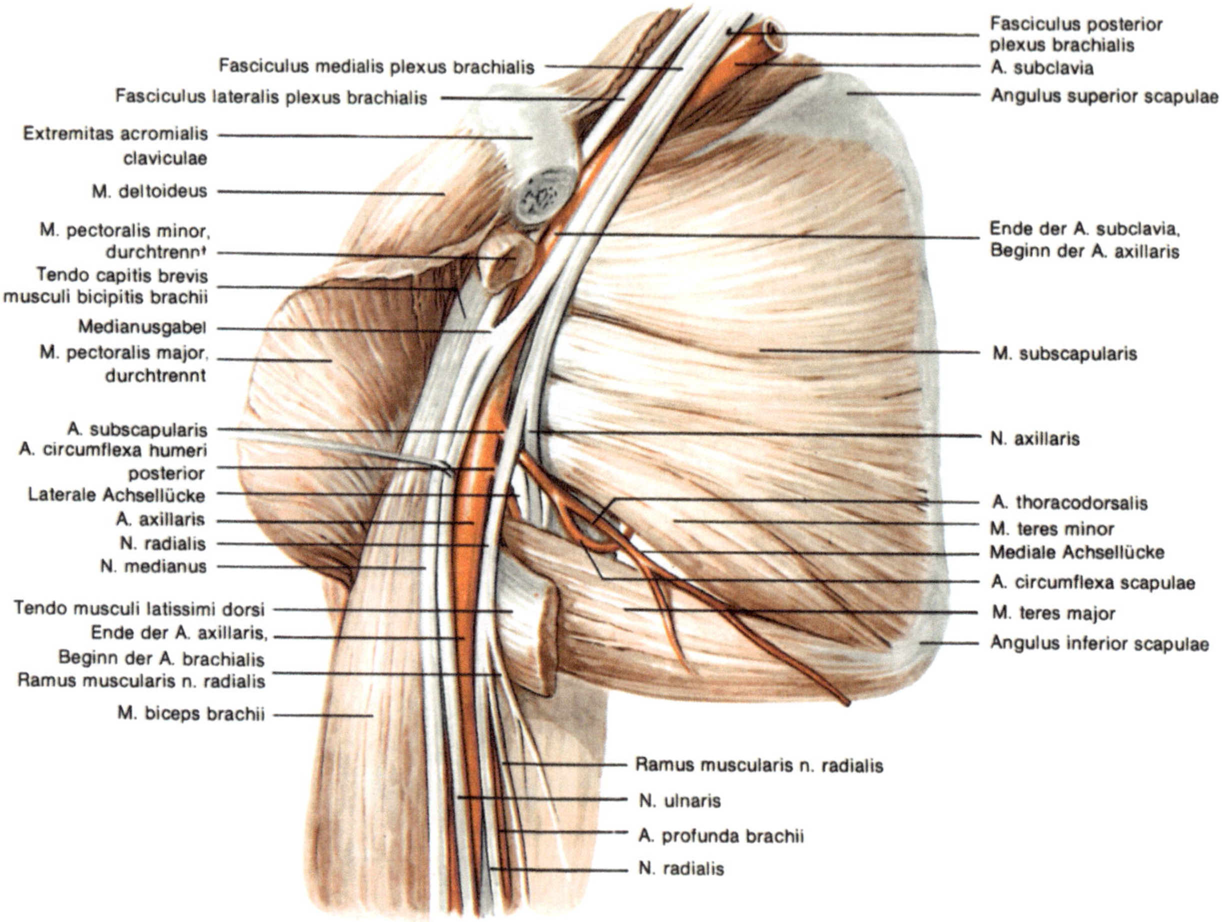

117
Hintere Wand der rechten Achselhöhle
von ventral. Plexus brachialis, A. axillaris, Achsellücken. N. medianus und N. ulnaris zur Darstellung des N. radialis und des N. axillaris nach lateral gezogen. N. cutaneus brachii medialis und N. cutaneus antebrachii medialis entfernt

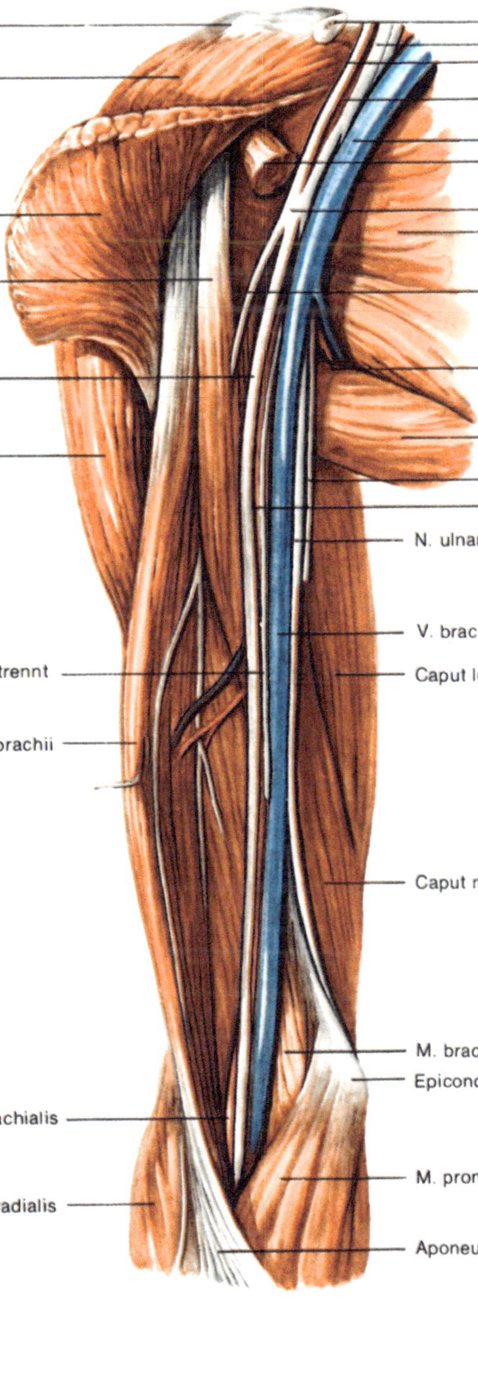

118
Blutgefäße und Nerven der rechten Achselhöhle und des rechten Oberarmes
von ventral. M. pectoralis major und M. pectoralis minor durchtrennt und weitgehend entfernt. M. biceps brachii zur Darstellung des N. musculocutaneus nach lateral gezogen

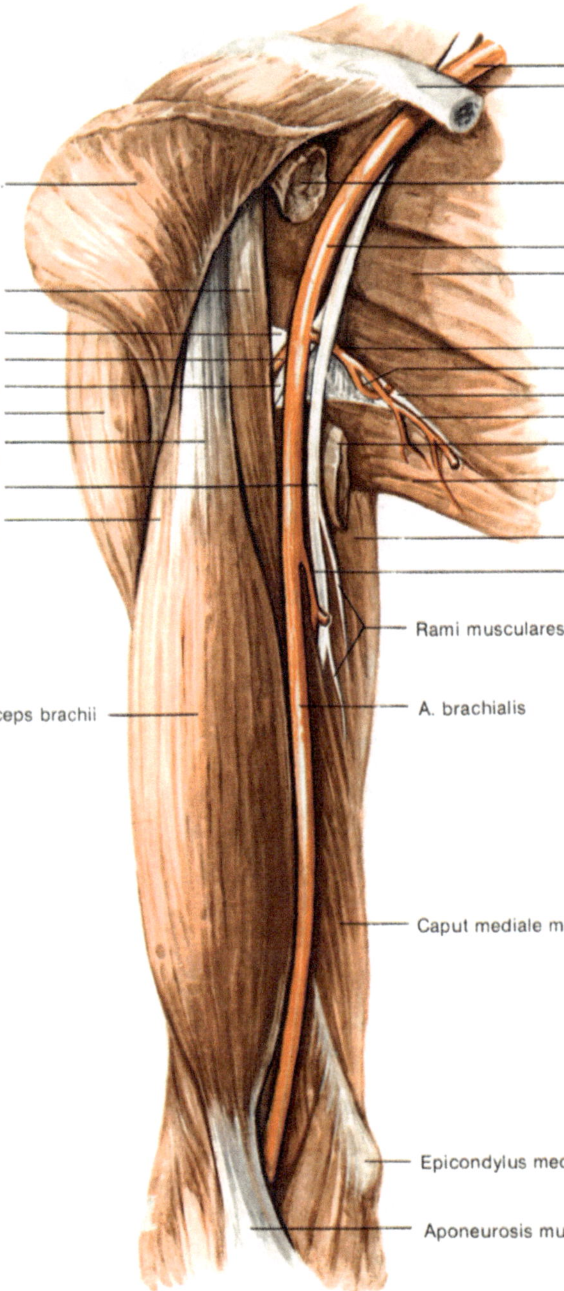

119

Hintere Wand der rechten Achselhöhle und rechter Oberarm

von ventral. M. pectoralis major und M. pectoralis minor weitgehend entfernt. A. axillaris, A. brachialis. Vom Plexus brachialis sind nur N. axillaris und N. radialis dargestellt. Achsellücken

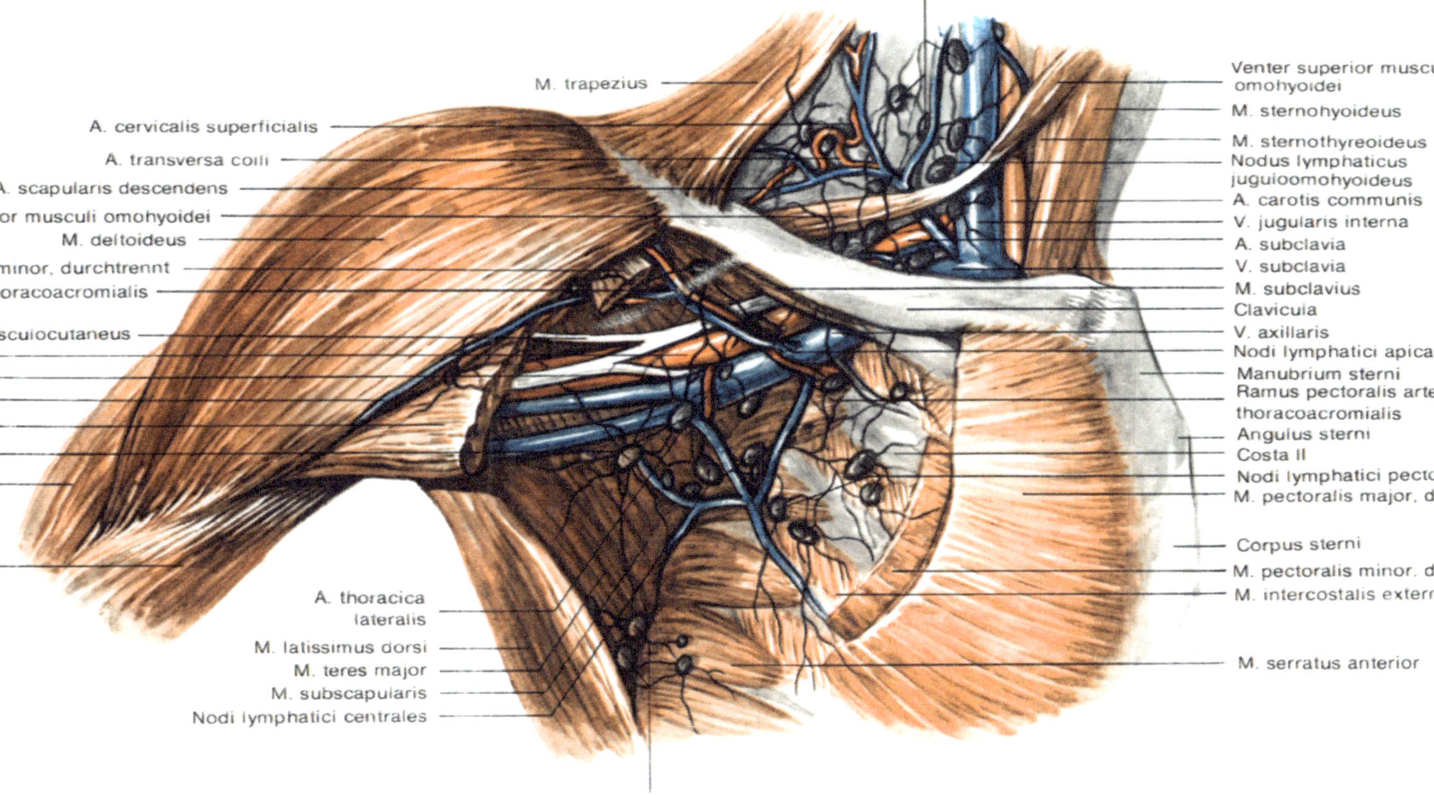

120

Lymphknoten der rechten Achselhöhle, Nodi lymphatici axillares, tiefe Halslymphknoten, Nodi lymphatici cervicales profundi

M. pectoralis major und M. pectoralis minor durchtrennt, mehrere Blutgefäße und Nerven sowie M. sternocleidomastoideus entfernt. Mm. scaleni nicht dargestellt

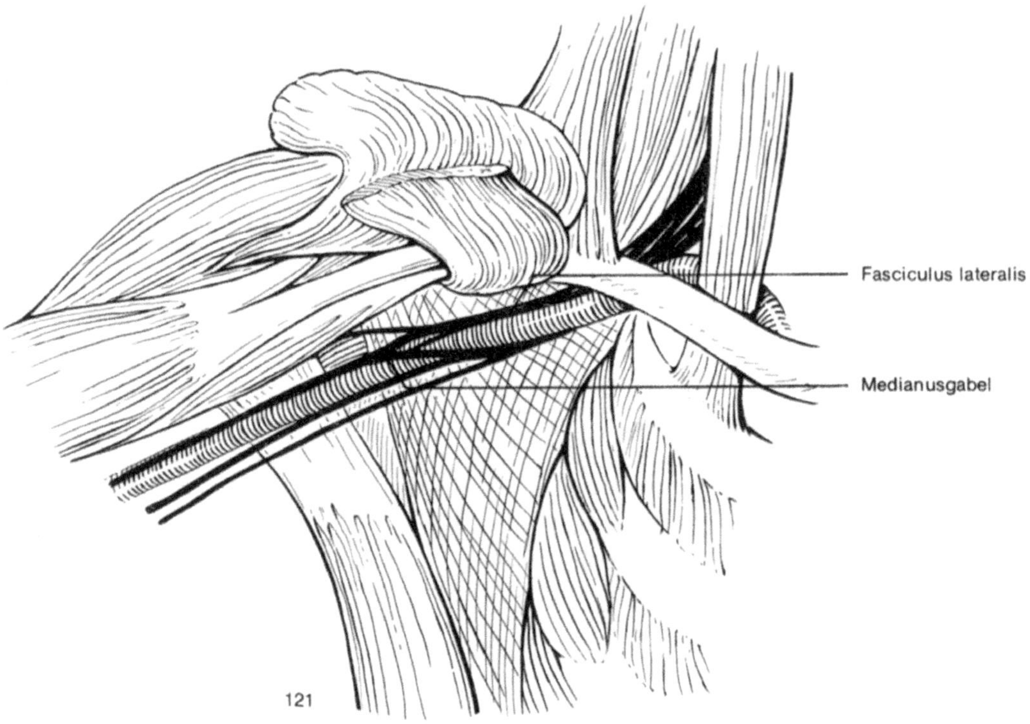

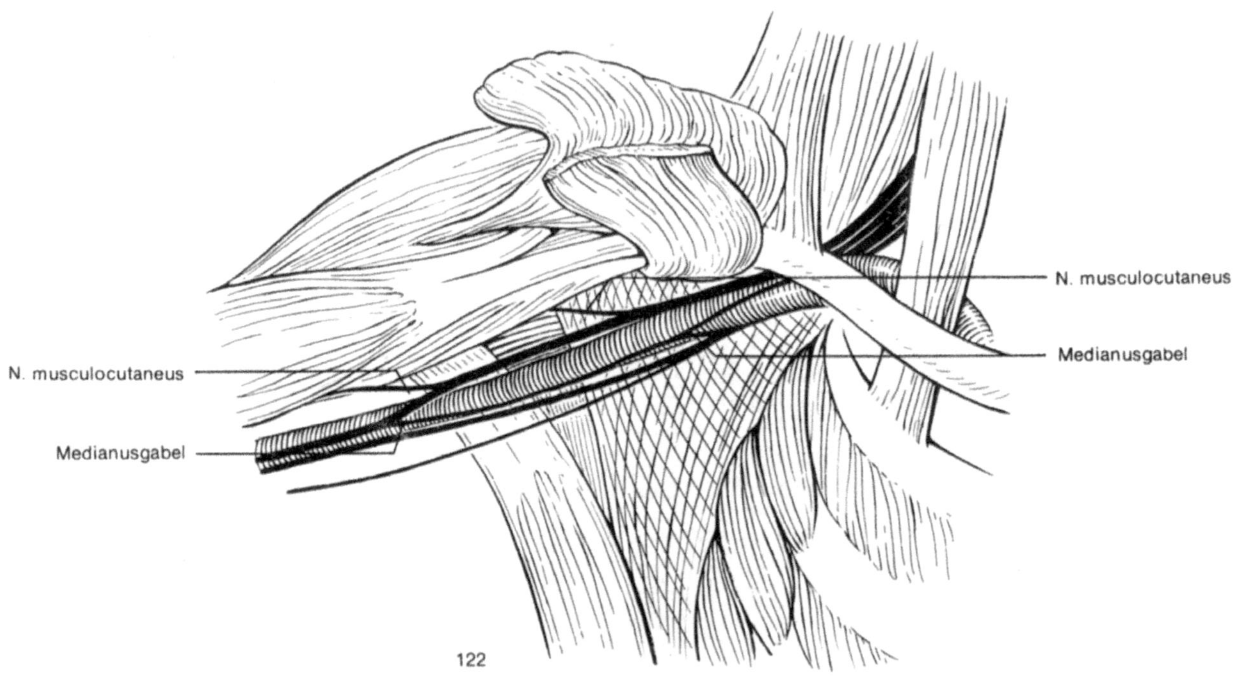

121

Rechte Achselhöhle, Fossa axillaris

Medianusgabel, Ursprung aus Fasciculus lateralis doppelt. Fasciculus posterior (N. axillaris, N. radialis) nicht dargestellt.

122

Rechte Achselhöhle, Fossa axillaris

Doppelte Medianusgabel und doppelter N. musculocutaneus. Fasciculus posterior (N. axillaris, N. radialis) nicht dargestellt.

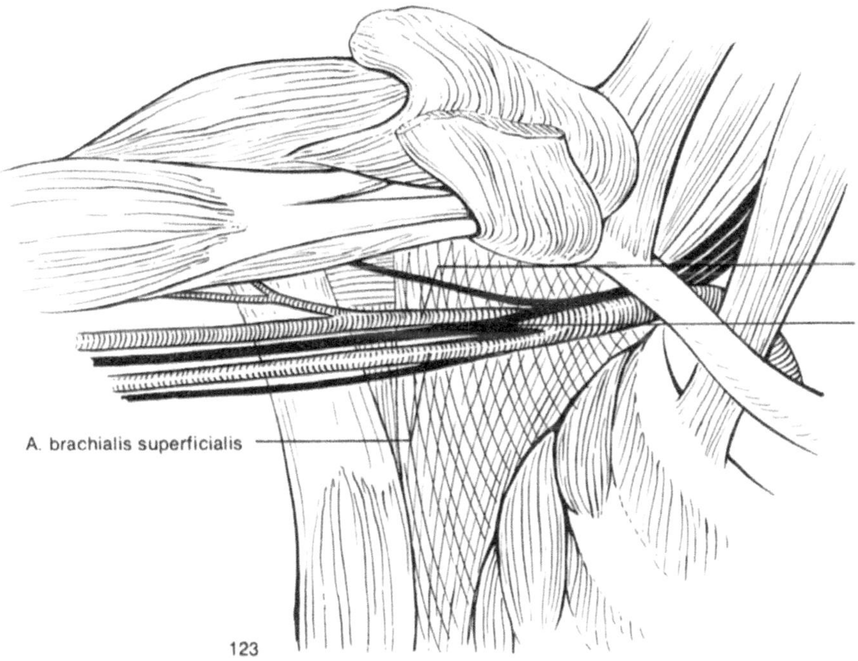

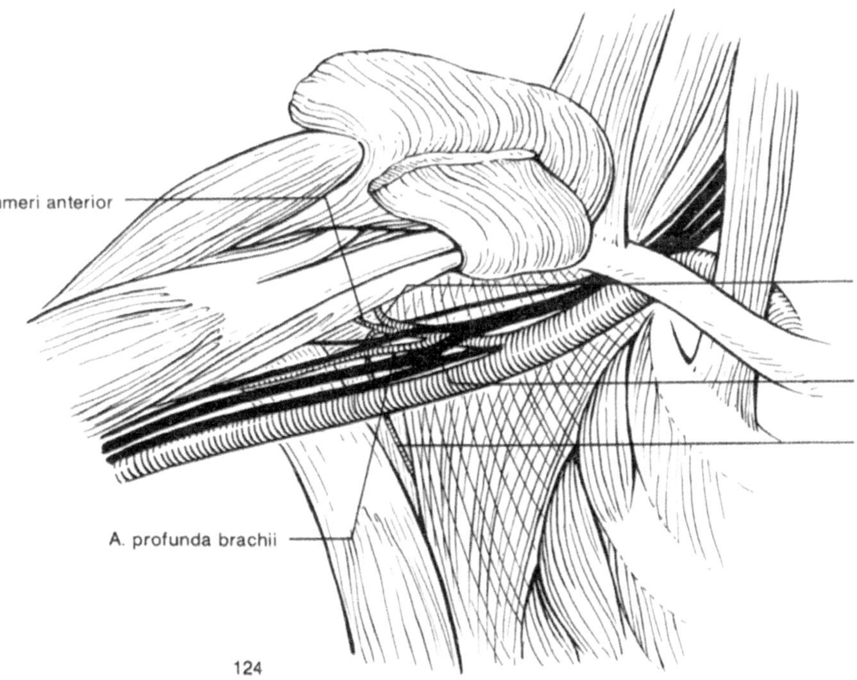

123
Rechte Achselhöhle, Fossa axillaris
Medianusgabel zwischen Teilung der A. axillaris in A. brachialis und A. brachialis superficialis. Fasciculus posterior (N. axillaris, N. radialis) nicht dargestellt

124
Rechte Achselhöhle, Fossa axillaris
gemeinsamer Stamm für A. profunda brachii, A. circumflexa humeri posterior, A. circumflexa humeri anterior und A. subscapularis, umgriffen von der Medianusgabel. N. radialis nicht dargestellt

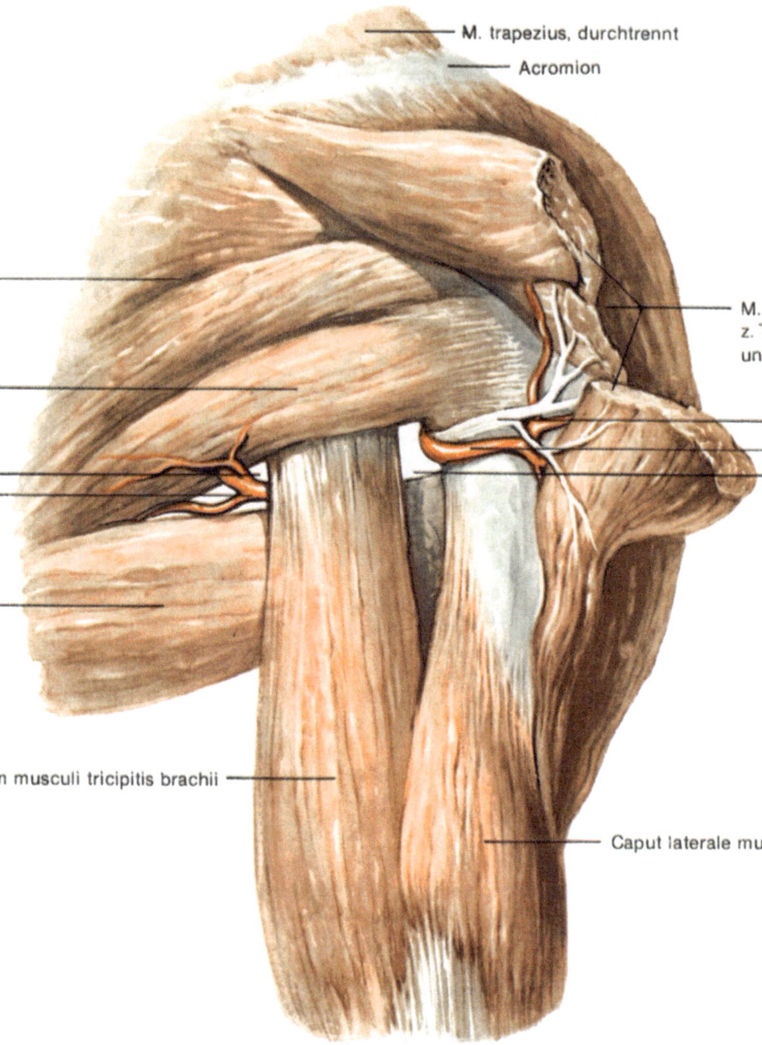

125
Rechte Schulter und rechter Oberarm
von dorsal. Laterale Achsellücke mit A. circumflexa humeri posterior und N. axillaris, mediale Achsellücke mit A. circumflexa scapulae

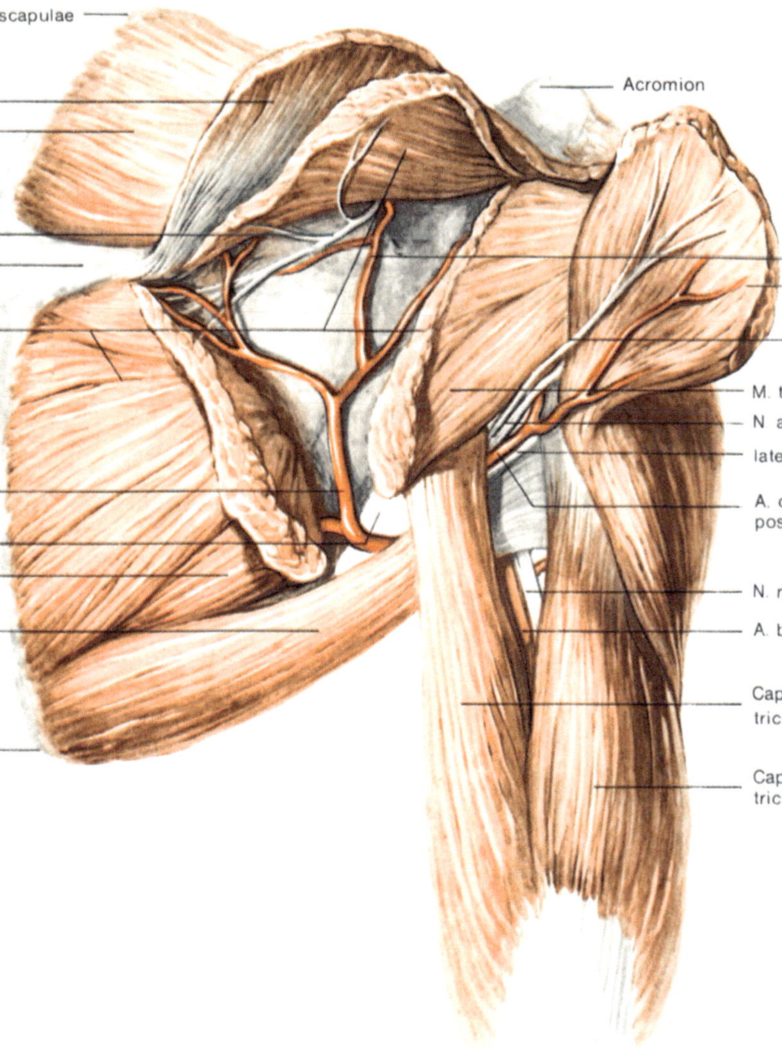

126
Rechte Schulter und rechter Oberarm
von dorsal. Laterale Achsellücke mit A. circumflexa humeri posterior und N. axillaris, mediale Achsellücke mit A. circumflexa scapulae. Anastomose zwischen A. circumflexa scapulae und A. suprascapularis

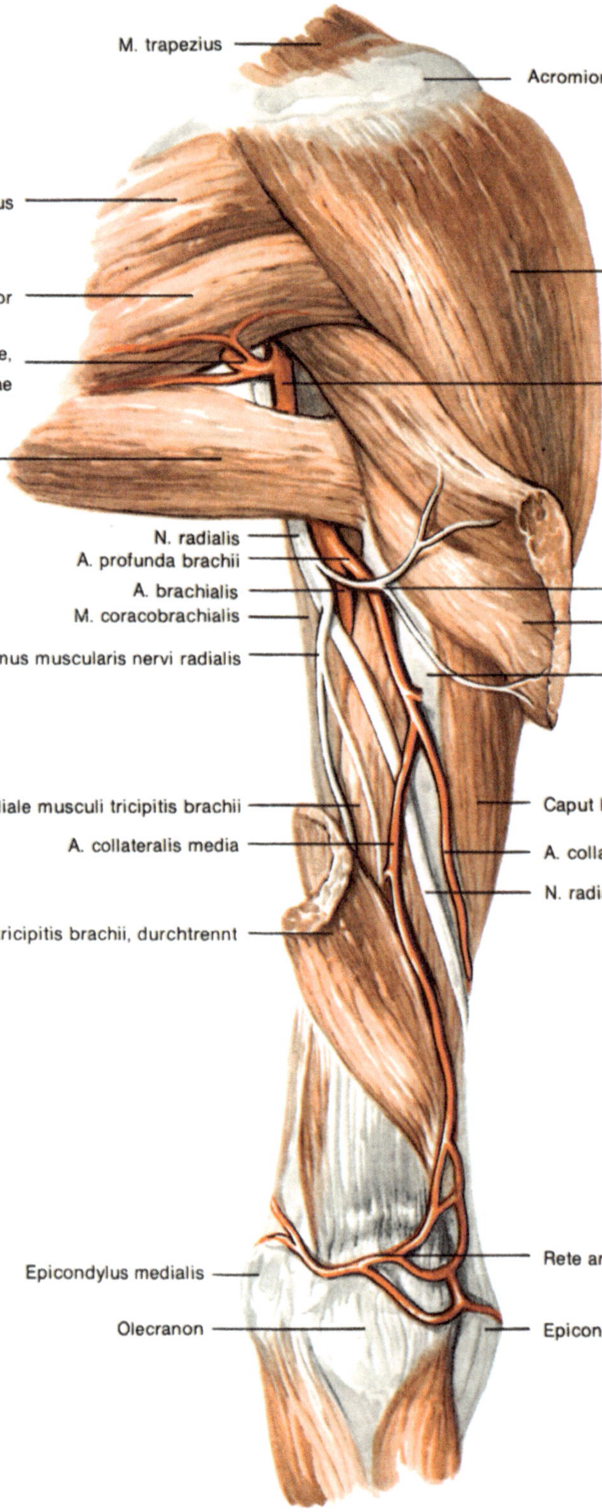

127

Hinterseite des rechten Oberarmes, Regio brachii posterior

von hinten. Caput longum des M. triceps brachii durchtrennt. Darstellung des N. radialis und der A. profunda brachii. Mediale Achsellücke. Laterale Achsellücke verdeckt

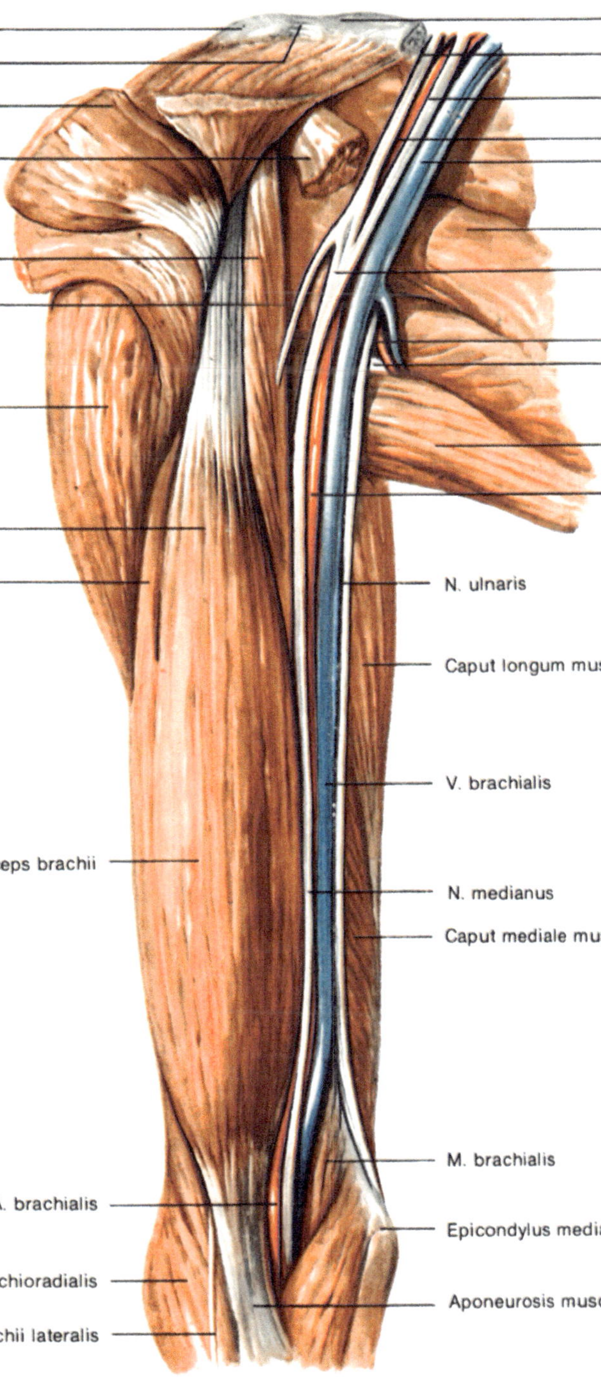

128
Vorderseite des rechten Oberarmes, Regio brachii anterior
von vorn. M. pectoralis major und M. pectoralis minor durchtrennt und weitgehend entfernt. Blutgefäße und Nerven im Sulcus bicipitalis medialis

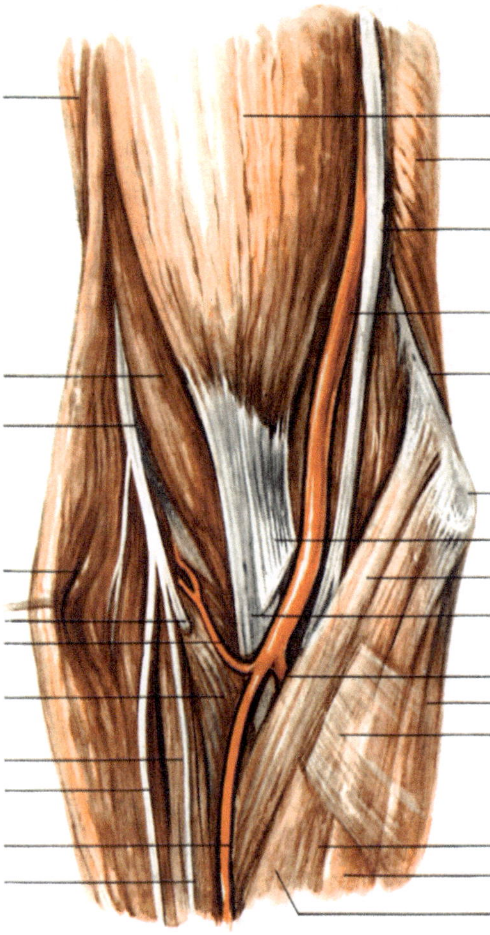

129
Rechte Ellenbeuge, Fossa cubitalis
M. brachioradialis zur Darstellung des N. radialis nach lateral gezogen. Teilung der A. brachialis

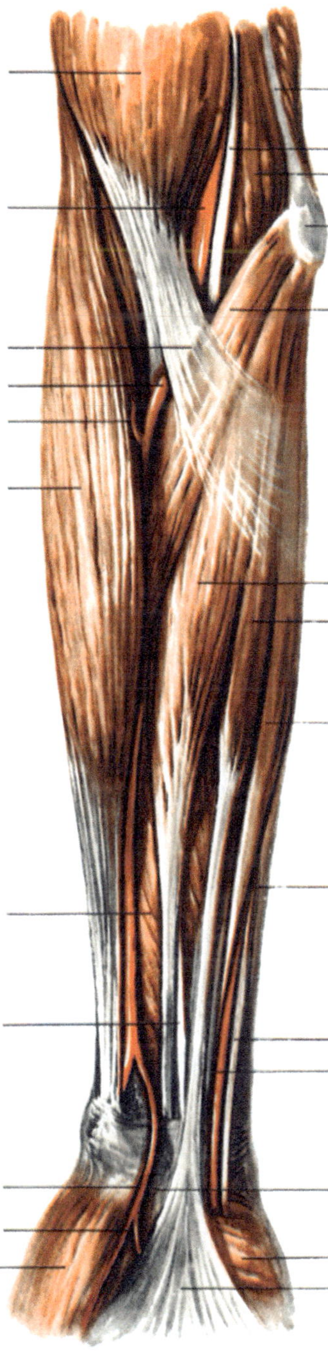

130

Beugeseite des rechten Unterarmes, Regio antebrachii anterior, rechte Ellenbeuge, Fossa cubitalis

oberflächliche Schicht. M. brachioradialis, oberflächliche Beuger. A. brachialis, N. medianus, A. radialis, A. ulnaris, N. ulnaris

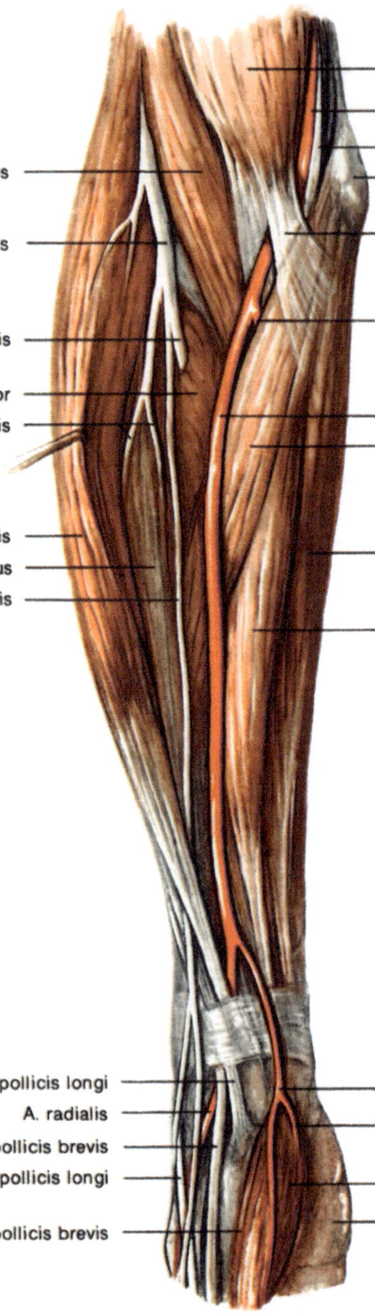

131

Rechte Ellenbeuge, Fossa cubitalis, rechter Unterarm in Mittelstellung zwischen Pronation und Supination, M. brachioradialis zur Darstellung der radialen Gefäß-Nervenstraße (N. radialis, A. radialis) nach radial gezogen

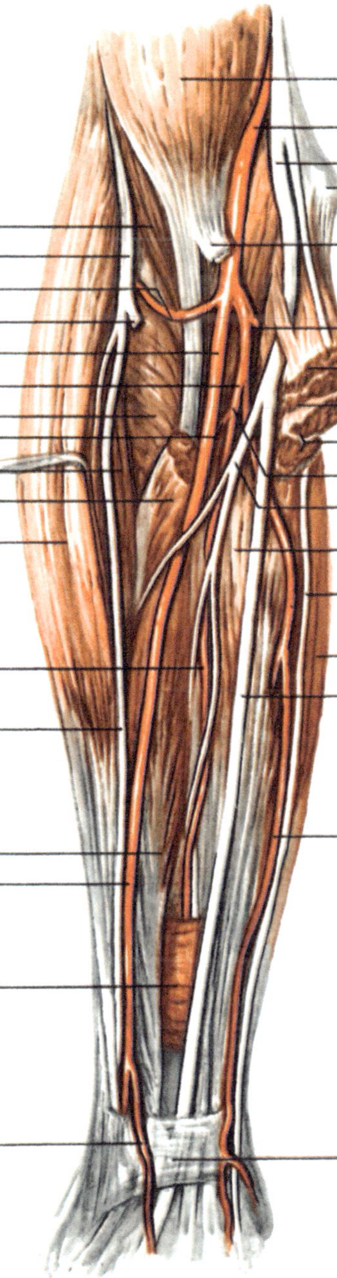

132
Beugeseite des rechten Unterarmes, Regio antebrachii anterior, rechte Ellenbeuge, Fossa cubitalis
Oberflächliche Beuger zur Darstellung von radialer, mittlerer und ulnarer Gefäß-Nervenstraße weitgehend entfernt, M. brachioradialis nach radial gezogen. Teilung der A. brachialis

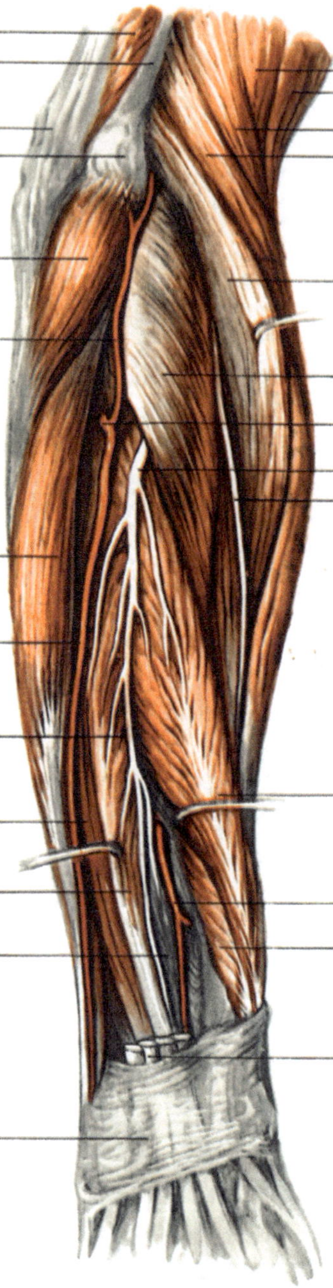

133

Streckseite des rechten Unterarmes, Regio antebrachii posterior

M. extensor digitorum und M. extensor digiti minimi entfernt. A. interossea posterior mit A. interossea recurrens, Ramus profundus nervi radialis. Radiale Muskelgruppe zur Darstellung des Ramus superficialis nervi radialis nach radial gezogen. M. extensor pollicis longus nach ulnar, M. abductor pollicis longus nach radial gezogen, dazwischen Endast der A. interossea posterior

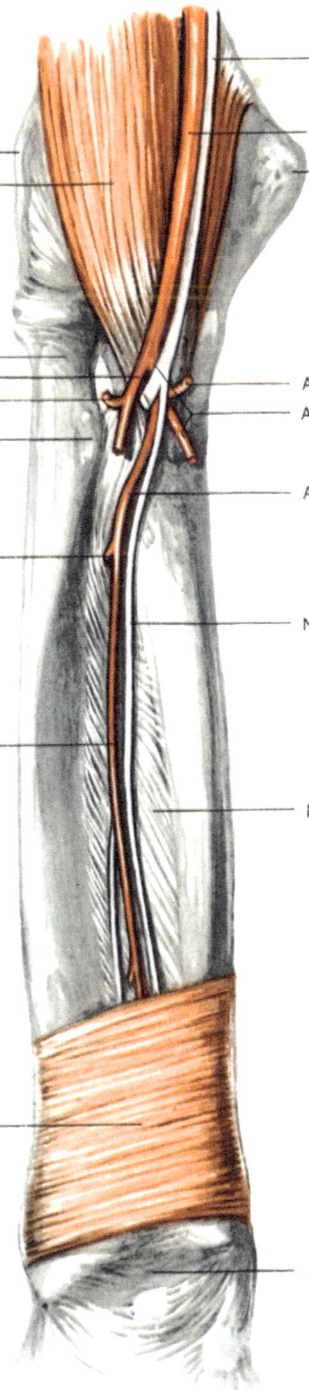

134
Beugeseite des rechten Unterarmes, Regio antebrachii anterior
Isolierte Darstellung von A. interossea communis, A. interossea anterior und N. interosseus [antebrachii] anterior. Teilung der A. brachialis

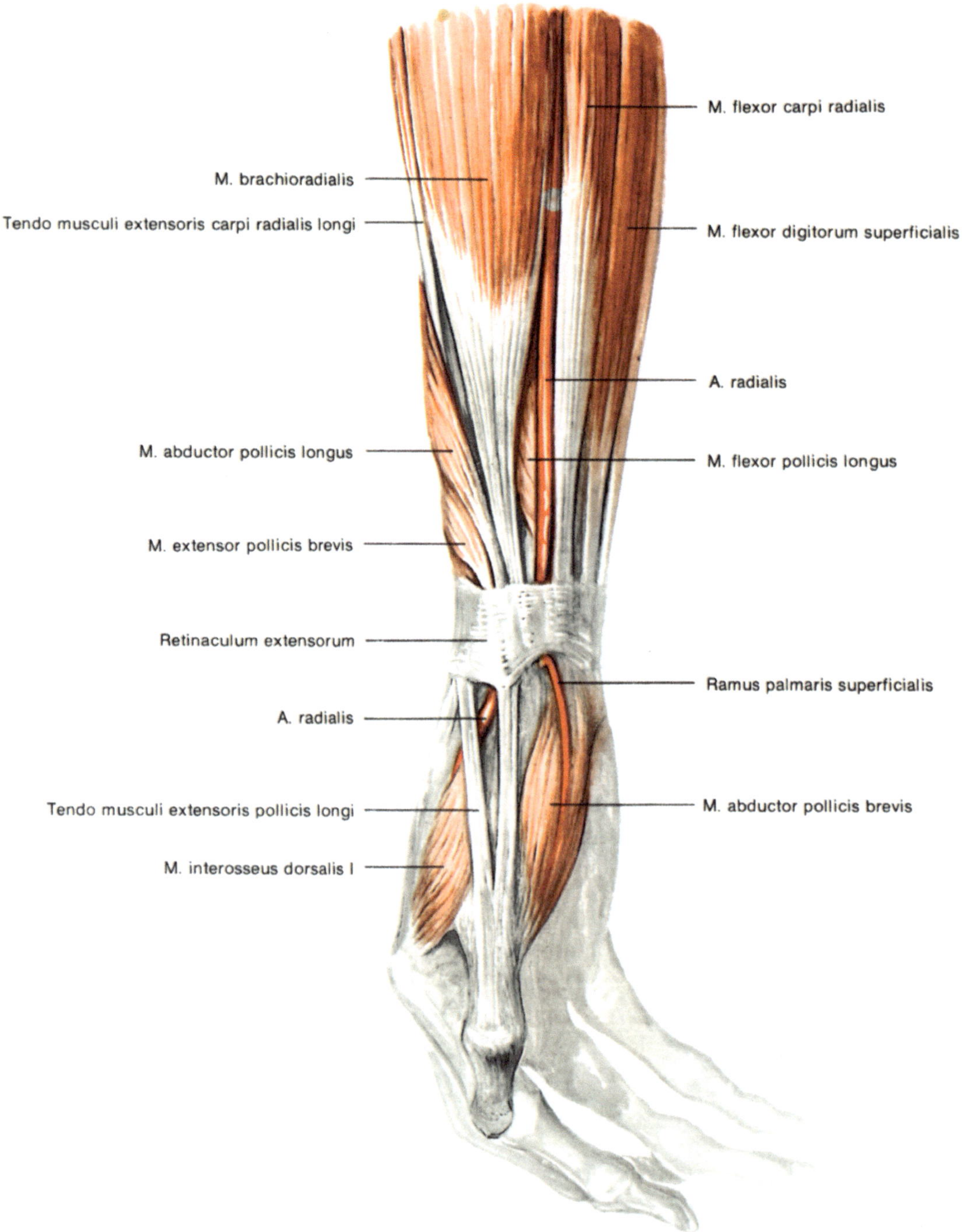

135
Distaler Teil des rechten Unterarmes
von radial. A. radialis

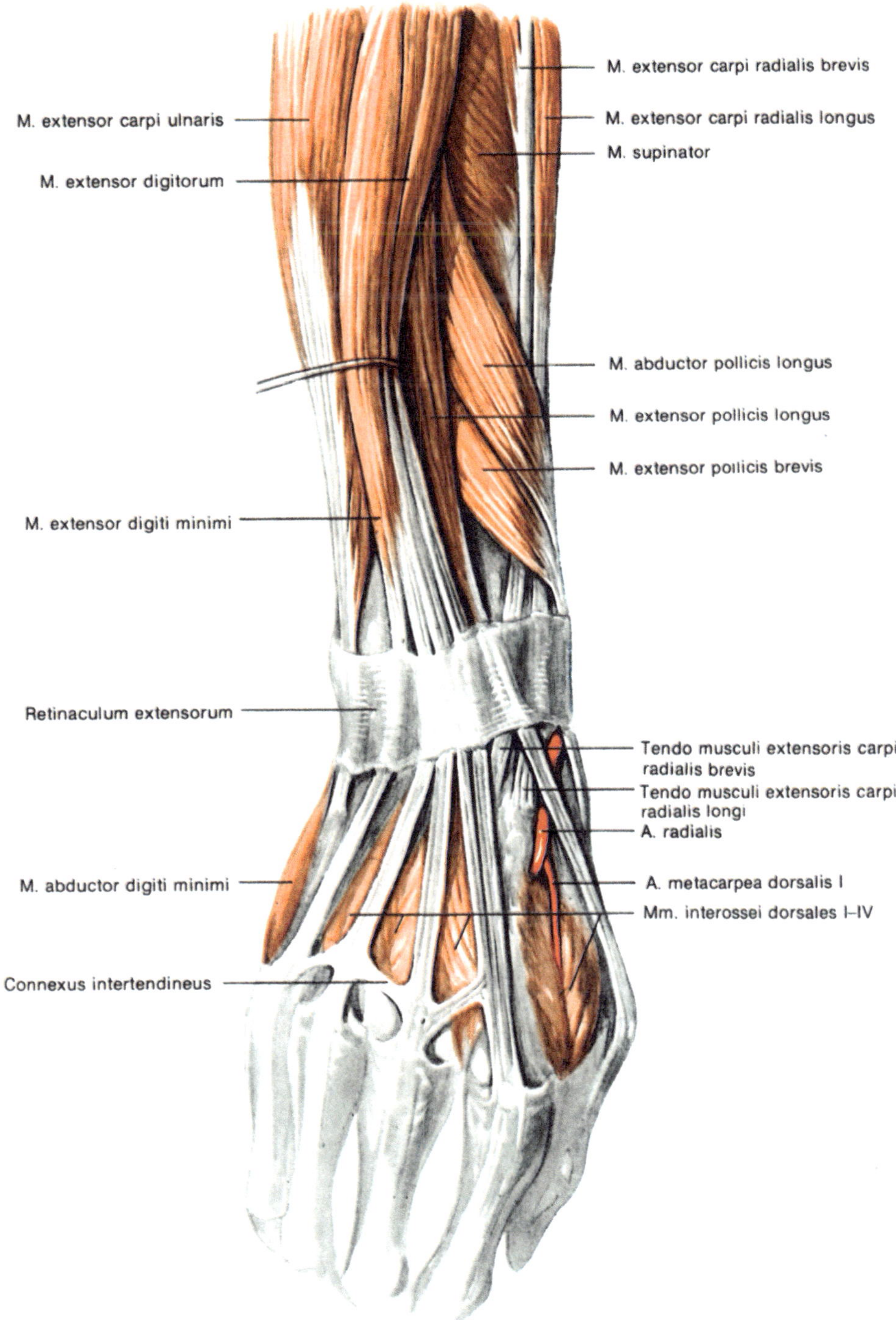

136

Distaler Teil der Streckseite des rechten Unterarmes, Handrücken

M. extensor digitorum zur Darstellung von M. extensor pollicis longus, M. extensor pollicis brevis und M. abductor pollicis longus nach ulnar gezogen. Spatium interosseum metacarpi I mit Durchtritt der A. radialis

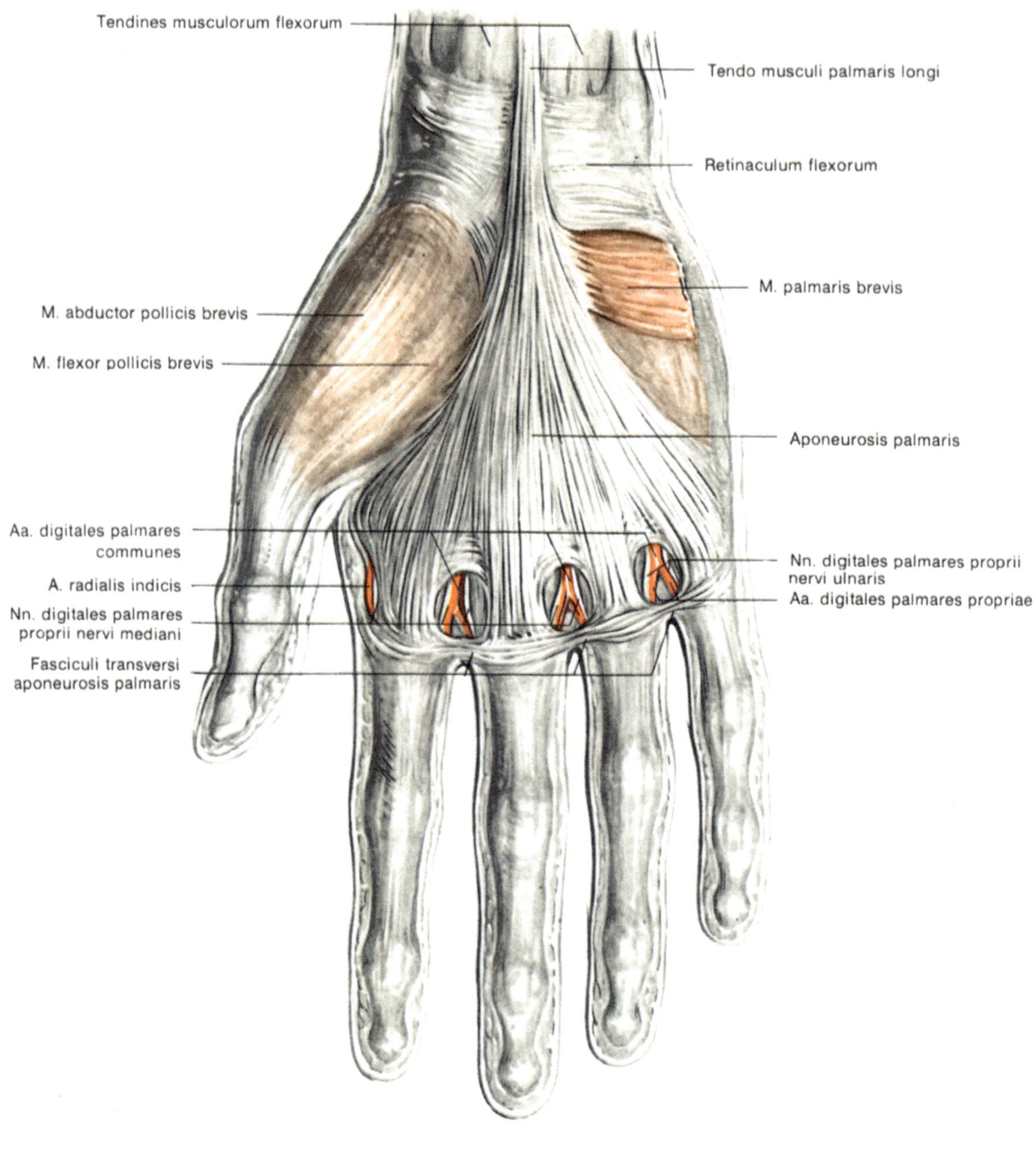

137

Rechte Hohlhand, Palma manus

oberflächliche Schicht. Aponeurosis palmaris, Daumenballen, Thenar, und Kleinfingerballen, Hypothenar. Vaginae fibrosae digitorum manus

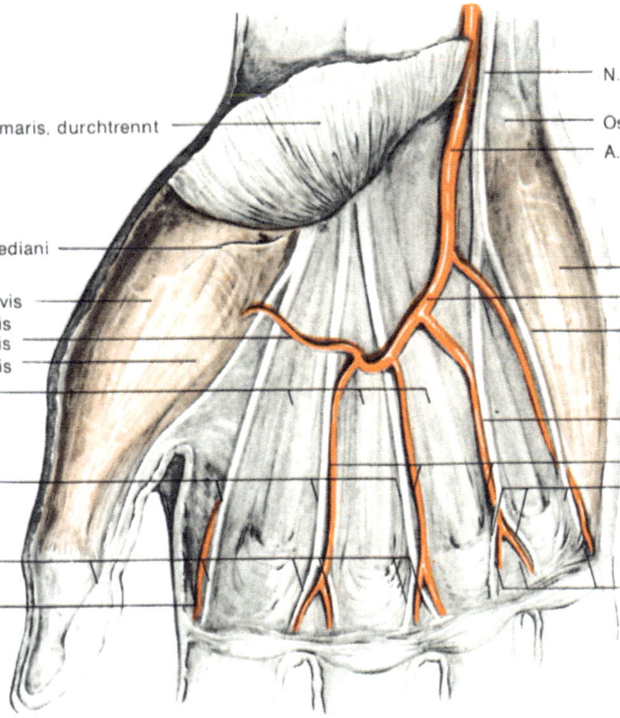

138
Rechte Hohlhand, Palma manus
oberflächliche Schicht nach Entfernung der Aponeurosis palmaris. Arcus palmaris superficialis

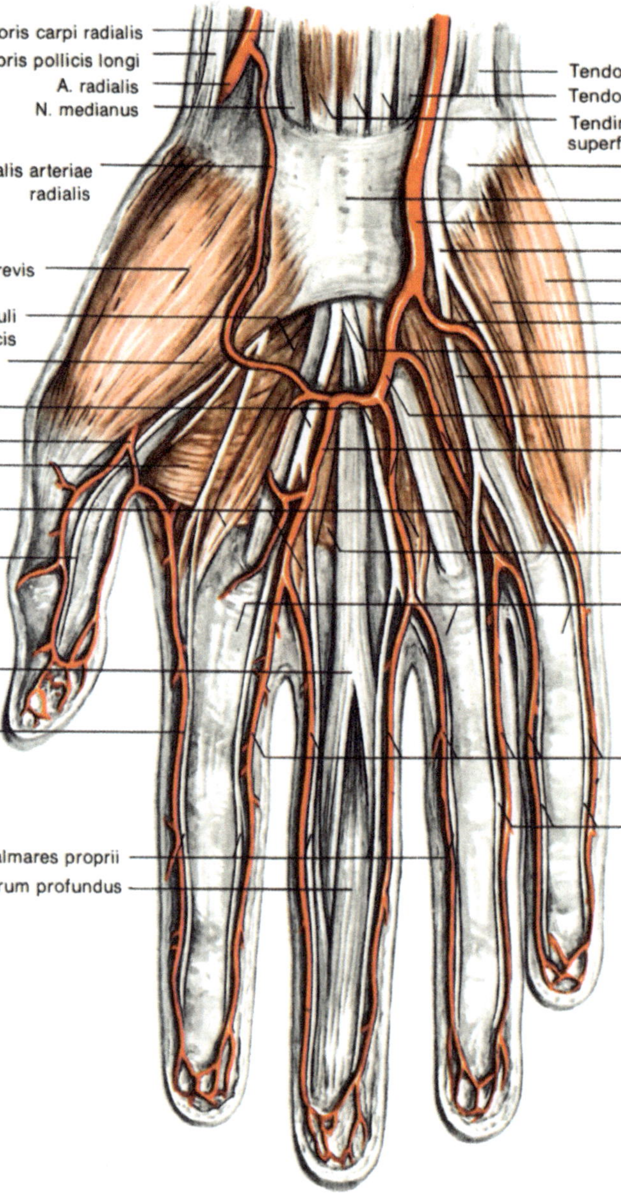

139
Rechte Hohlhand, Palma manus
Arcus palmaris superficialis mit Ästen, Aufteilung von N. medianus und N. ulnaris. Sehnenscheide, Vagina synovialis tendinis, des 3. Fingers eröffnet

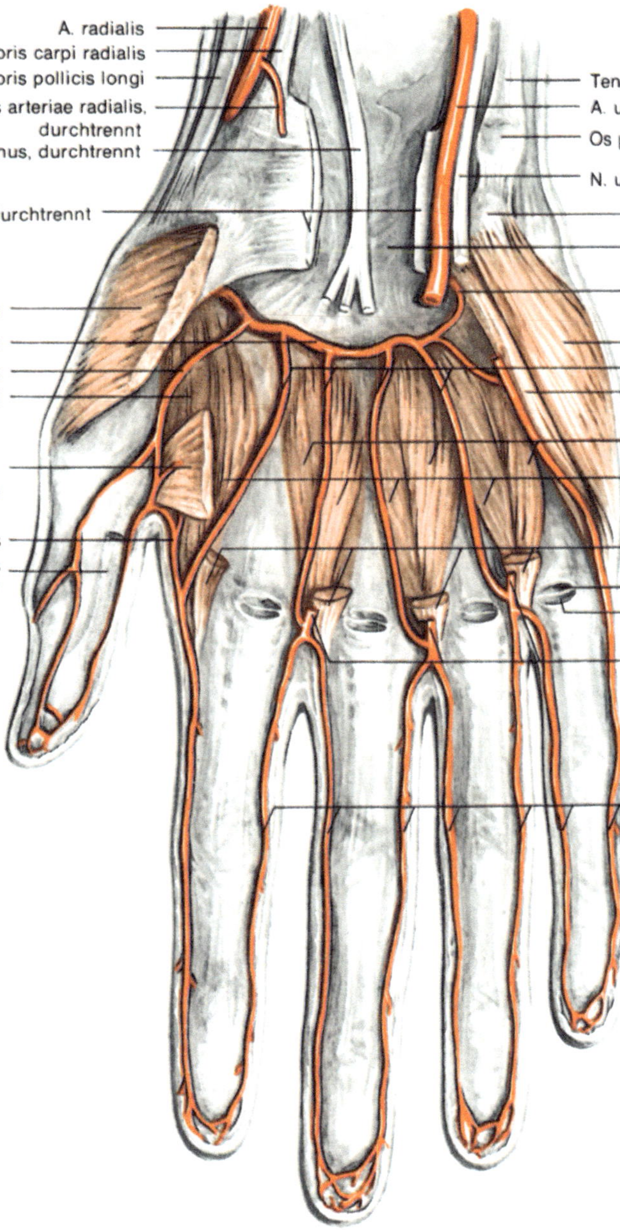

140
Rechte Hohlhand, Palma manus
Arcus palmaris profundus mit Ästen und deren Verbindungen zu den Arteriae digitales palmares communes. Die Muskeln des Daumenballens, Mm. lumbricales, M. abductor digiti minimi, die Sehnen von M. flexor digitorum superficialis, M. flexor digitorum profundus und M. flexor pollicis longus sowie die Äste von N. medianus und N. ulnaris wurden aus dem Canalis carpi bzw. der Hohlhand entfernt

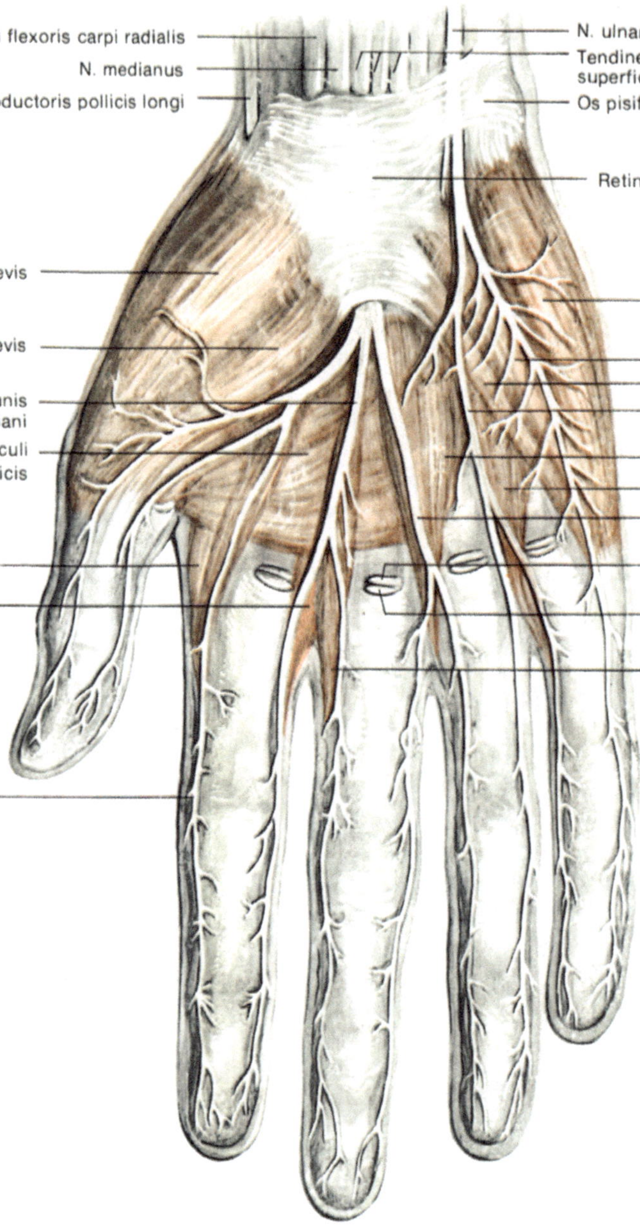

141
Rechte Hohlhand, Palma manus
Aponeurosis palmaris entfernt. Äste von N. medianus und N. ulnaris. Aufzweigungen der Fingernerven

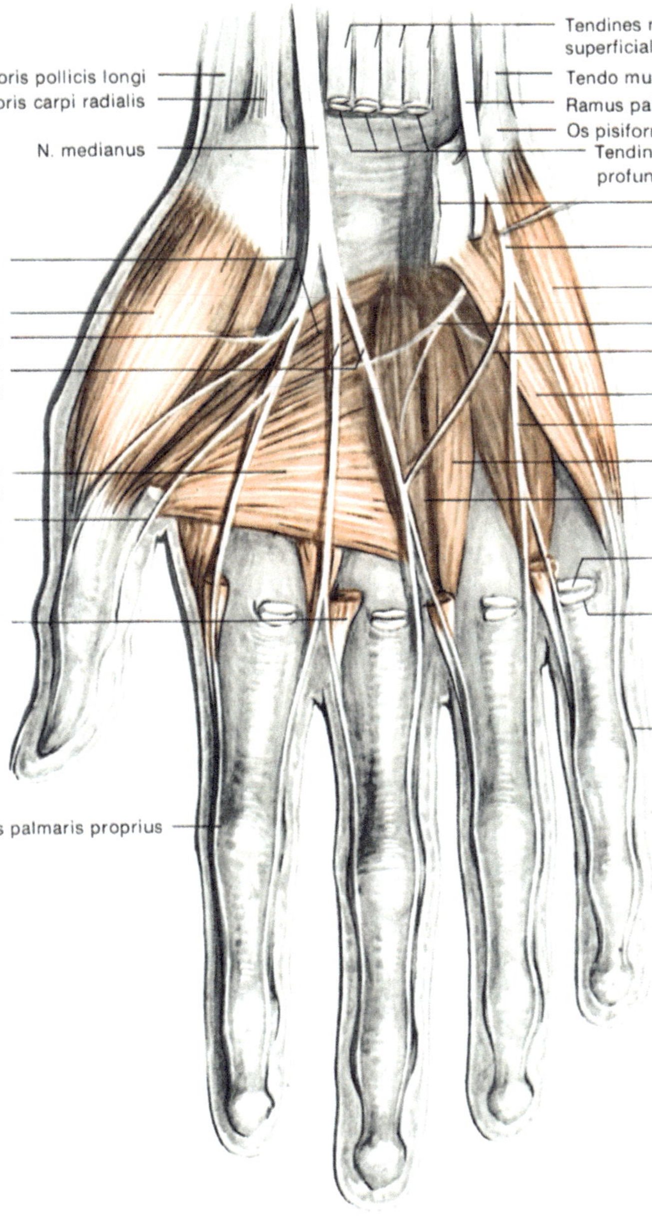

142
Rechte Hohlhand, Palma manus
Aponeurosis palmaris, Retinaculum flexorum und Sehnen von M. flexor digitorum superficialis und M. flexor digitorum profundus entfernt. Ramus superficialis rami palmaris manus nervi ulnaris nach ulnar gezogen. N. medianus innerhalb, N. ulnaris außerhalb des Canalis carpi. Ramus communicans nervi mediani cum nervo ulnari

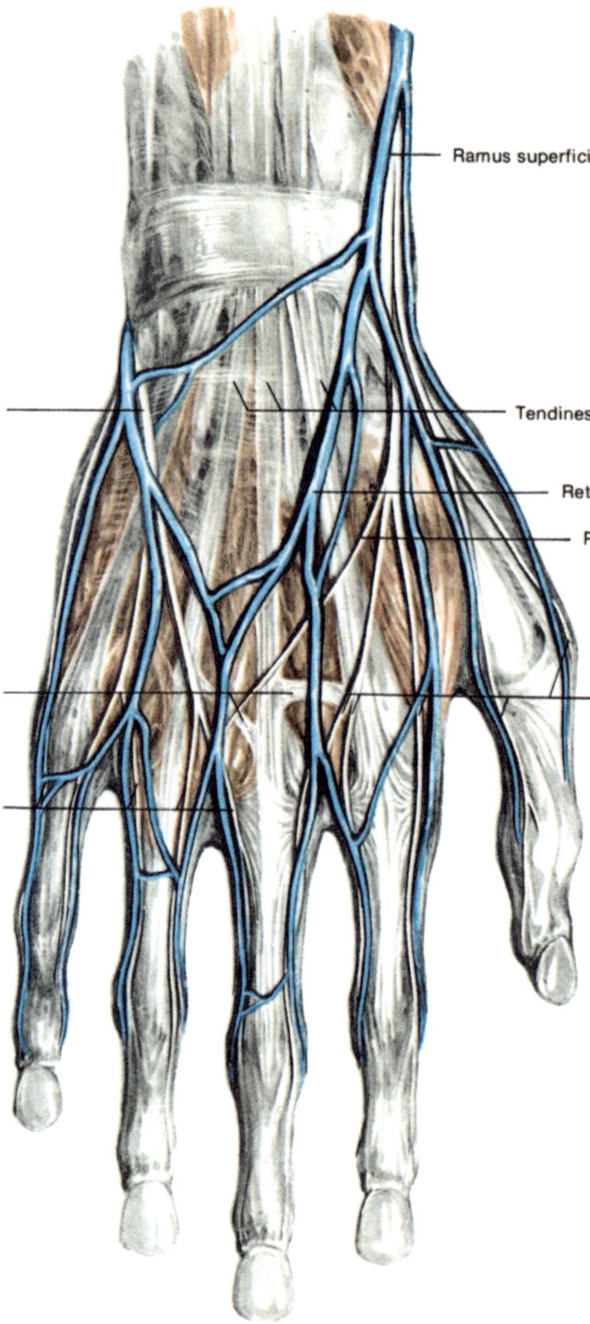

143

Rechter Handrücken, Dorsum manus

Hautvenen, Rete venosum dorsale manus, und Hautnerven, Ramus superficialis nervi radialis und Ramus dorsalis manus nervi ulnaris

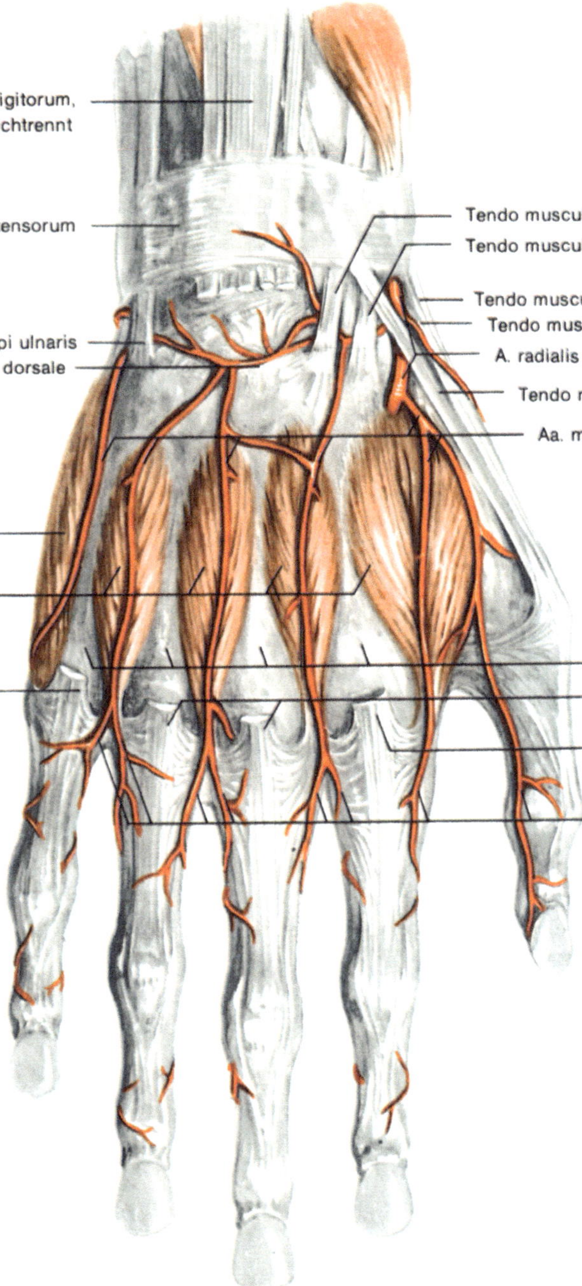

144
Rechter Handrücken, Dorsum manus
tiefe Schicht. Strecksehnen weitgehend entfernt. A. radialis, Rete carpi dorsale, Arteriae metacarpeae dorsales. Musculi interossei dorsales, Finger mit Dorsalaponeurose

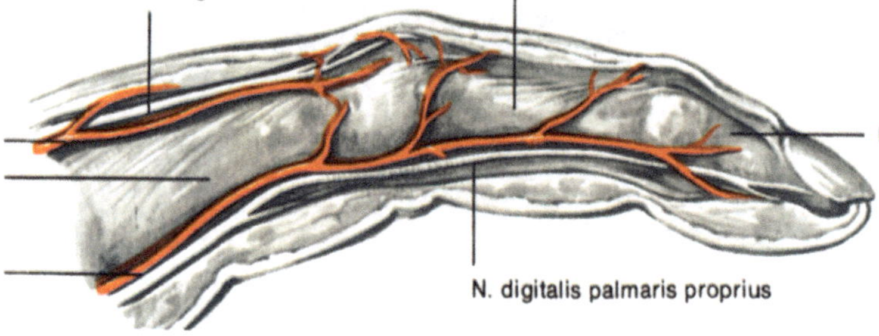

145
Arterien und Nerven des 2. Fingers der rechten Hand
von ulnar

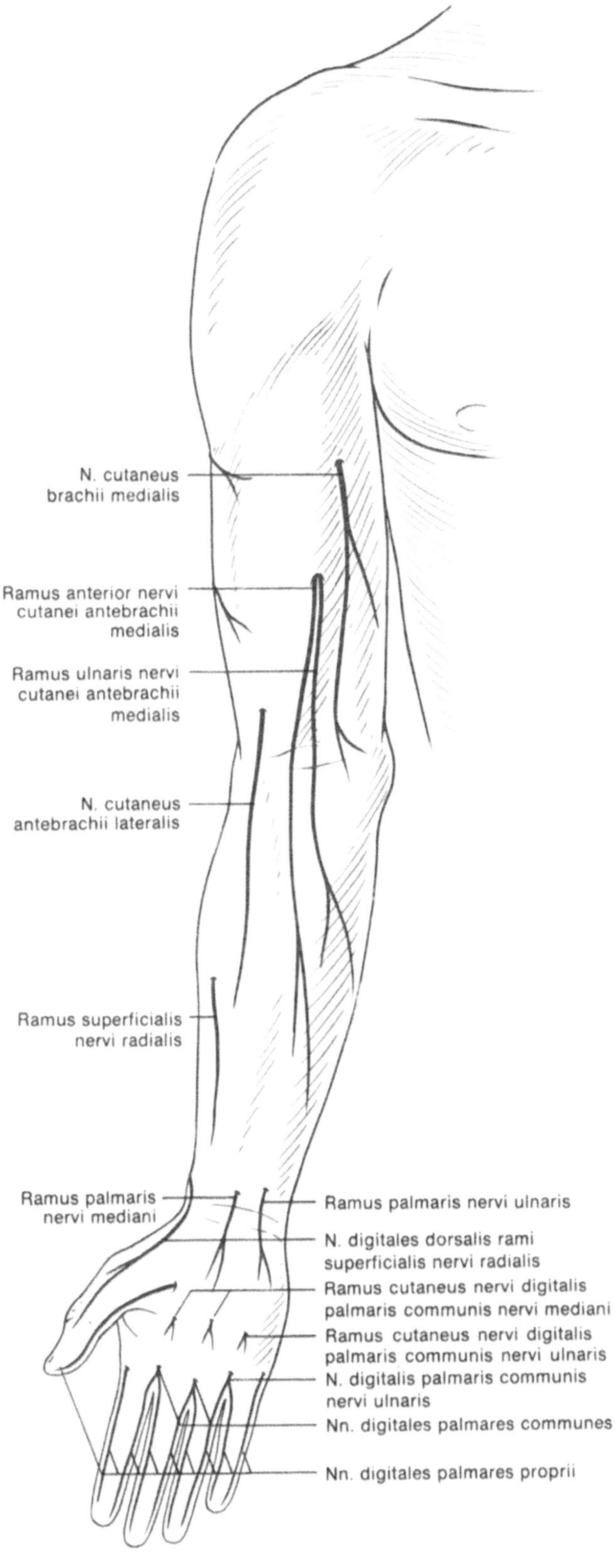

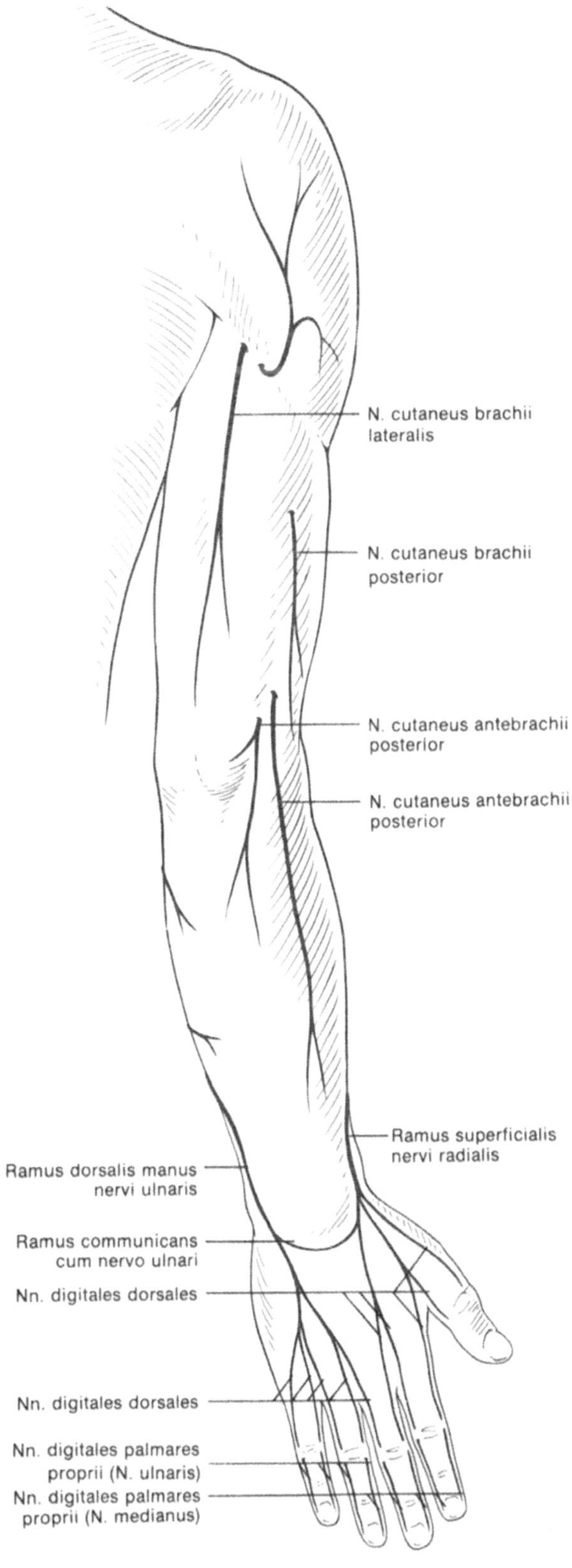

146
Hautnerven der rechten oberen Extremität
von vorn

147
Hautnerven der rechten oberen Extremität
von hinten

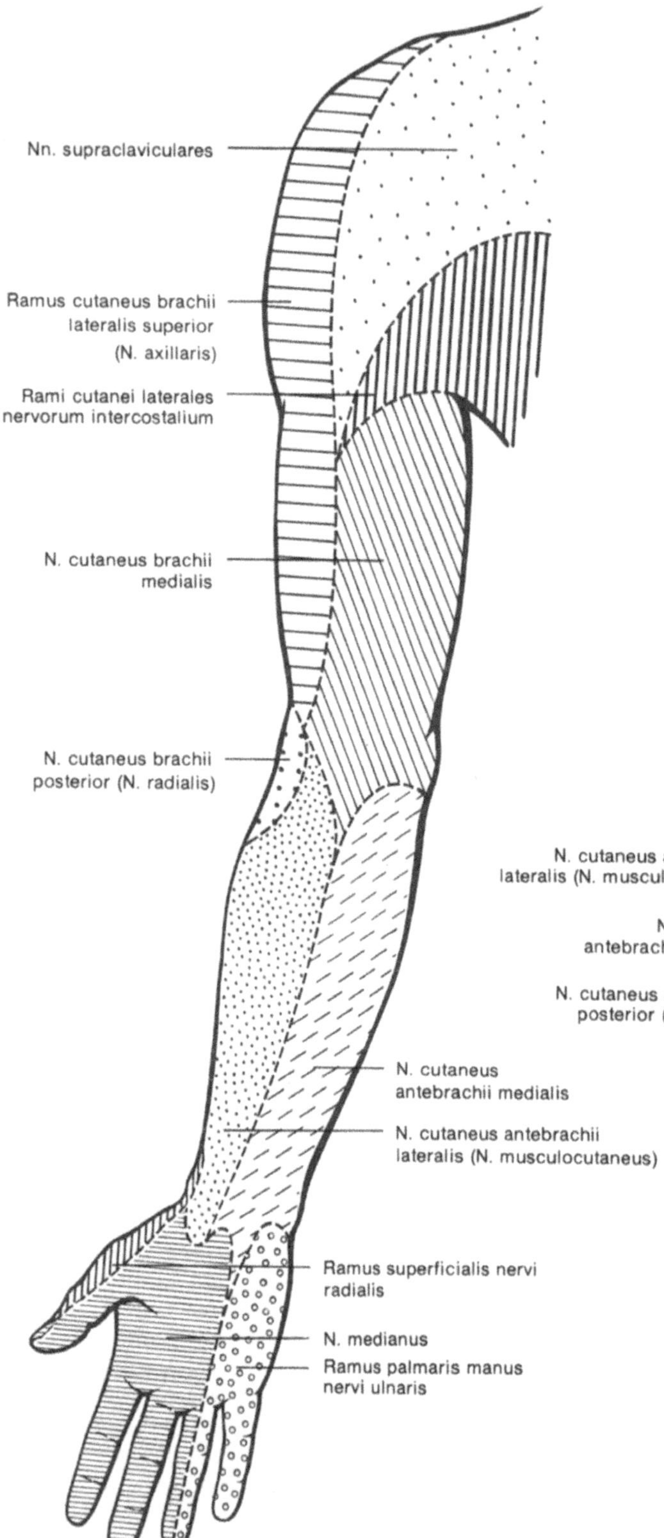

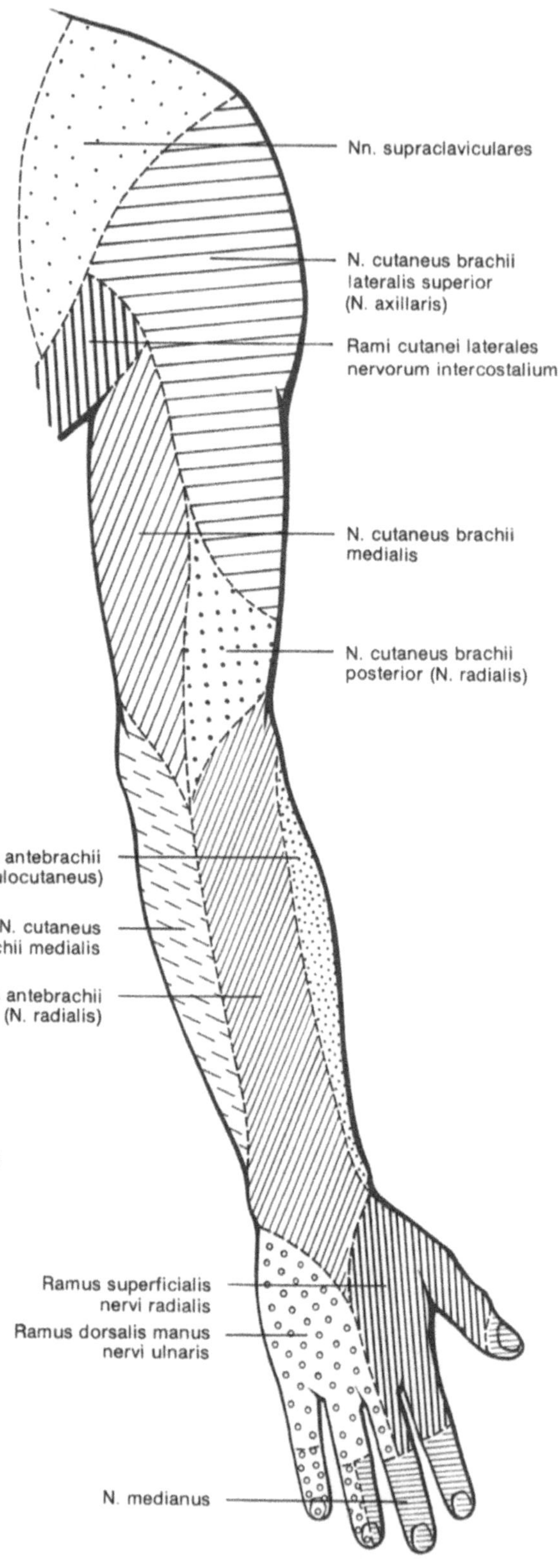

148
Hautnervengebiete der rechten oberen Extremität von vorn (nach Rauber-Kopsch). Überschneidungen der Innervationsfelder nicht berücksichtigt

149
Hautnervengebiete der rechten oberen Extremität von hinten (nach Rauber-Kopsch). Überschneidungen der Innervationsfelder nicht berücksichtigt

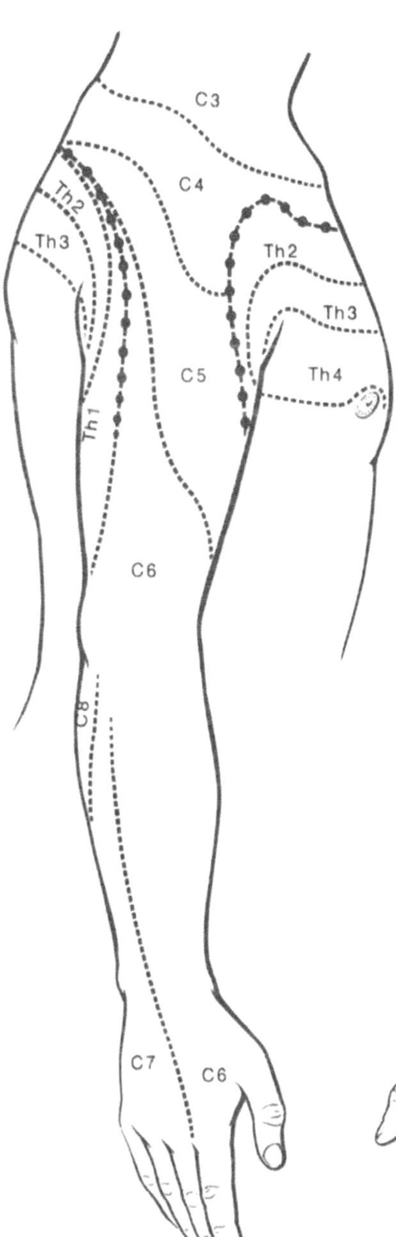

150

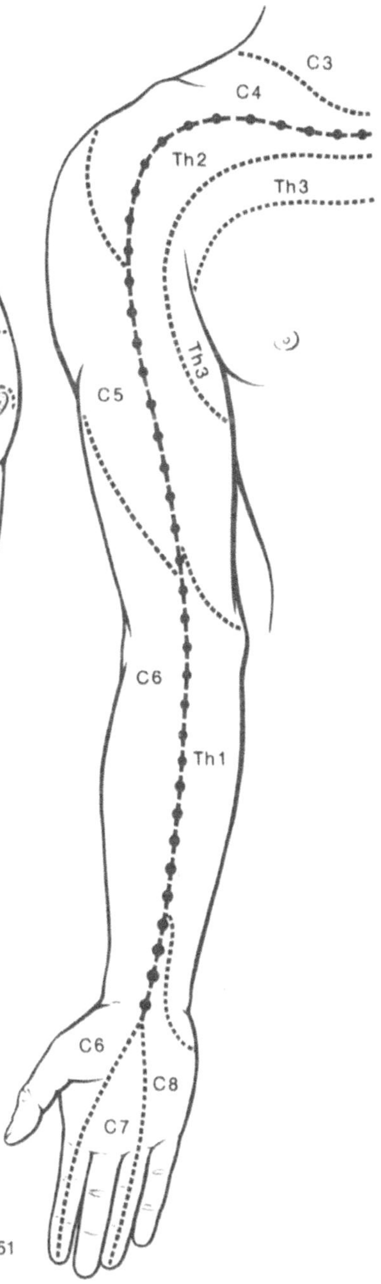

151

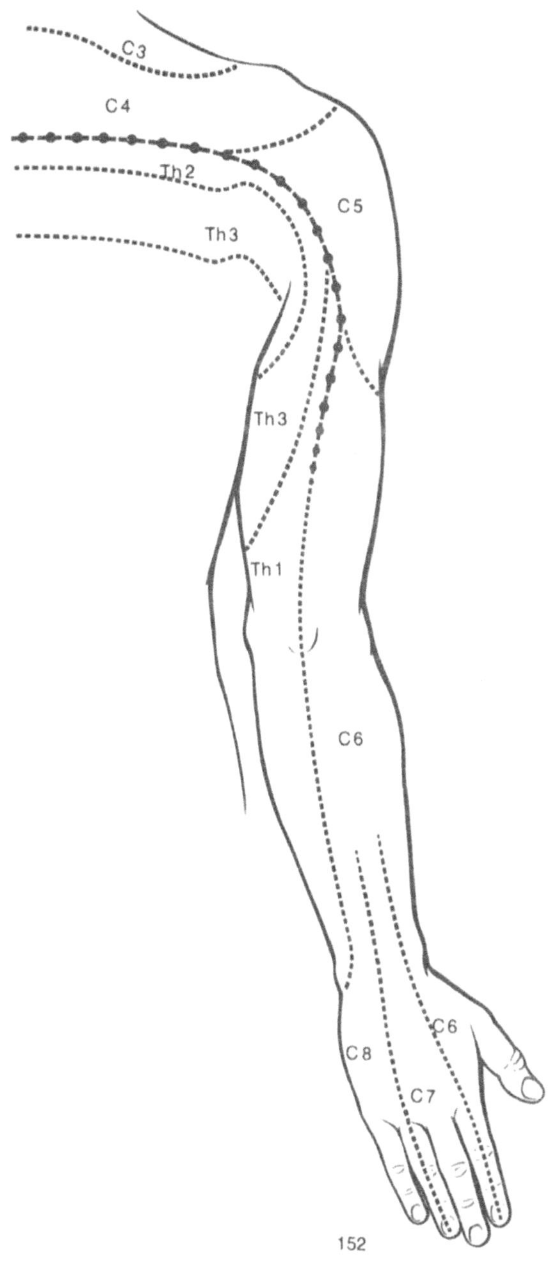

152

150
Dermatome der rechten oberen Extremität und des Schultergürtels
von der Seite (nach Hansen-Schliack, verändert). ·········· Grenzen zwischen aufeinander folgenden Segmenten; ◆-◆-◆ Hiatuslinien oder Axiallinien, die nicht aufeinander folgende Segmente trennen

151
Dermatome der rechten oberen Extremität und des Schultergürtels
von vorn (nach Hansen-Schliack, verändert). ·········· Grenzen zwischen aufeinander folgenden Segmenten; ◆-◆-◆ Hiatuslinien oder Axiallinien, die nicht aufeinander folgende Segmente trennen

152
Dermatome der rechten oberen Extremität und des Schultergürtels
von hinten (nach Hansen-Schliack, verändert). ·········· Grenzen zwischen aufeinander folgenden Segmenten; ◆-◆-◆ Hiatuslinien oder Axiallinien, die nicht aufeinander folgende Segmente trennen

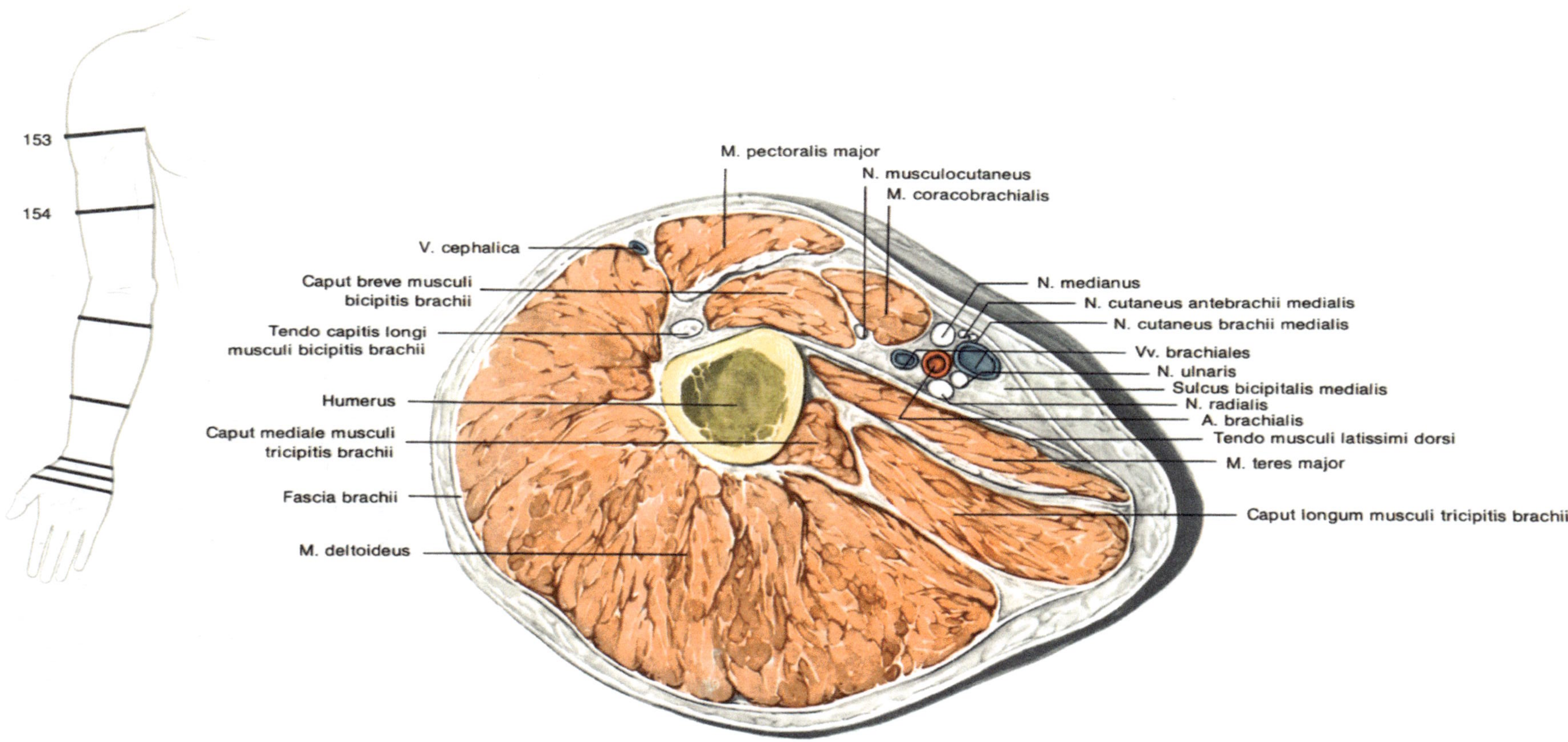

153
Querschnitt durch den rechten Oberarm
in Höhe des proximalen Drittels, Ansicht von distal

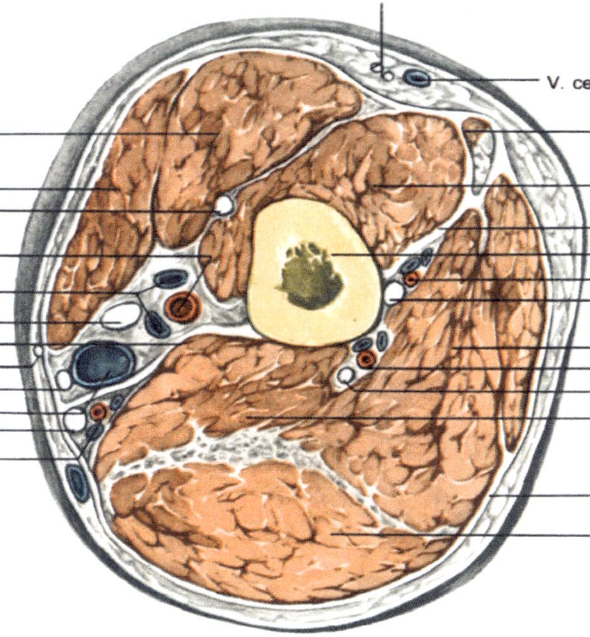

154
Querschnitt durch den rechten Oberarm
in Höhe des mittleren Drittels, Ansicht von proximal

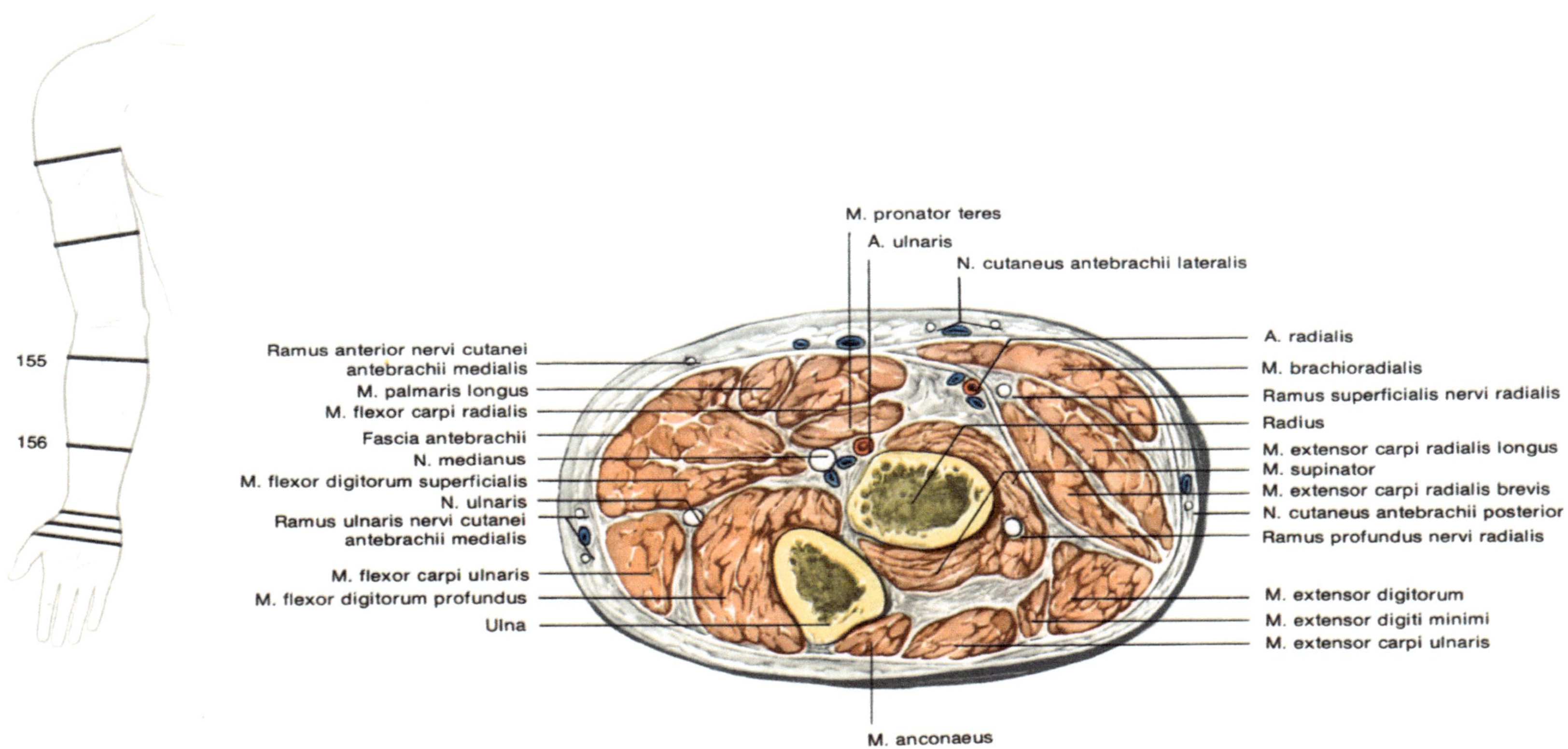

155
Querschnitt durch den rechten Unterarm
in Höhe des oberen Drittels, Ansicht von proximal

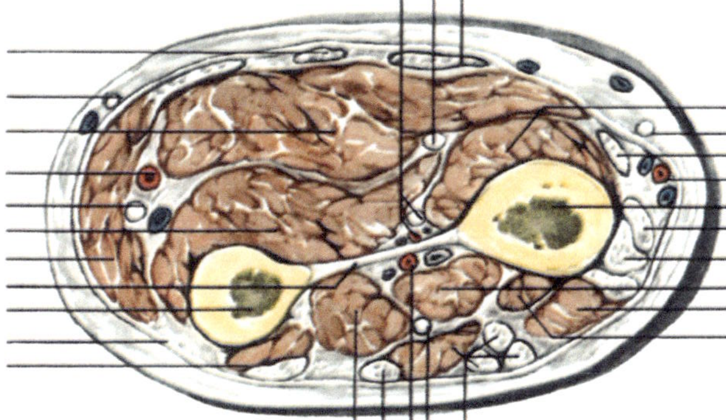

156
Querschnitt durch den rechten Unterarm
an der Grenze von mittlerem zu unterem Drittel, Ansicht von proximal

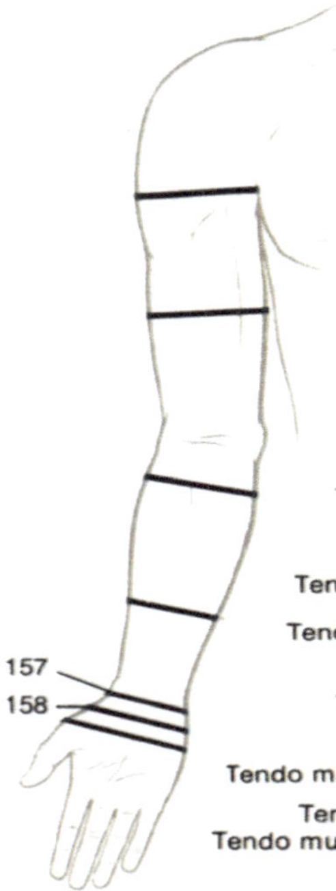

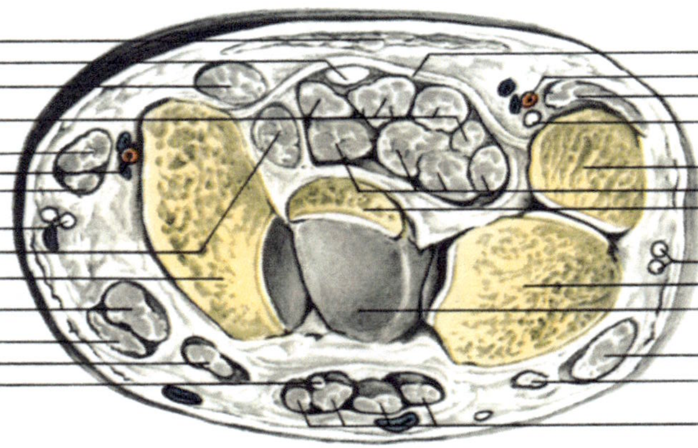

157
Querschnitt durch die rechte Hand
in Höhe der proximalen Handwurzelknochen, Ansicht von distal

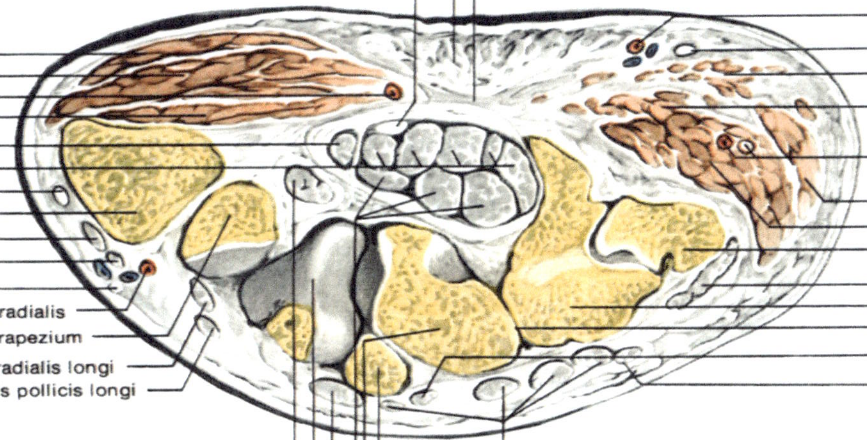

158
Querschnitt durch die rechte Hand
in Höhe der distalen Handwurzelknochen, Ansicht von distal

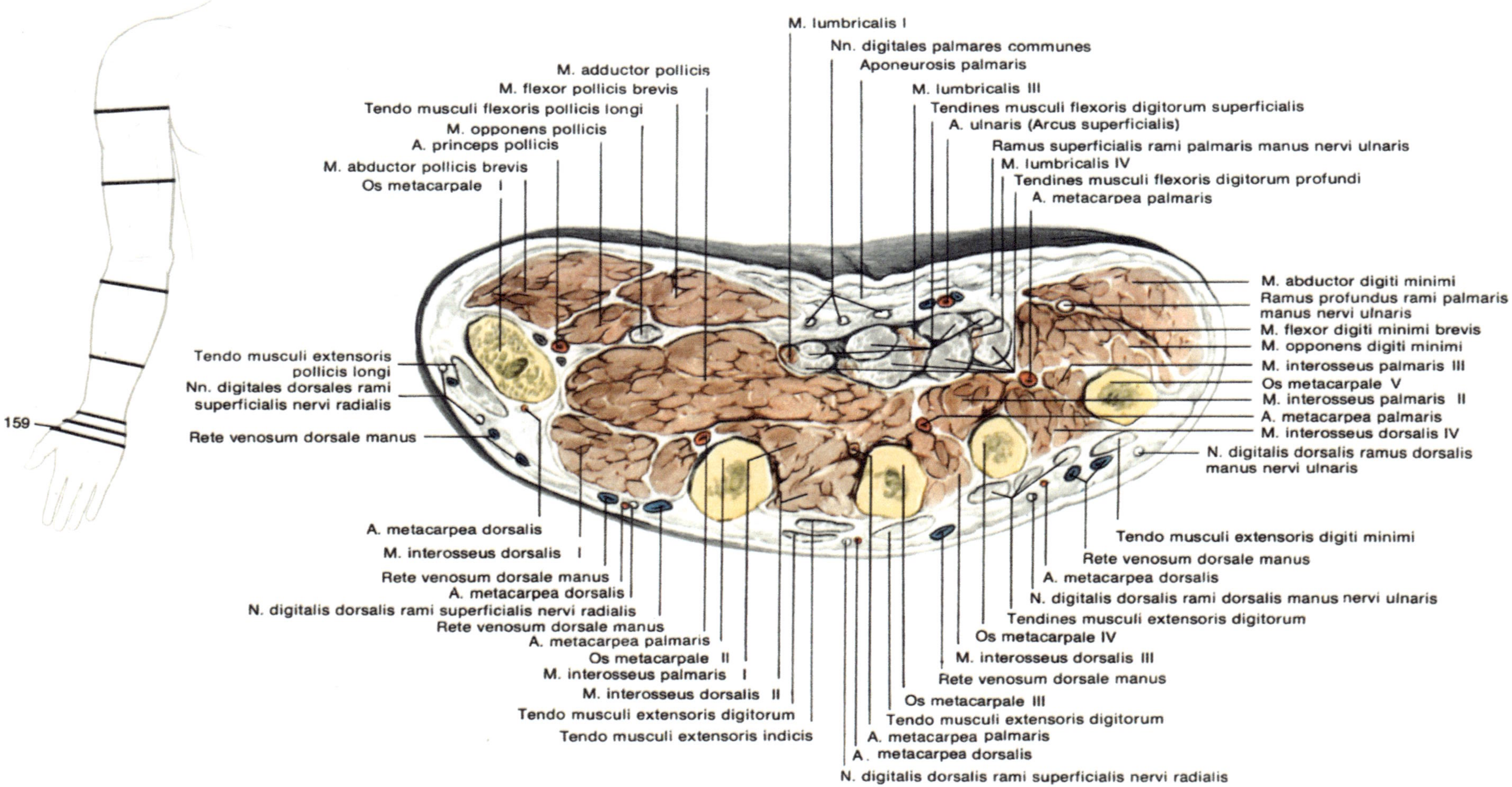

159
Querschnitt durch die rechte Hand
in Höhe des proximalen Drittels der Mittelhandknochen II–V, Ansicht von distal

BEIN
Knochen

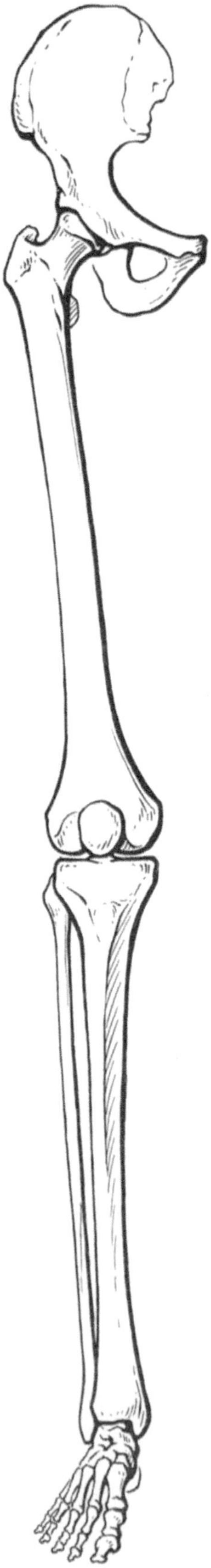

160
Knochen der rechten unteren Extremität und des Beckens
Ansicht von vorn, Übersicht

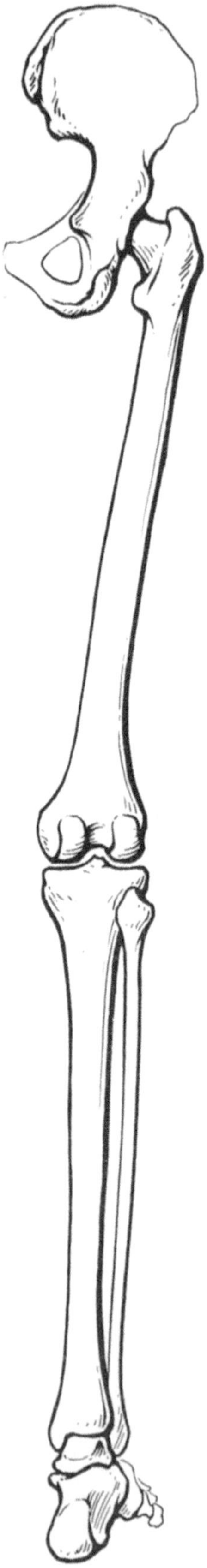

161
Knochen der rechten unteren Extremität und des Beckens
Ansicht von hinten, Übersicht

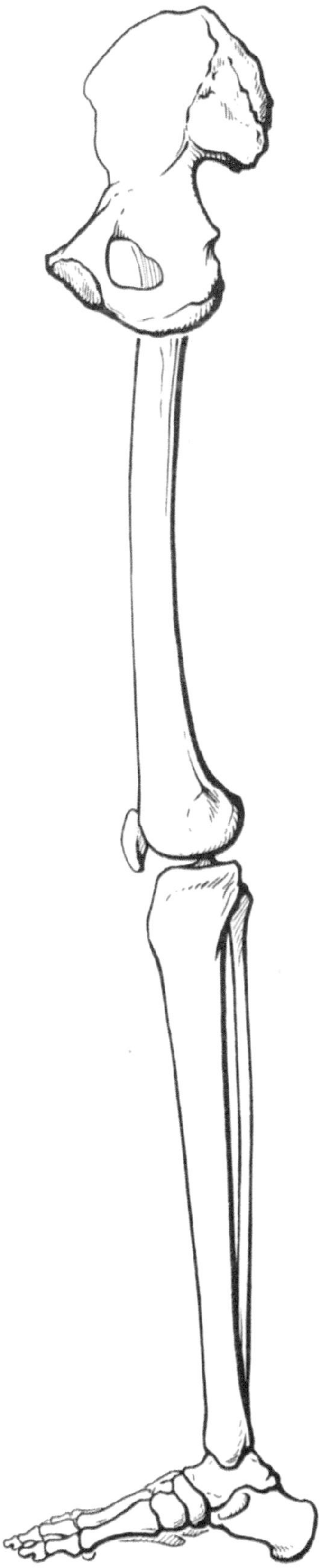

162

Knochen der rechten unteren Extremität und des Beckens

Ansicht von innen, Übersicht

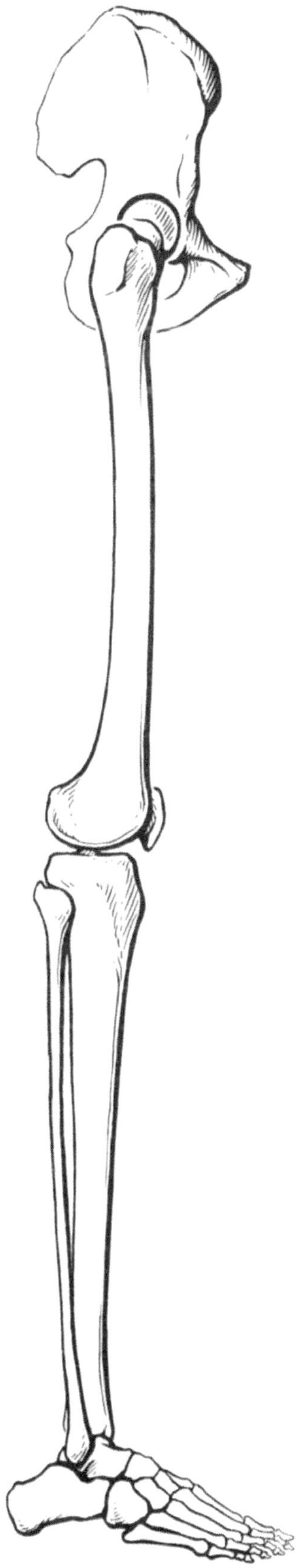

163

Knochen der rechten unteren Extremität und des Beckens

Ansicht von außen, Übersicht

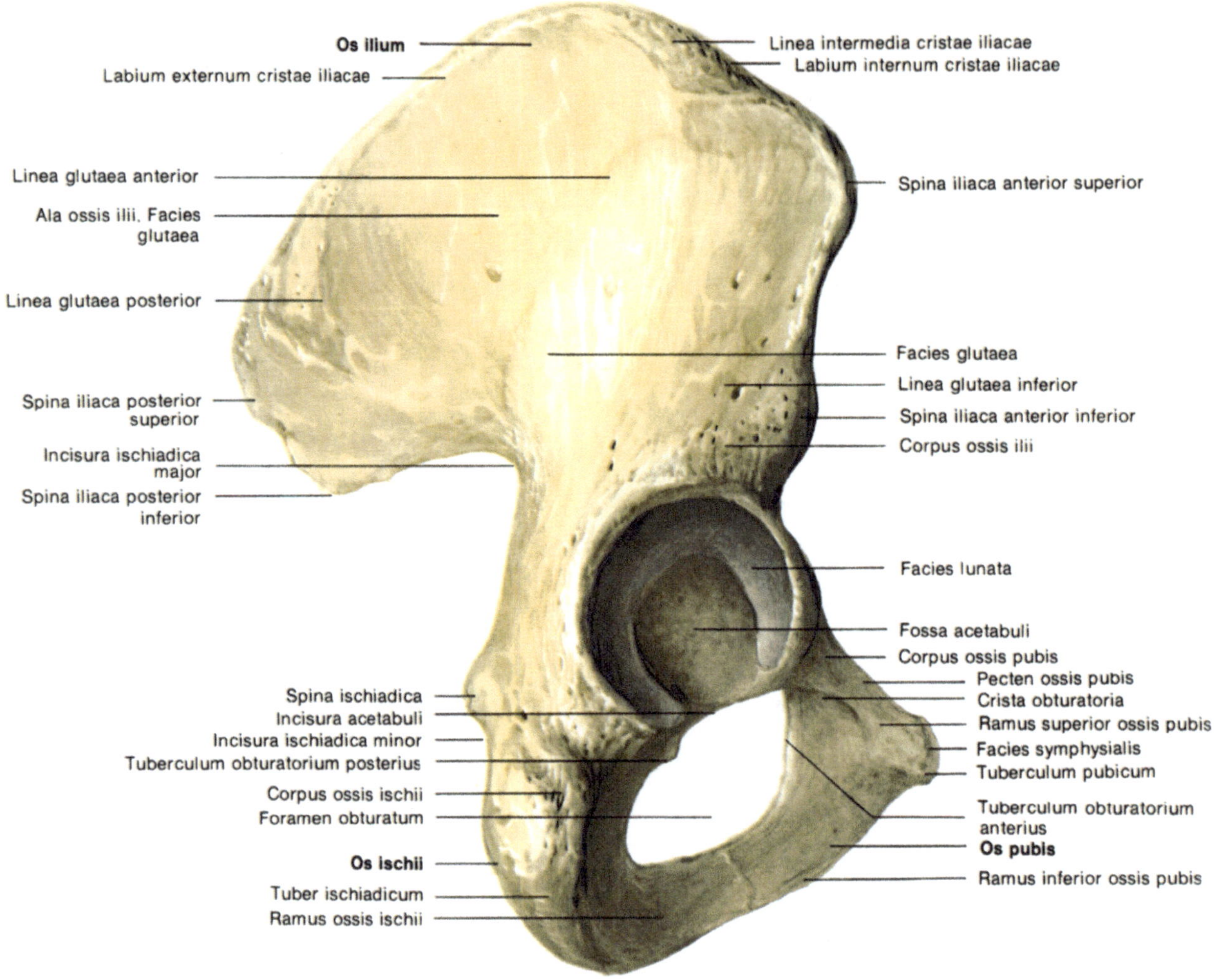

164
Rechtes Hüftbein, Os coxae
von lateral

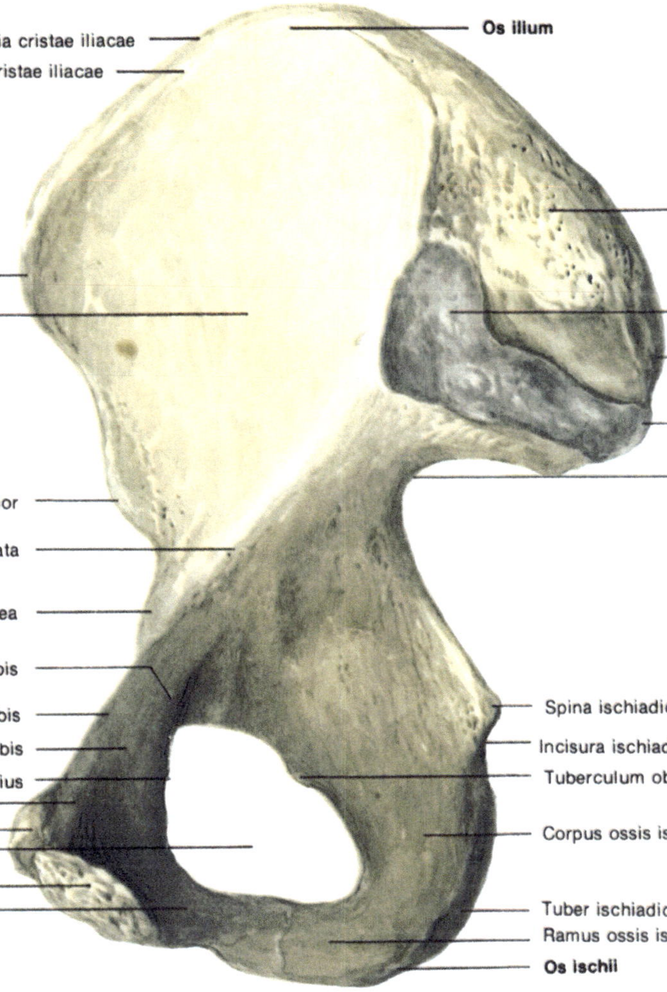

165
Rechtes Hüftbein, Os coxae
von medial

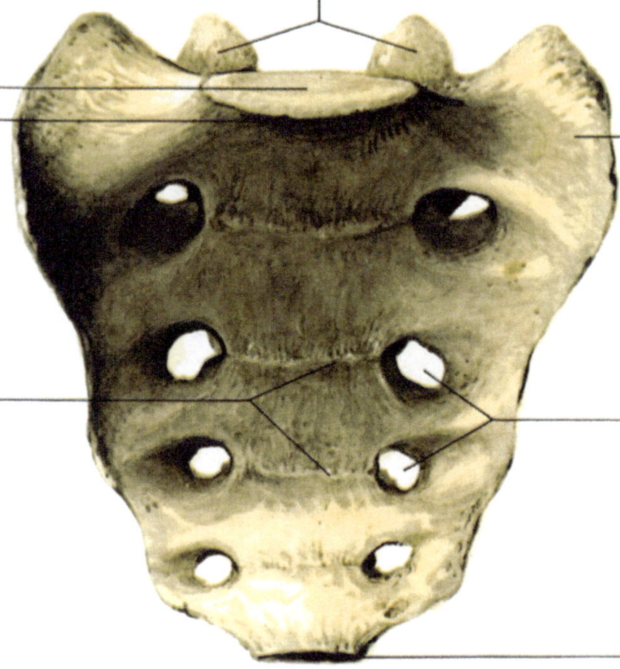

166
Kreuzbein, Os sacrum
von ventral

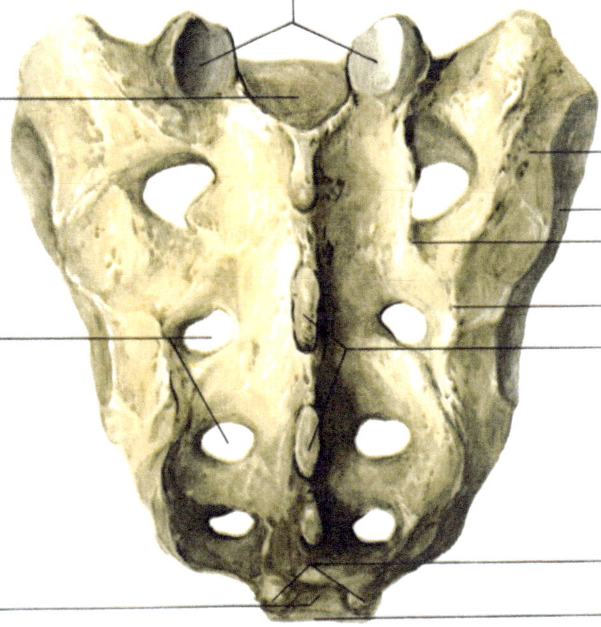

167
Kreuzbein, Os sacrum
von dorsal

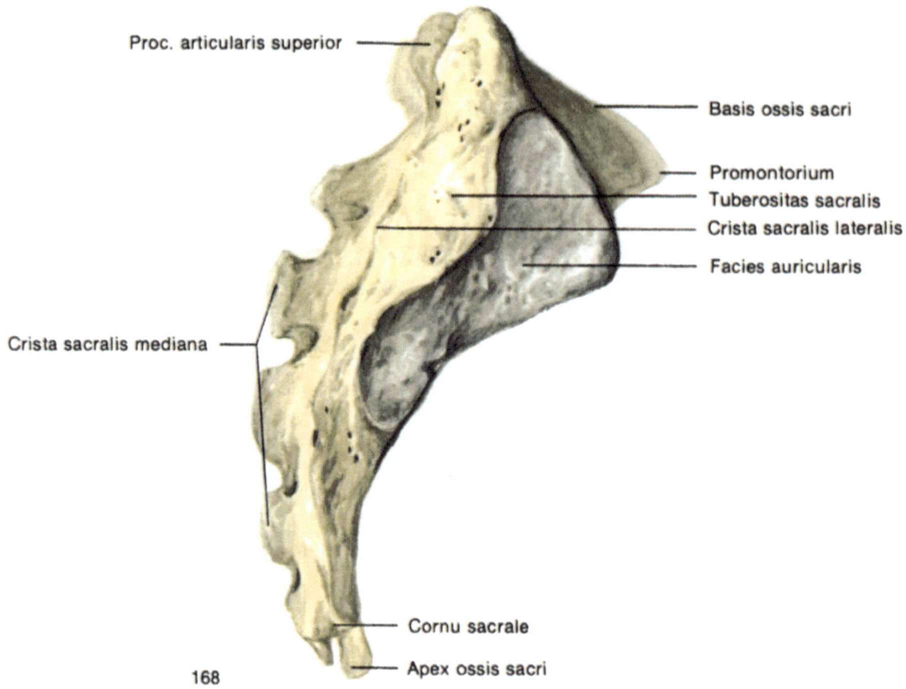

168

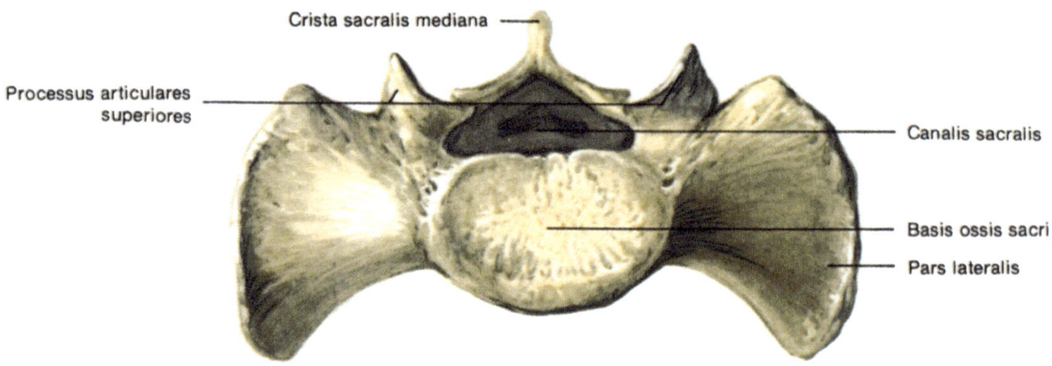

169

168
Kreuzbein, Os sacrum
von lateral

169
Kreuzbein, Os sacrum
von cranial

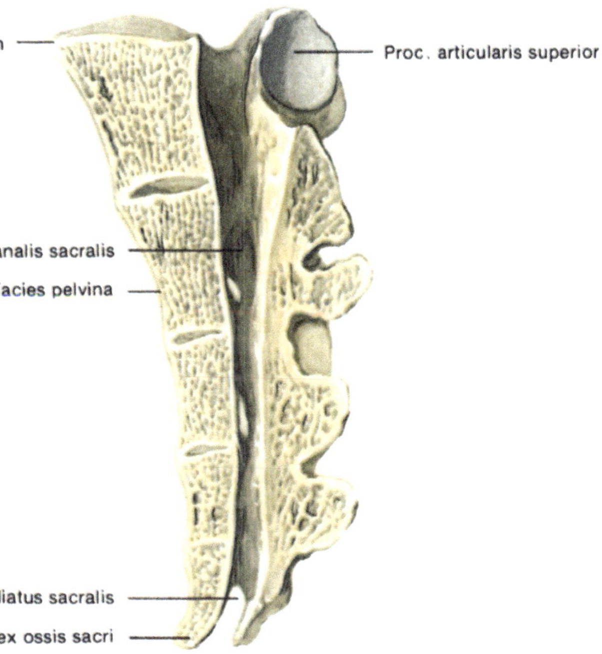

170

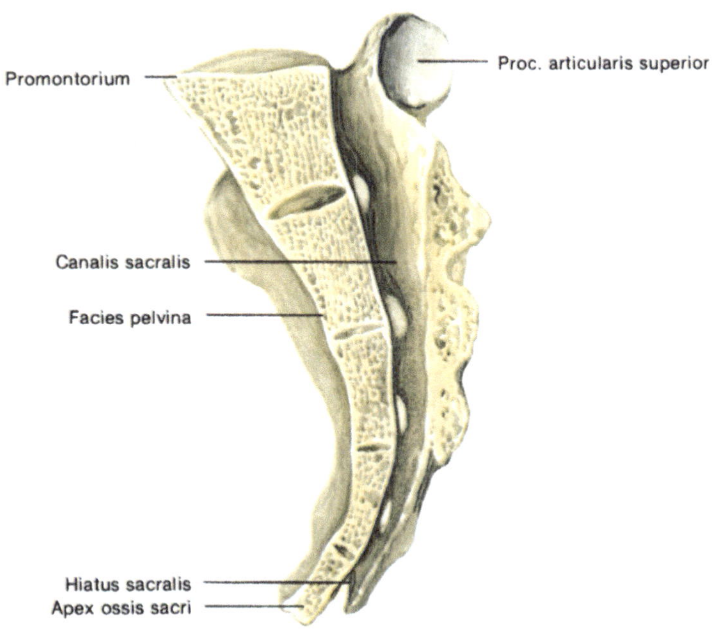

171

170
Kreuzbein, Os sacrum
weiblich. Medianschnitt

171
Kreuzbein, Os sacrum
männlich. Medianschnitt

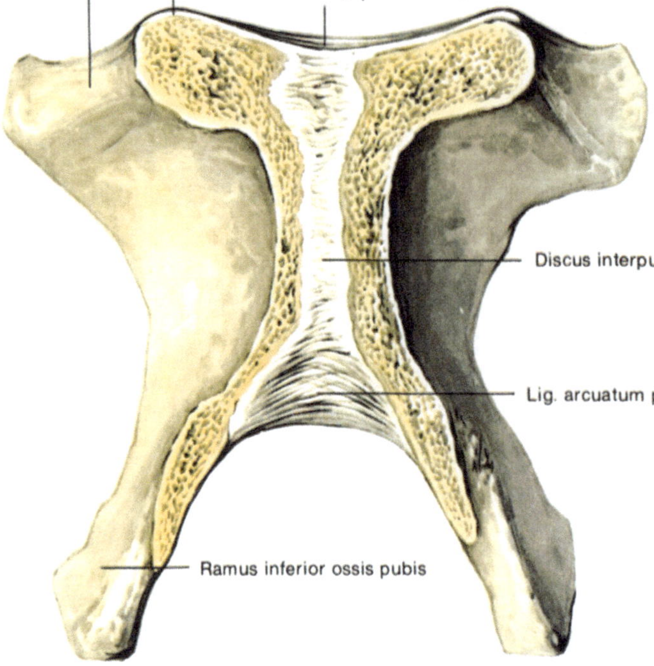

172

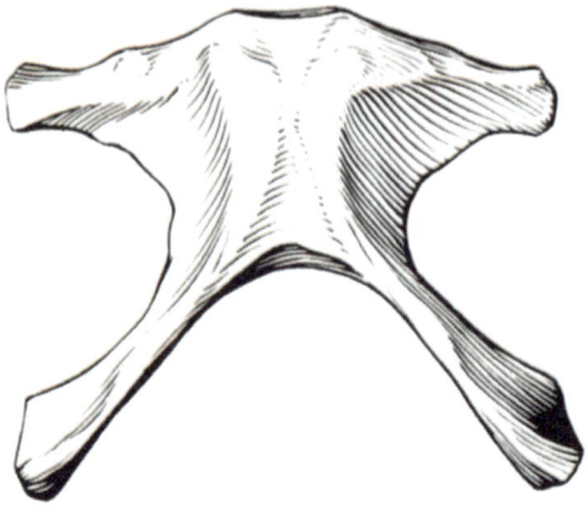

173

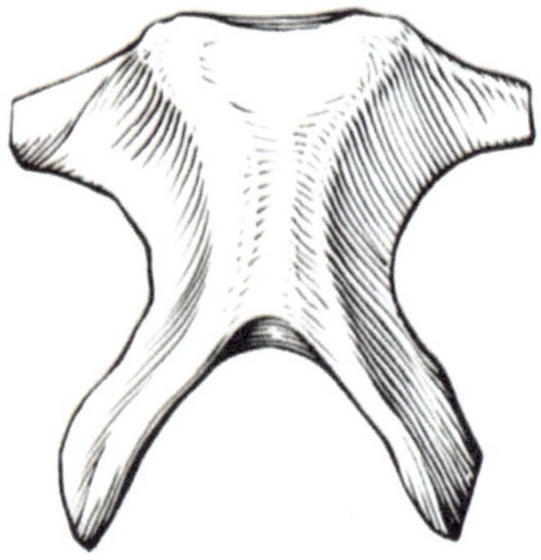

174

172
Schambeinfuge, Symphysis pubica, und angrenzende Teile der Schambeine, Ossa pubis
frontal aufgesägt, Ansicht von vorn

173
Schambeinfuge, Symphysis pubica, der Frau und Arcus pubis
von vorn

174
Schambeinfuge, Symphysis pubica, des Mannes und Angulus subpubicus
von vorn

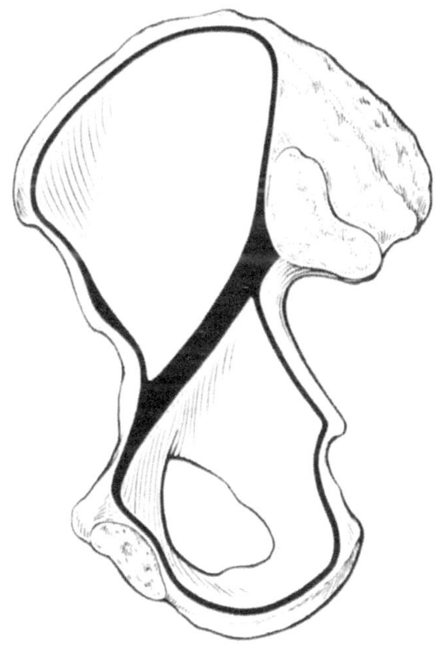

175
Rechte Beckenhälfte
von innen. Darstellung der verstärkten Knochenränder, Doppelrahmenkonstruktion

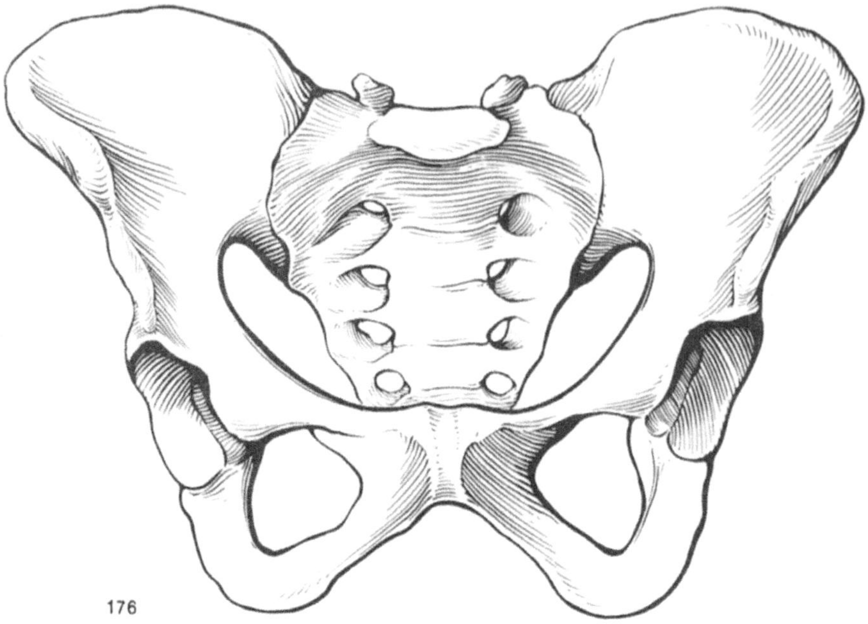

176

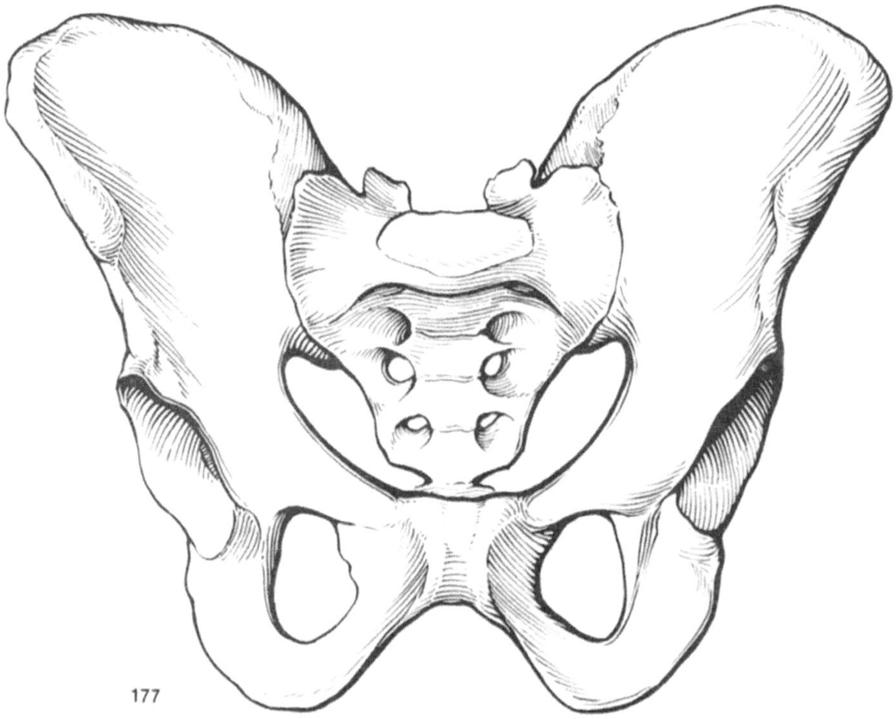

177

176
Weibliches Becken, Pelvis muliebris
von vorn und oben

177
Männliches Becken, Pelvis virilis
von vorn und oben

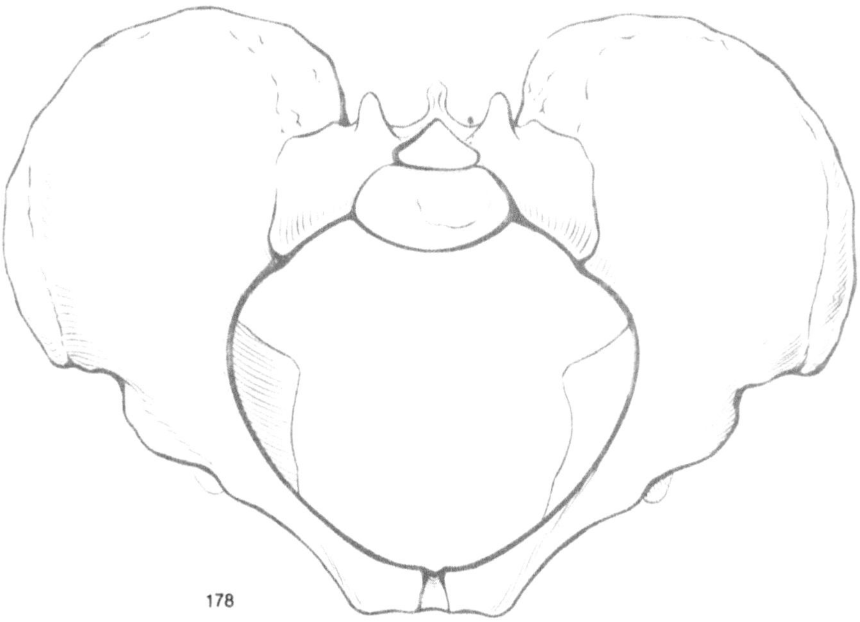

178

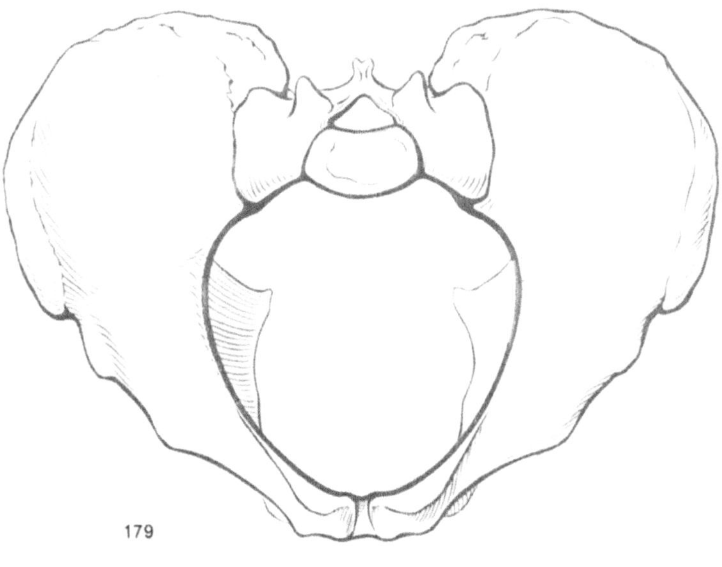

179

178
Weibliches Becken, Pelvis muliebris
von oben. Beckeneingang queroval

179
Männliches Becken, Pelvis virilis
von oben. Beckeneingang ähnlich einem Kartenherz

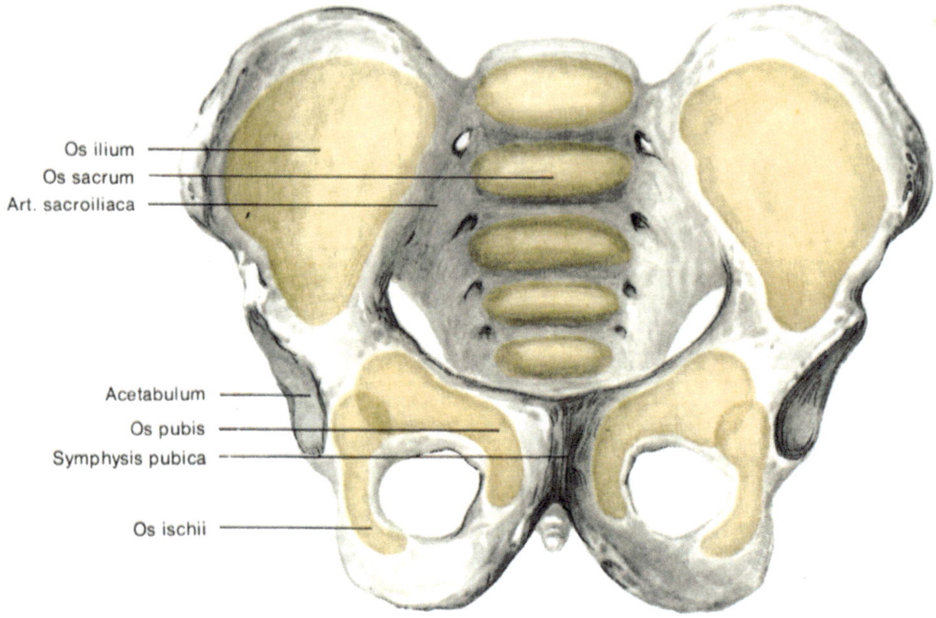

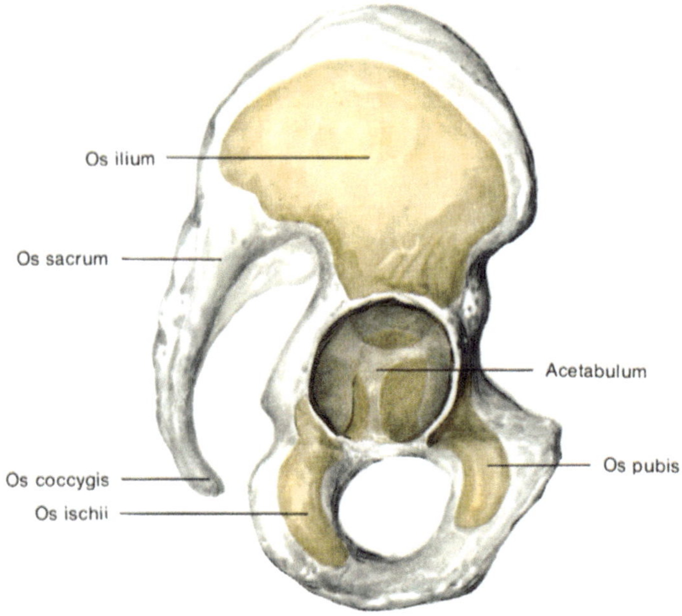

180

Becken, Pelvis

eines Neugeborenen, von vorn und oben. Darmbein, Os ilium, Sitzbein, Os ischii, und Schambein, Os pubis, durch Knorpel verbunden. Teile von Darmbein, Sitzbein, Schambein und Kreuzbein noch knorpelig

181

Becken, Pelvis

eines Neugeborenen, von lateral. Darmbein, Os ilium, Sitzbein, Os ischii, und Schambein, Os pubis, durch Knorpel verbunden. Teile von Darmbein, Sitzbein, Schambein und Kreuzbein noch knorpelig

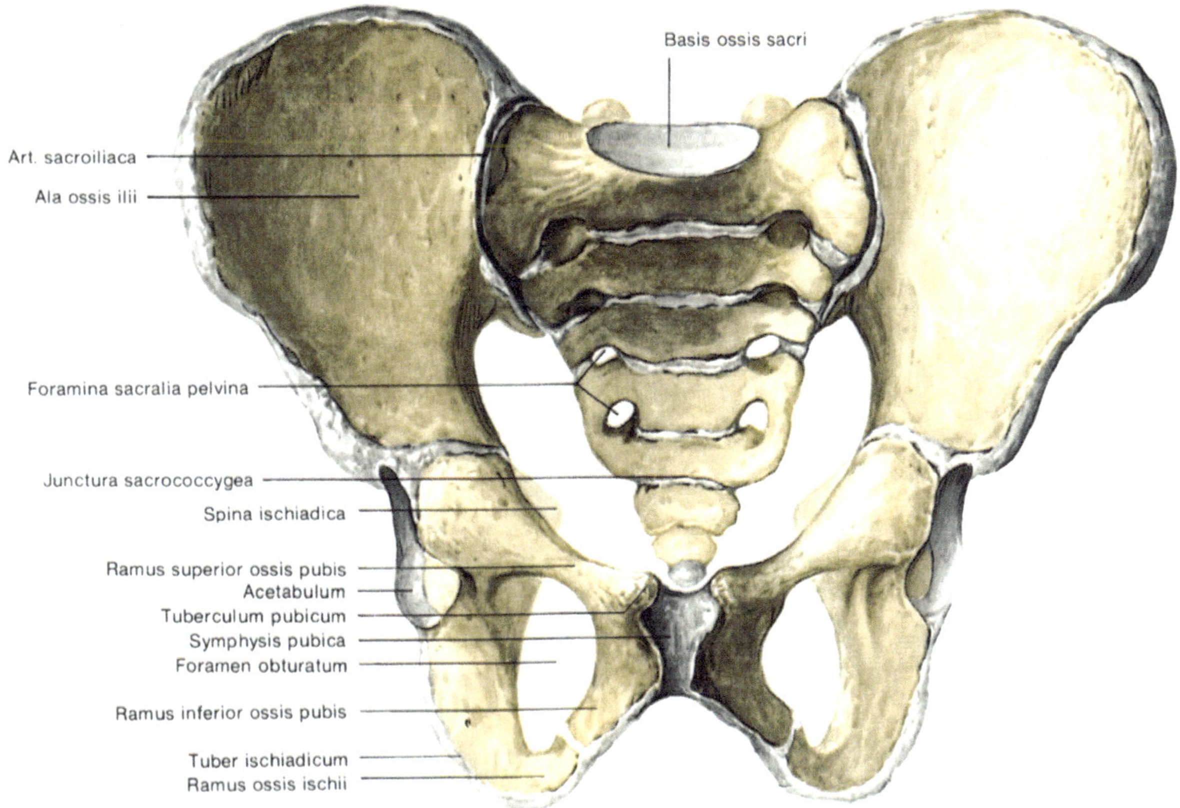

182
Becken, Pelvis
eines 8jährigen Mädchens, von vorn und oben. Zwischen Darmbein, Os ilium, Sitzbein, Os ischii, und Schambein, Os pubis, schmale Knorpelfugen. Ränder von Darmbein, Sitzbein, Schambein und Teile des Kreuzbeins noch knorpelig

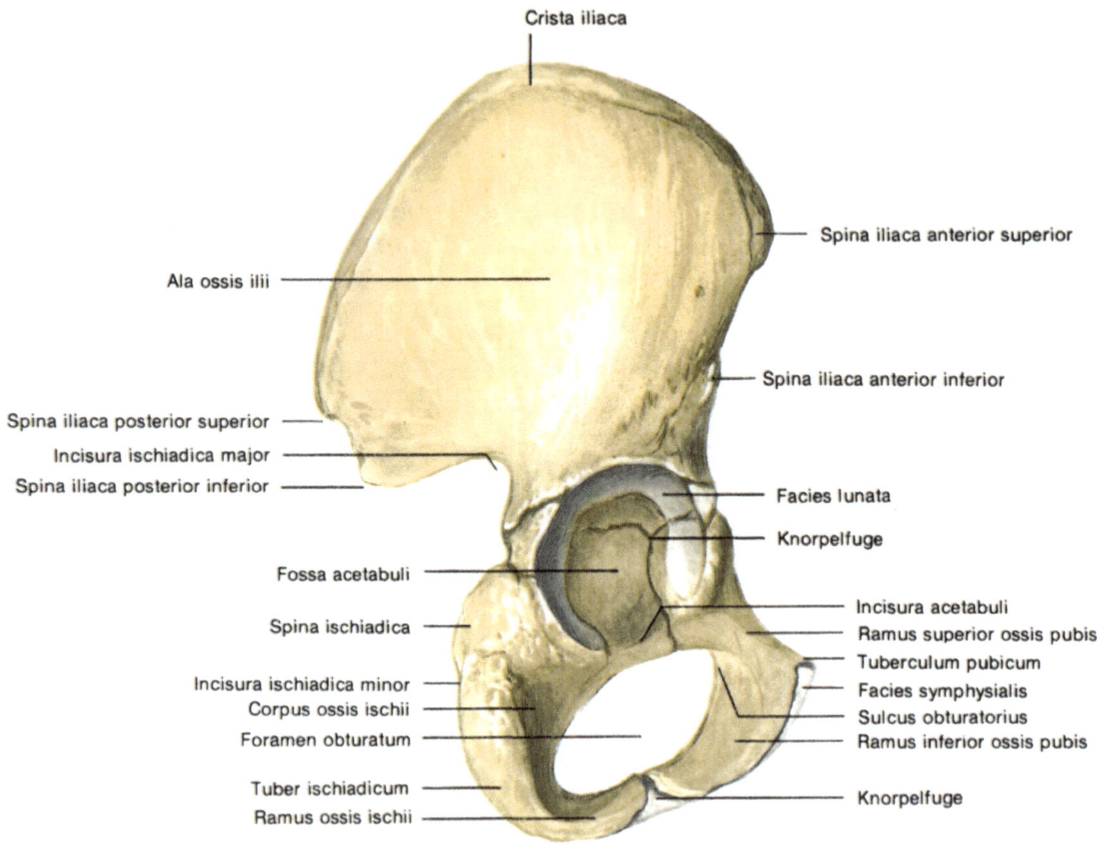

183
Rechtes Hüftbein, Os coxae
eines 8jährigen Mädchens, von lateral. Darmbein, Os ilium, Sitzbein, Os ischii, und Schambein, Os pubis, durch Knorpelfugen verbunden

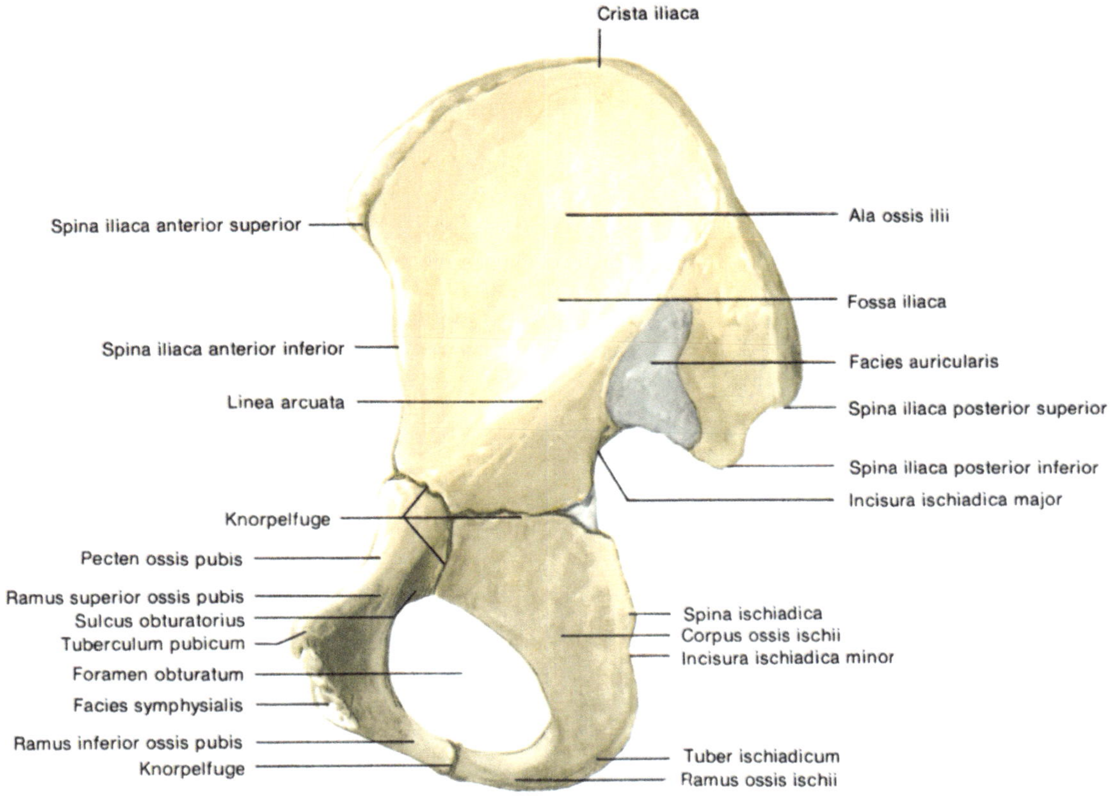

184

Rechtes Hüftbein, Os coxae

eines 8jährigen Mädchens, von medial. Darmbein, Os ilium, Sitzbein, Os ischii, und Schambein, Os pubis, durch Knorpelfugen verbunden

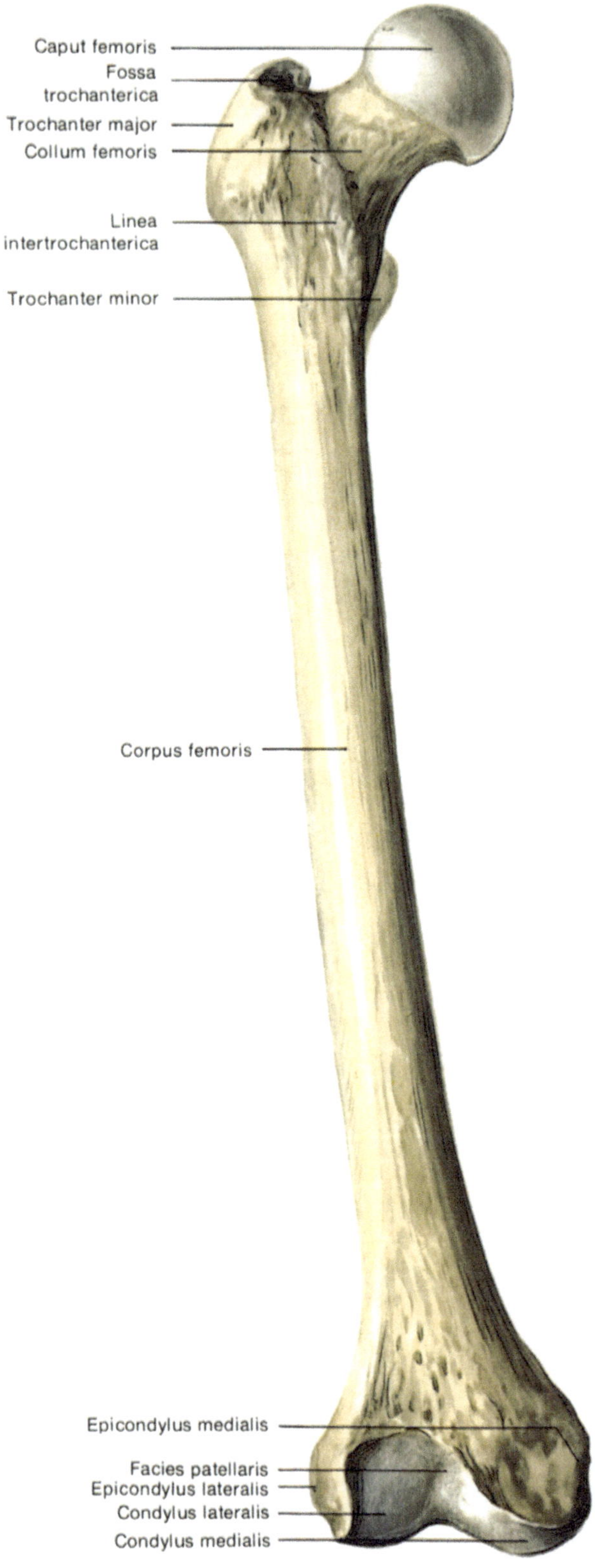

185
Rechtes Oberschenkelbein, Femur
von vorn

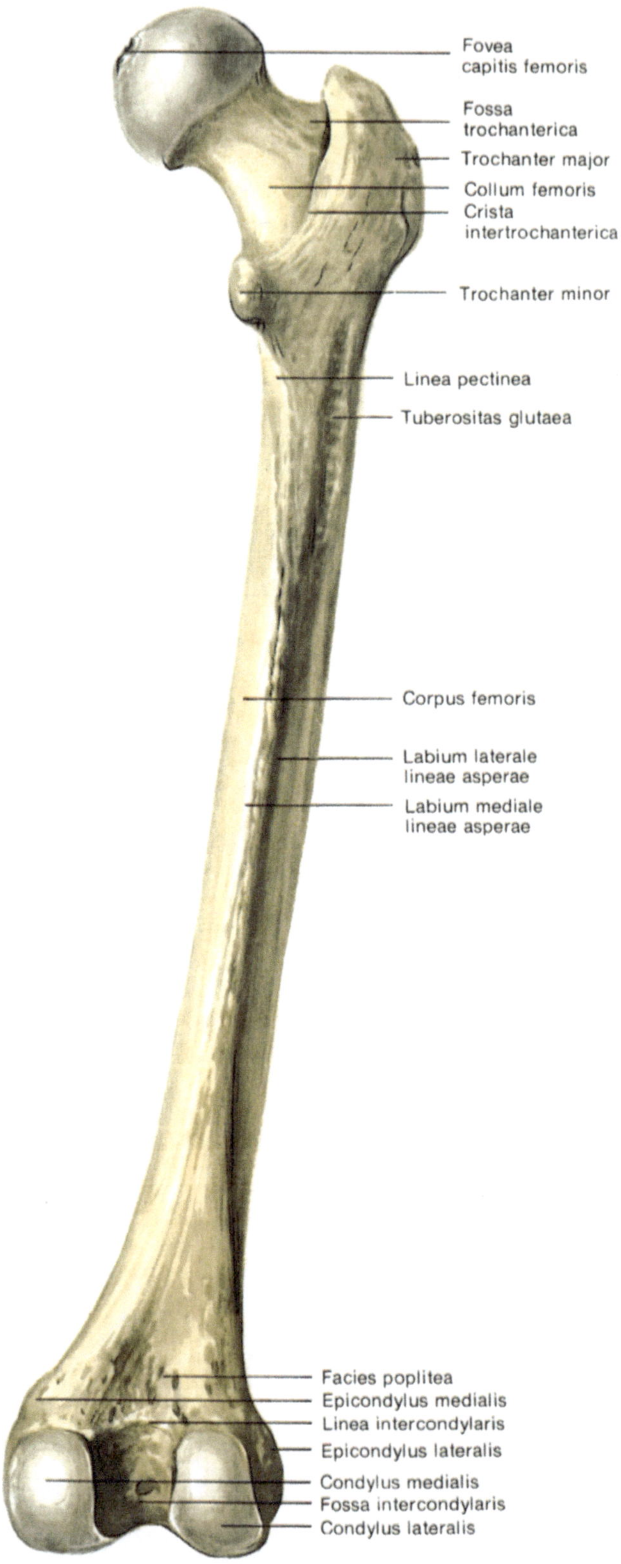

186
Rechtes Oberschenkelbein, Femur
von hinten

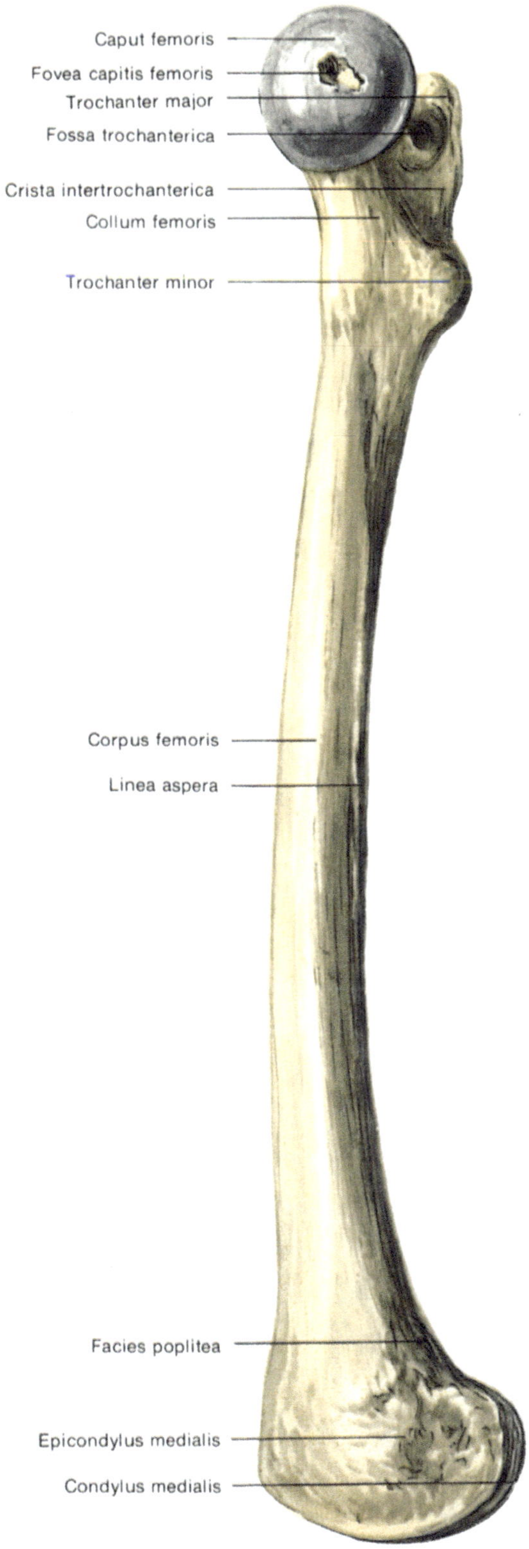

187
Rechtes Oberschenkelbein, Femur
von medial

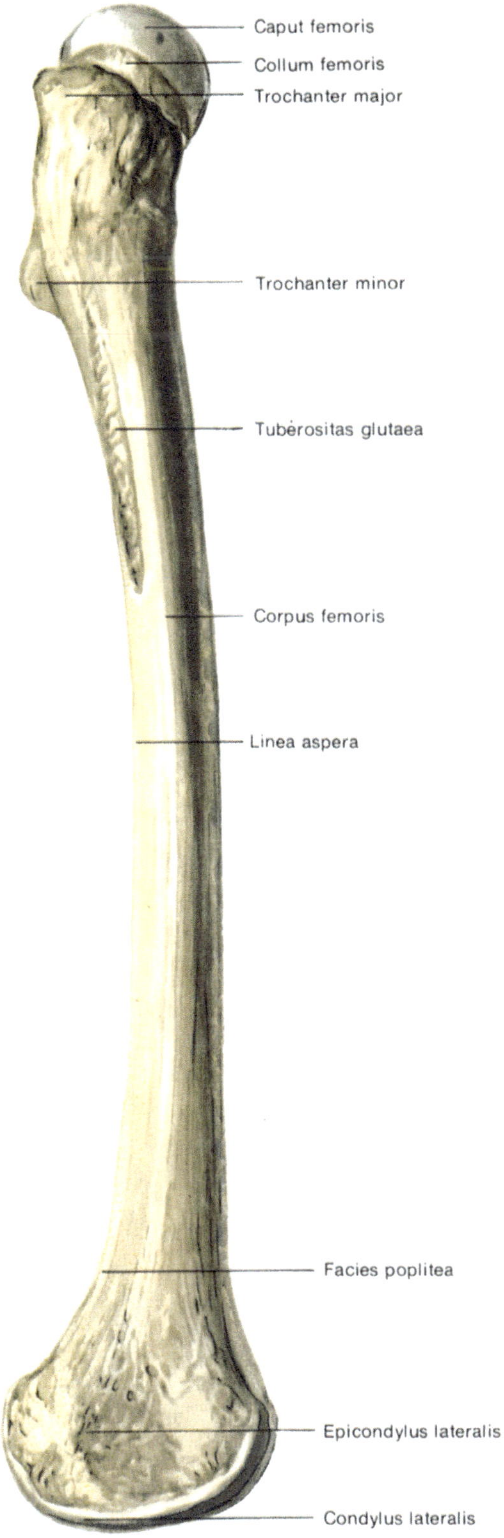

188
Rechtes Oberschenkelbein, Femur
von lateral

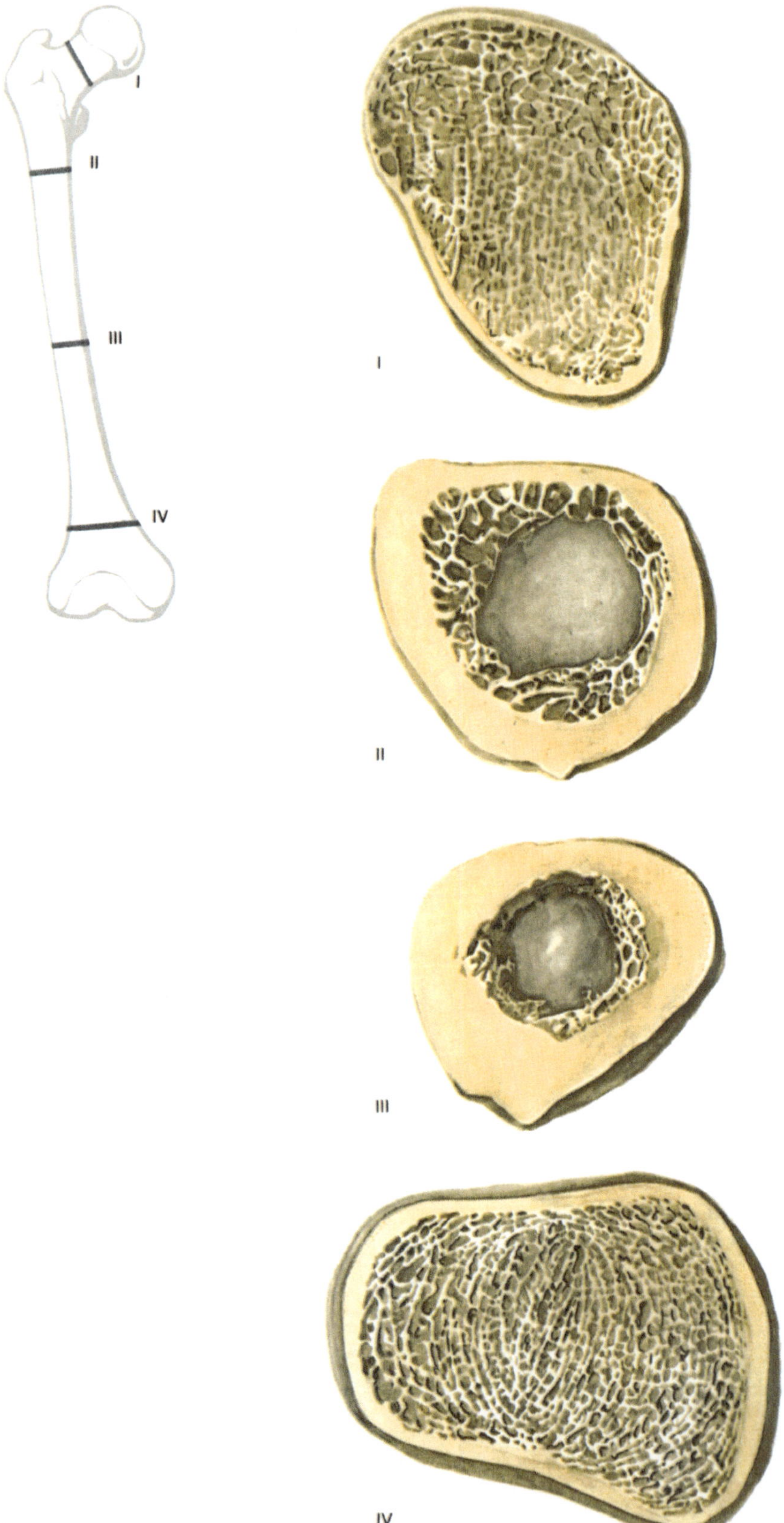

189
Querschnitte durch das rechte Oberschenkelbein, Femur
Ansicht von proximal. Der obere Teil des jeweiligen Querschnittes entspricht der vorderen Fläche des Knochens. Die Lage der Querschnitte ist auf der nebenstehenden Skizze angegeben

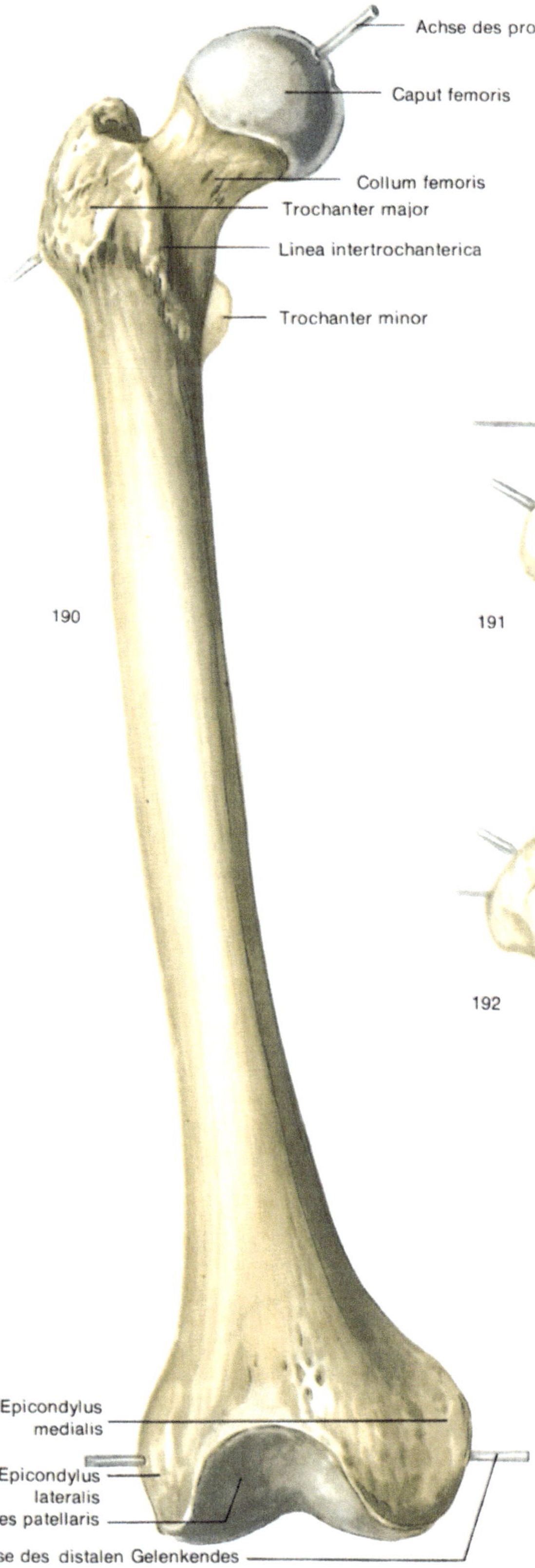

190

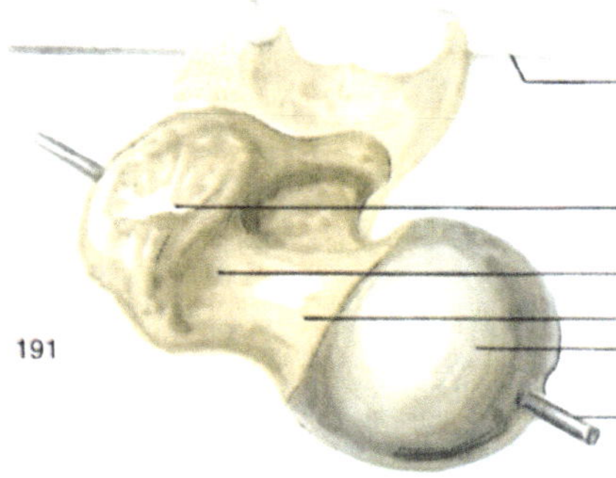

191

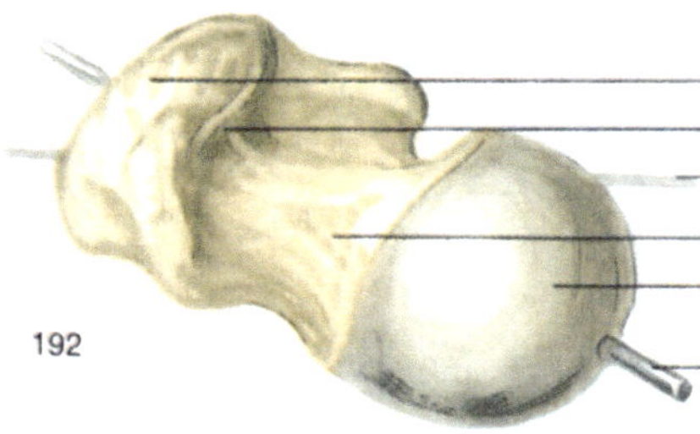

192

190

Rechtes Oberschenkelbein, Femur

von vorn. Zur Darstellung der Torsion des Femurs wurden an dem proximalen und dem distalen Gelenkende Achsen eingetragen

191

Rechtes Oberschenkelbein, Femur

von oben hinten. Zur Darstellung der Torsion des Femurs wurden an dem proximalen und dem distalen Gelenkende Achsen eingetragen

192

Rechtes Oberschenkelbein, Femur

von oben. Zur Darstellung der Torsion des Femurs wurden an dem proximalen und dem distalen Gelenkende Achsen eingetragen

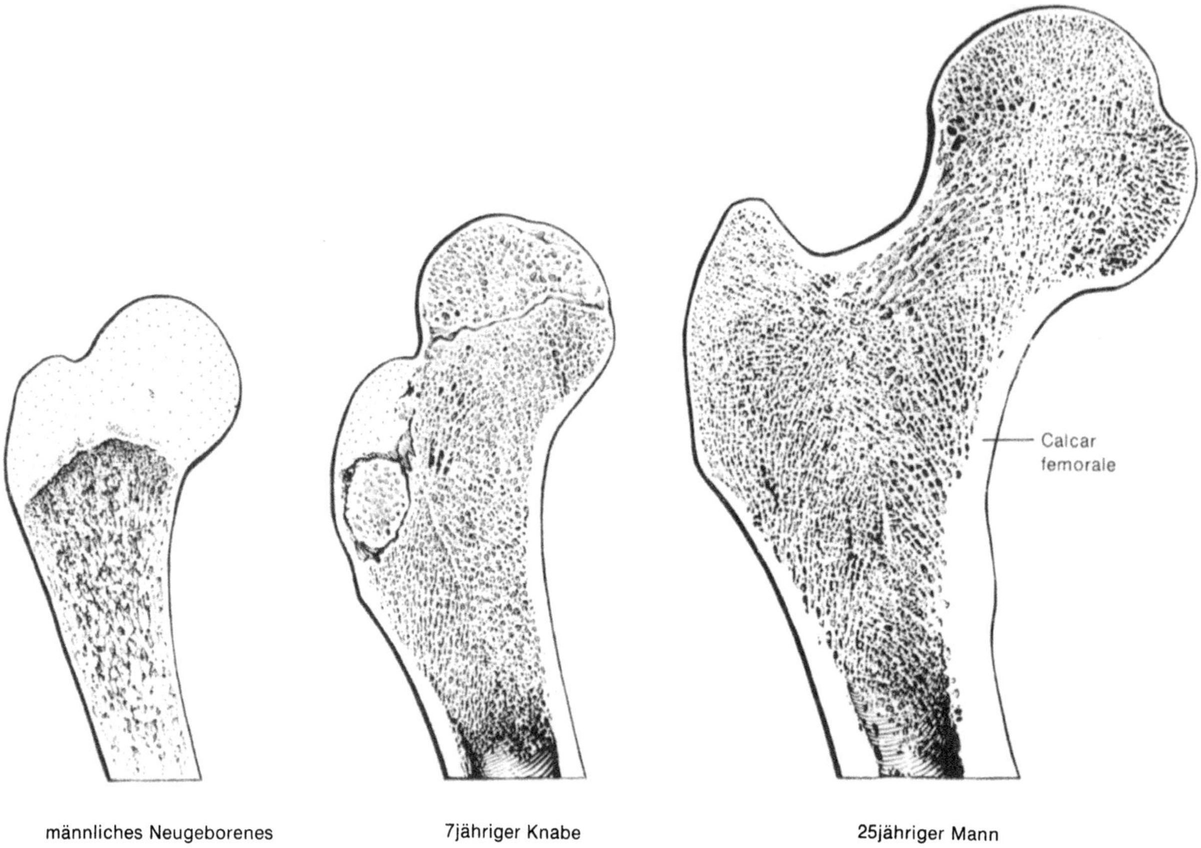

193
Spongiosastruktur des rechten proximalen Femurendes
Frontale Sägeschnitte, Ansicht von vorn

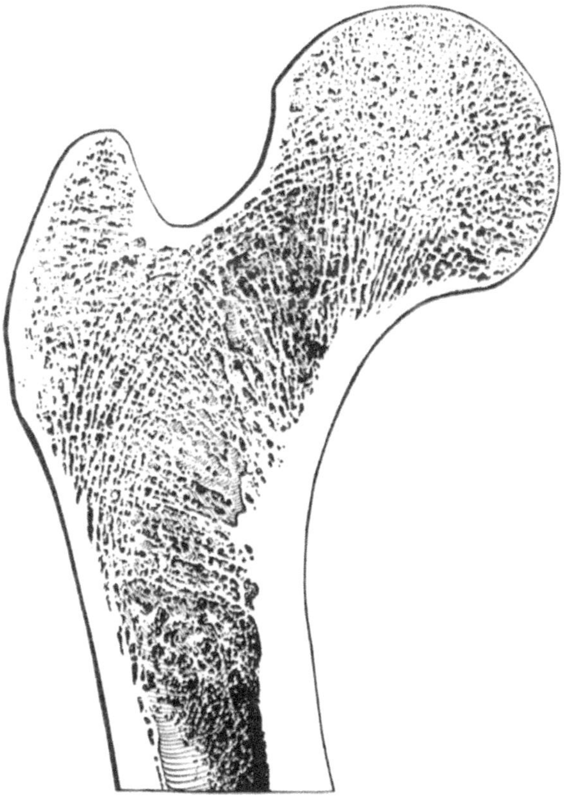

55jähriger Mann

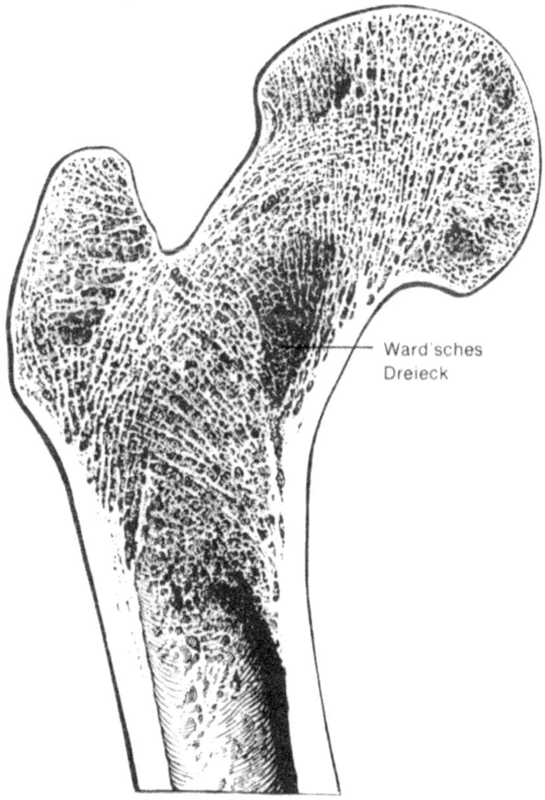

75jähriger Mann

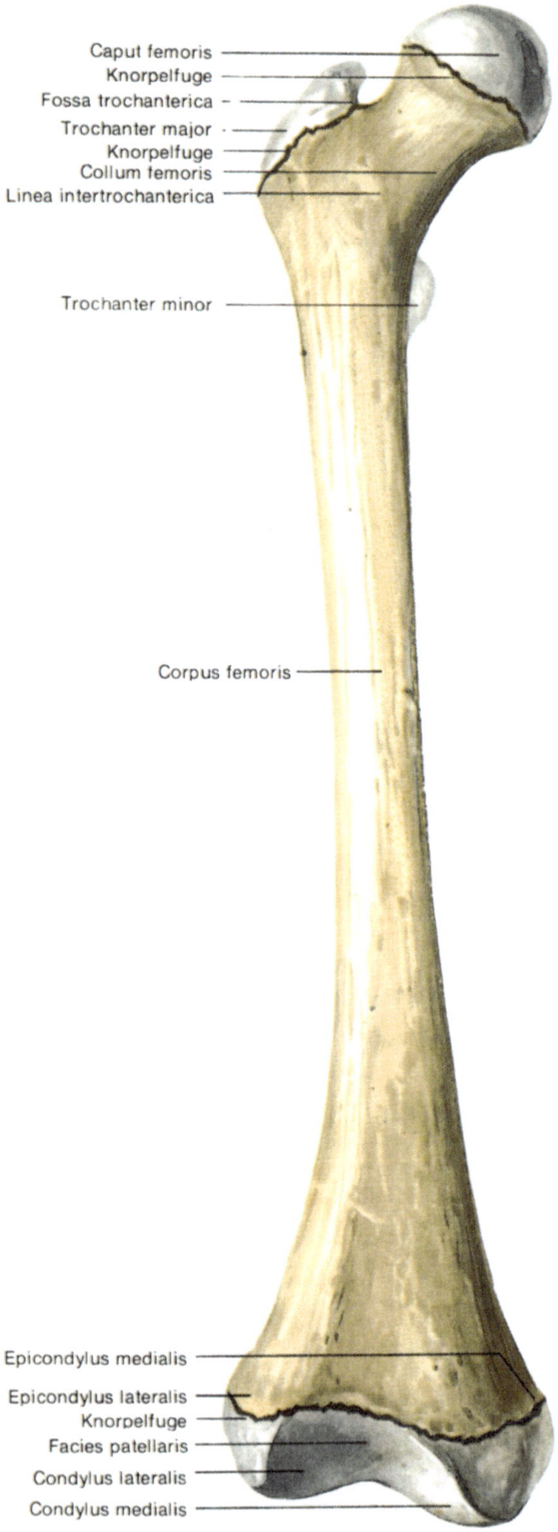

194

Rechtes Oberschenkelbein, Femur
eines 12jährigen Kindes, von vorn, Knorpelfugen

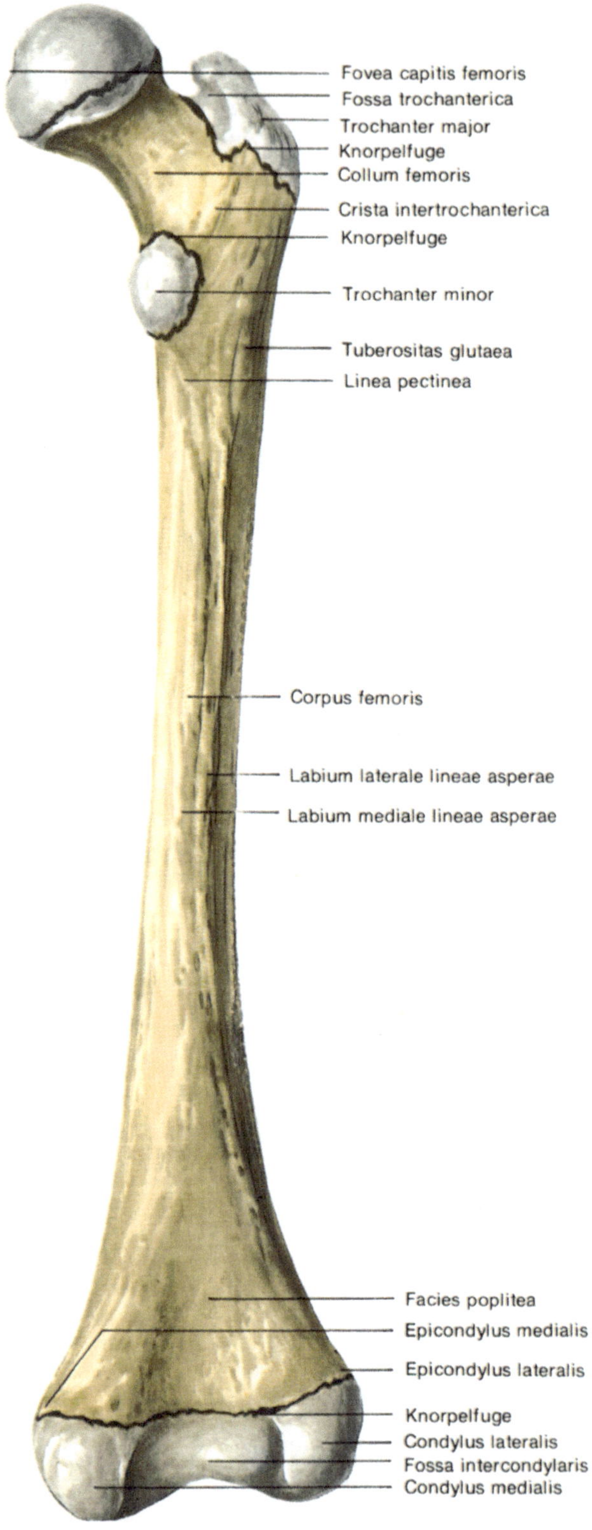

195

Rechtes Oberschenkelbein, Femur
eines 12jährigen Kindes, von hinten, Knorpelfugen

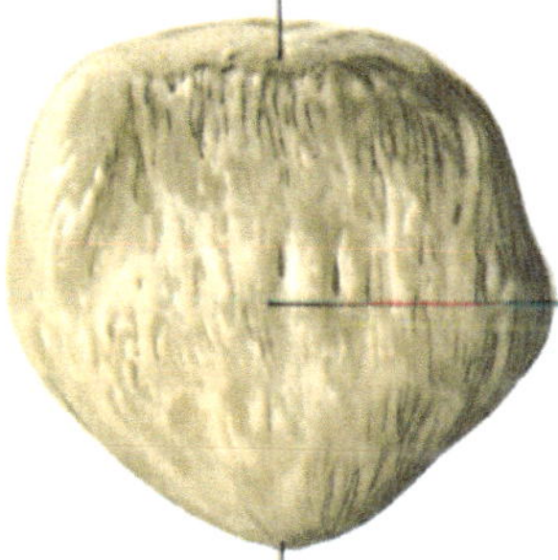

196

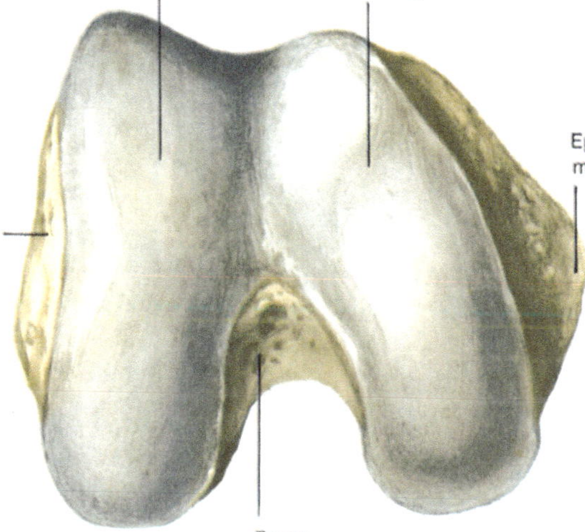

198

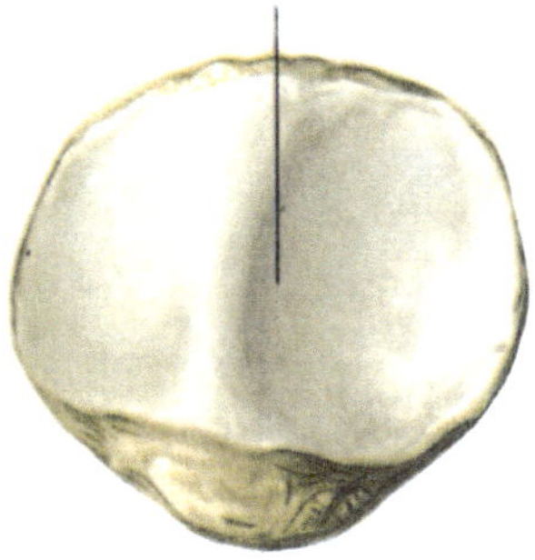

197

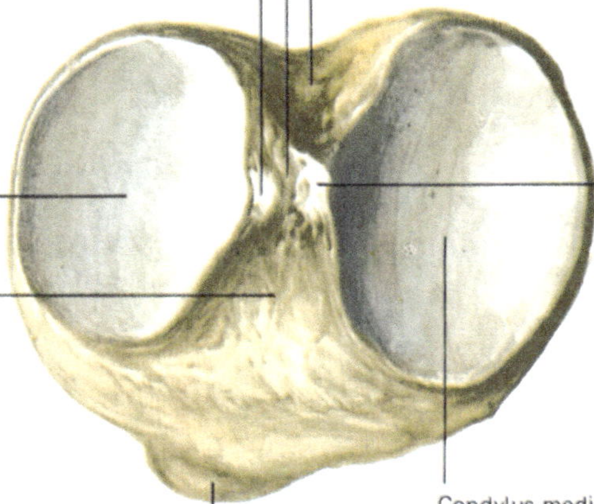

199

196
Rechte Kniescheibe, Patella
von vorn

197
Rechte Kniescheibe, Patella
von hinten

198
Rechtes Oberschenkelbein, Femur
von distal. Untere Gelenkflächen, Condylus medialis und Condylus lateralis

199
Rechtes Schienbein, Tibia
von proximal. Obere Gelenkfläche, Facies articularis superior

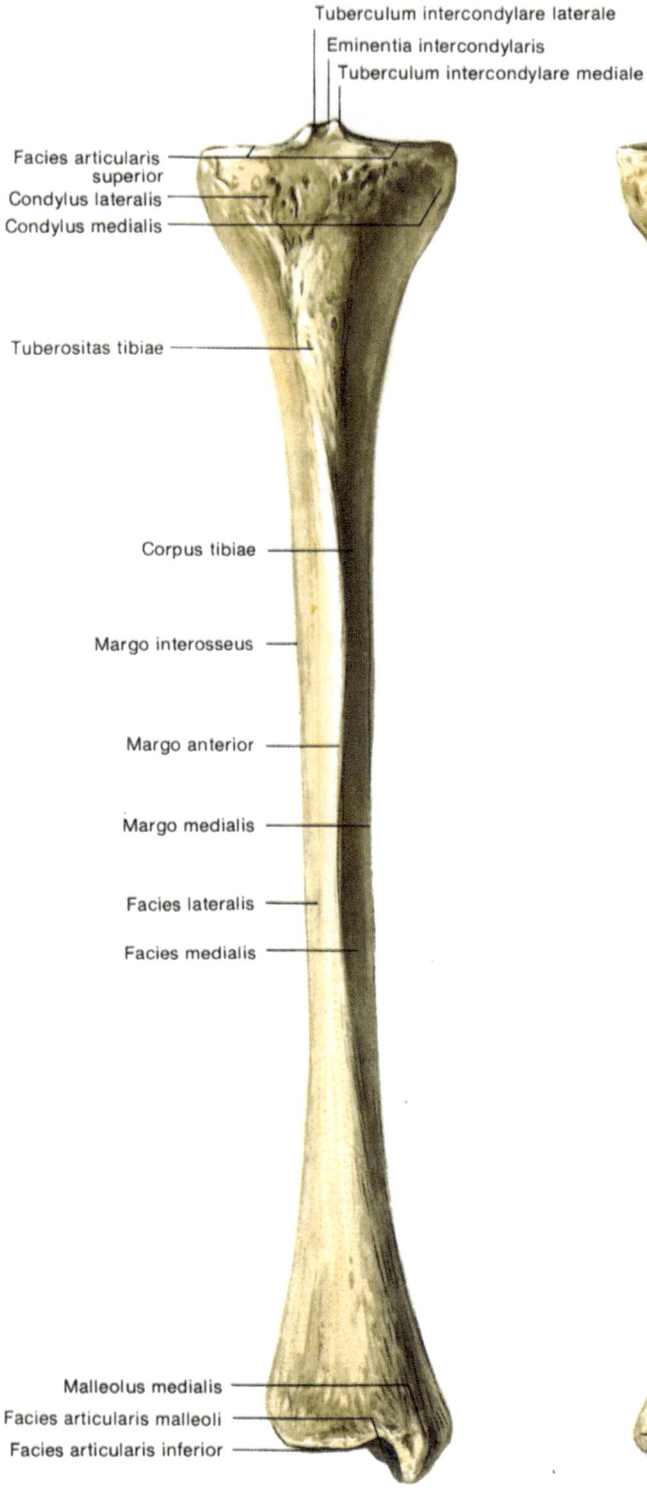

200
Rechtes Schienbein, Tibia
von vorn

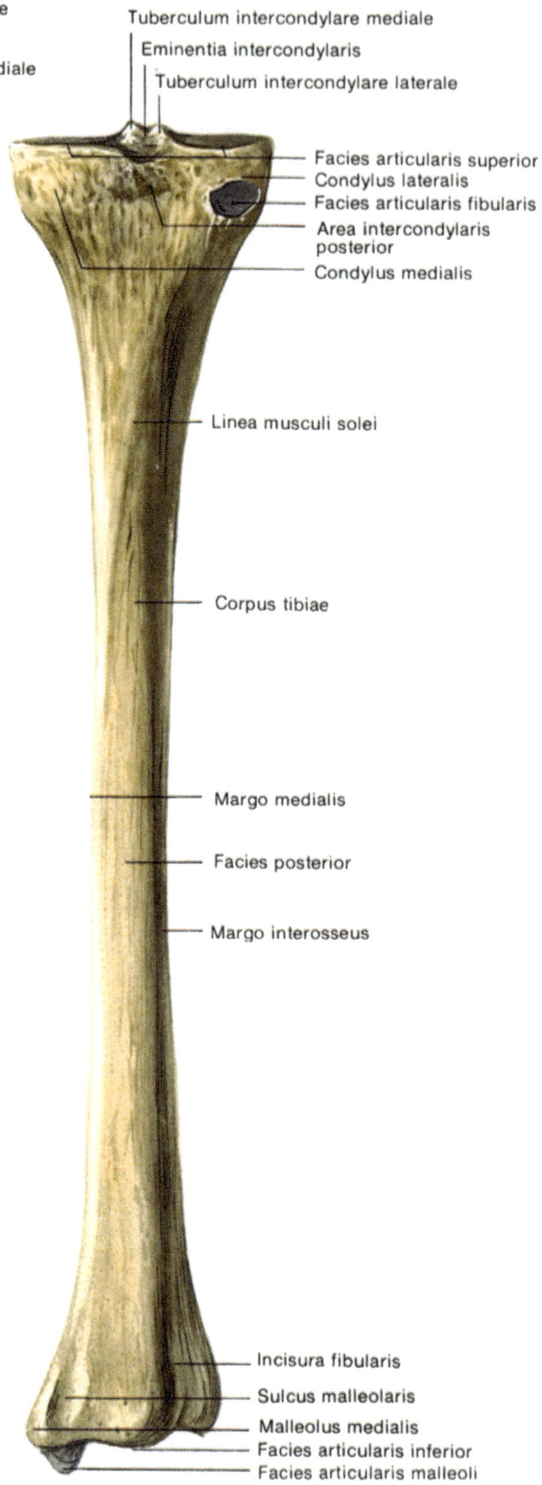

201
Rechtes Schienbein, Tibia
von hinten

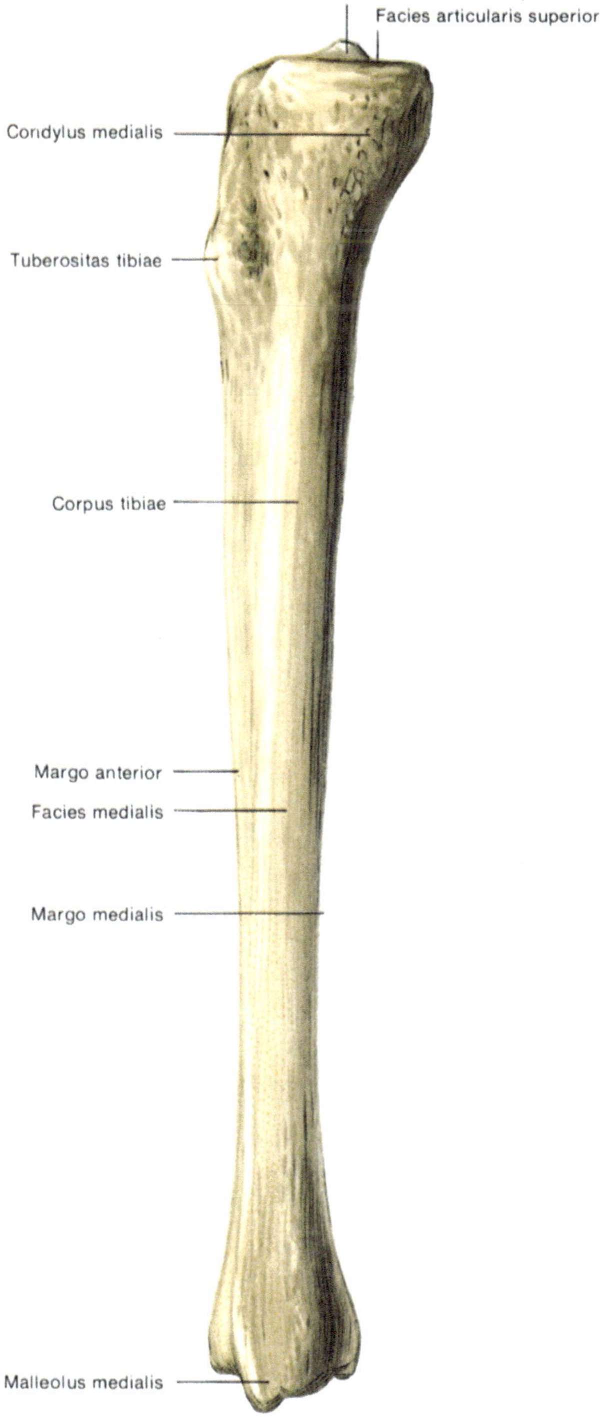

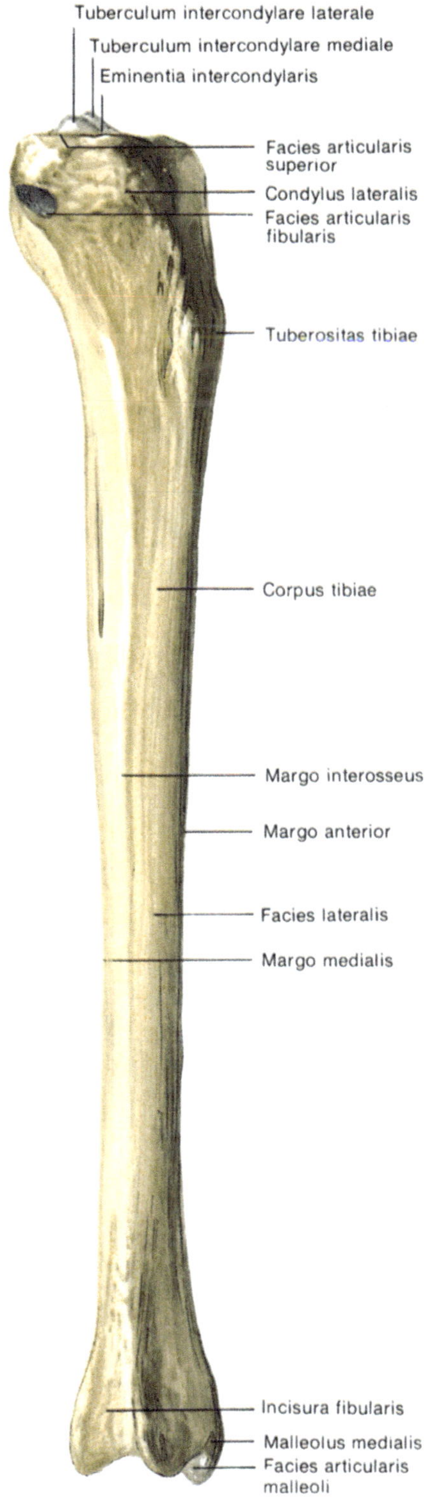

202
Rechtes Schienbein, Tibia
von medial

203
Rechtes Schienbein, Tibia
von lateral

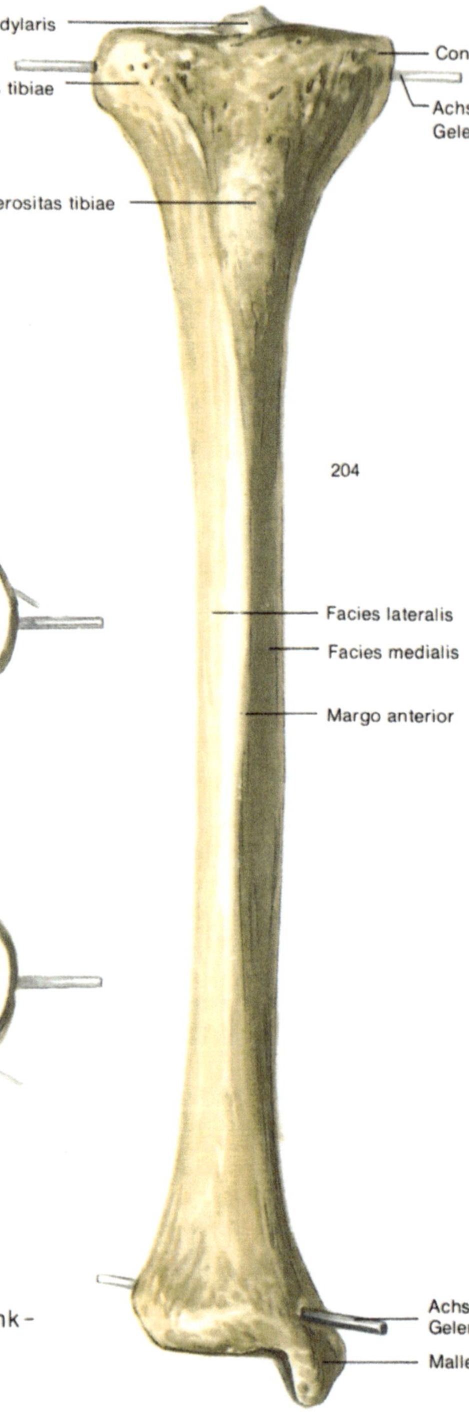

204

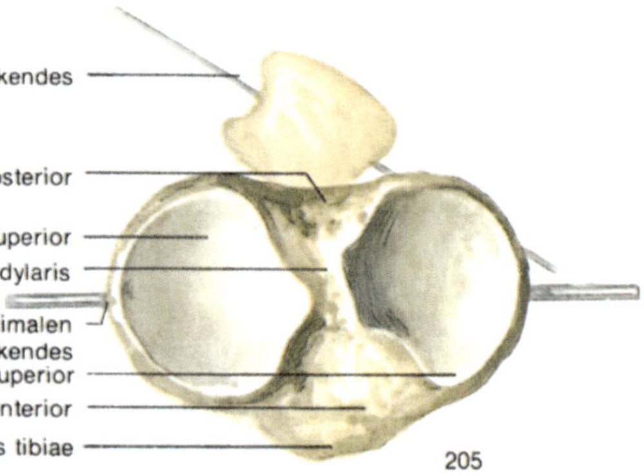

205

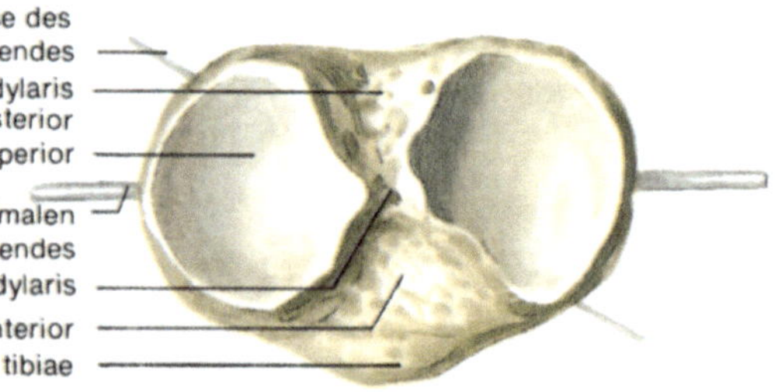

206

204
Rechtes Schienbein, Tibia
von vorn. Zur Darstellung der Torsion der Tibia wurden an dem proximalen und dem distalen Gelenkende Achsen eingetragen

205
Rechtes Schienbein, Tibia
von oben hinten. Zur Darstellung der Torsion der Tibia wurden an dem proximalen und dem distalen Gelenkende Achsen eingetragen

206
Rechtes Schienbein, Tibia
von oben. Zur Darstellung der Torsion der Tibia wurden an dem proximalen und dem distalen Gelenkende Achsen eingetragen

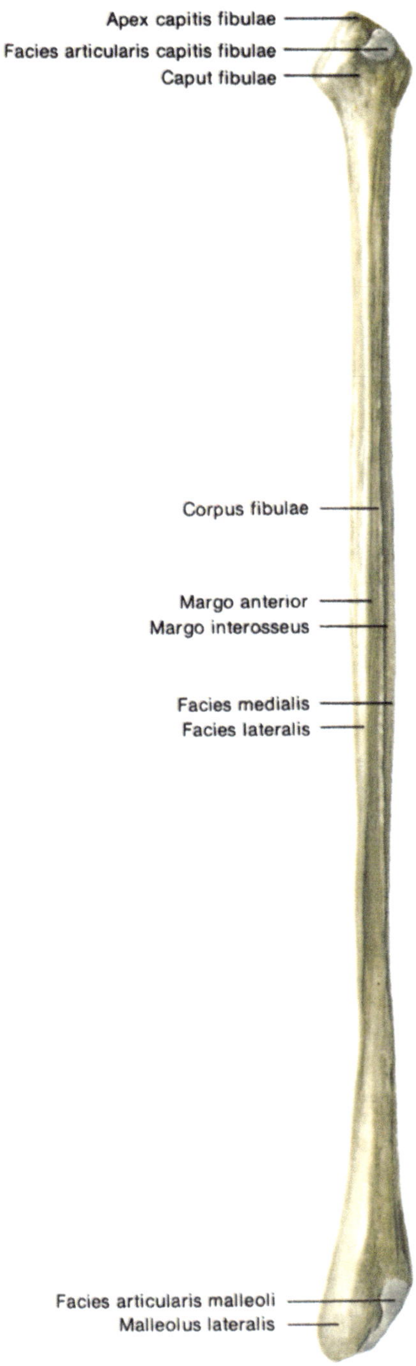

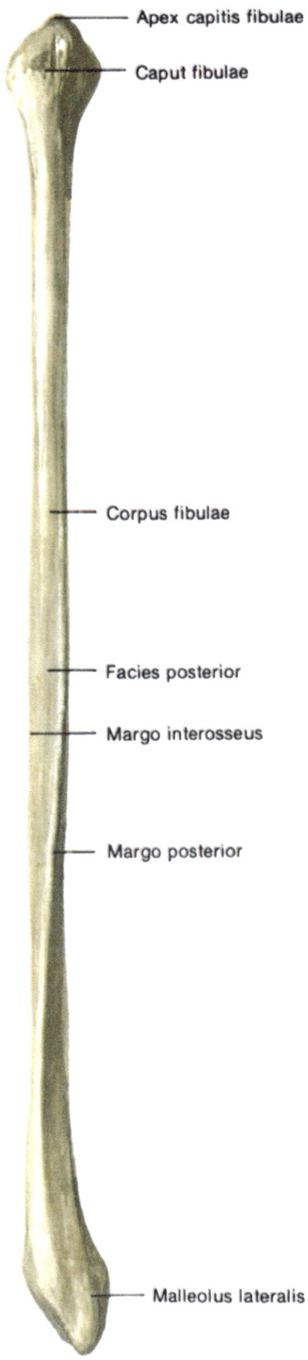

207
Rechtes Wadenbein, Fibula
von vorn

208
Rechtes Wadenbein, Fibula
von hinten

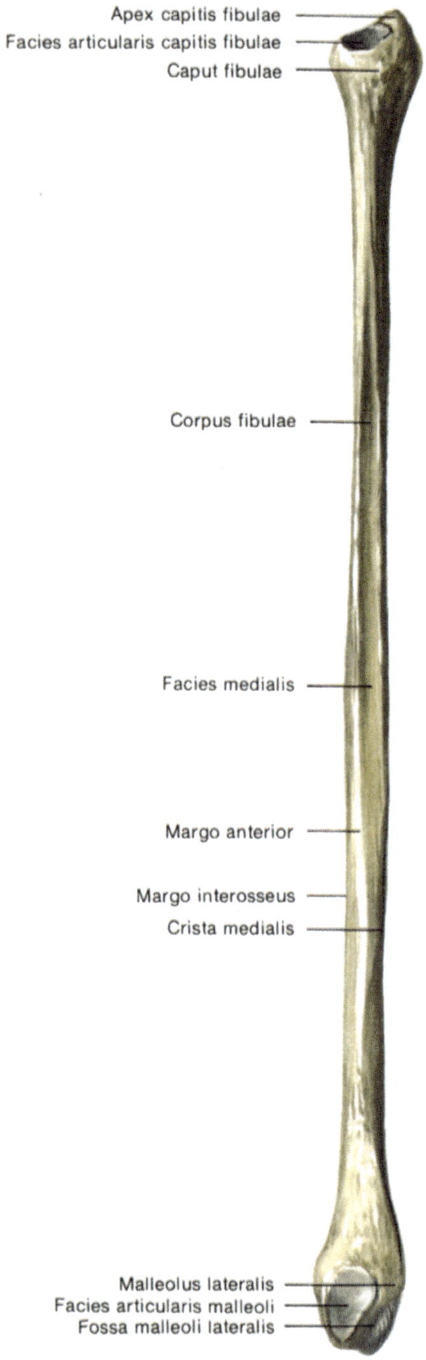

209
Rechtes Wadenbein, Fibula
von medial

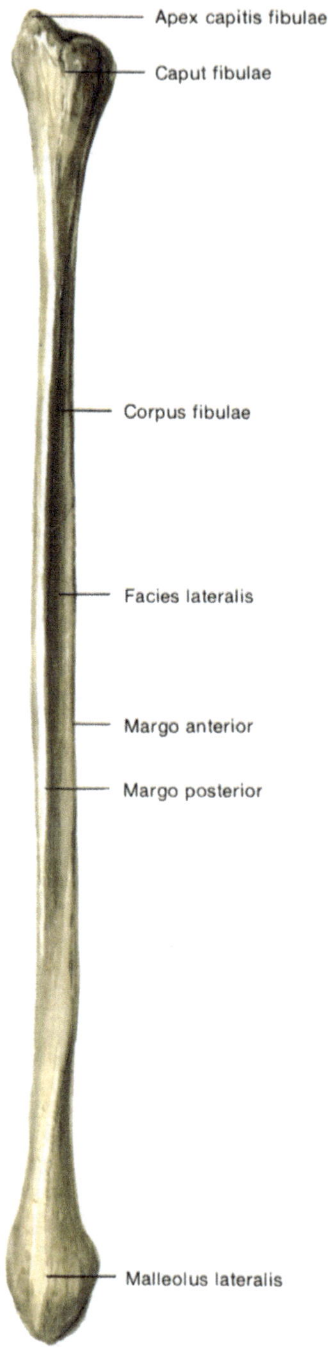

210
Rechtes Wadenbein, Fibula
von lateral

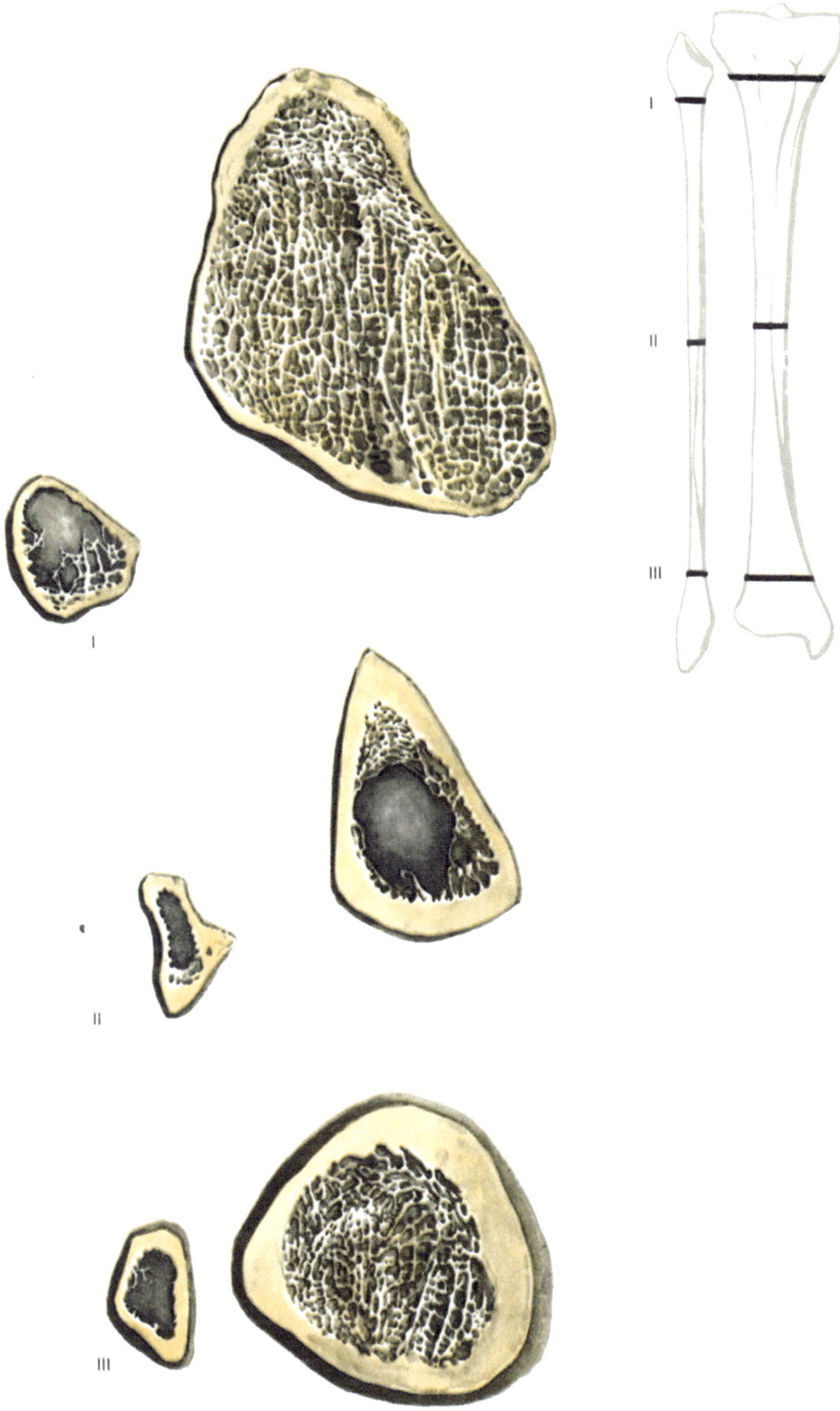

211

Querschnitte durch das rechte Schienbein, Tibia, und das rechte Wadenbein, Fibula

Ansicht von distal. Der obere Teil des jeweiligen Querschnittes entspricht der vorderen Fläche des Knochens. Die Lage der Querschnitte ist auf der nebenstehenden Skizze angegeben

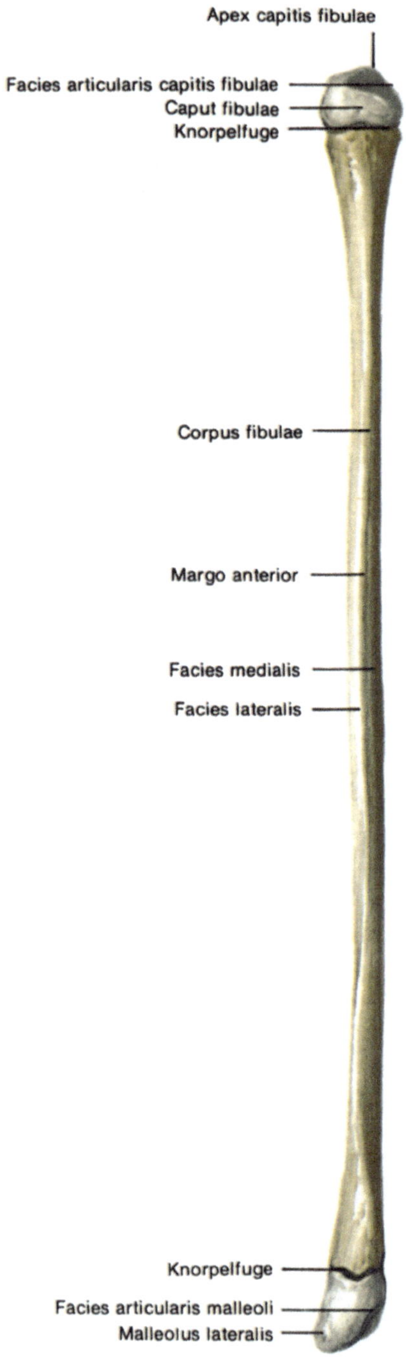

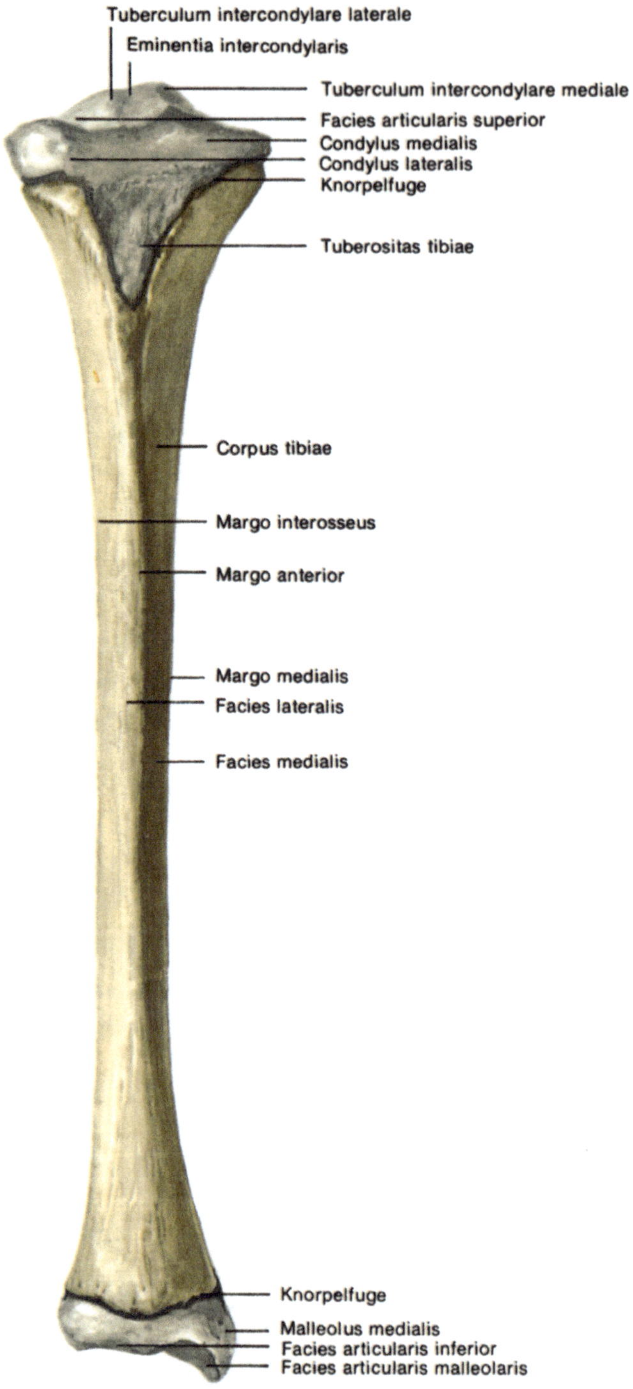

212
Rechtes Wadenbein, Fibula
eines 12jährigen Kindes, von vorn, Knorpelfugen

213
Rechtes Schienbein, Tibia
eines 12jährigen Kindes, von vorn, Knorpelfugen. Tuberositas tibiae noch knorpelig

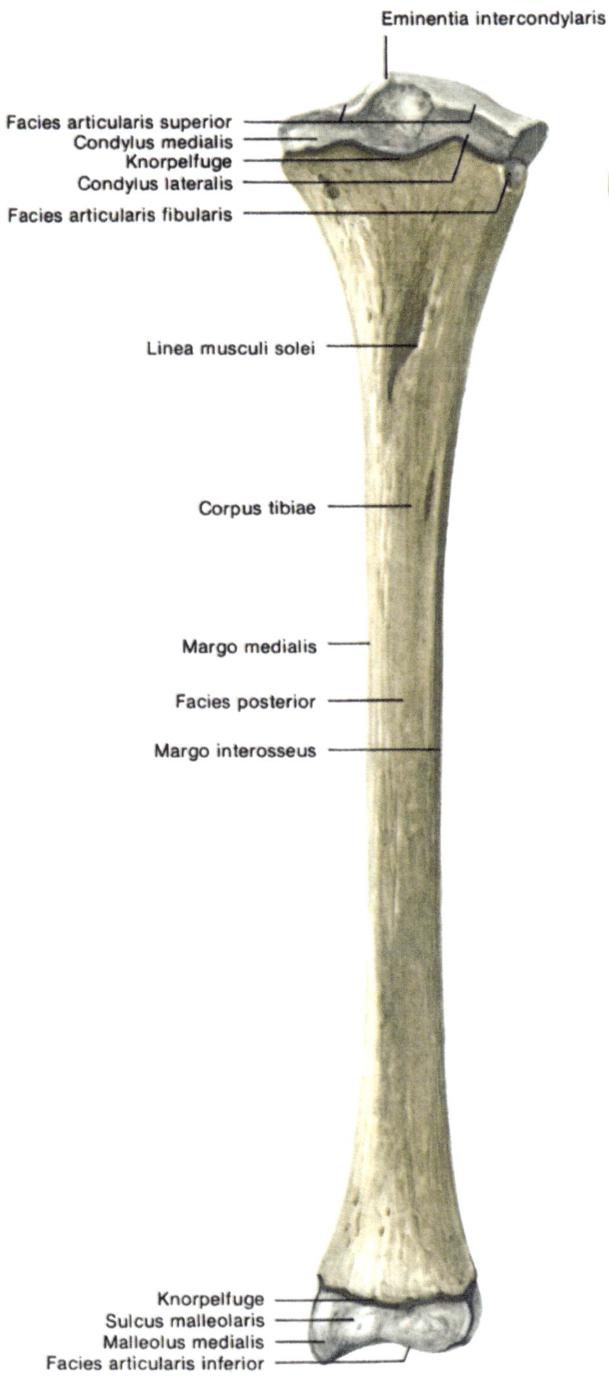

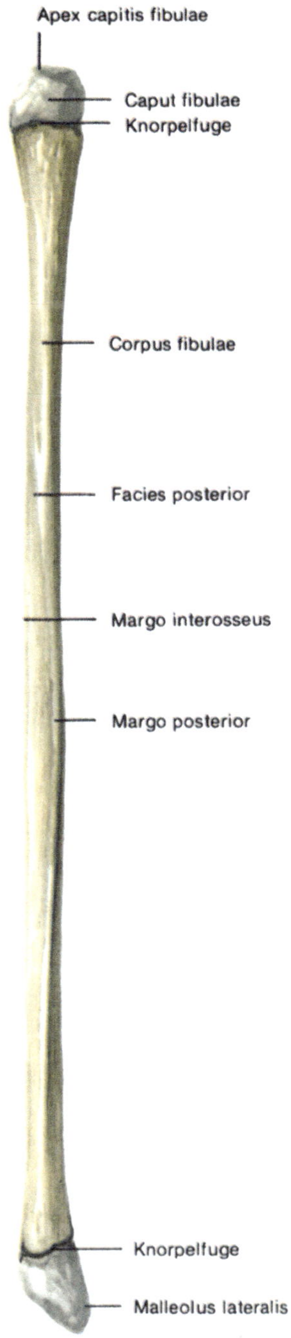

214
Rechtes Schienbein, Tibia
eines 12jährigen Kindes, von hinten, Knorpelfugen

215
Rechtes Wadenbein, Fibula
eines 12jährigen Kindes, von hinten, Knorpelfugen

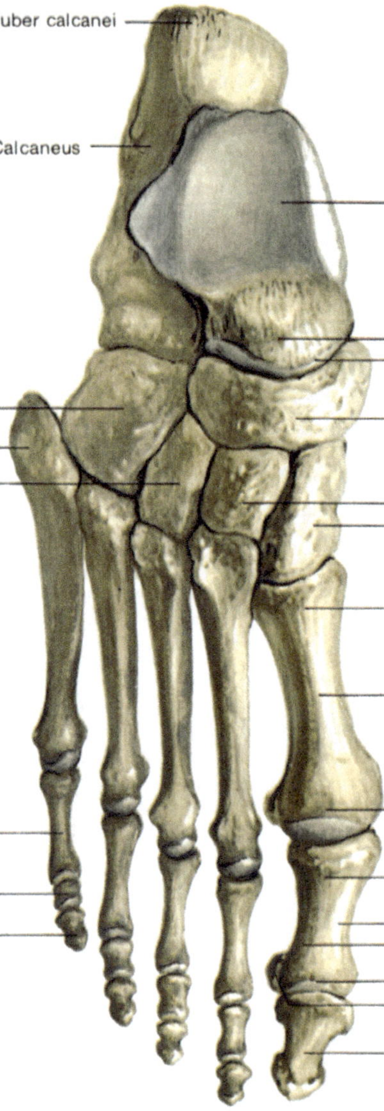

216

Knochen des rechten Fußes

von dorsal. Ossa tarsi (Tarsus – Fußwurzel), Ossa metatarsalia (Metatarsus – Mittelfuß), Ossa digitorum pedis (Zehenknochen)

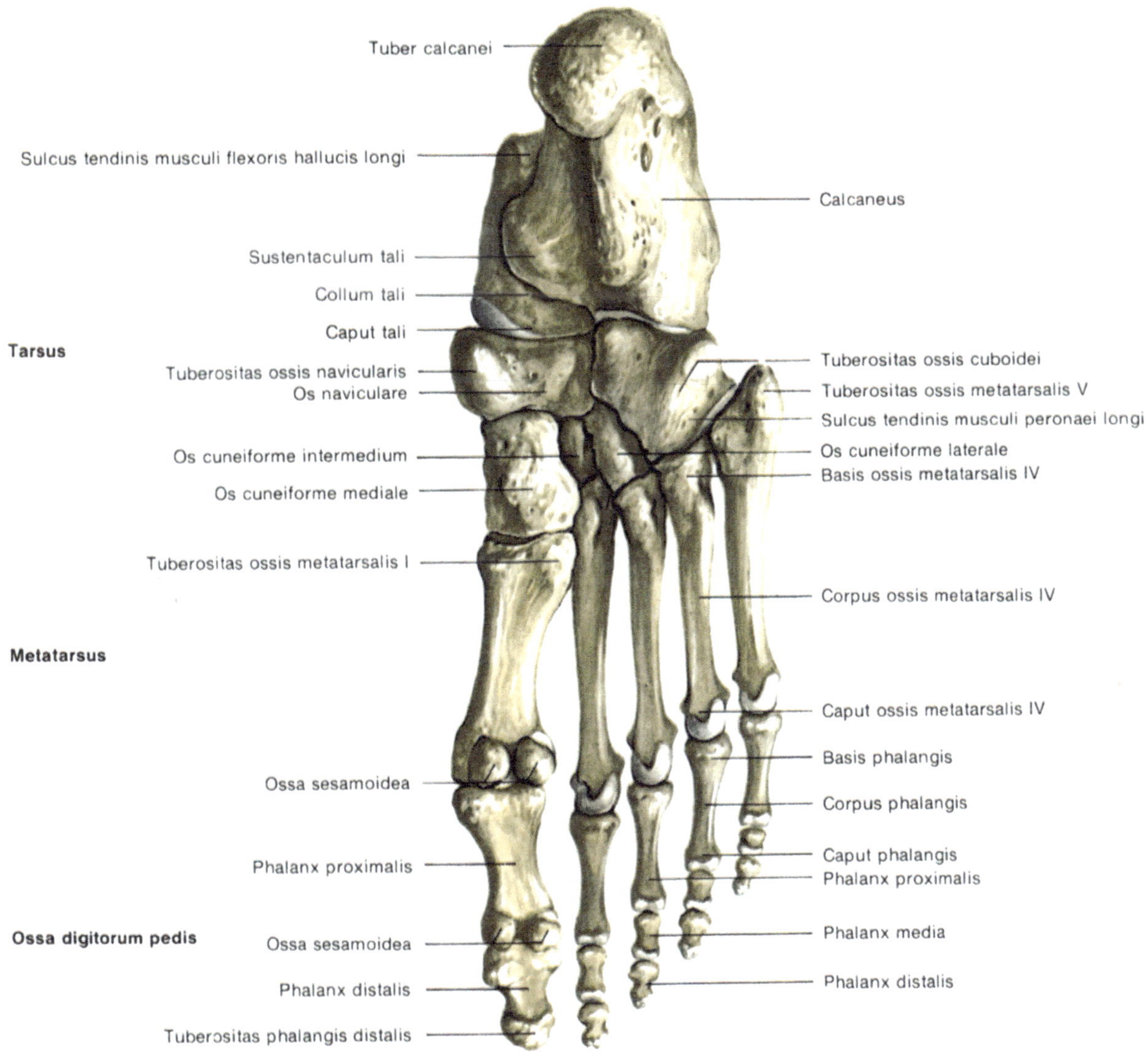

217
Knochen des rechten Fußes
von plantar. Ossa tarsi (Tarsus – Fußwurzel), Ossa metatarsalia (Metatarsus – Mittelfuß), Ossa digitorum pedis (Zehenknochen)

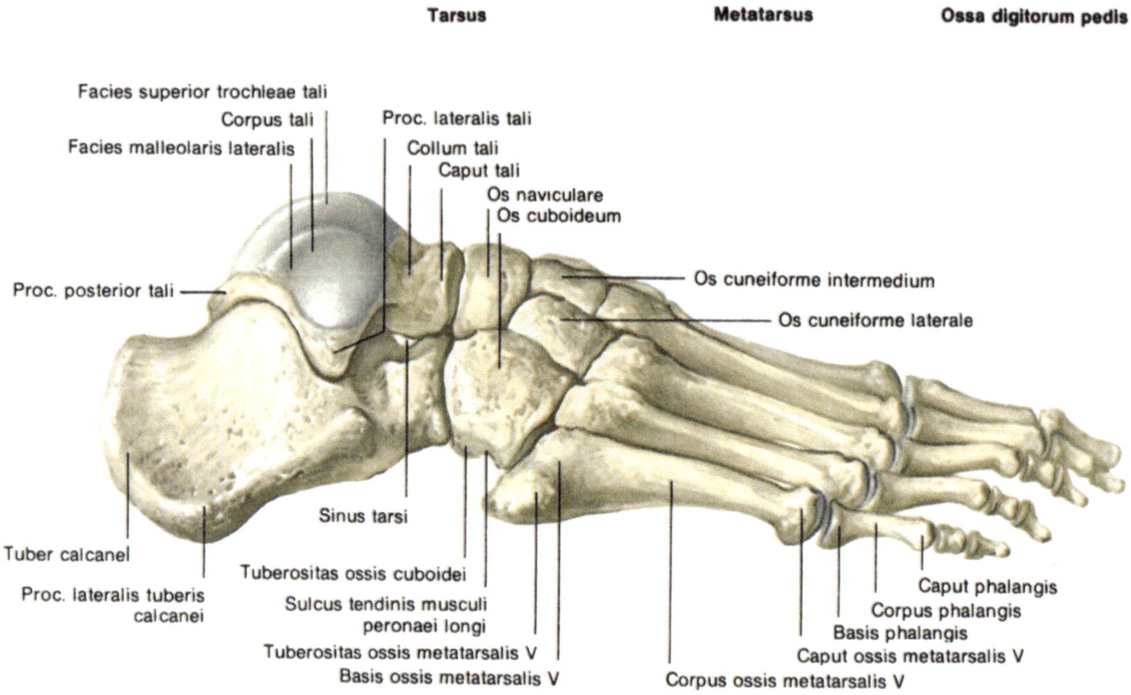

218
Knochen des rechten Fußes
von lateral. Ossa tarsi (Tarsus - Fußwurzel), Ossa metatarsalia (Metatarsus - Mittelfuß), Ossa digitorum pedis (Zehenknochen)

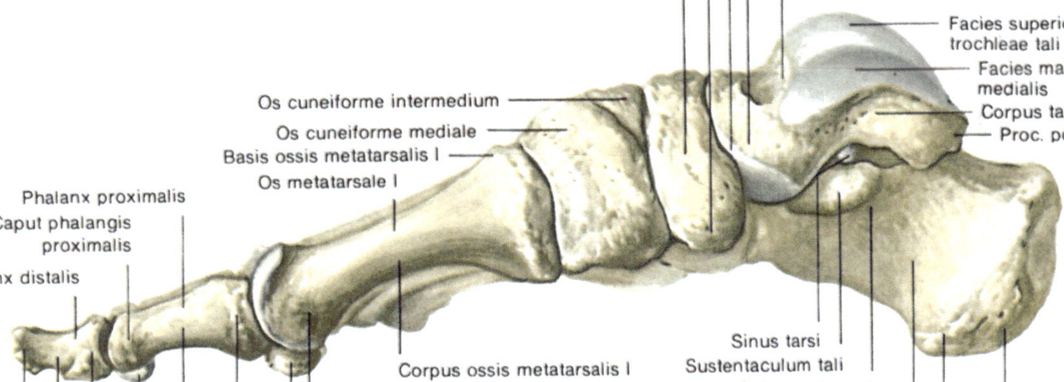

219
Knochen des rechten Fußes
von medial. Ossa Tarsi (Tarsus – Fußwurzel), Ossa metatarsalia (Metatarsus – Mittelfuß), Ossa digitorum pedis (Zehenknochen)

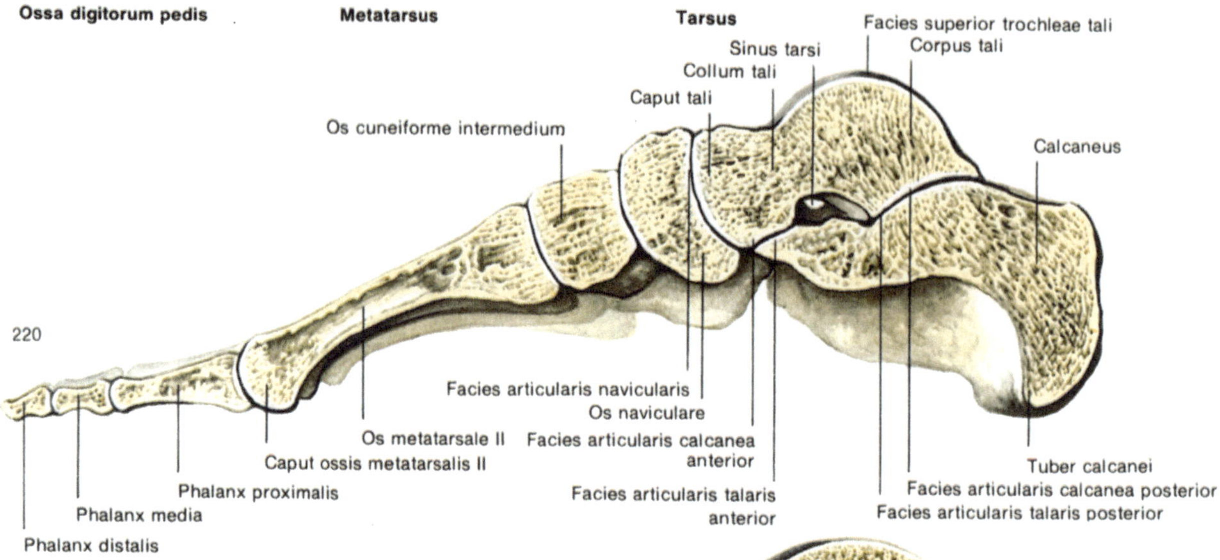

220

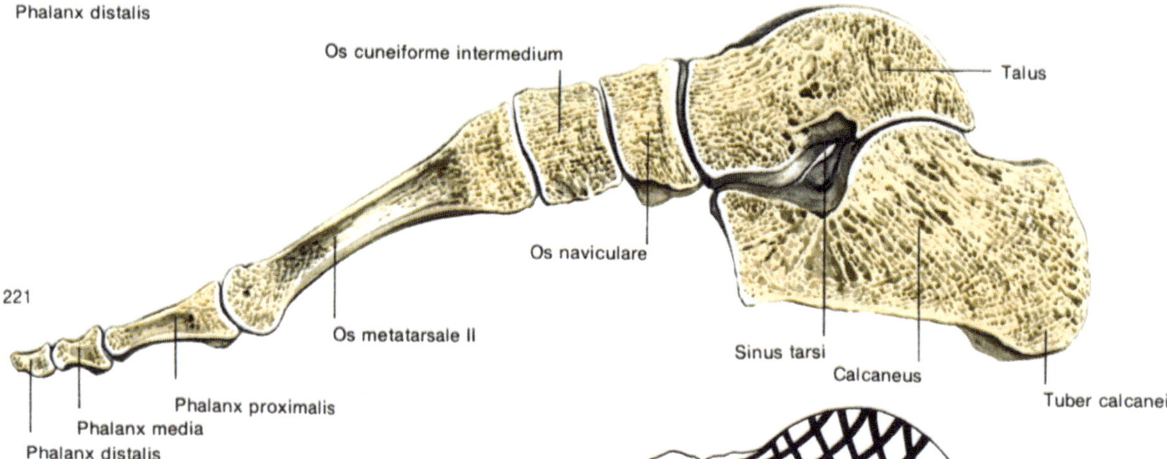

221

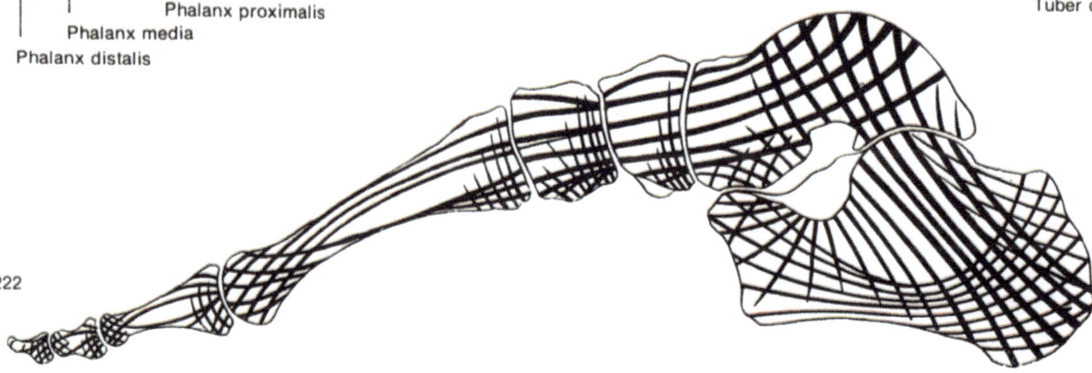

222

220
Rechtes Fußskelett

Längsschnitt durch Fußwurzel und 2. Strahl lateral der Schnittführung von Abb. 221. Darstellung des Längsgewölbes zwischen Tuber calcanei und Caput ossis metatarsalis II, Ansicht von medial

221
Rechtes Fußskelett

Längsschnitt durch Fußwurzel und 2. Strahl. Darstellung des Längsgewölbes zwischen Tuber calcanei und Caput ossis metatarsalis II, Ansicht von medial

222
Längsschnitt durch die Knochen des rechten Fußes im Bereich des 2. Strahls

Schematische Darstellung der Spongiosastruktur

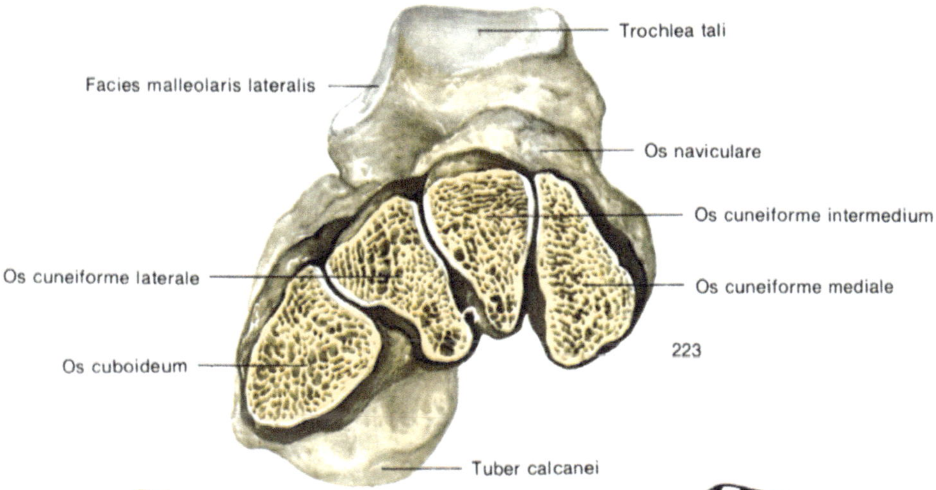

223

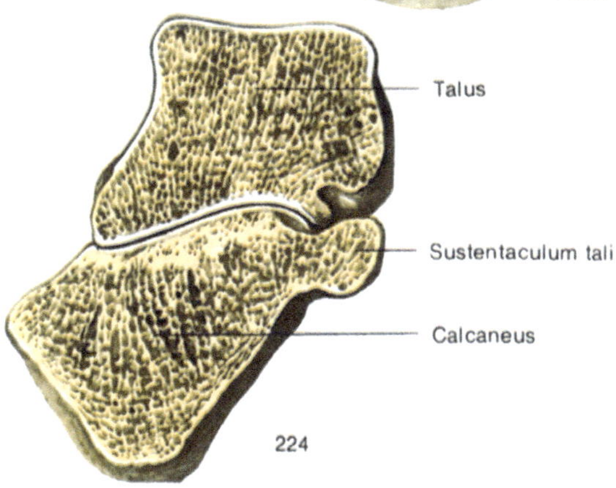

224

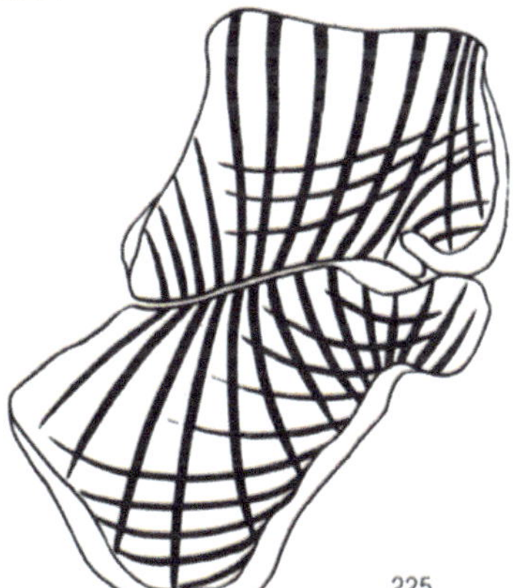

225

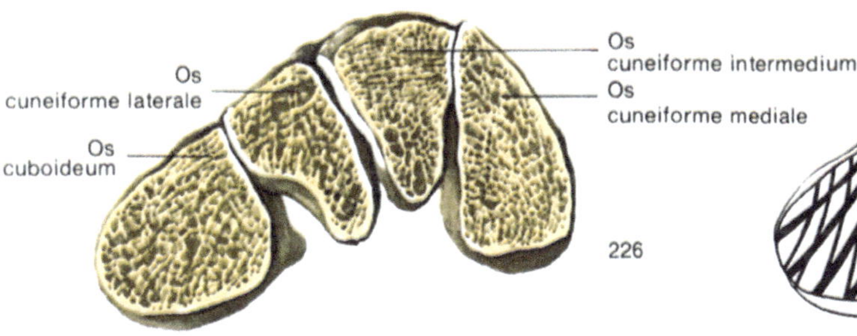

226

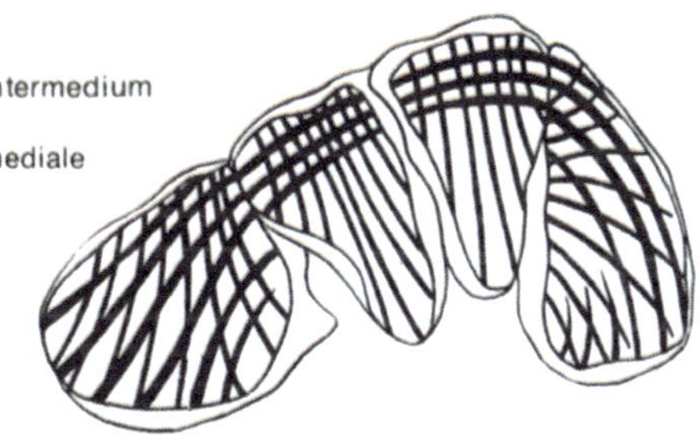

227

223
Rechtes Fußskelett
Querschnitt durch Keilbeine, Ossa cuneiformia, Würfelbein, Os cuboideum
Darstellung des Quergewölbes, Ansicht von distal

224
Querschnitt durch das rechte Sprungbein, Talus, und das rechte Fersenbein, Calcaneus
Ansicht von distal

225
Querschnitt durch das rechte Sprungbein, Talus, und das rechte Fersenbein, Calcaneus
Schematische Darstellung der Spongiosastruktur

226
Querschnitt durch die rechten Keilbeine, Ossa cuneiformia, und das rechte Würfelbein, Os cuboideum
Ansicht von distal

227
Querschnitt durch die rechten Keilbeine, Ossa cuneiformia, und des rechten Würfelbeins, Os cuboideum
Schematische Darstellung der Spongiosastruktur

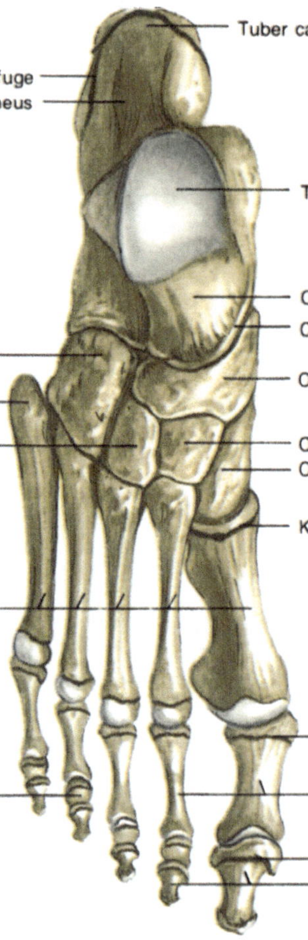

228
Knochen des rechten Fußes
eines 12jährigen Kindes, von dorsal. Knorpelfugen an Phalangen und Os metarsale I proximal, an Ossa metatarsalia II–V distal

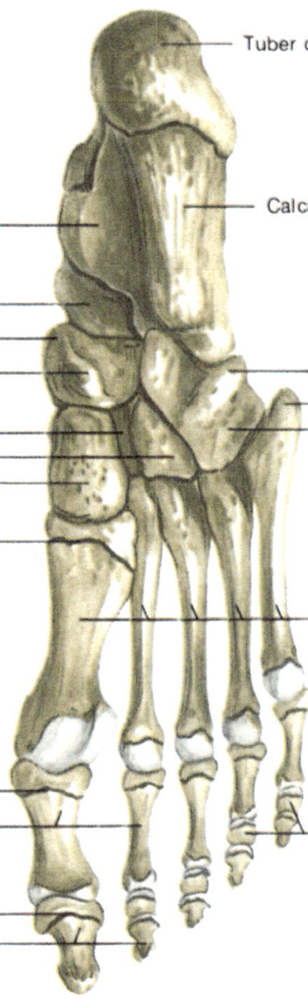

229
Knochen des rechten Fußes
eines 12jährigen Kindes, von plantar. Knorpelfugen an Phalangen und Os metatarsale I proximal, an den Ossa metatarsalia II–V distal

230

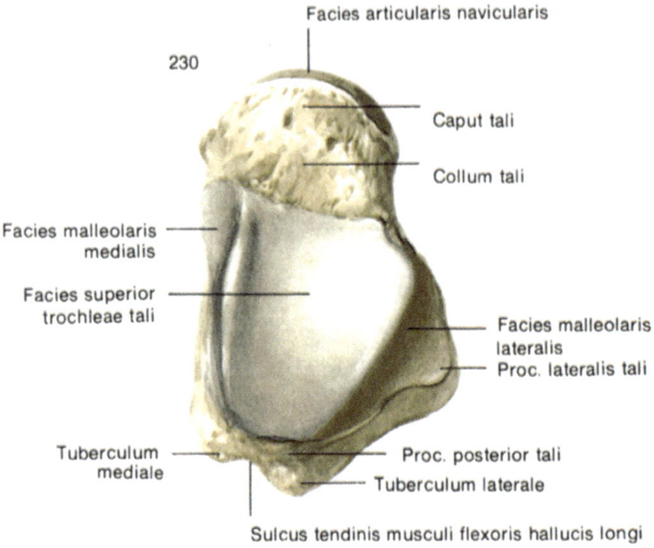

231

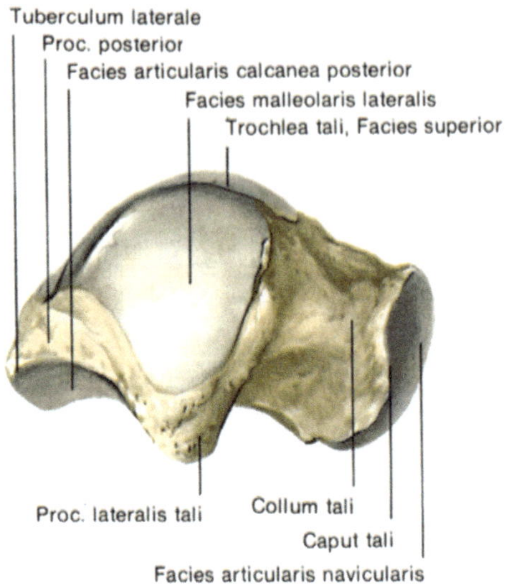

232

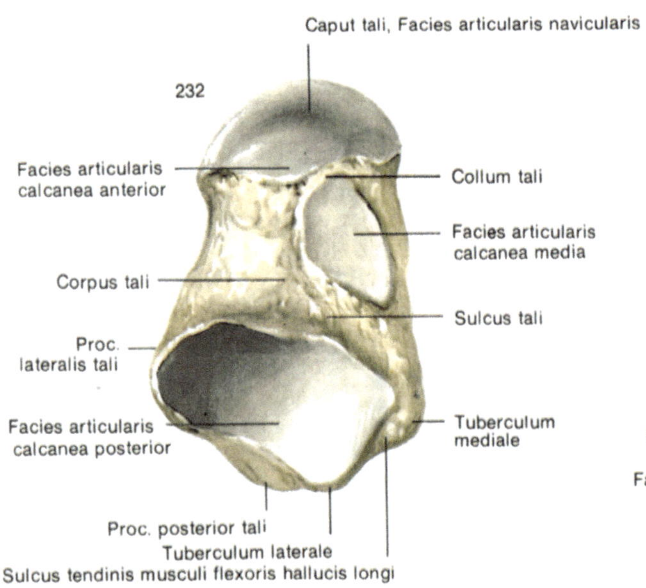

233

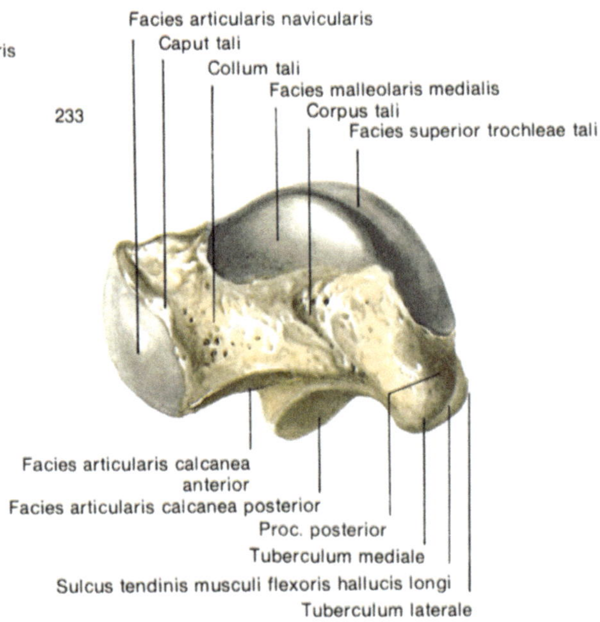

230
Rechtes Sprungbein, Talus
von oben

231
Rechtes Sprungbein, Talus
von lateral

232
Rechtes Sprungbein, Talus
von plantar

233
Rechtes Sprungbein, Talus
von medial

234

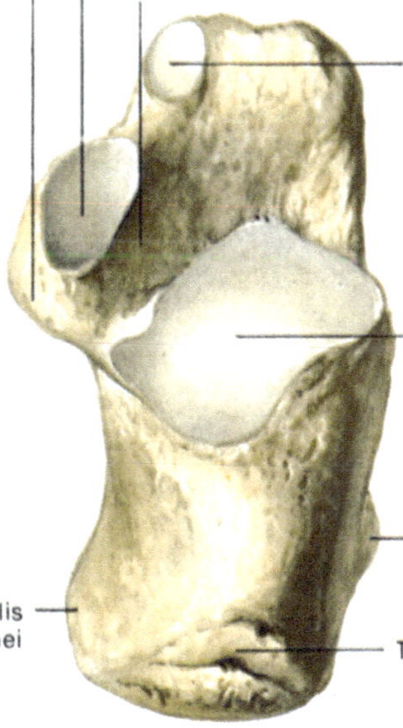

235

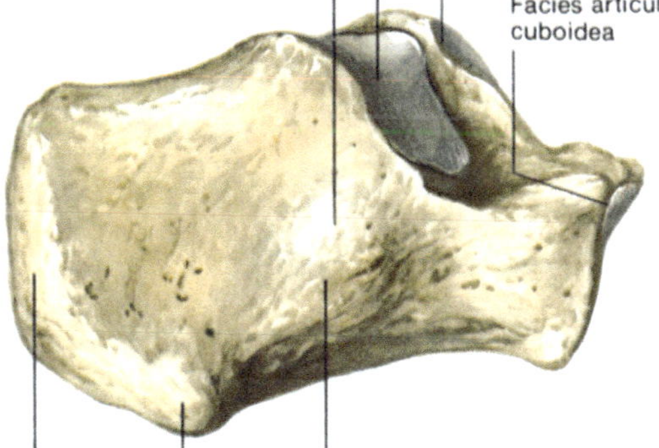

236

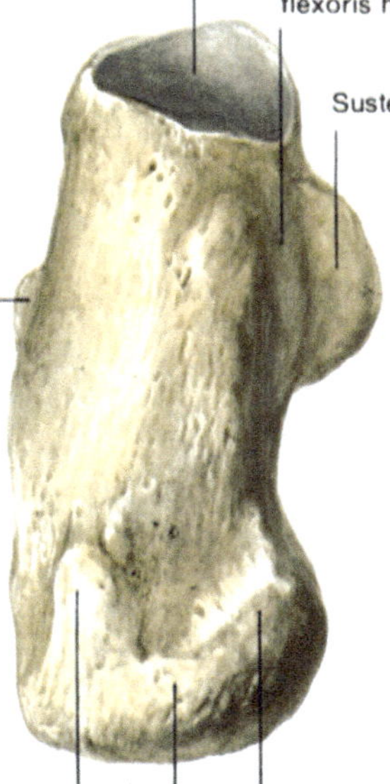

237

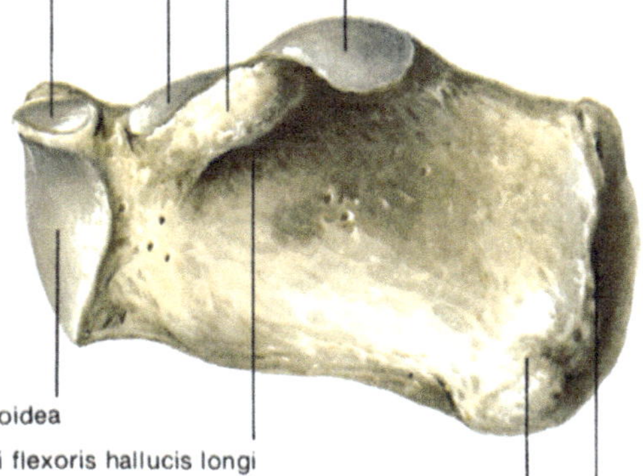

234
Rechtes Fersenbein, Calcaneus
von oben

235
Rechtes Fersenbein, Calcaneus
von lateral

236
Rechtes Fersenbein, Calcaneus
von plantar

237
Rechtes Fersenbein, Calcaneus
von medial

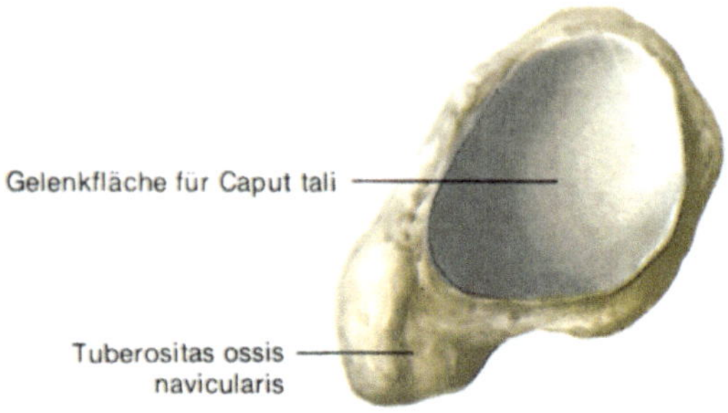

238

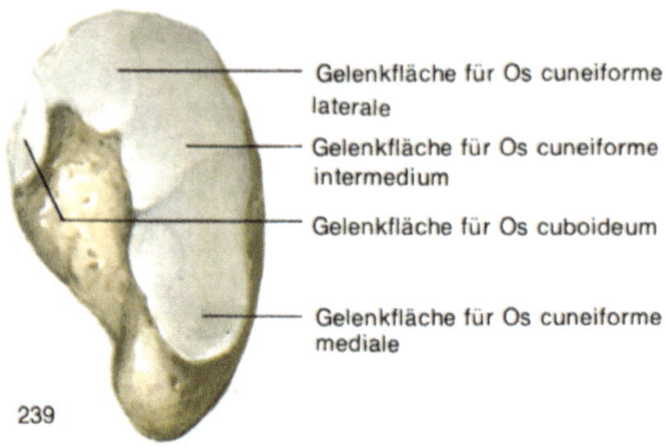

239

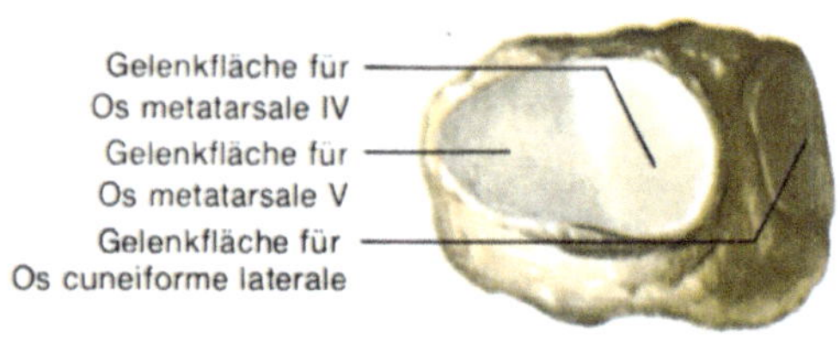

240

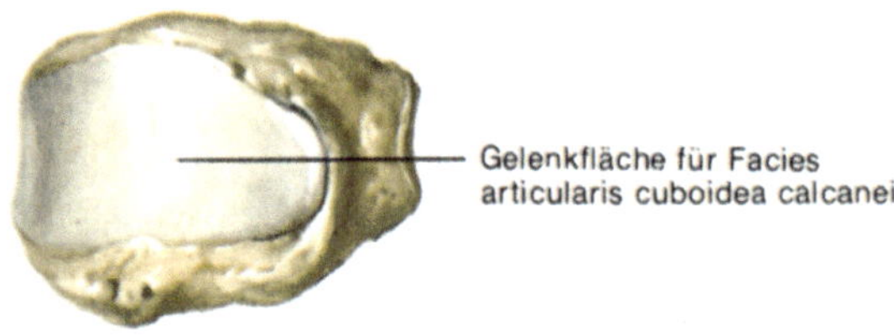

241

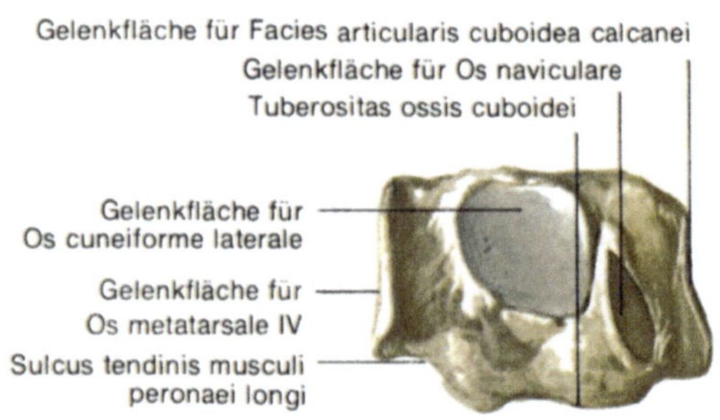

242

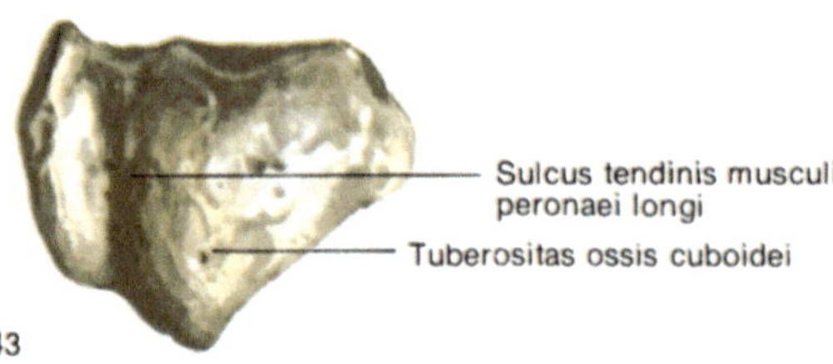

243

238
Rechtes Kahnbein, Os naviculare
von proximal

240
Rechtes Würfelbein, Os cuboideum
von distal

242
Rechtes Würfelbein, Os cuboideum
von medial

239
Rechtes Kahnbein, Os naviculare
von distal

241
Rechtes Würfelbein, Os cuboideum
von proximal

243
Rechtes Würfelbein, Os cuboideum
von plantar

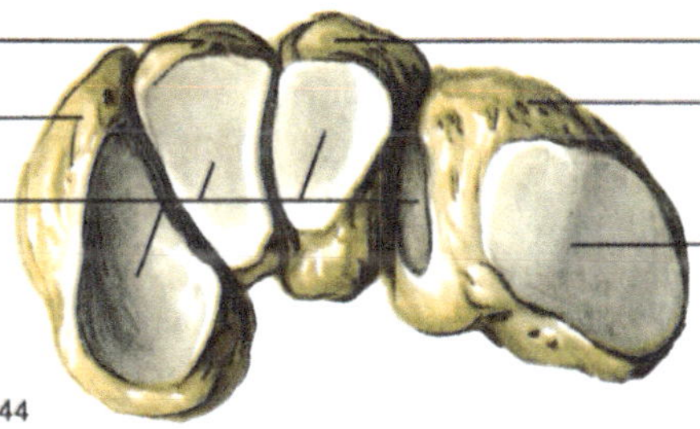

244

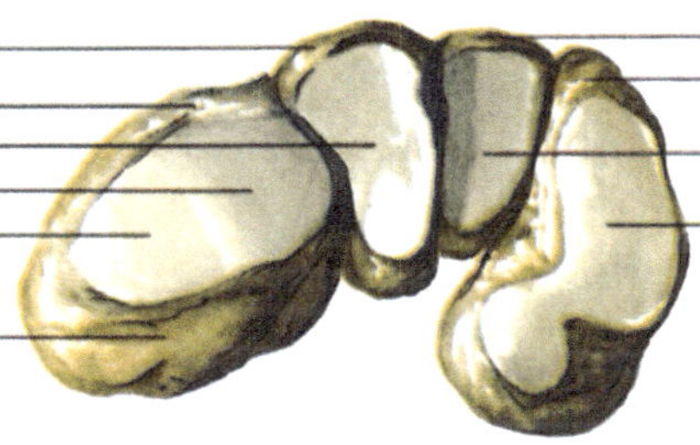

245

244
Rechte Keilbeine, Ossa cuneiformia
von proximal. Darstellung der Gelenkflächen für das Os naviculare
Rechtes Würfelbein, Os cuboideum
von proximal, mit Gelenkflächen für Calcaneus und Os naviculare

245
Rechte Keilbeine, Ossa cuneiformia, und rechtes Würfelbein, Os cuboideum
von distal. Darstellung der Gelenkflächen für die Ossa metatarsalia

BEIN

Gelenke

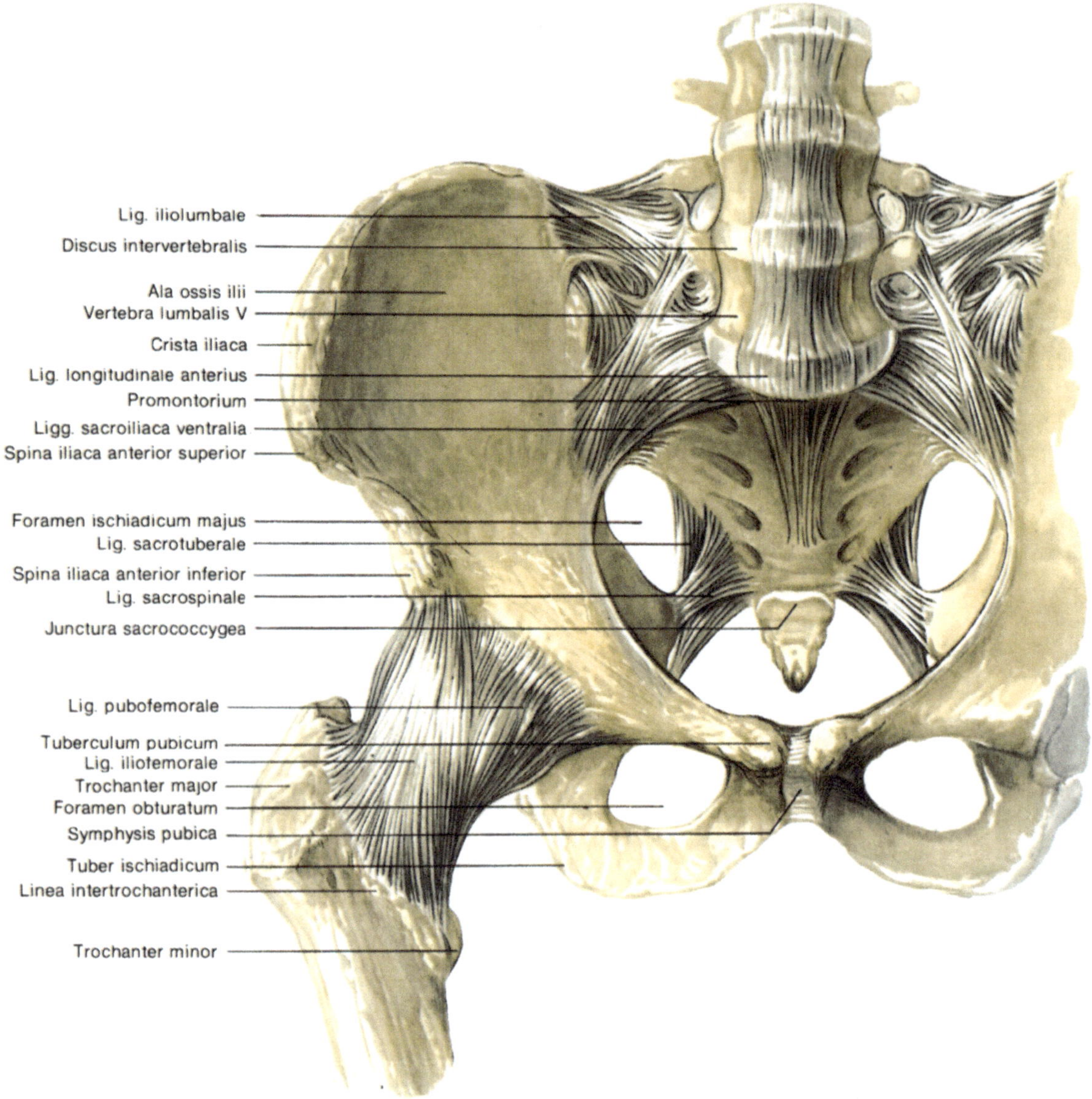

246
Knochenverbindungen des Beckens
von ventral. Kreuzbein-Darmbeingelenk, Articulatio sacroiliaca, Schambeinfuge, Symphysis pubica. Hüftgelenk, Articulatio coxae; Junctura sacrococcygea

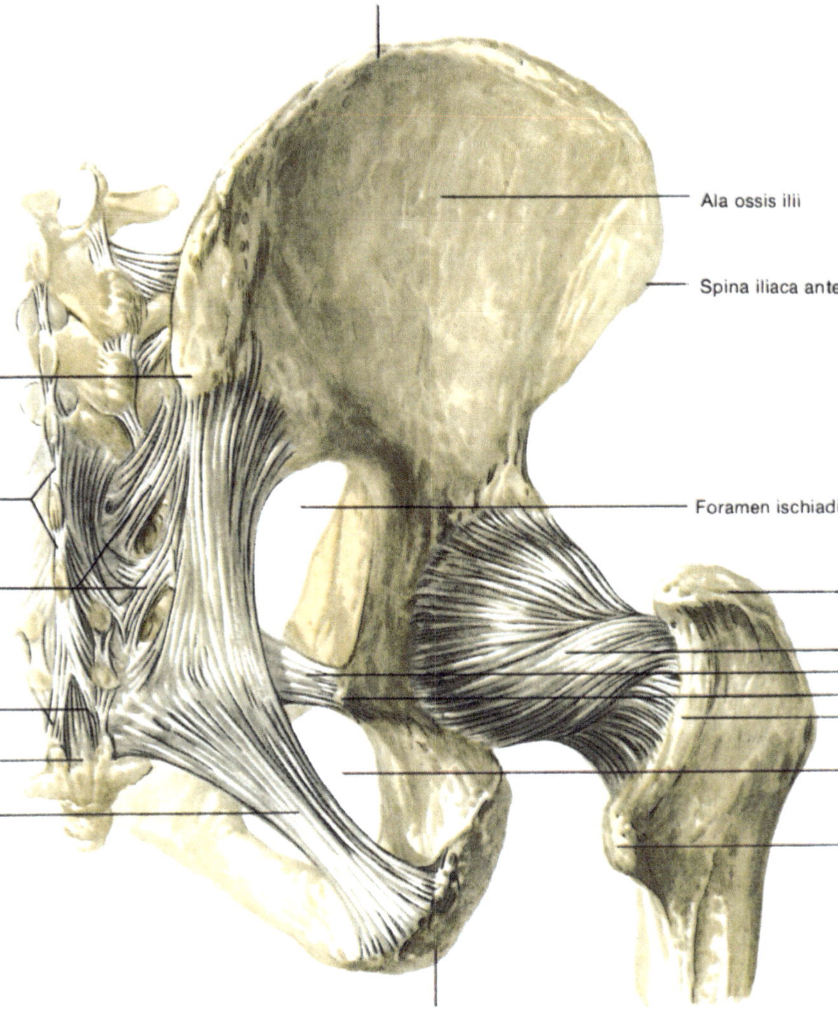

247

Rechtes Kreuzbein-Darmbeingelenk, Articulatio sacroiliaca, und Hüftgelenk, Articulatio coxae
von dorsal. Foramen ischiadicum majus, Foramen ischiadicum minus, Junctura sacrococcygea

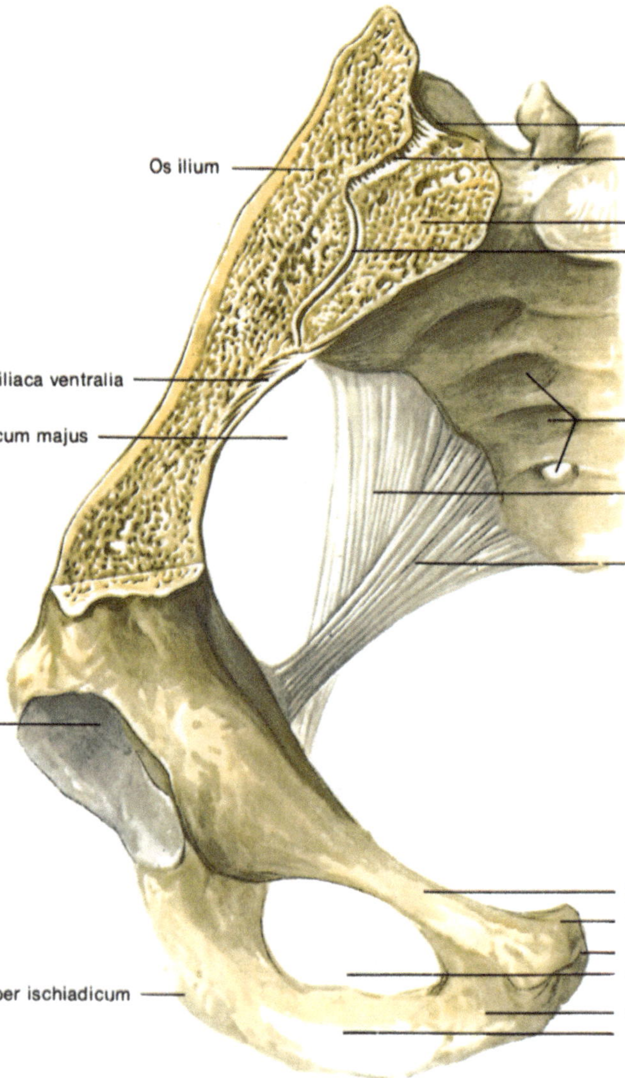

248

Rechtes Darmbein-Kreuzbeingelenk, Articulatio sacroiliaca

horizontal durchsägt, Ansicht von oben. Lig. sacrotuberale, Lig. sacrospinale

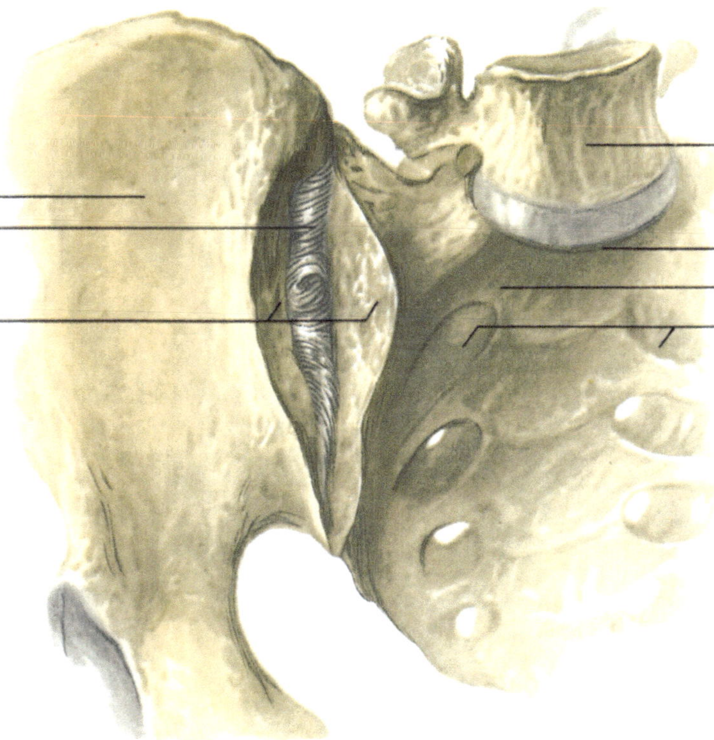

249
Rechtes Kreuzbein-Darmbeingelenk, Articulatio sacroiliaca
von ventral. Vordere Bänder abgetragen, Gelenk aufgeklappt.

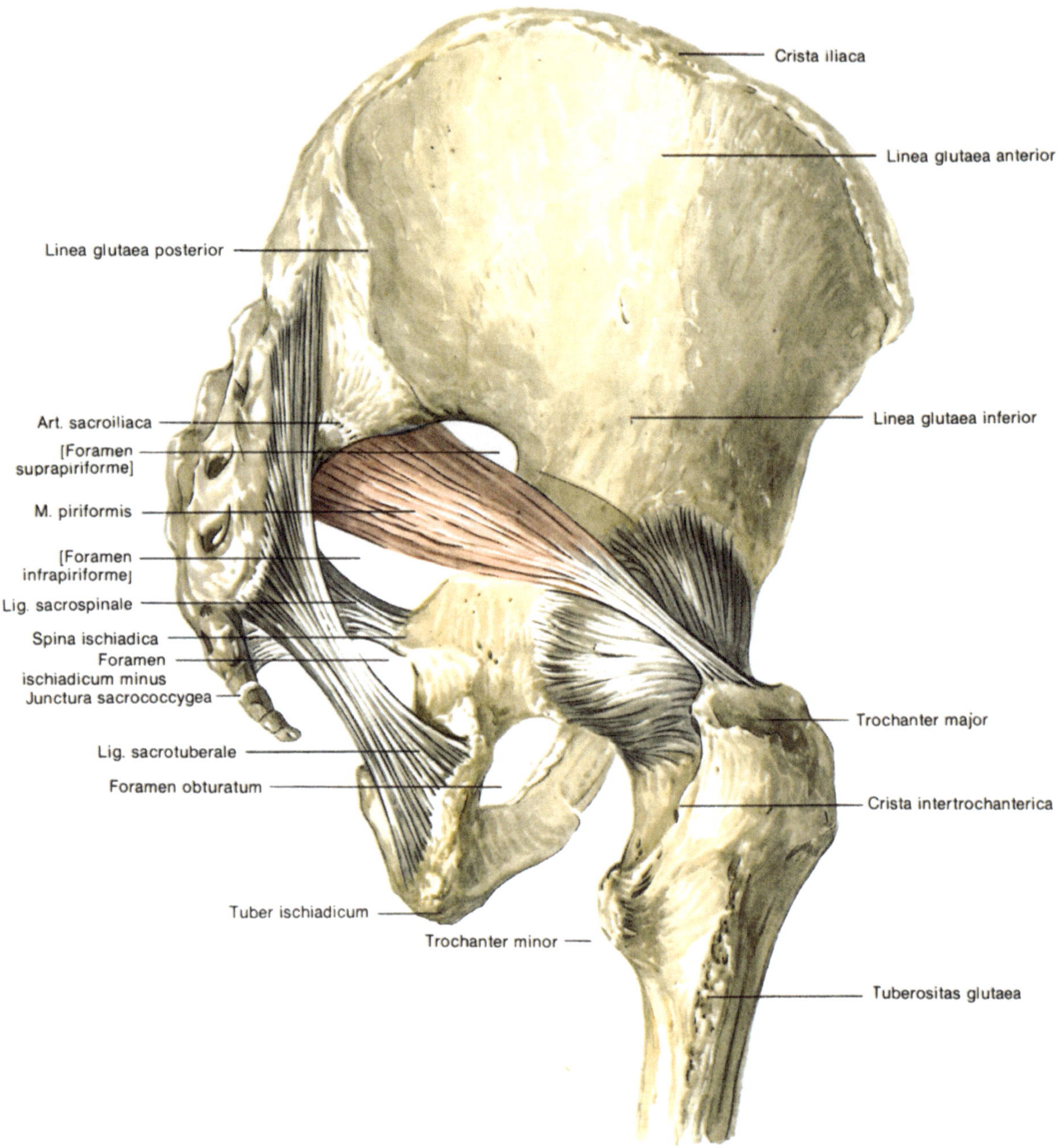

250

Bänder des Beckens und rechtes Hüftgelenk, Articulatio coxae

von dorsal lateral. Unterteilung des Foramen ischiadicum majus durch den M. piriformis in »Foramen suprapiriforme« und »Foramen infrapiriforme«, Foramen ischiadicum minus

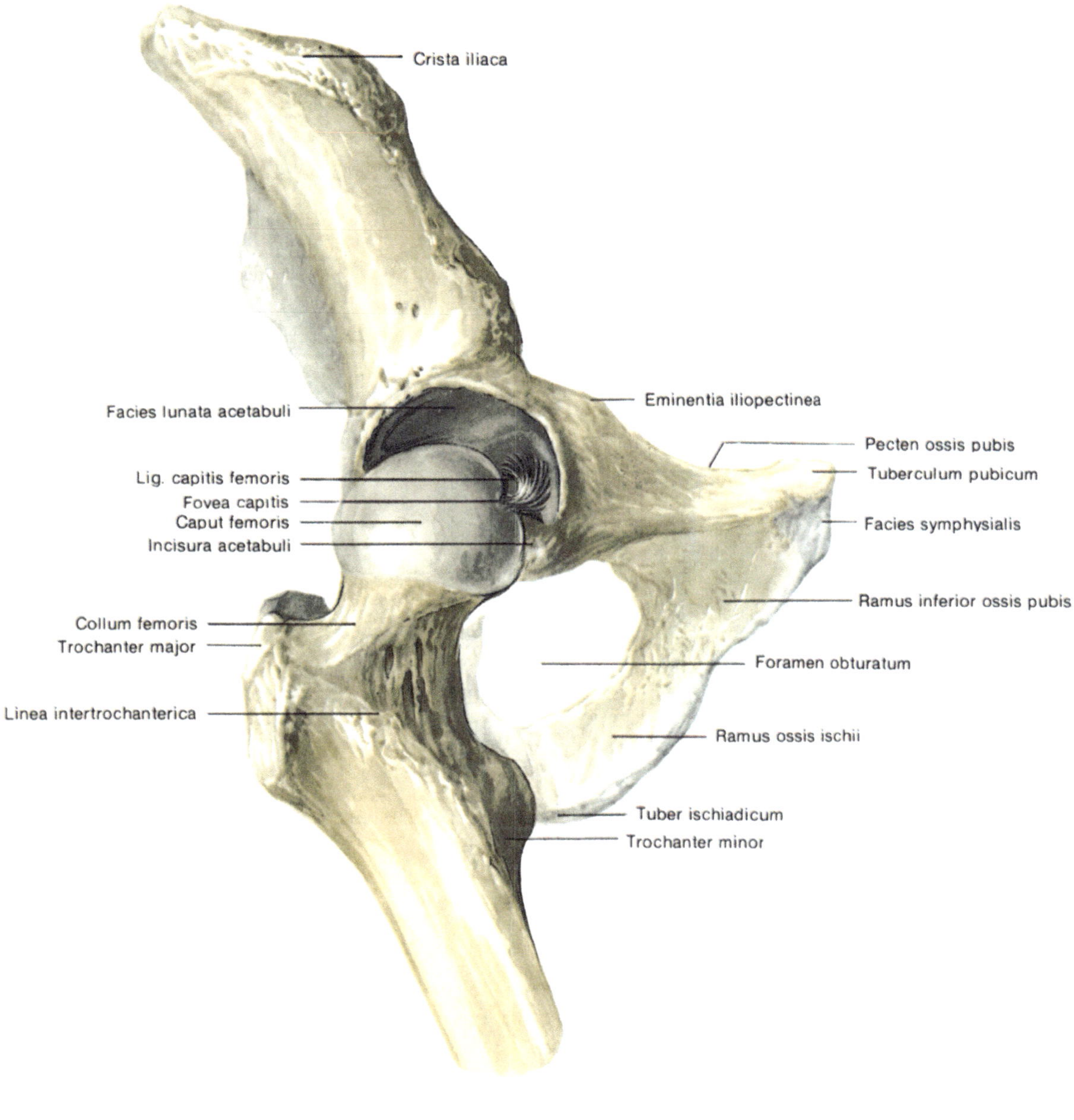

251

Rechtes Hüftgelenk, Articulatio coxae

von vorn. Äußere Bänder und Gelenkkapsel entfernt, Caput femoris zur Darstellung des Ligamentum capitis femoris etwas aus dem Acetabulum gezogen

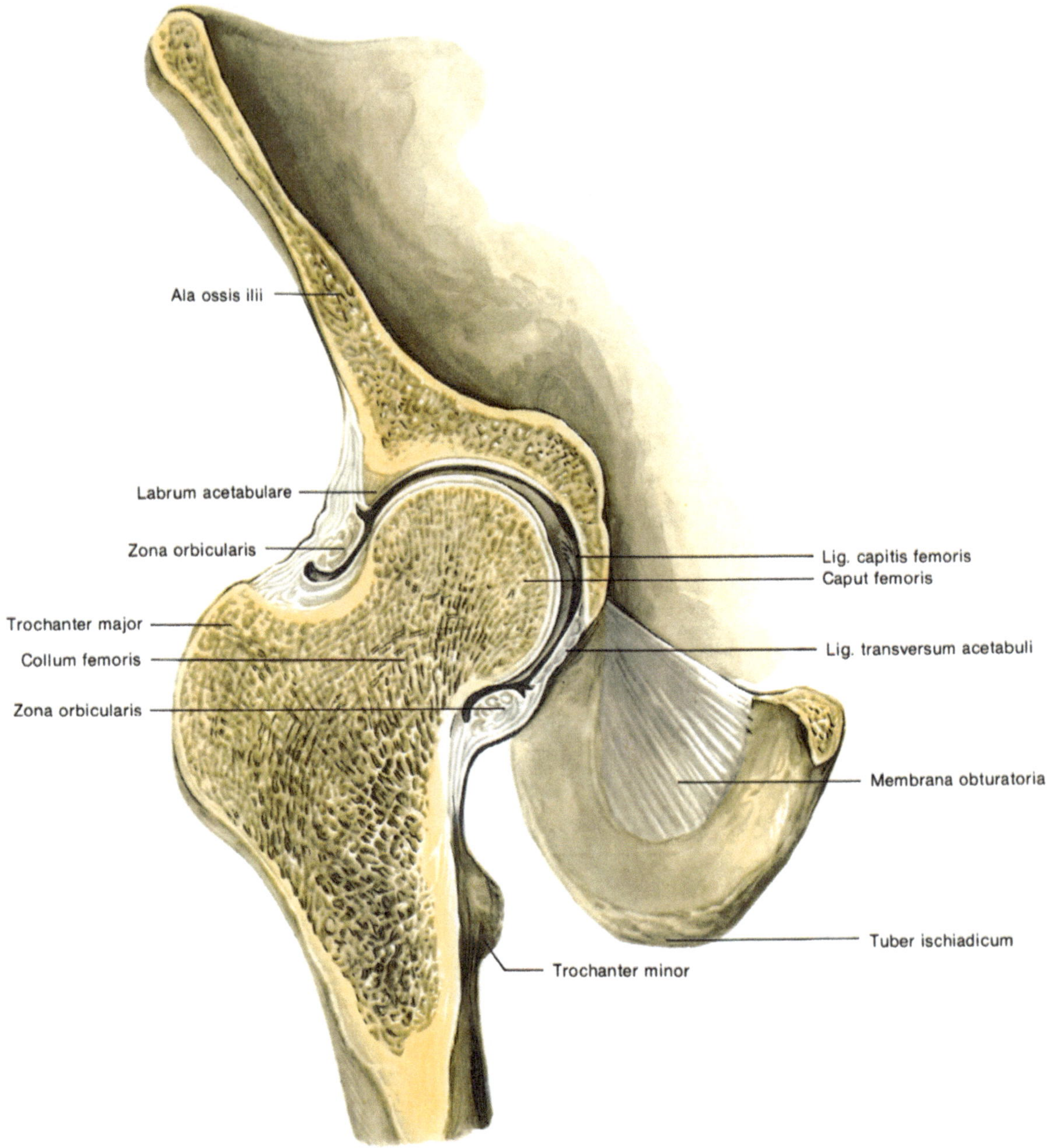

252
Rechtes Hüftgelenk, Articulatio coxae
Frontalschnitt, Ansicht von vorn

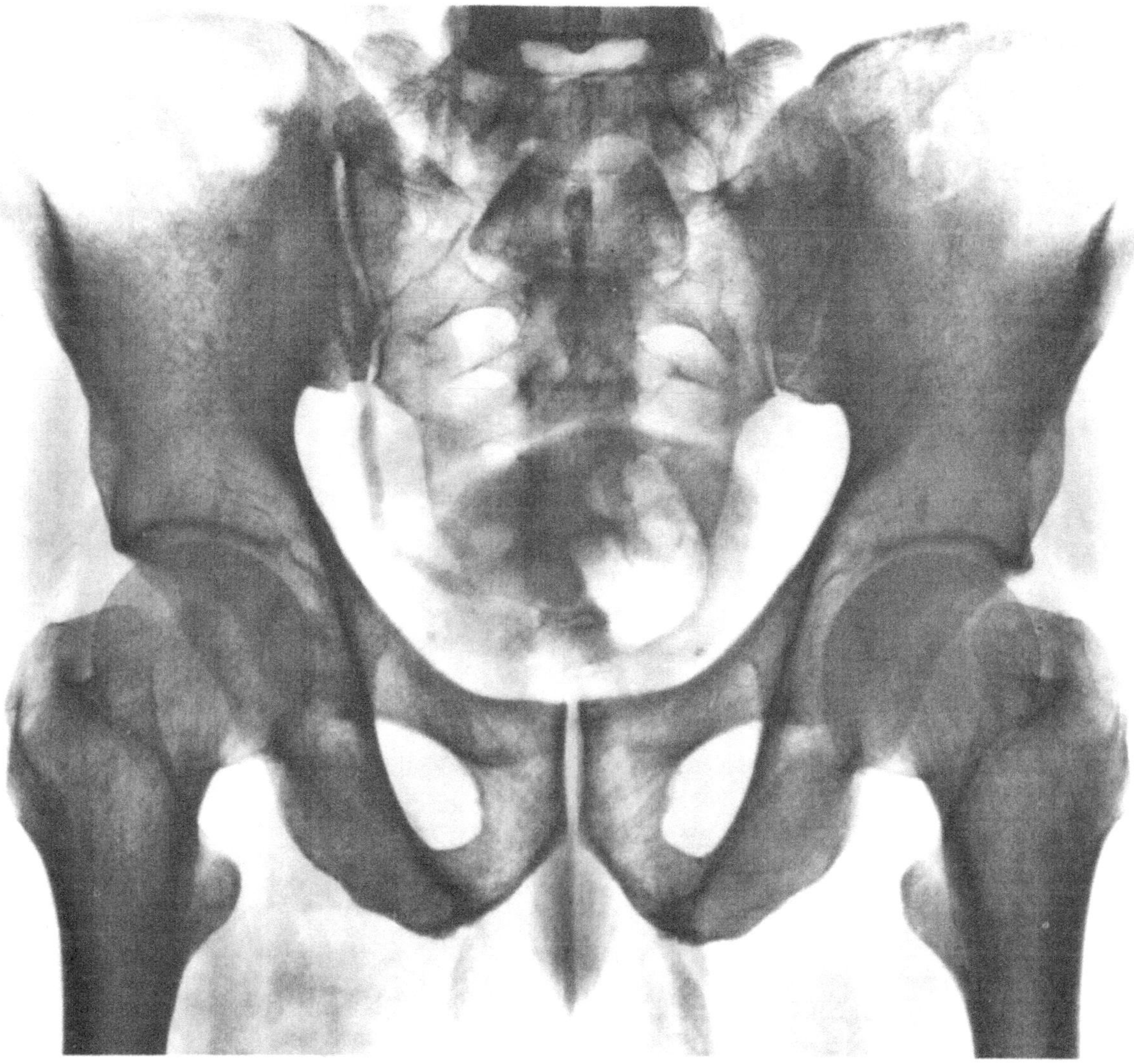

253
Röntgenbild eines männlichen Beckens
Erwachsenenalter, Strahlengang ventrodorsal. Articulatio sacroiliaca, Articulatio coxae, Symphysis pubica

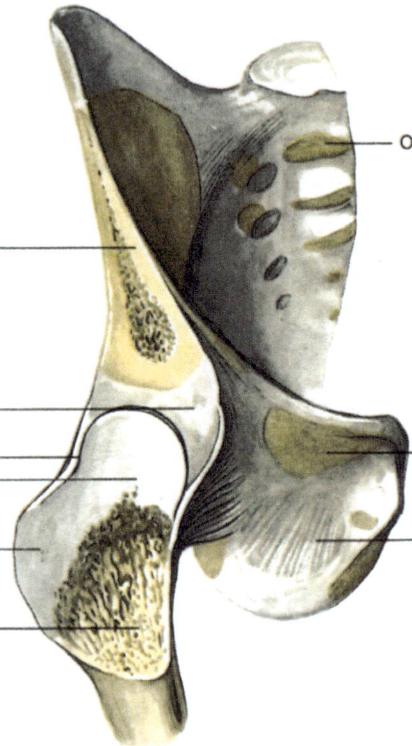

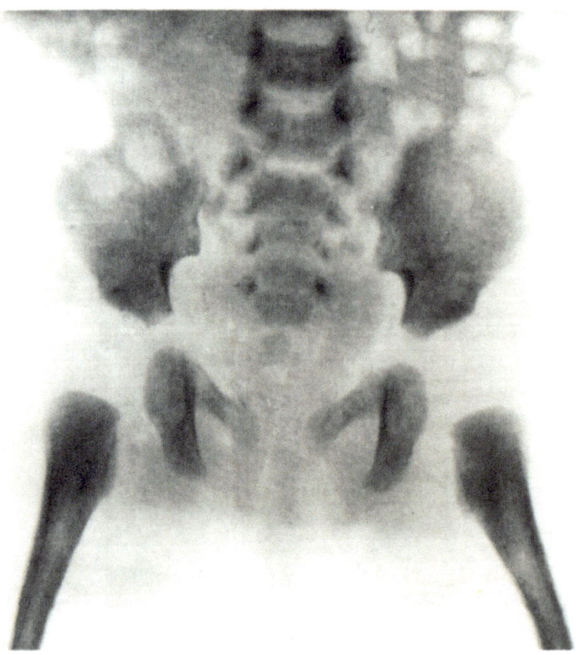

254
Rechtes Hüftgelenk, Articulatio coxae
eines Neugeborenen, frontal aufgesägt, Ansicht von vorn

255
Röntgenbild des Beckens
männliches Neugeborenes, Strahlengang ventrodorsal. Breite Knorpelfugen, proximales Femurende knorpelig

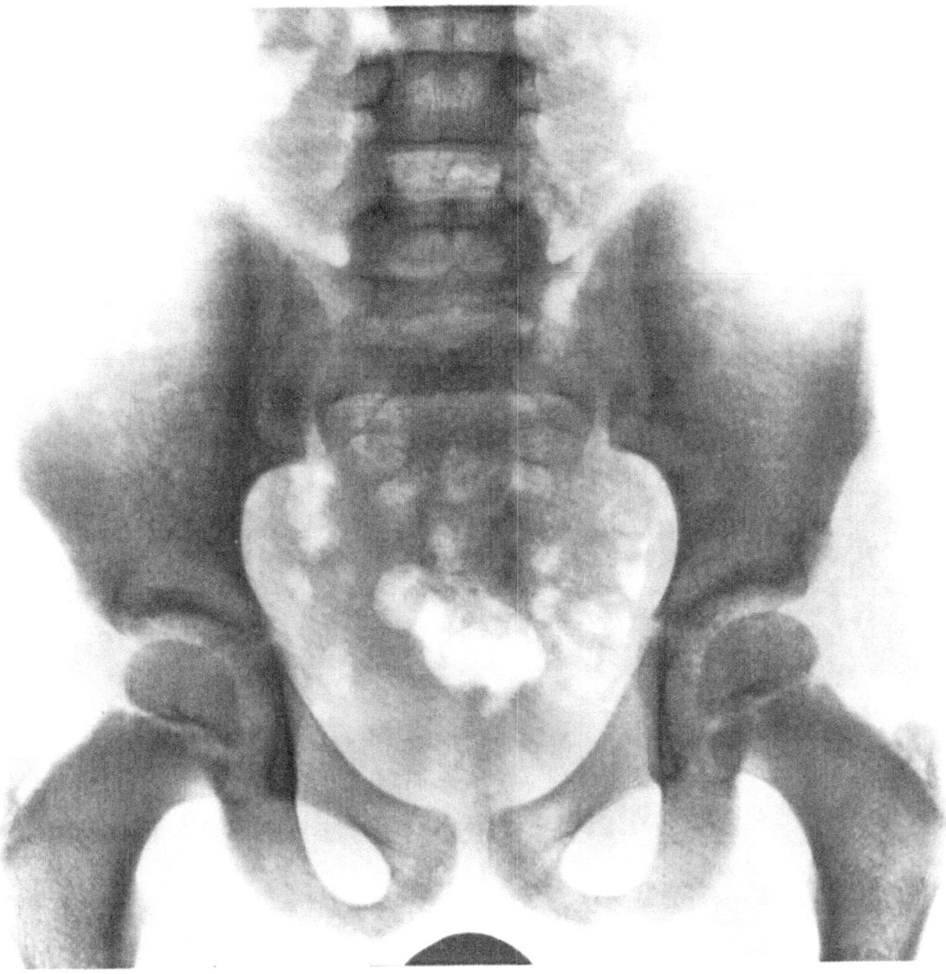

256
Röntgenbild des Beckens
10 2/12 Jahre alter Knabe, Strahlengang ventrodorsal. Knorpelfugen im Acetabulum, unterhalb des Caput femoris und des Trochanter major

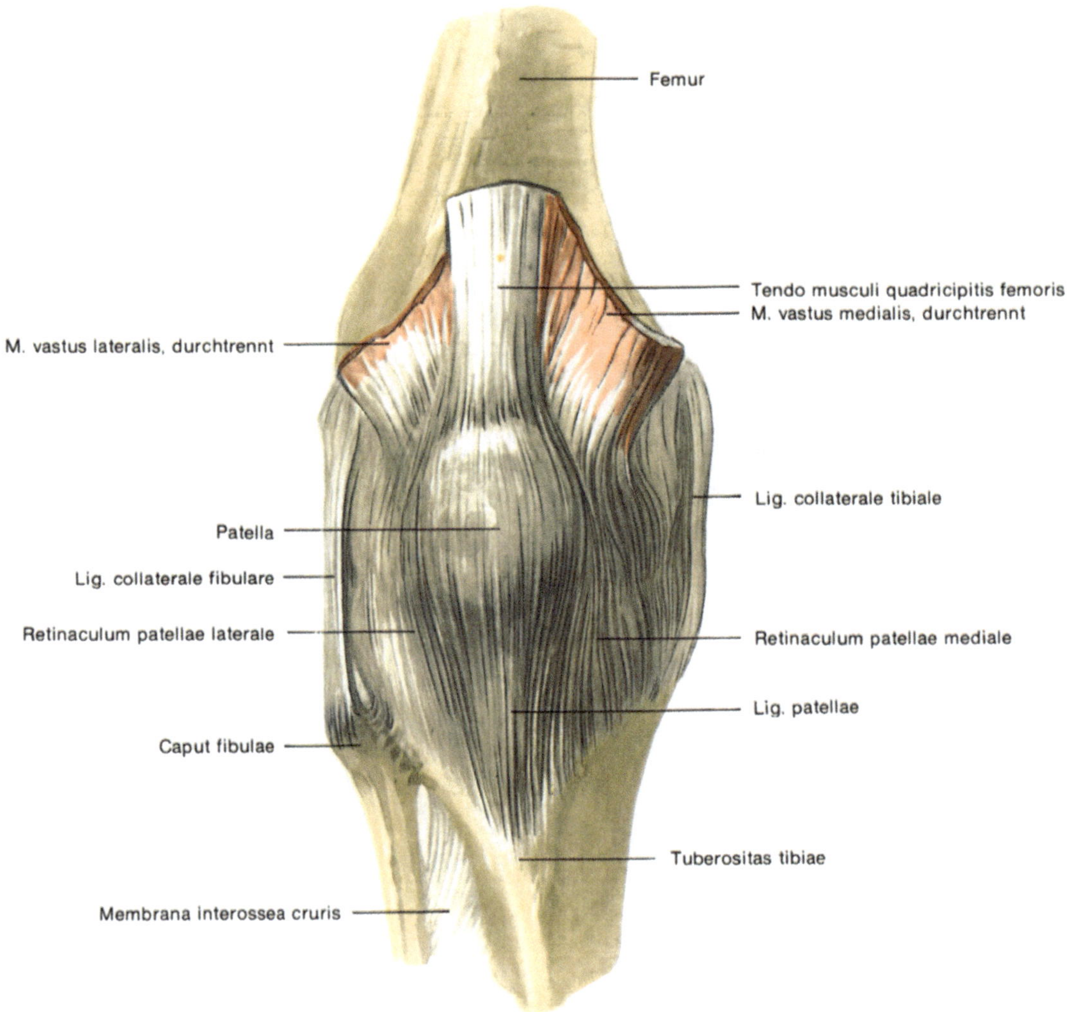

257
Rechtes Kniegelenk, Articulatio genus
von vorn. Schienbein-Wadenbeingelenk, Articulatio tibiofibularis

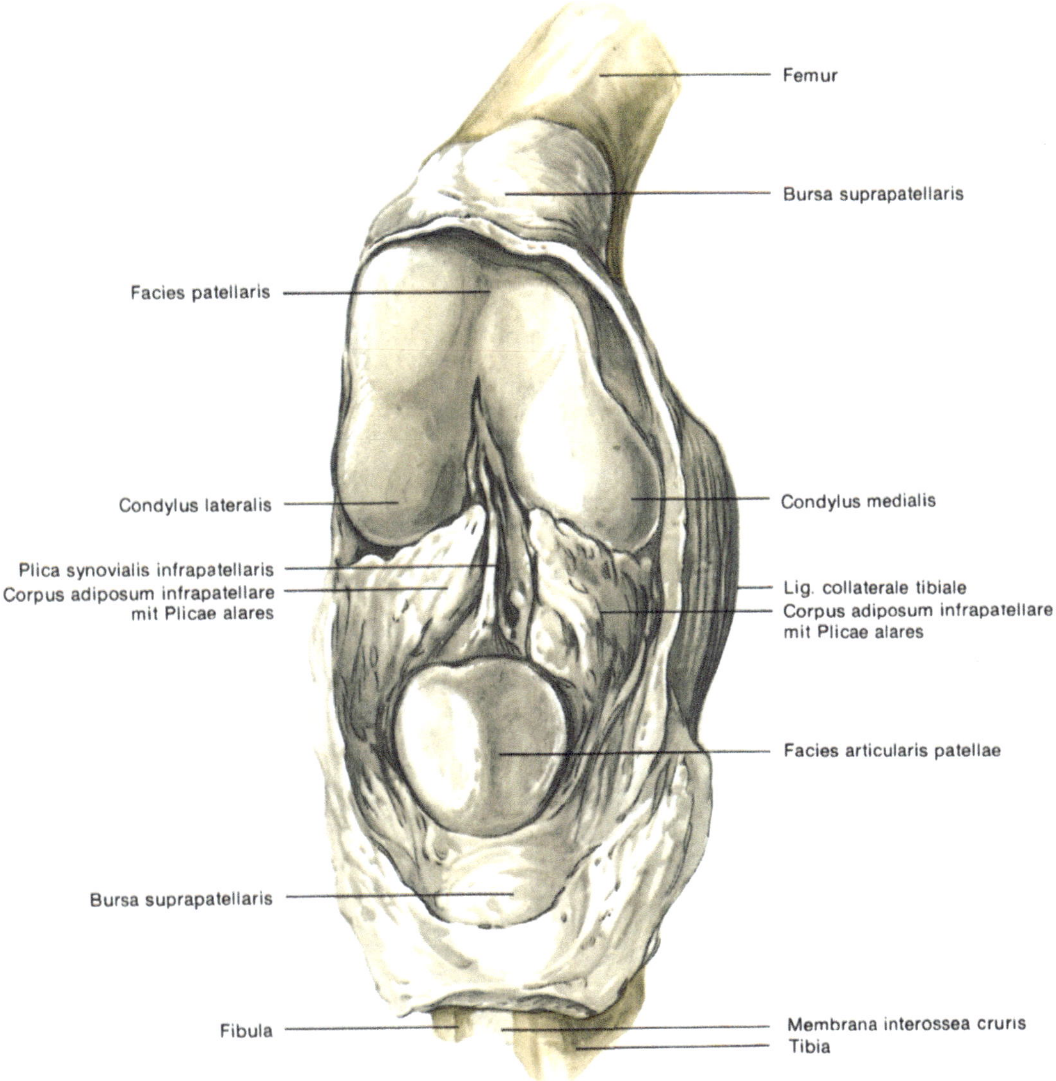

258
Rechtes Kniegelenk, Articulatio genus
von vorn, eröffnet. Gelenkkapsel und Patella nach unten geklappt

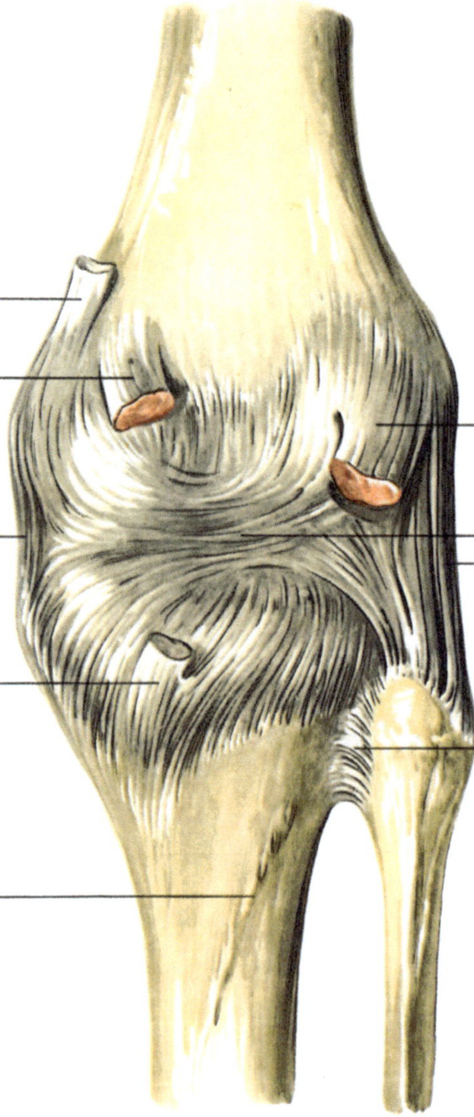

259

Rechtes Kniegelenk, Articulatio genus

von hinten. Schienbein-Wadenbeingelenk. Articulatio tibiofibularis

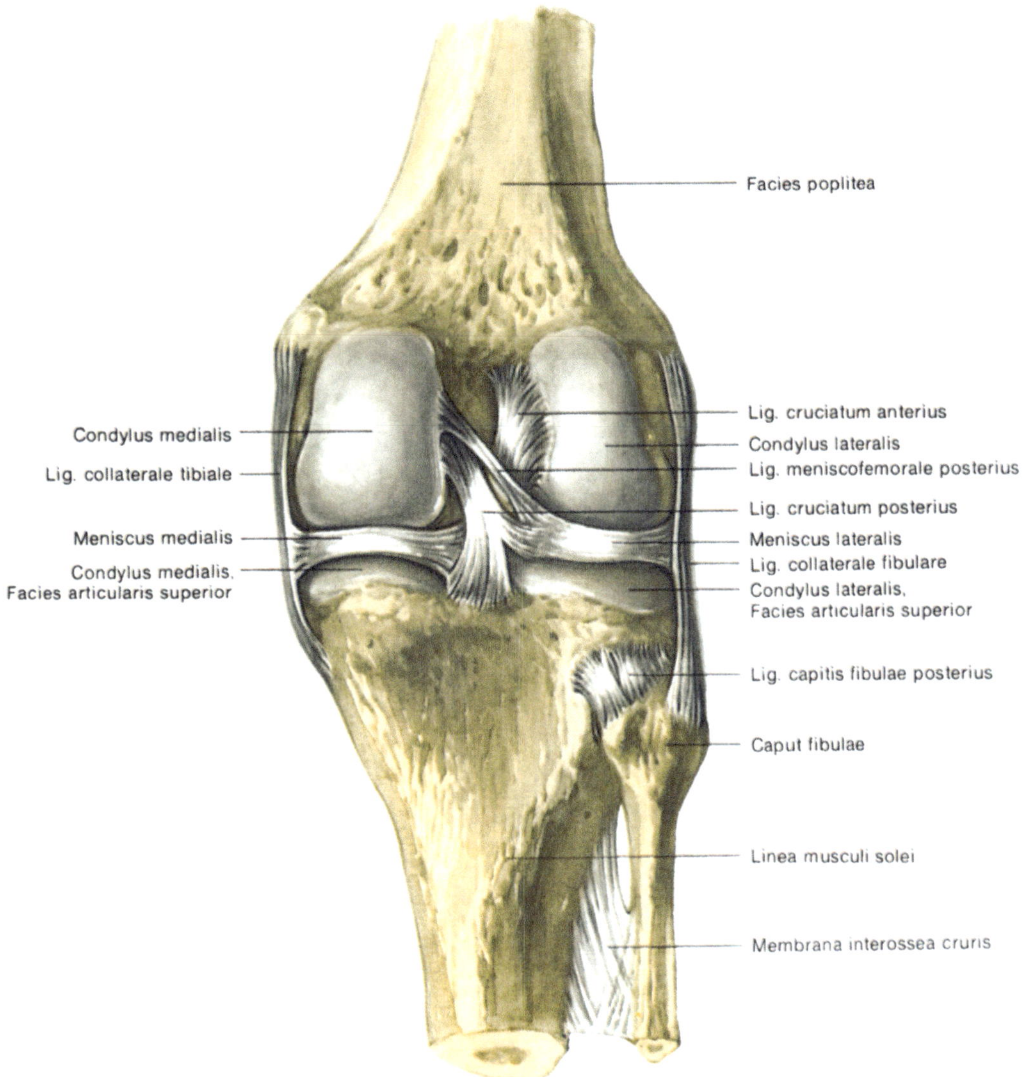

260
Rechtes Kniegelenk, Articulatio genus
von hinten, Gelenkkapsel entfernt. Schienbein-Wadenbeingelenk, Articulatio tibiofibularis

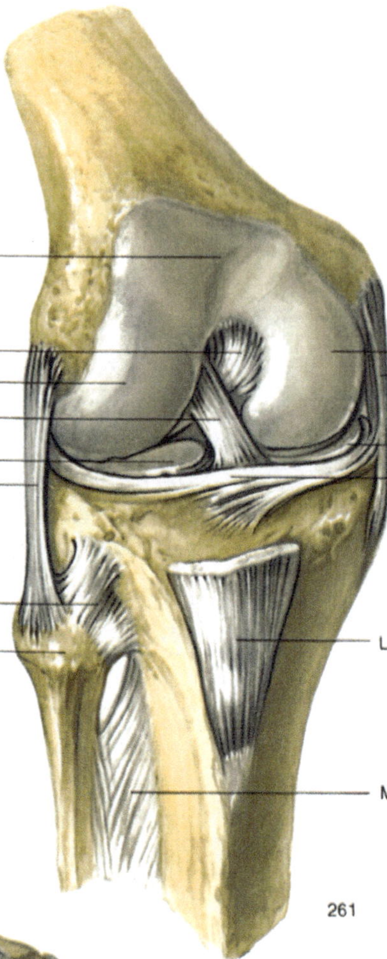

261

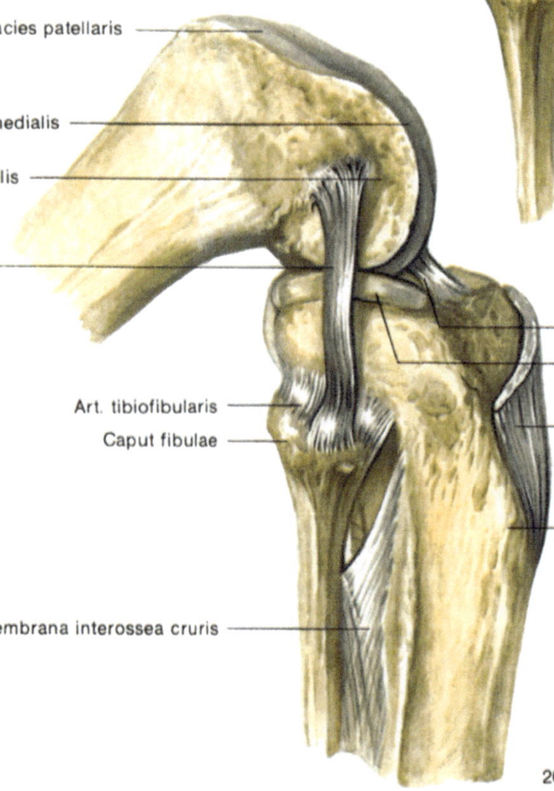

262

261
Rechtes Kniegelenk, Articulatio genus
von vorn. Gelenkkapsel entfernt. Schienbein-Wadenbeingelenk, Articulatio tibiofibularis

262
Rechtes Kniegelenk, Articulatio genus
von lateral. Gelenkkapsel entfernt, Beugestellung. Schienbein-Wadenbeingelenk, Articulatio tibiofibularis

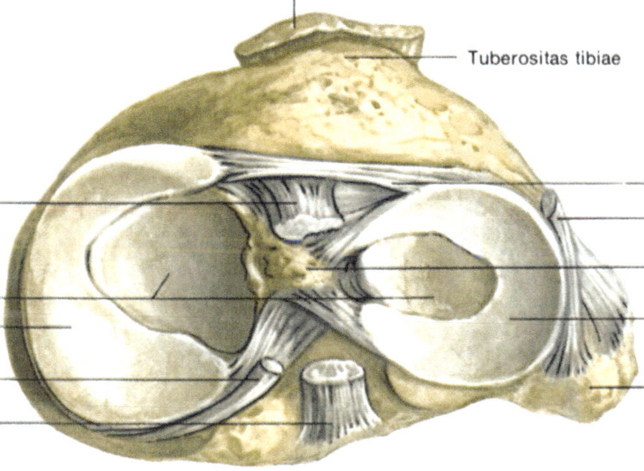

263

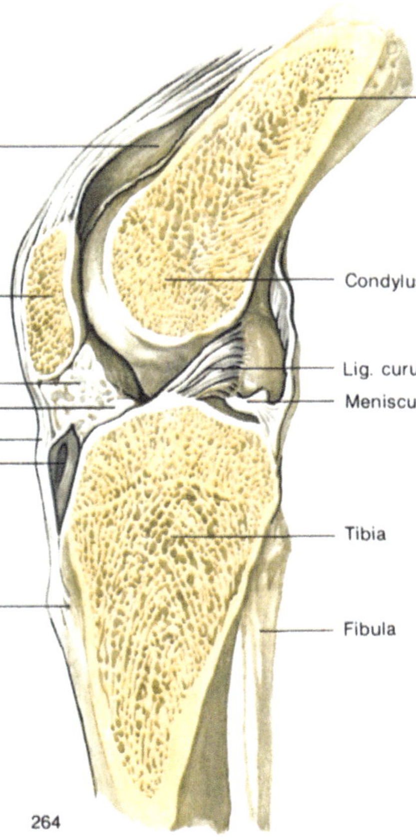

264

263
Proximale Gelenkfläche, Facies articularis superior, der rechten Tibia mit aufgelagerten Menisci
von proximal

264
Rechtes Kniegelenk, Articulatio genus
Sagittalschnitt durch die Mitte des Kniegelenkes, Ansicht von medial

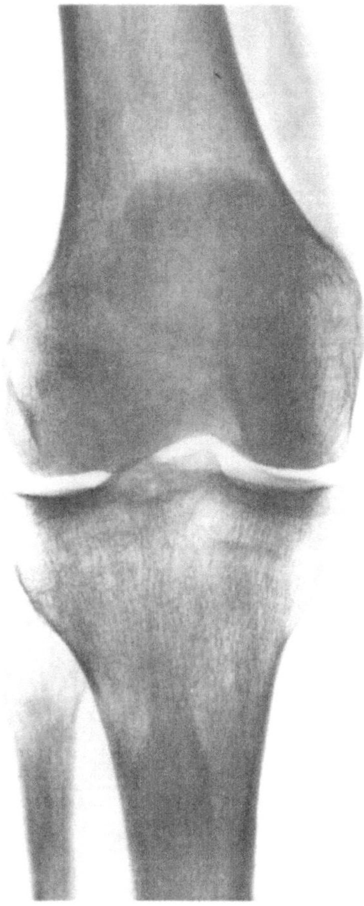

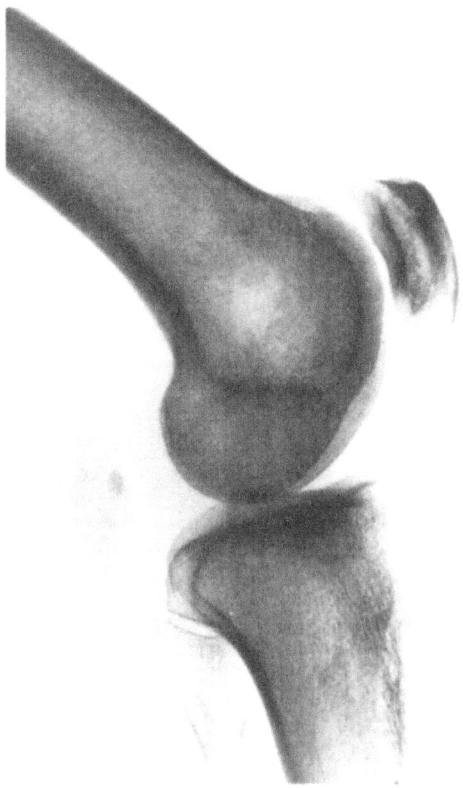

265
Röntgenbild des rechten Kniegelenkes
Erwachsenenalter, Strahlengang ventrodorsal

266
Röntgenbild des rechten Kniegelenkes
Erwachsenenalter, Strahlengang tibiofibular

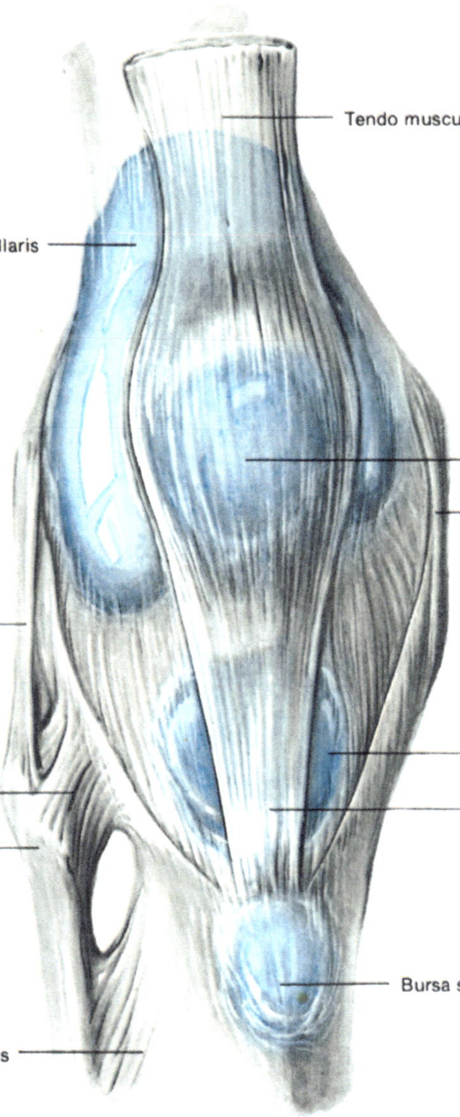

267
Schleimbeutel, Bursae synoviales, des rechten Kniegelenkes, Articulatio genus
von vorn, injiziert. Retinaculum patellae mediale und Retinaculum patellae laterale entfernt

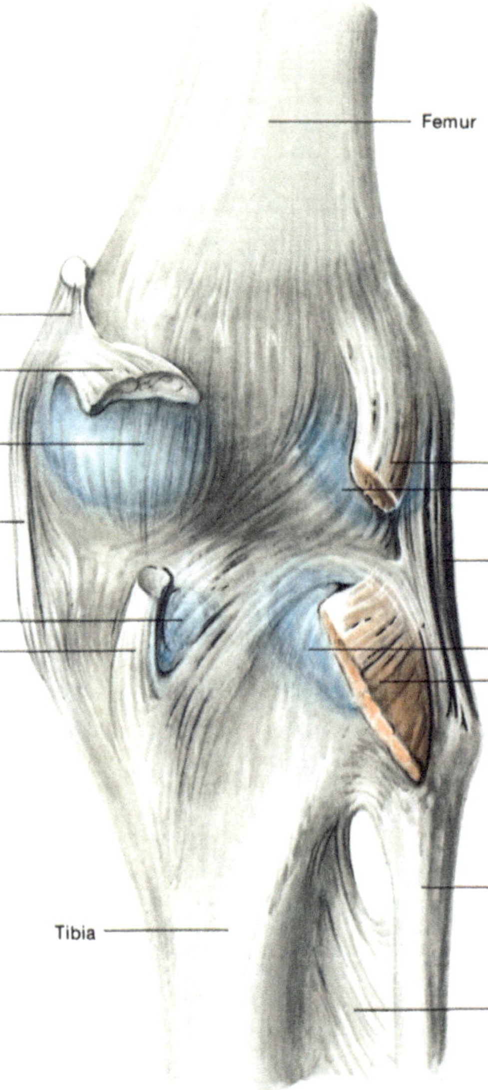

268
Schleimbeutel, Bursae synoviales, des rechten Kniegelenkes, Articulatio genus
von hinten, injiziert

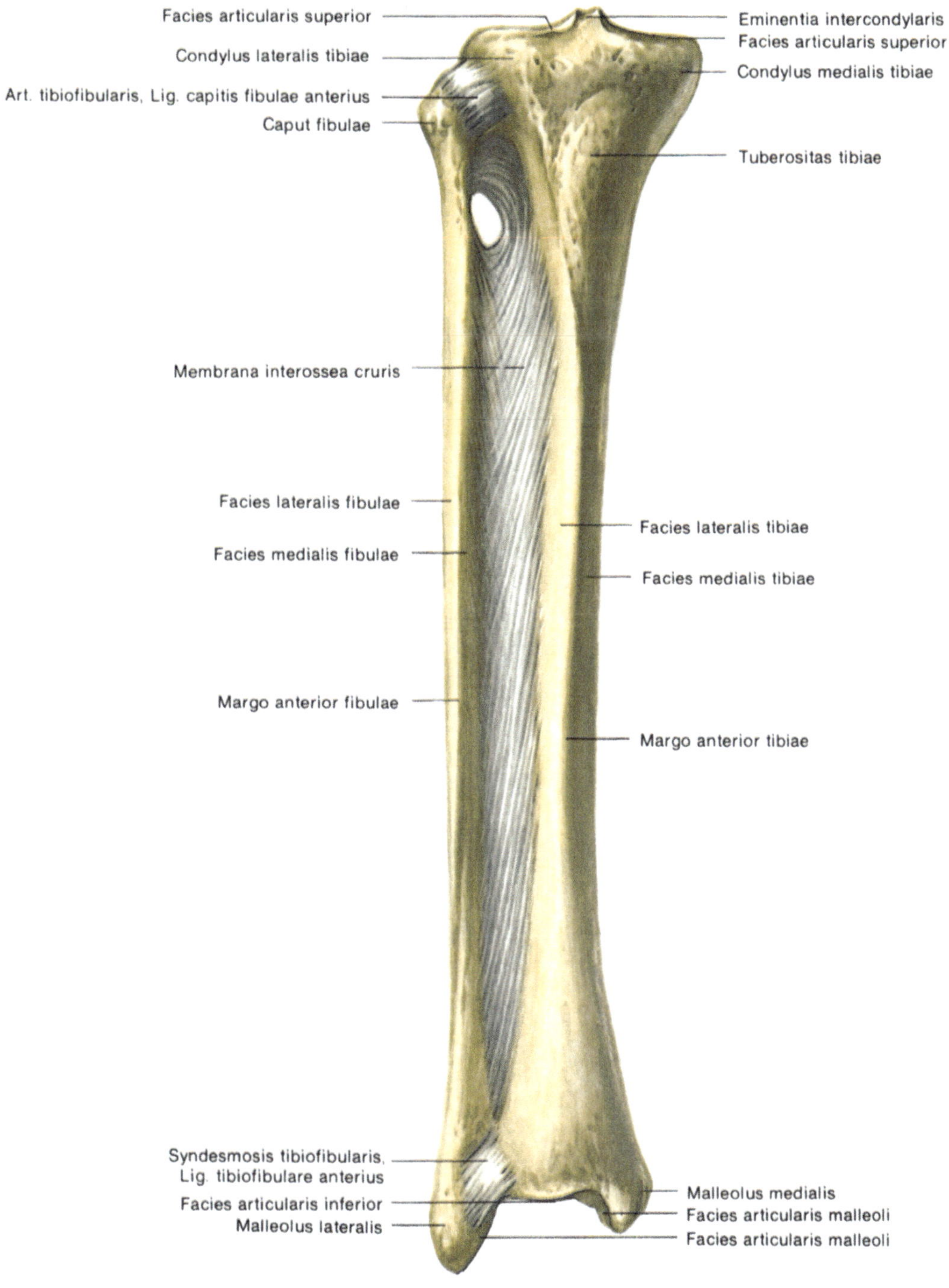

269

Rechtes Schienbein, Tibia, und rechtes Wadenbein, Fibula, Membrana interossea, Articulatio tibiofibularis und Syndesmosis tibiofibularis

von vorn

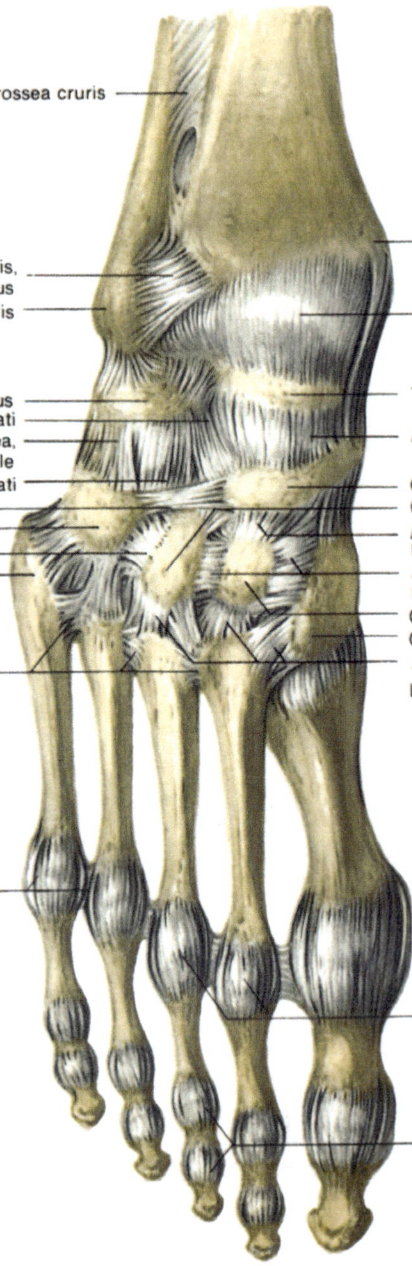

270
Gelenke des rechten Fußes, Articulationes pedis und rechte Syndesmosis tibiofibularis
von oben. Articulatio talocruralis, Articulatio talocalcaneonavicularis, Articulatio calcaneocuboidea, Articulatio cuneonavicularis, Articulationes intertarseae, Articulationes tarsometatarseae, Articulationes intermetatarseae, Articulationes metatarsophalangeae, Articulationes interphalangeae

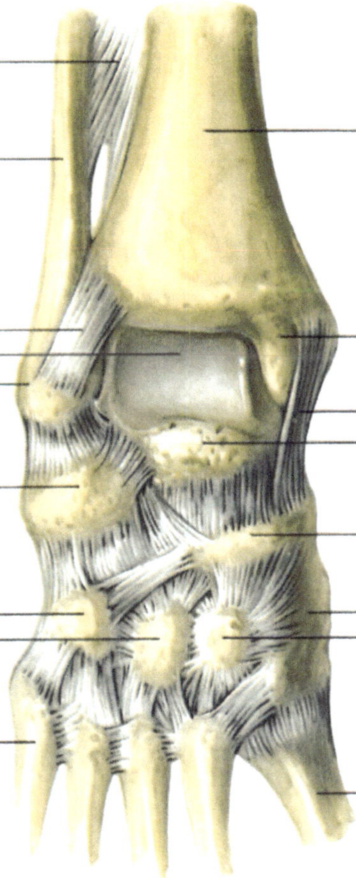

271
Rechtes oberes Sprunggelenk, Articulatio talocruralis
von vorn, eröffnet. Gelenke und Bänder des Tarsus wie auf Abb. 270

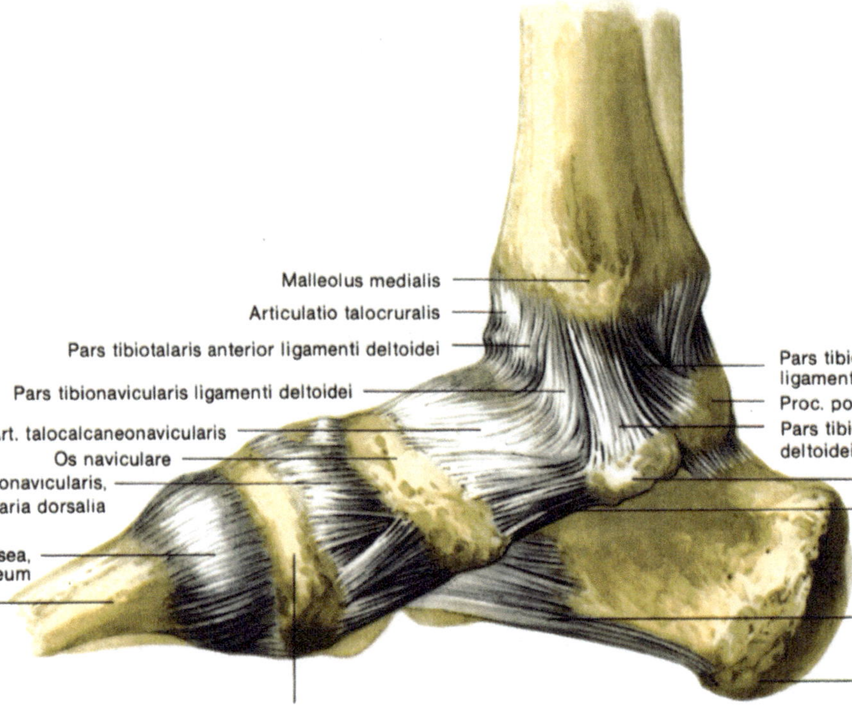

272

Gelenke des rechten Fußes, Articulationes pedis

von medial. Articulatio talocruralis, Articulatio talocalcaneonavicularis, Articulatio cuneonavicularis, Articulatio tarsometatarsea I

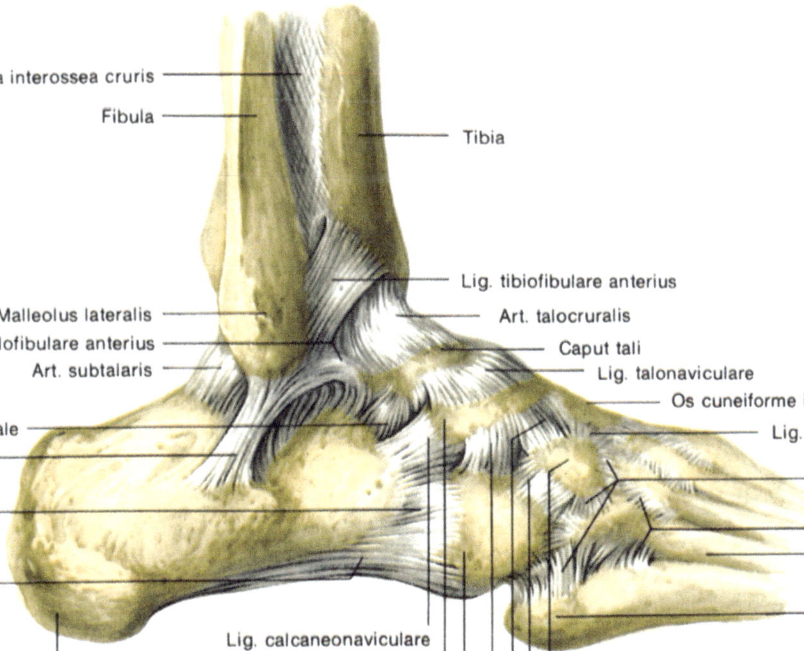

273
Gelenke des rechten Fußes, Articulationes pedis
von lateral. Articulatio talocruralis, Articulatio talocalcaneonavicularis, Articulatio cuneonavicularis, Articulatio calcaneocuboidea, Articulationes intertarseae, Articulationes tarsometatarseae, Articulationes intermetatarseae

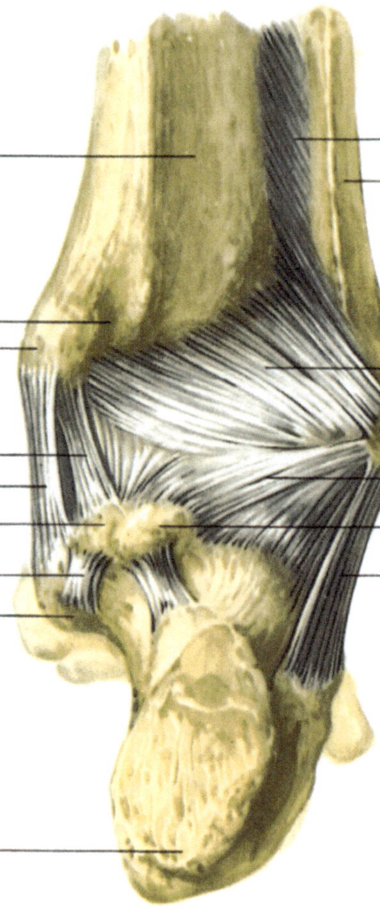

274
Rechtes oberes Sprunggelenk, Articulatio talocruralis, und hintere Abteilung des rechten unteren Sprunggelenkes, Articulatio subtalaris
von hinten

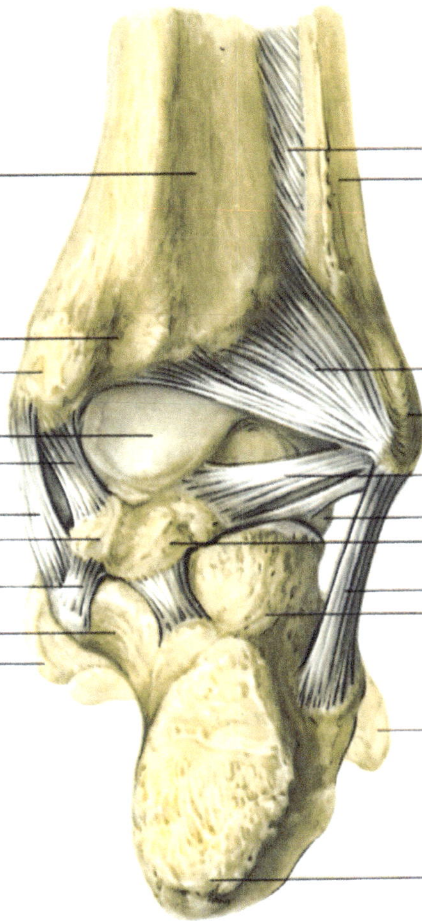

275

Rechtes oberes Sprunggelenk, Articulatio talocruralis, unteres Sprunggelenk, Articulatio talotarsalis

von hinten, eröffnet. Syndesmosis tibiofibularis

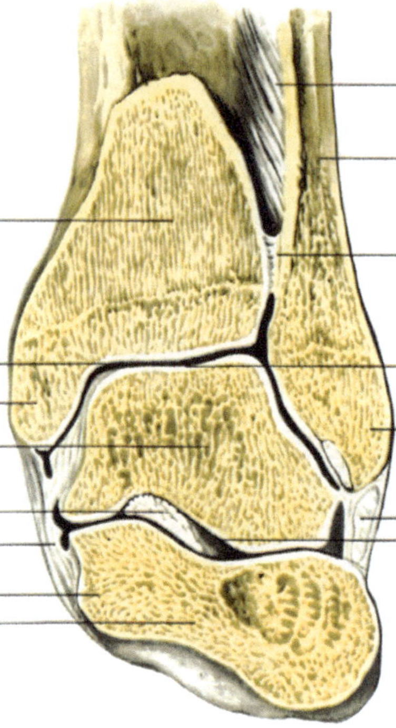

276

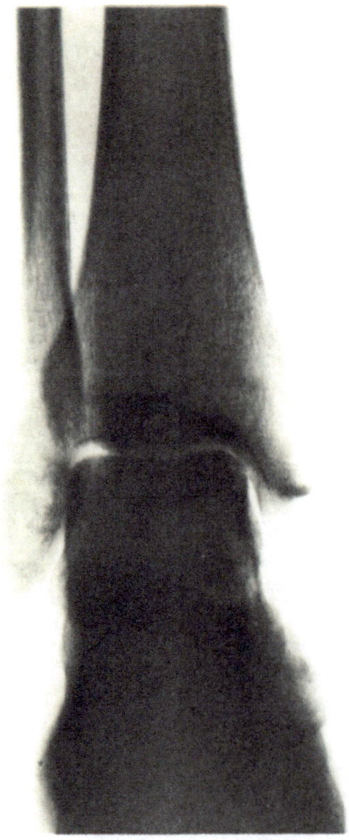

277

276
Rechtes oberes Sprunggelenk, Articulatio talocruralis, hintere Abteilung des unteren Sprunggelenkes, Articulatio subtalaris
Frontalschnitt, Ansicht von hinten

277
Röntgenbild des rechten oberen Sprunggelenkes
Erwachsenenalter, Strahlengang dorsoplantar

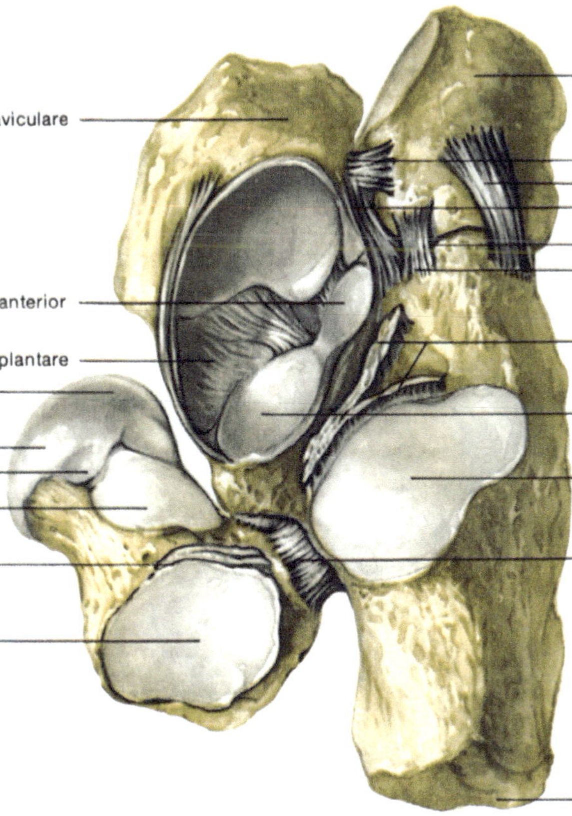

278
Rechtes unteres Sprunggelenk, Articulatio subtalaris et Articulatio talocalcaneonavicularis
eröffnet, Talus nach medial geklappt, Ansicht von proximal

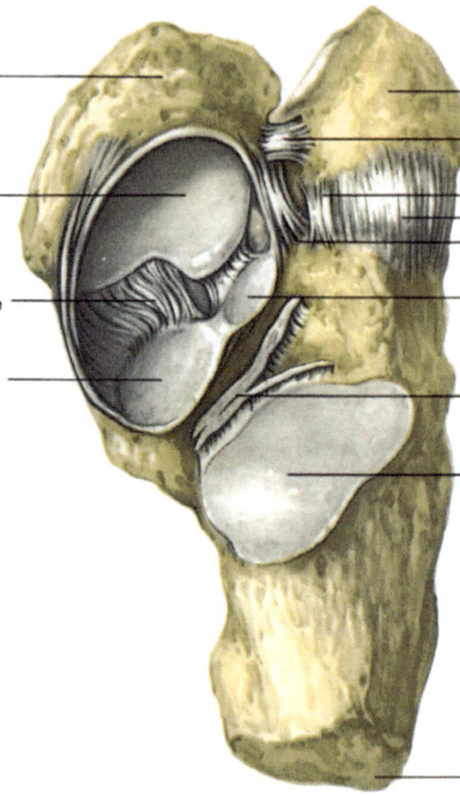

279

Rechtes unteres Sprunggelenk, Articulatio subtalaris et Articulatio talocalcaneonavicularis
eröffnet. Talus entfernt, Ansicht von proximal auf die distalen Gelenkflächen

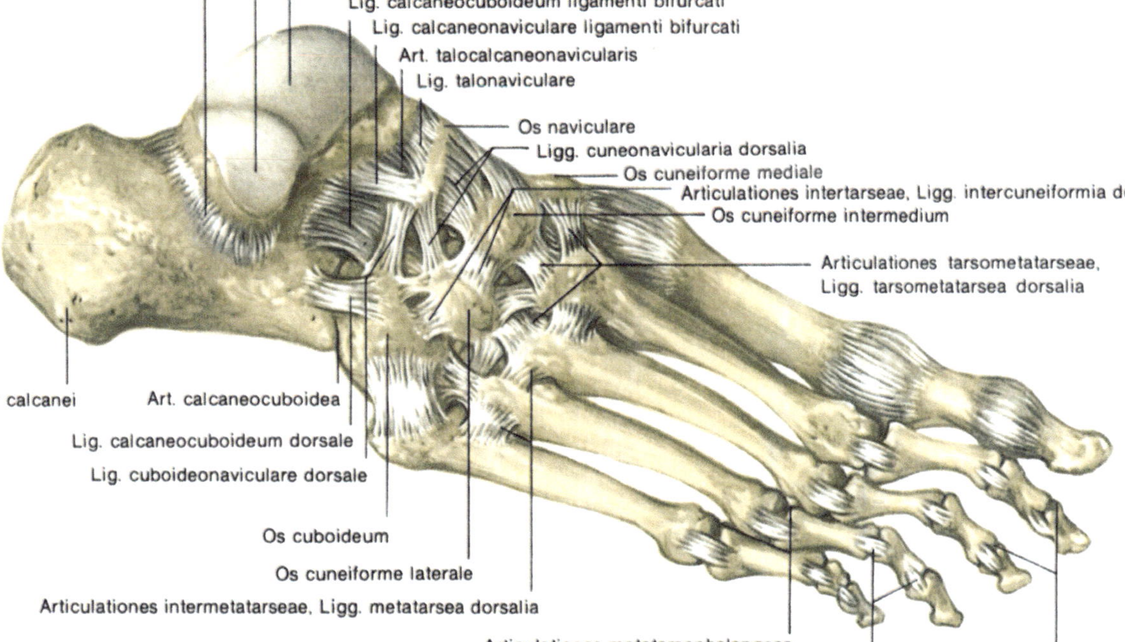

280

Gelenke des rechten Fußes, Articulationes pedis

von oben seitlich. Articulatio subtalaris, Articulatio talocalcaneonavicularis, Articulatio calcaneocuboidea, Articulationes intertarseae, Articulationes tarsometatarseae, Articulationes intermetatarseae, Articulationes metatarsophalangeae, Articulationes interphalangeae

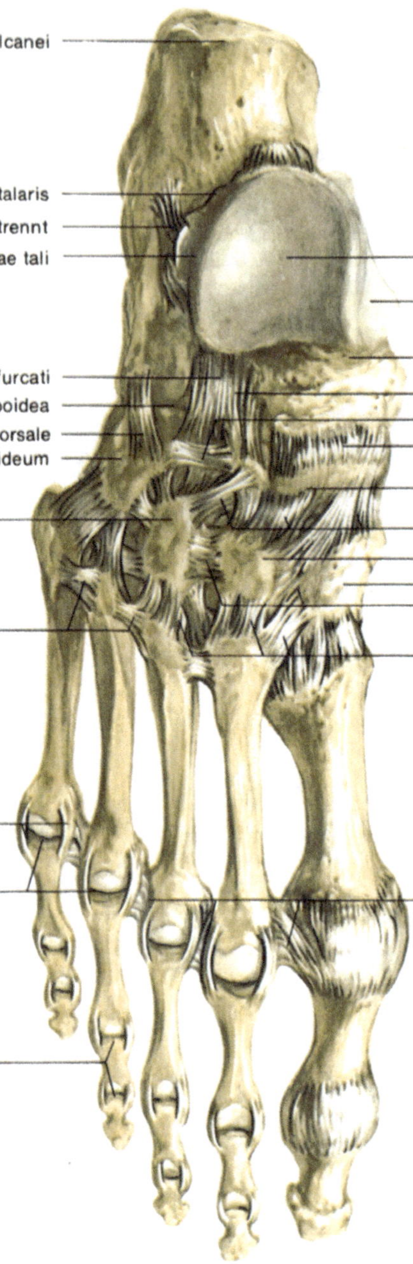

281

Gelenke des rechten Fußes, Articulationes pedis

von oben. Mehrere Zehengelenke eröffnet. Articulatio subtalaris, Articulatio talocalcaneonavicularis, Articulatio calcaneocuboidea, Articulatio cuneonavicularis, Articulationes intertarseae, Articulationes tarsometatarseae, Articulationes intermetatarseae, Articulationes metatarsophalangeae, Articulationes interphalangeae

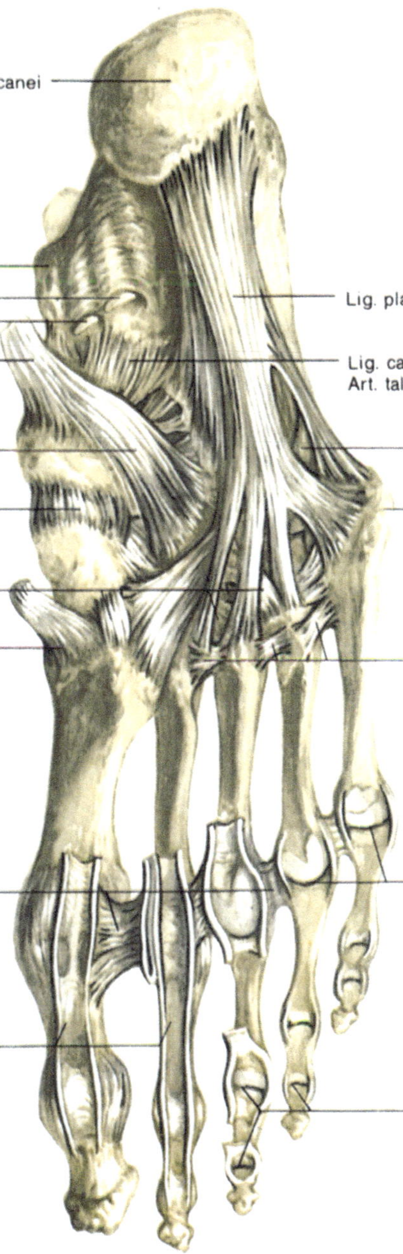

282

Gelenke des rechten Fußes, Articulationes pedis

von plantar. Mehrere Zehengelenke eröffnet. Articulatio talocalcaneonavicularis, Articulatio calcaneocuboidea, Articulatio cuneonavicularis, Articulationes tarsometatarseae, Articulationes intermetatarseae, Articulationes metatarsophalangeae, Articulationes interphalangeae

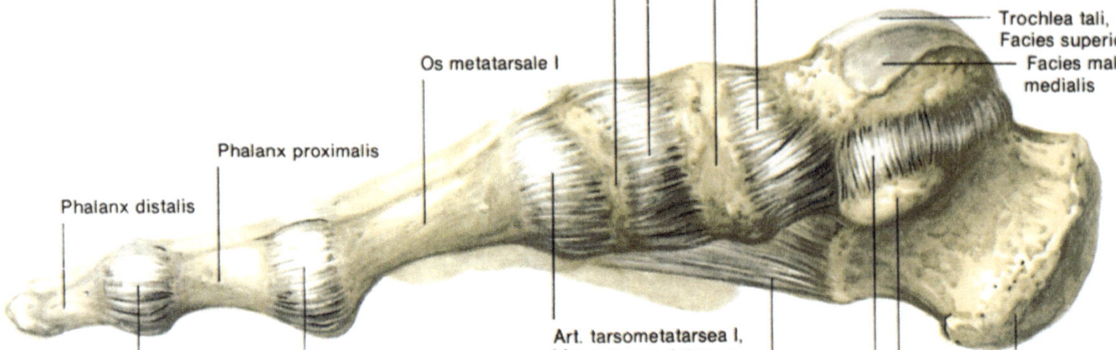

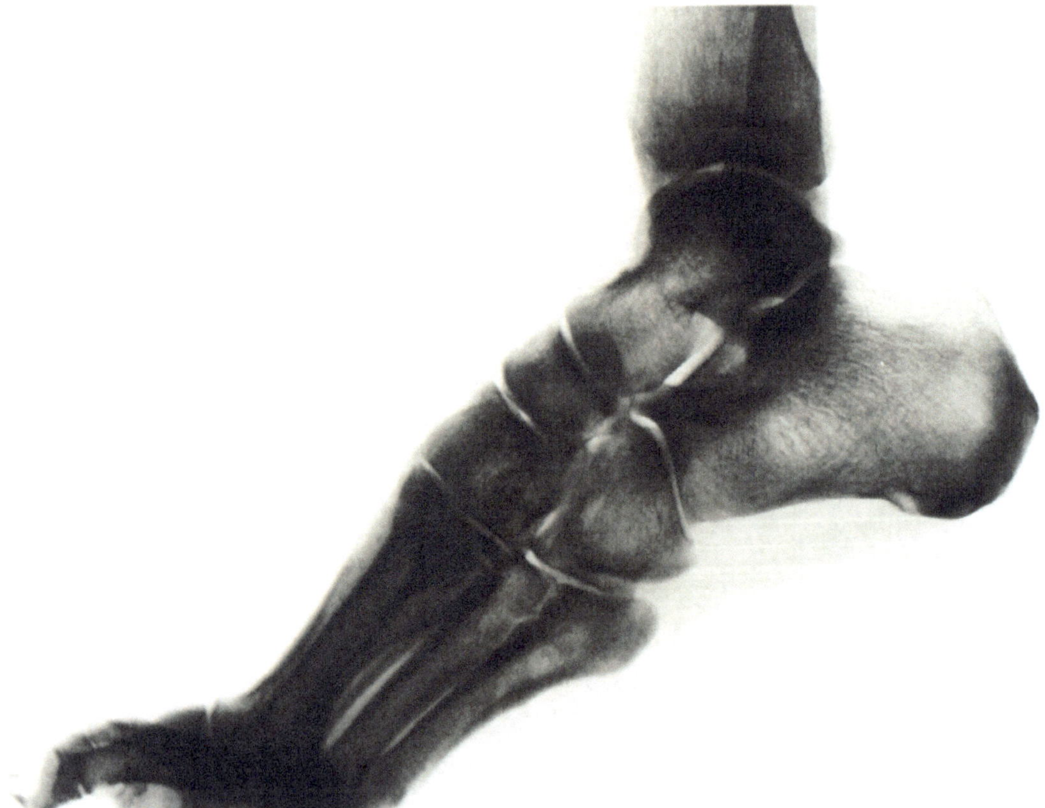

283

Gelenke des rechten Fußes, Articulationes pedis
von medial. Articulatio subtalaris, Articulatio talocalcaneonavicularis, Articulatio cuneonavicularis, Articulatio tarsometatarsea I, Articulatio metatarsophalangea I, Articulatio interphalangea

284

Röntgenbild des rechten Fußes in Plantarflexion
Erwachsenenalter, Strahlengang tibiofibular

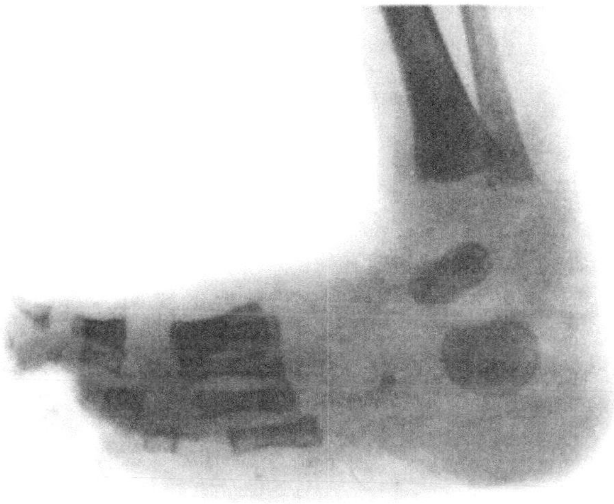

285

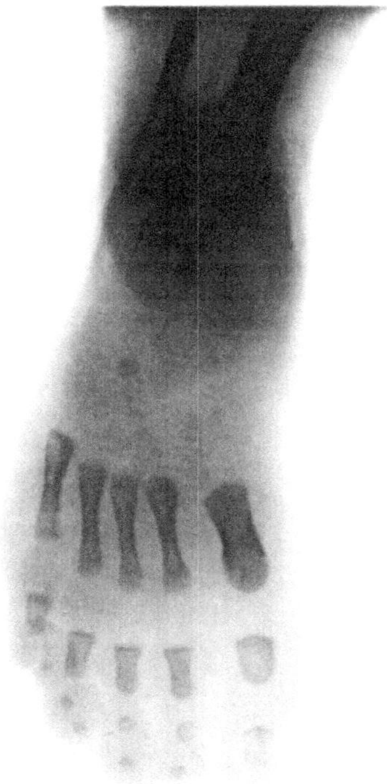

286

285
Röntgenbild des rechten Fußes in Supination
männliches Neugeborenes, Strahlengang tibiofibular. Knochenkerne in Talus, Calcaneus und Os cuboideum

286
Röntgenbild des rechten Fußes
männliches Neugeborenes, Strahlengang dorsoplantar. Fußwurzel weitgehend knorpelig. Knochenkerne wie auf Abb. 285

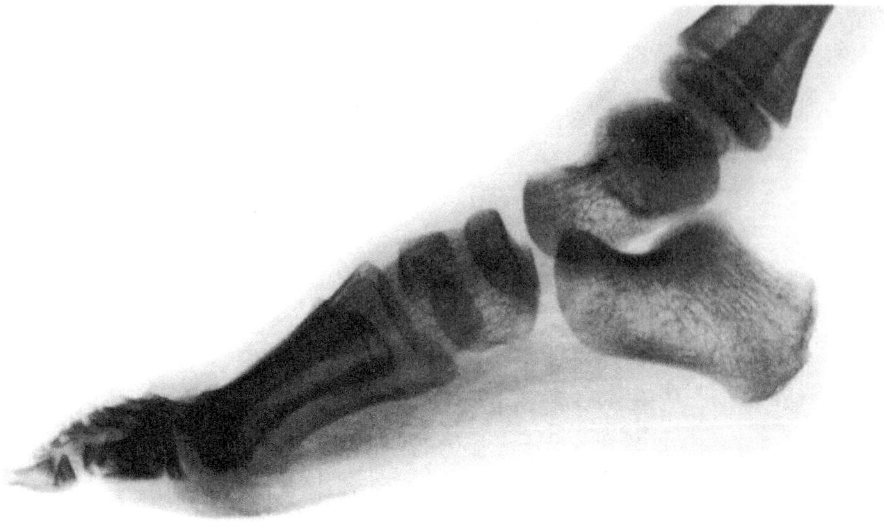

287

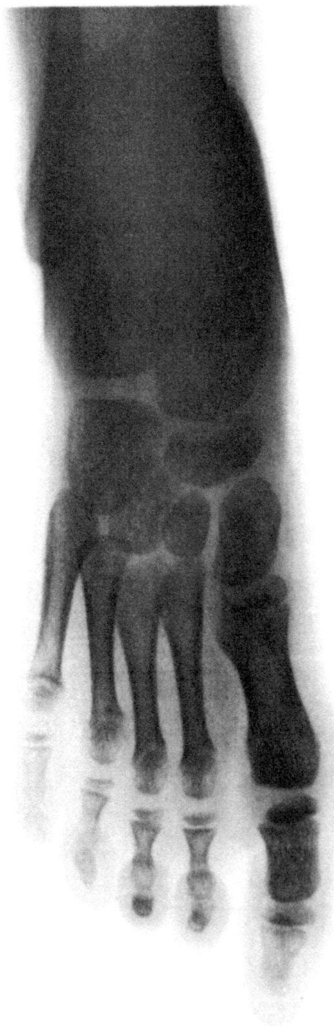

288

287

Röntgenbild des rechten Fußes in Plantarflexion

5 4/12 Jahre altes Mädchen, Strahlengang tibiofibular. Knorpelfugen vgl. Abb. 228 und 229

288

Röntgenbild des rechten Fußes

$5^4/_{12}$ Jahre altes Mädchen, Strahlengang dorsoplantar. Knorpelfugen vgl. Abb. 228 und 229

BEIN

Muskeln

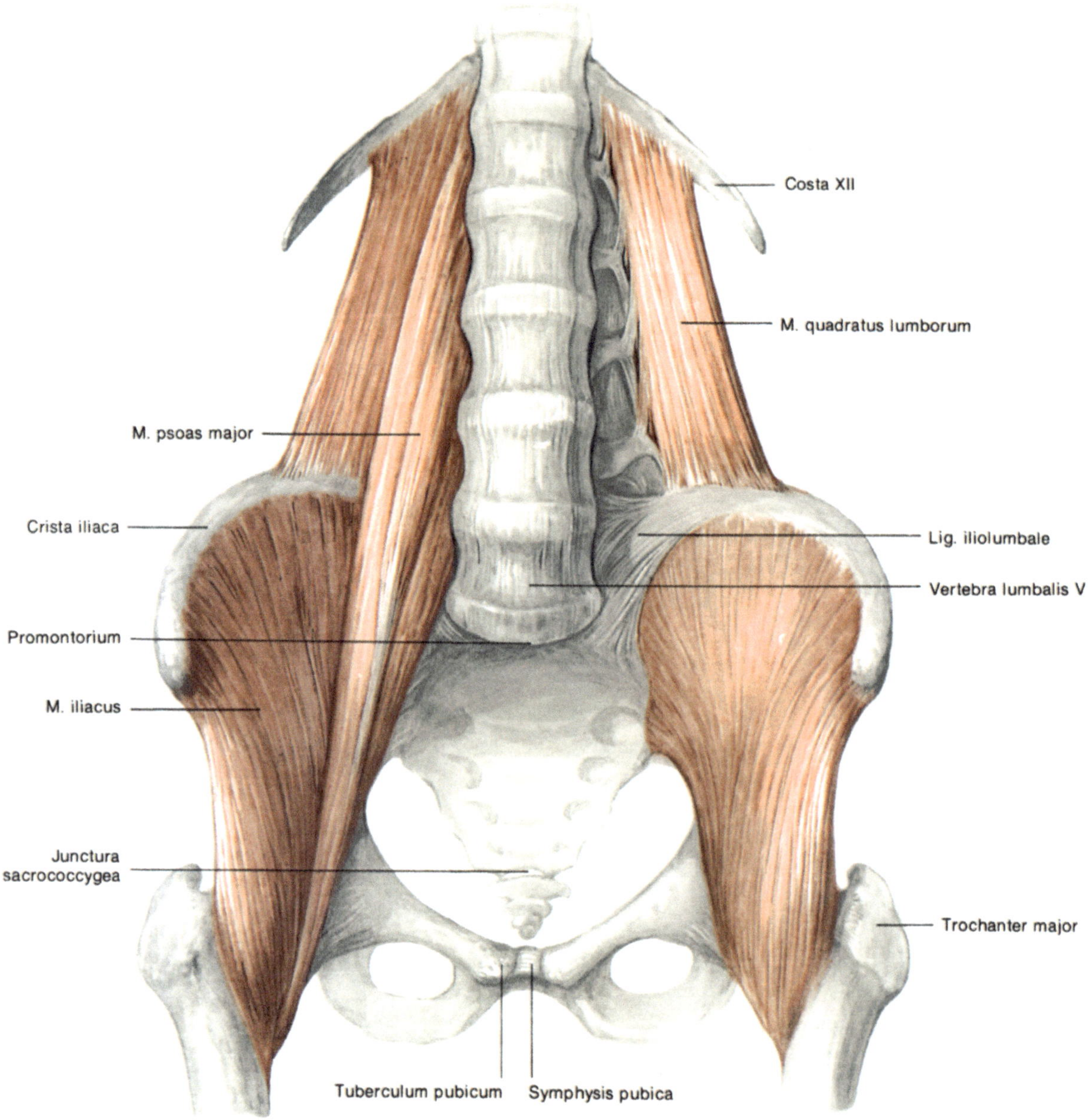

289
Musculi quadrati lumborum,
rechter M. iliopsoas und rechter M. iliacus
von vorn. Linker M. psoas major entfernt

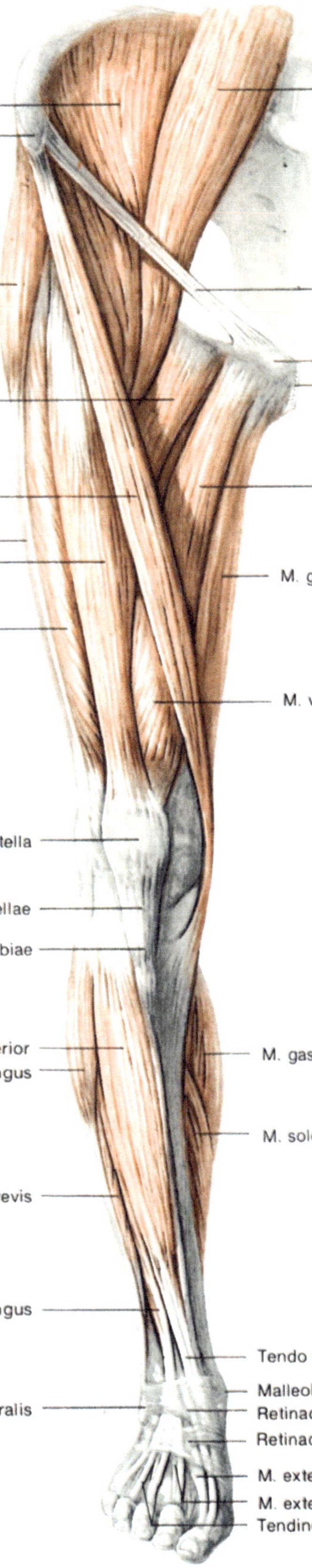

290
Muskeln des rechten Beines
von vorn

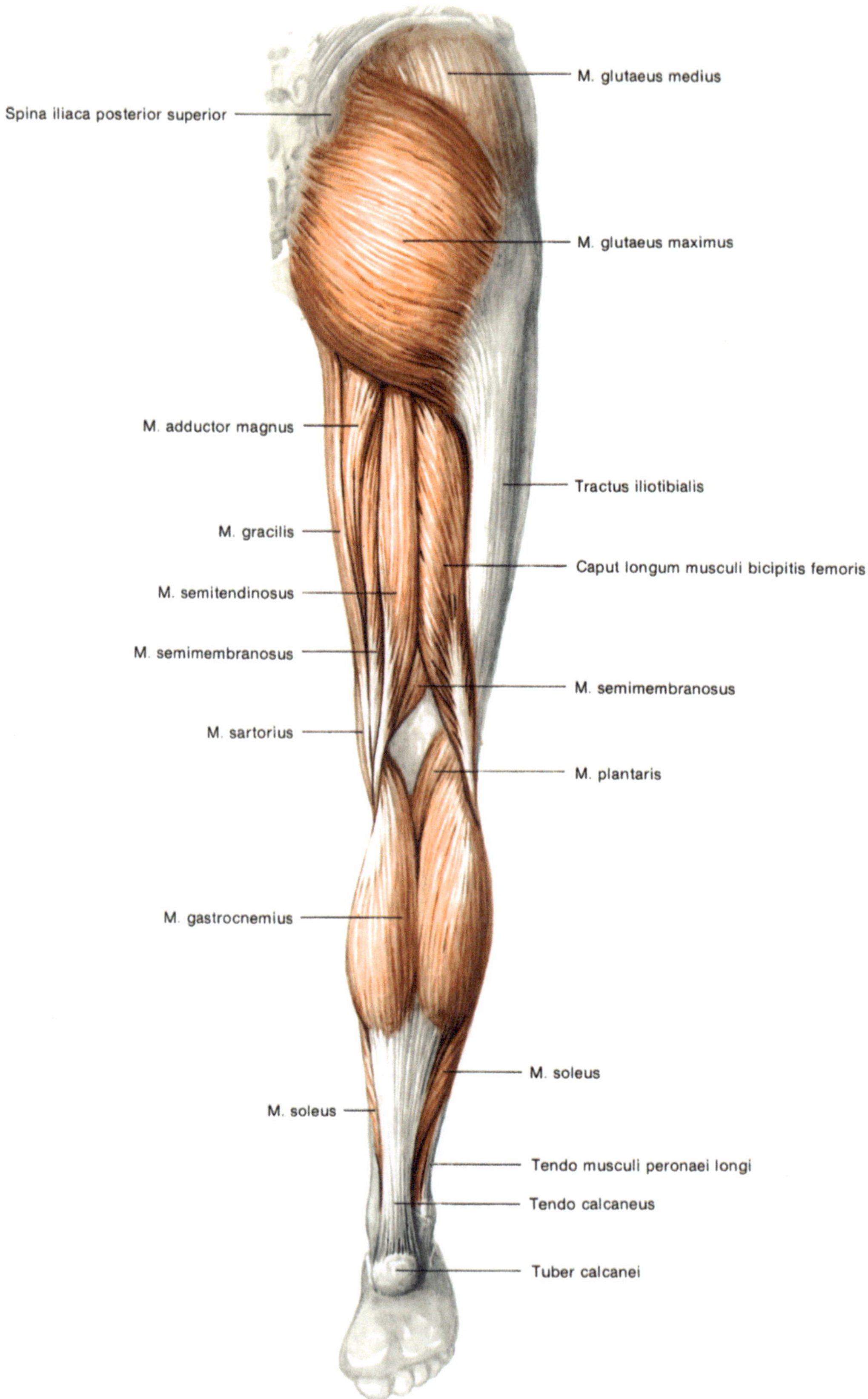

291
Muskeln des rechten Beines
von hinten, oberflächliche Schicht

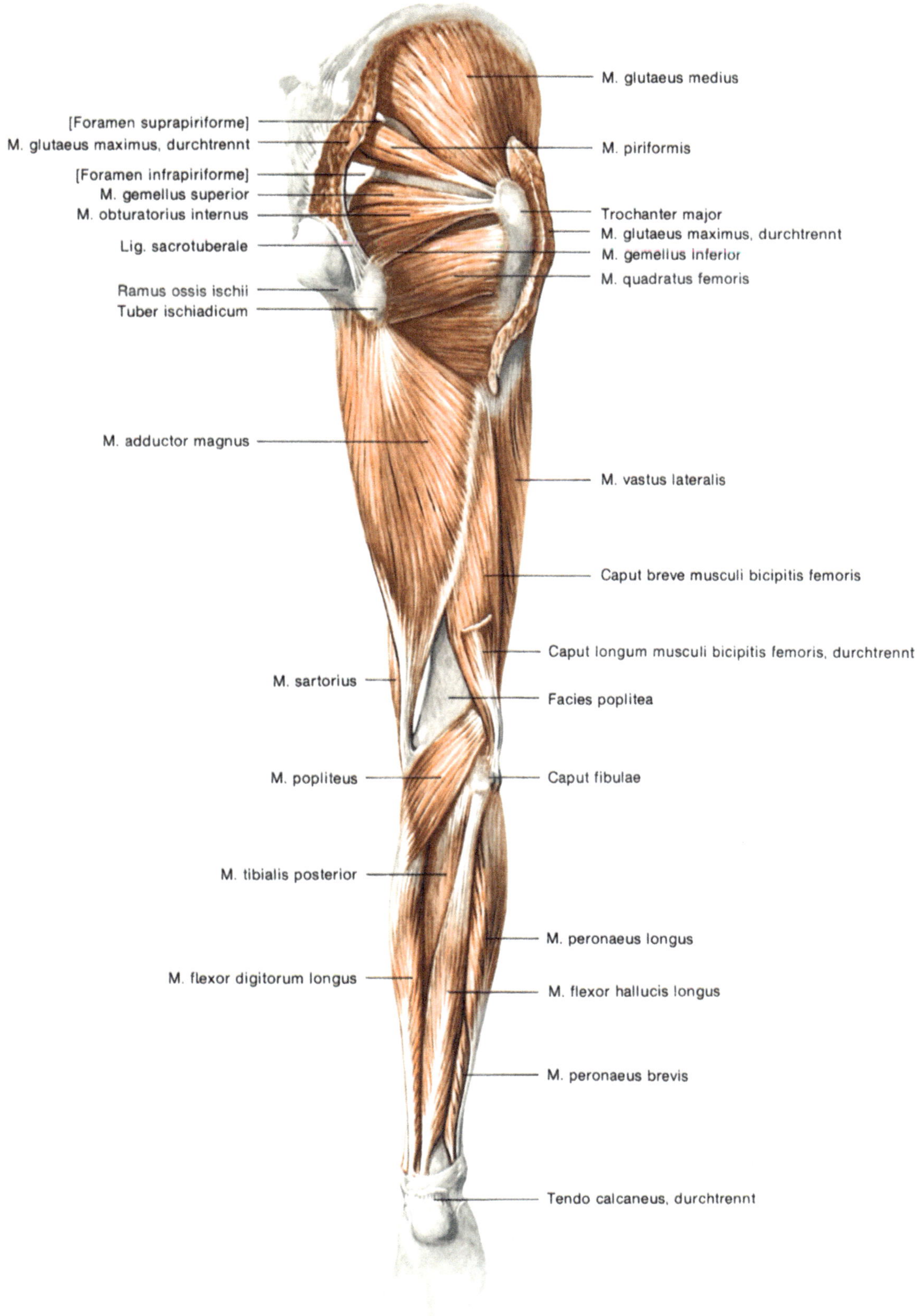

292
Muskeln des rechten Beines
von hinten, tiefe Schicht

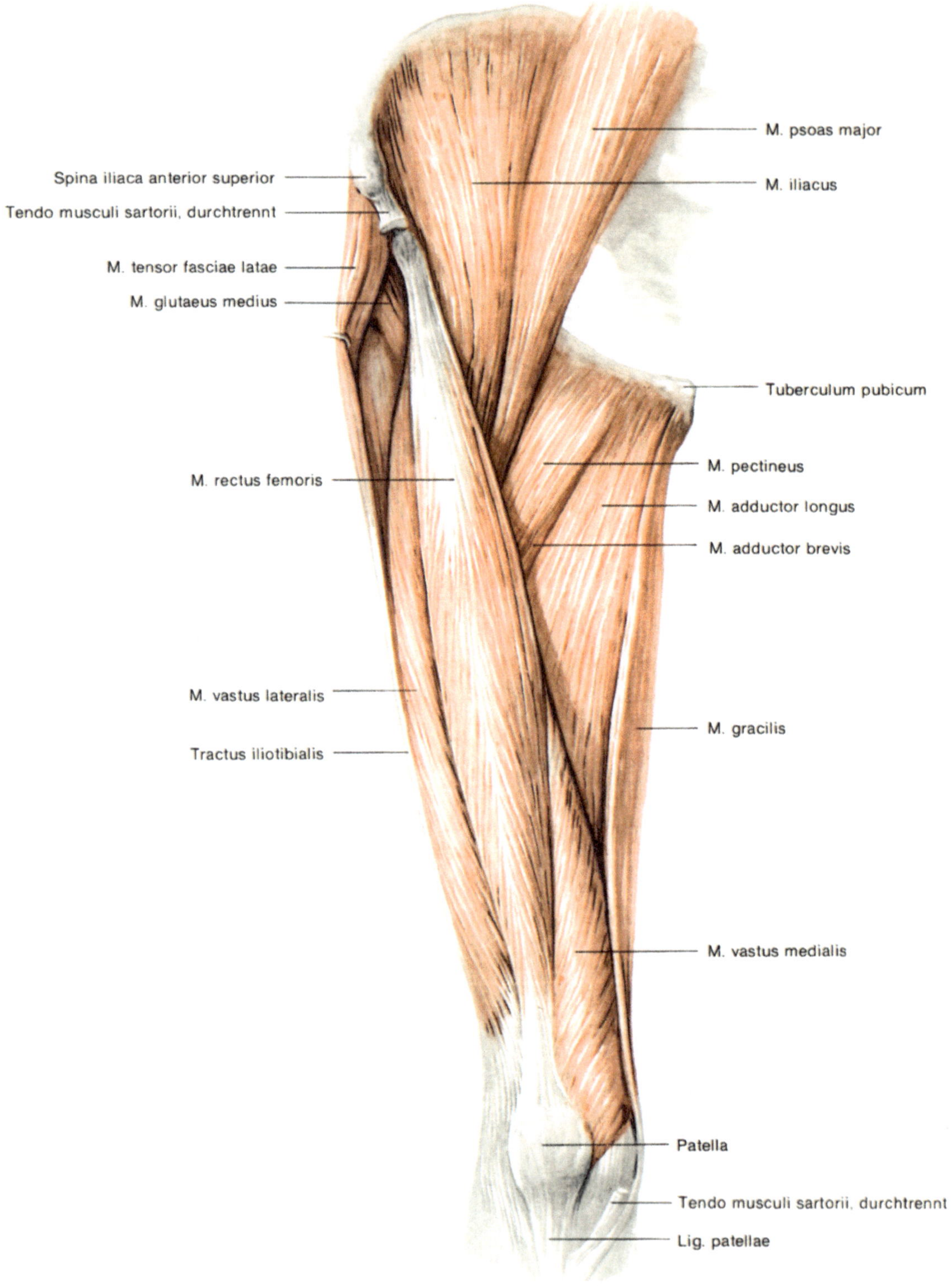

293
Muskeln des rechten Oberschenkels
von vorn. Muskeln an der Vorderseite und Adduktoren. M. sartorius entfernt

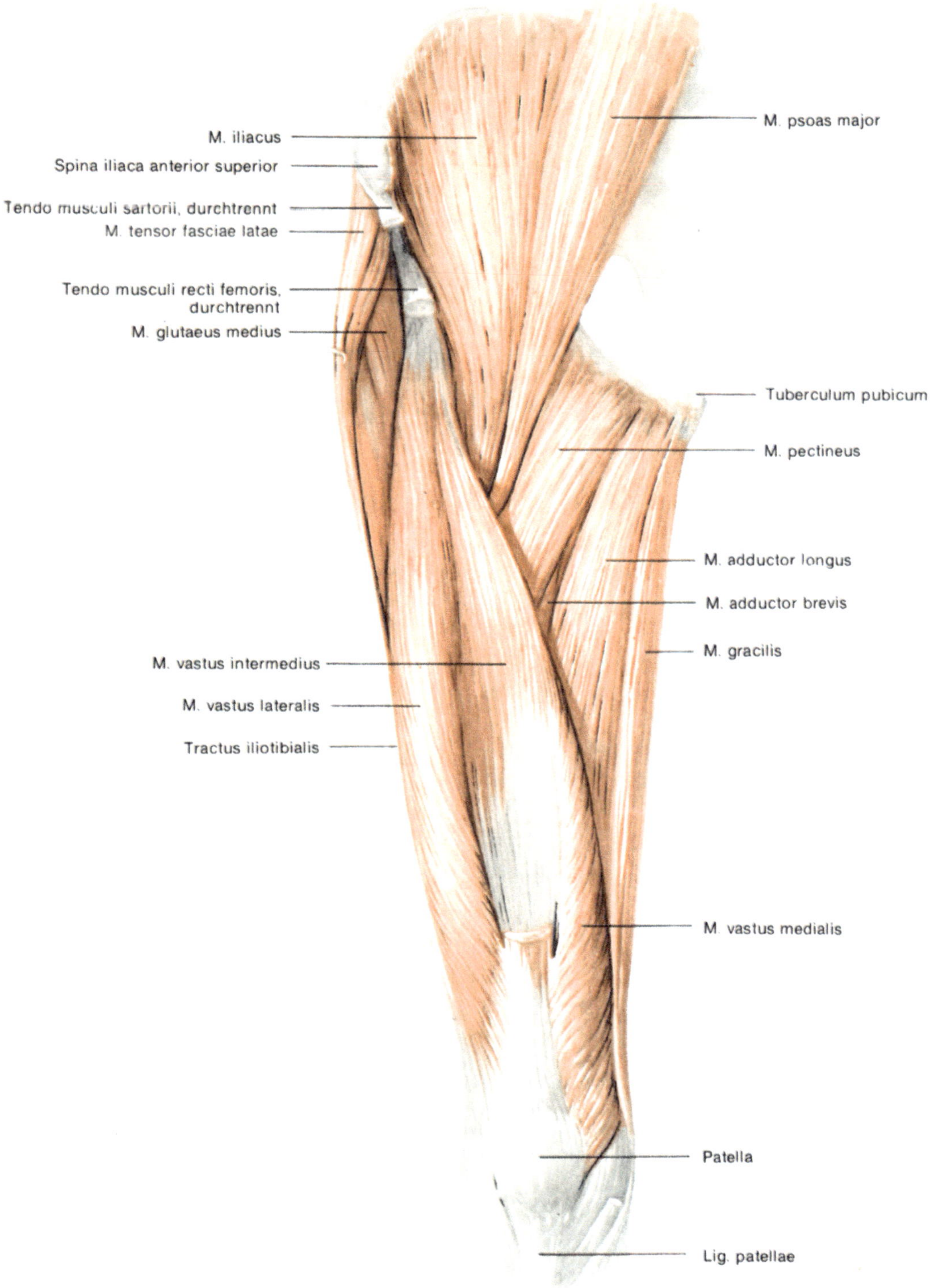

294
Muskeln des rechten Oberschenkels
von vorn. Muskeln der Vorderseite und Adduktoren. M. sartorius und M. rectus femoris entfernt

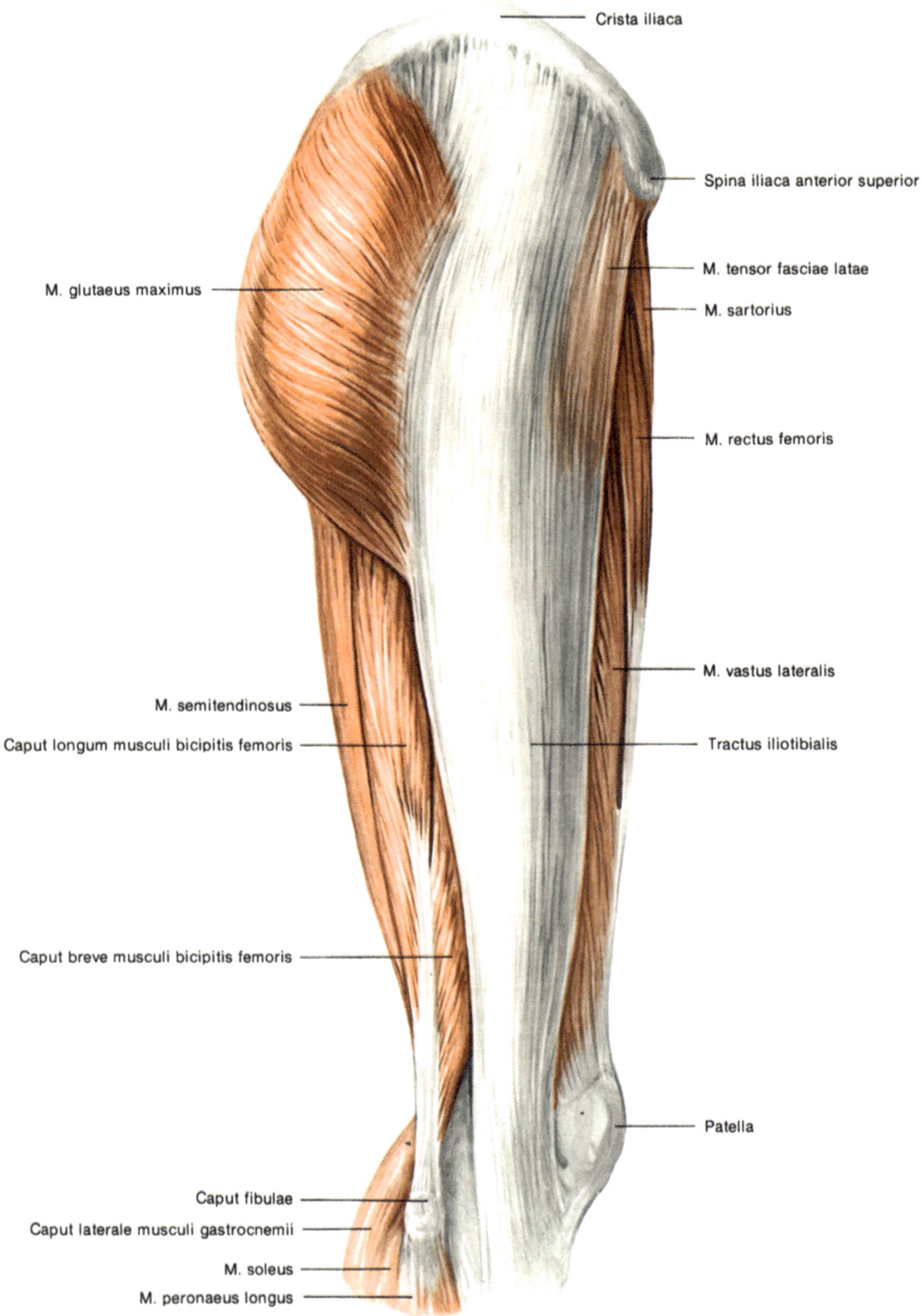

295
Muskeln des rechten Oberschenkels
von lateral. Tractus iliotibialis

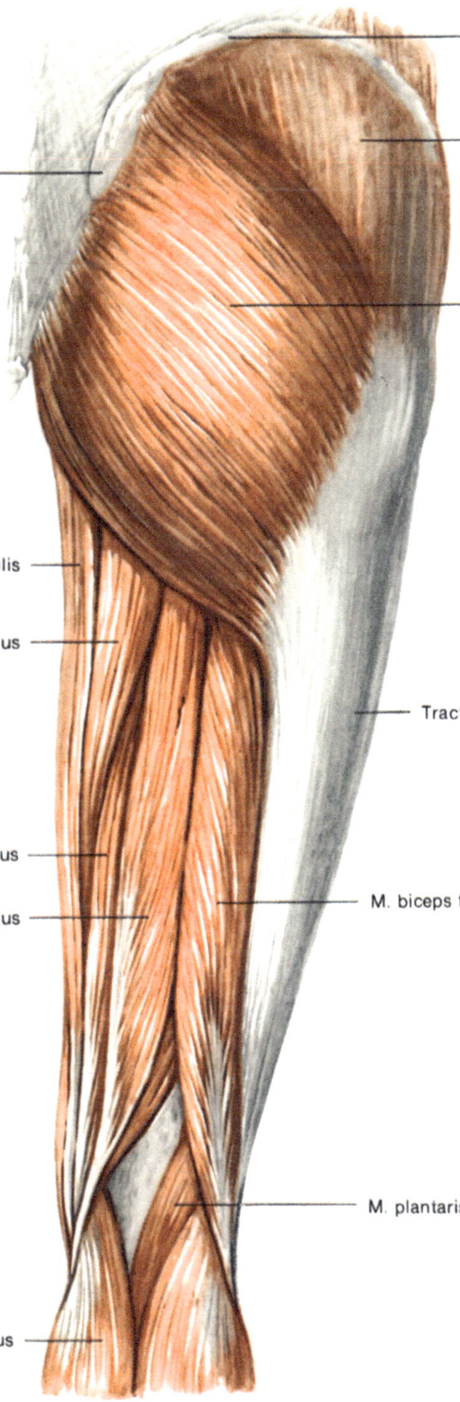

296
Muskeln des rechten Oberschenkels
von hinten

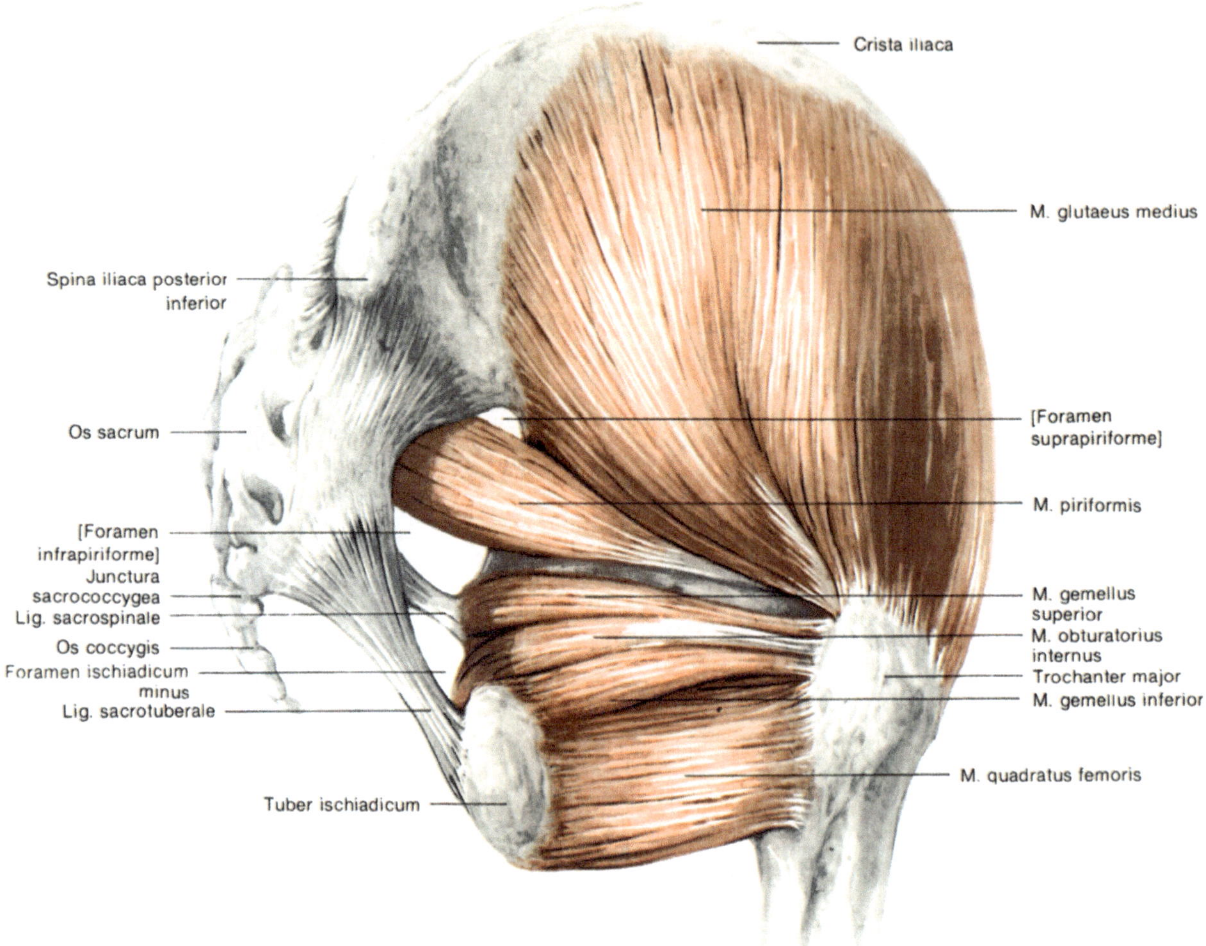

297
Rechte dorsale Hüftmuskeln
von dorsal lateral. M. glutaeus maximus entfernt. M. glutaeus medius (mittlere Schicht)

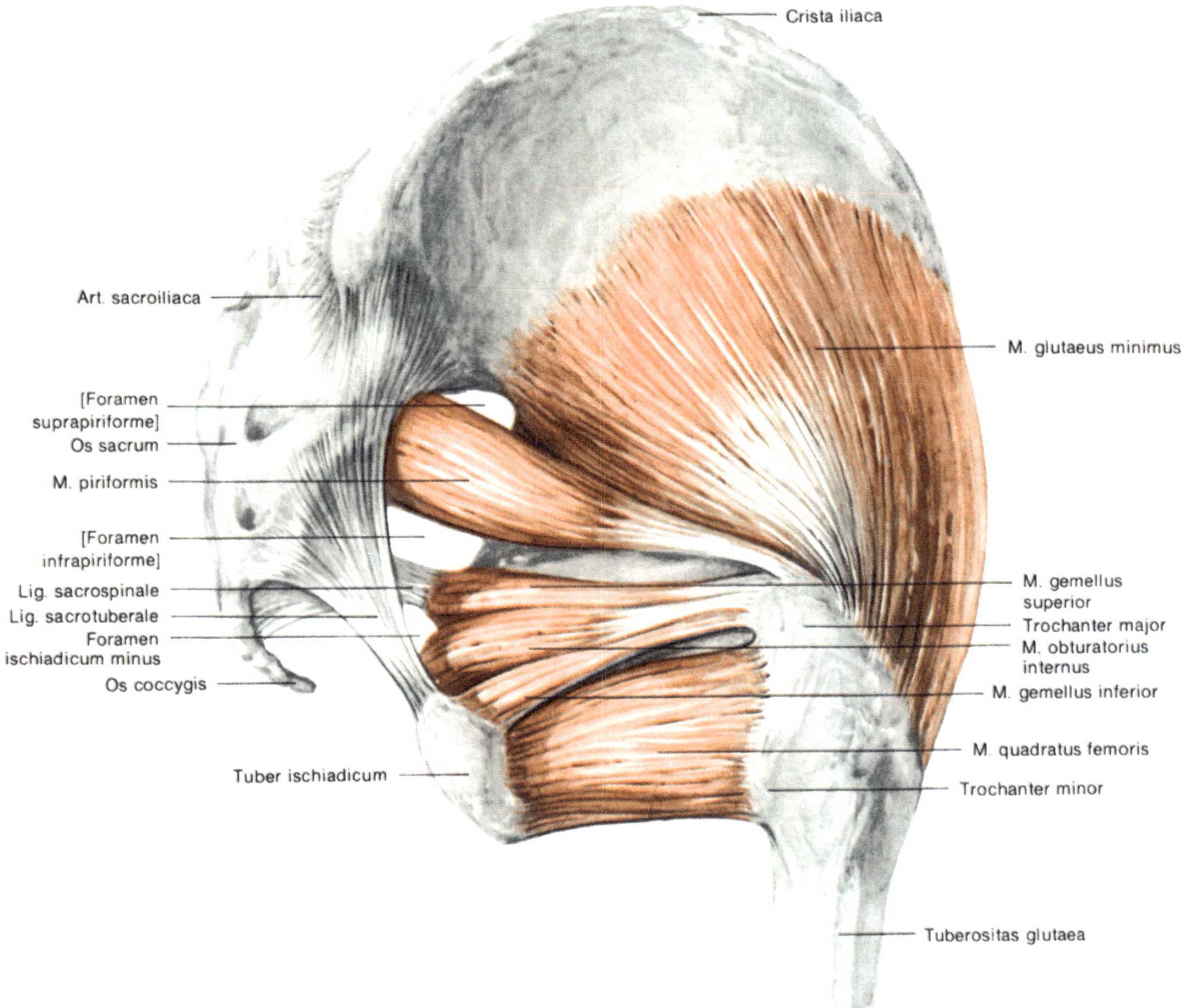

298
Rechte dorsale Hüftmuskeln
von lateral dorsal. M. glutaeus minimus (tiefe Schicht)

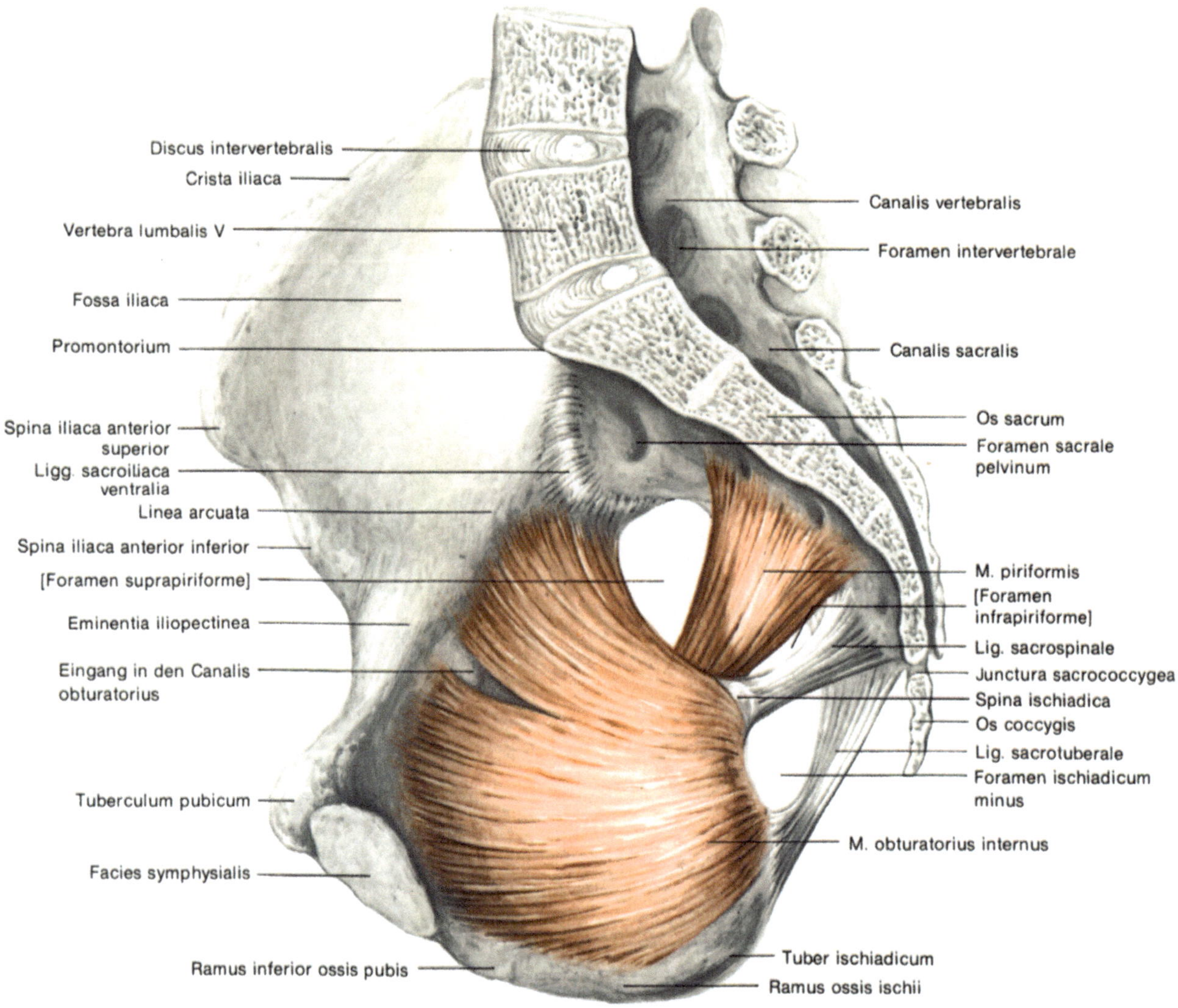

299
Rechte Beckenhälfte
von medial. M. obturatorius internus und M. piriformis. Lig. sacrospinale und Lig. sacrotuberale. Symphysis pubica und Wirbelsäule sagittal durchsägt

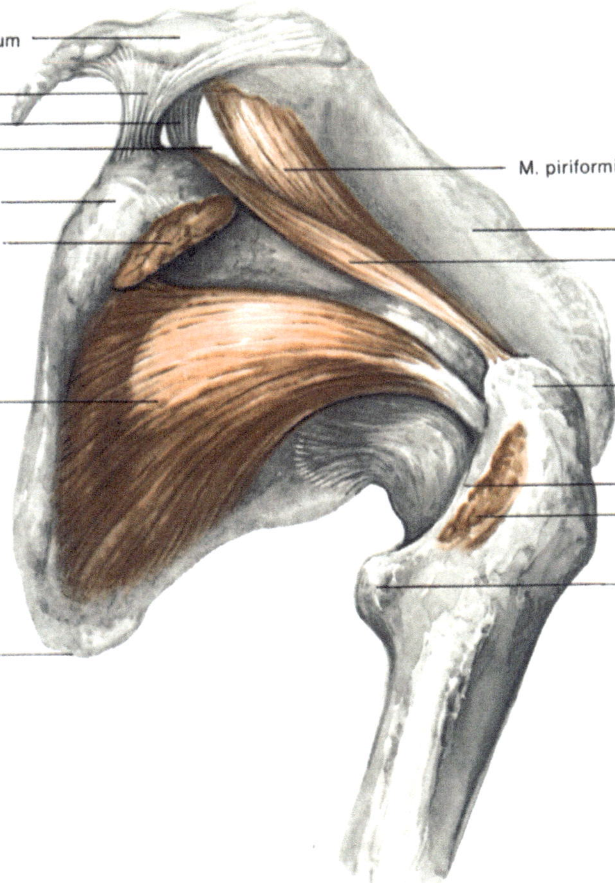

300
M. obturatorius externus, M. gemellus inferior, M. piriformis der rechten Hüfte
Ansicht von unten. M. quadratus femoris entfernt

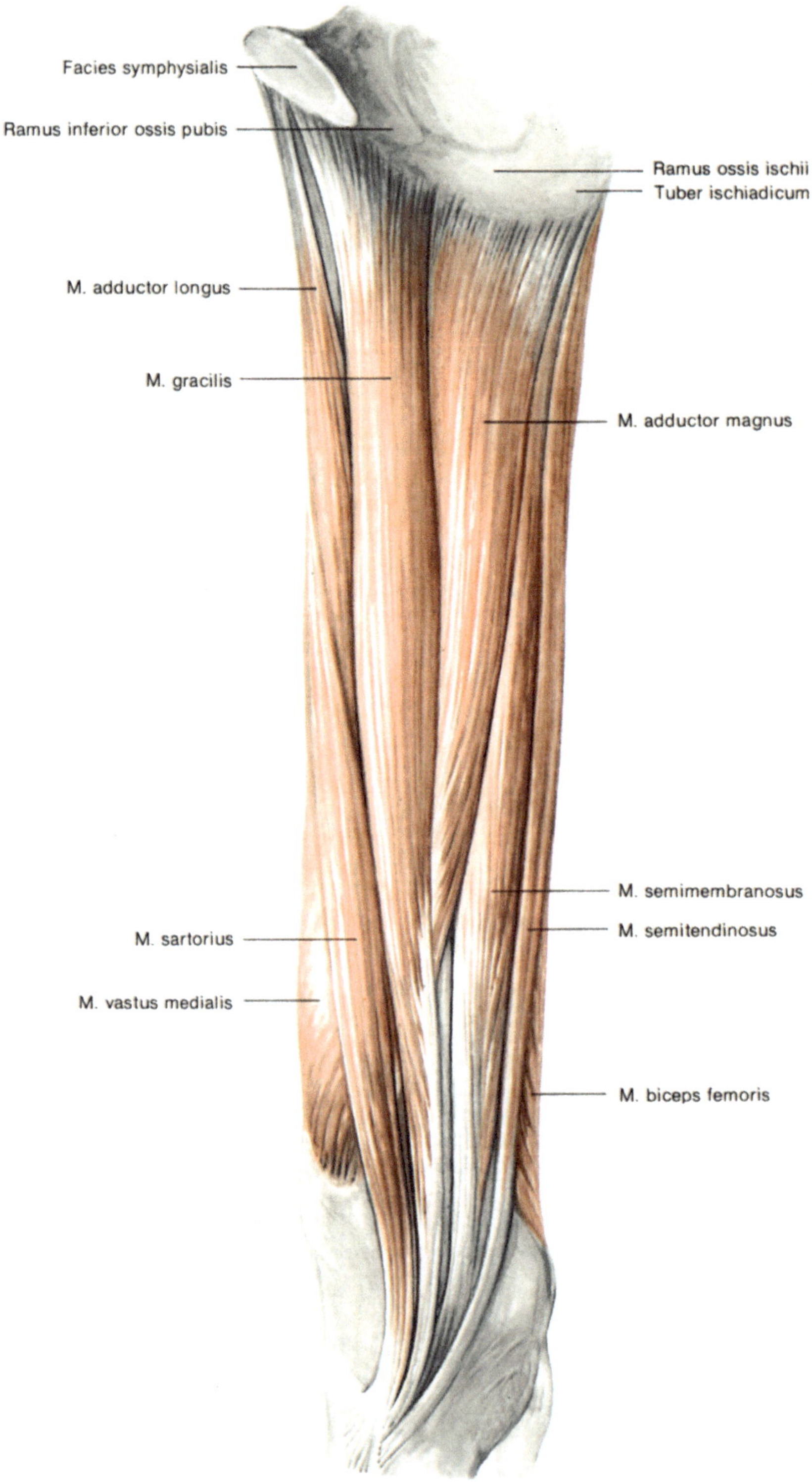

301
Muskeln des rechten Oberschenkels
von medial

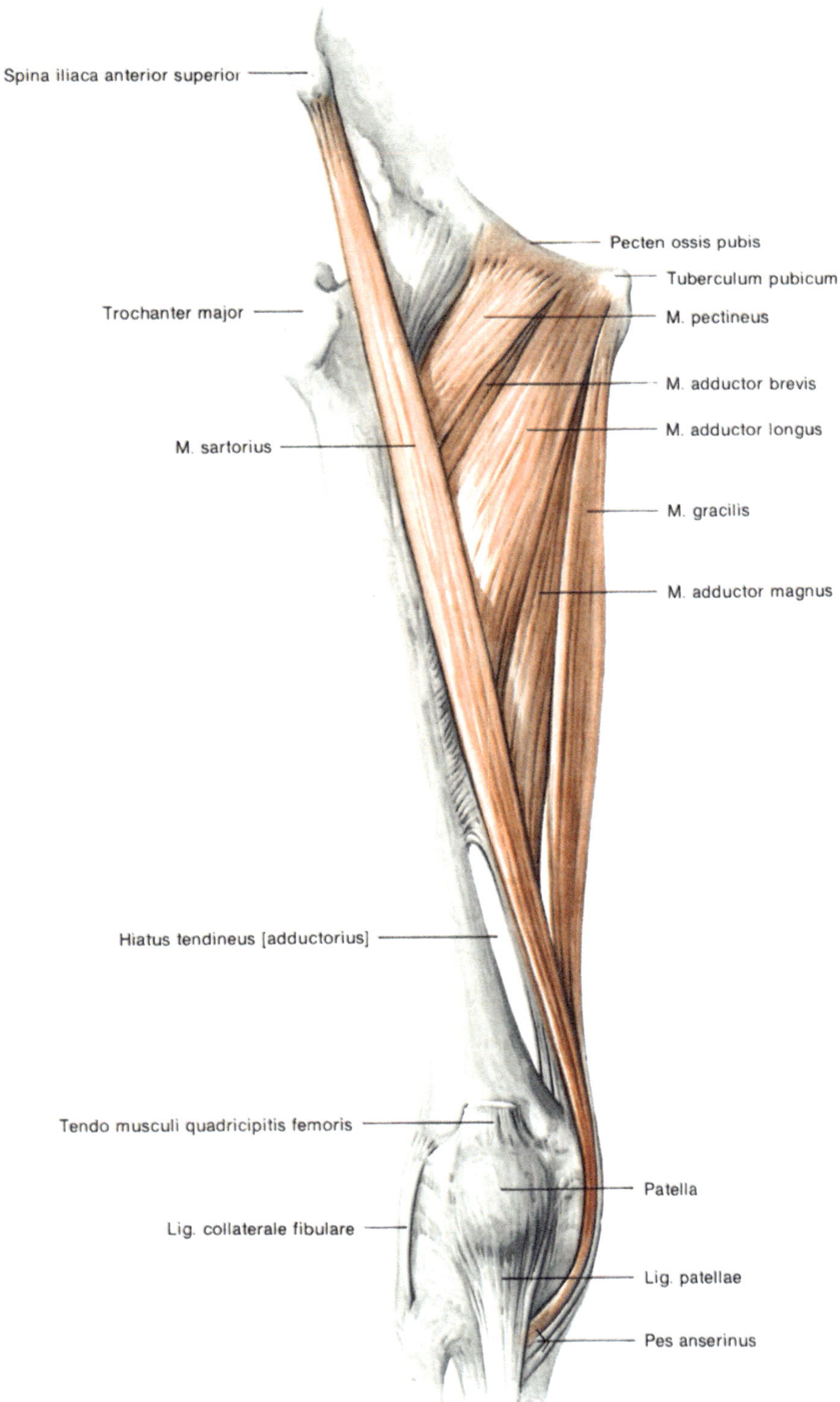

302
Adduktoren und M. sartorius des rechten Oberschenkels
von vorn

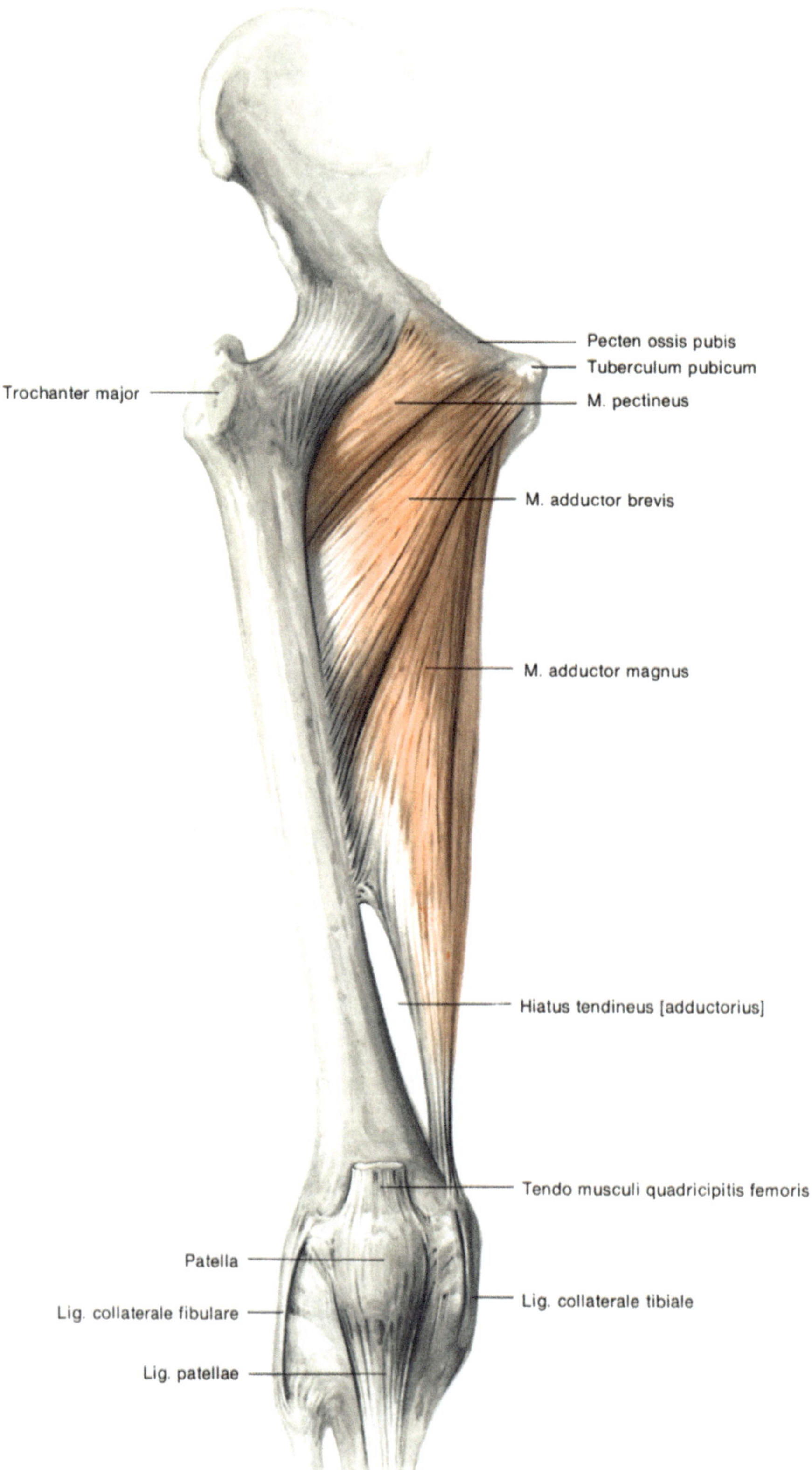

303
Adduktoren des rechten Oberschenkels
von vorn. M. adductor longus und M. gracilis entfernt

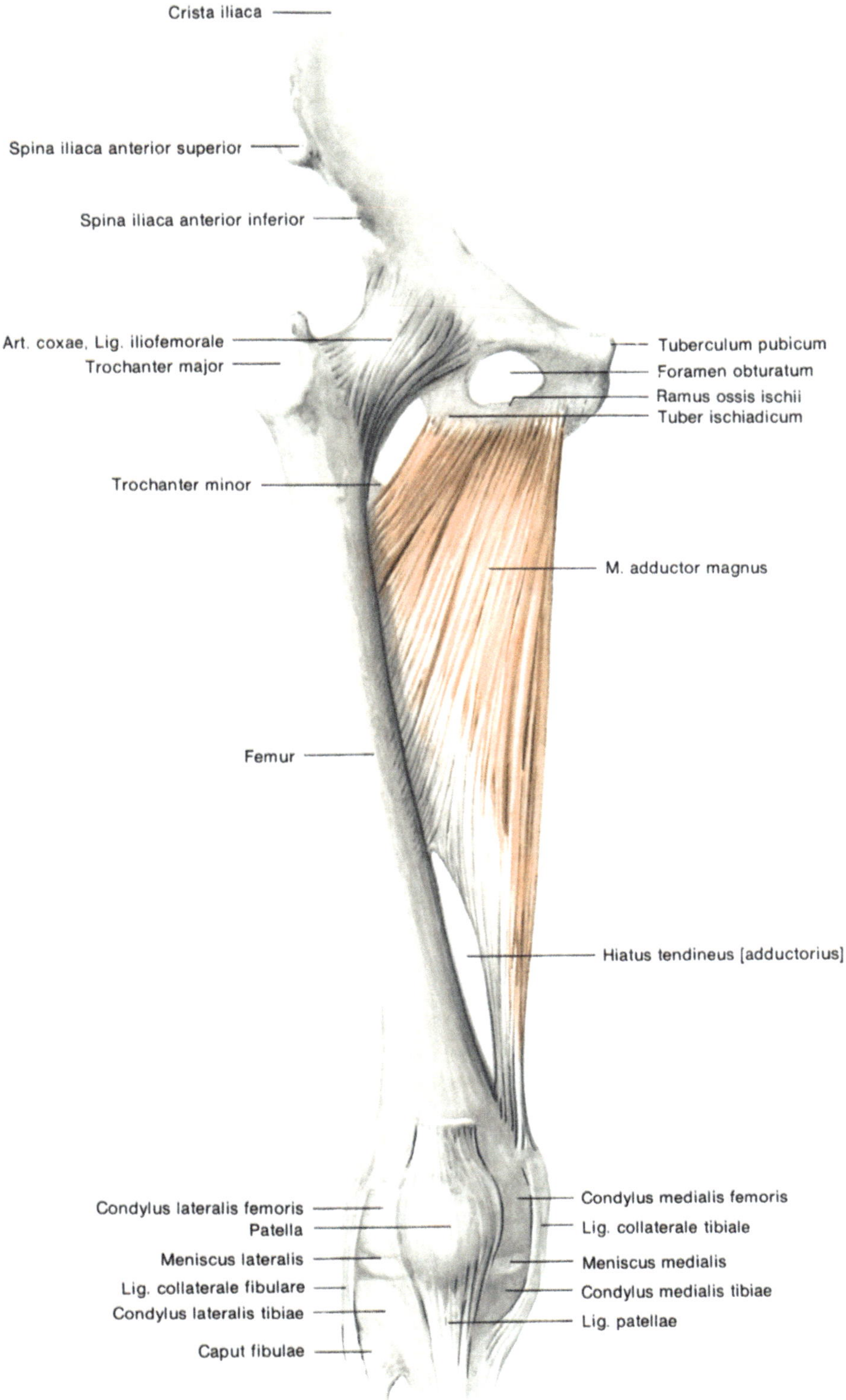

304
Rechter Oberschenkel
von vorn. M. adductor magnus isoliert dargestellt

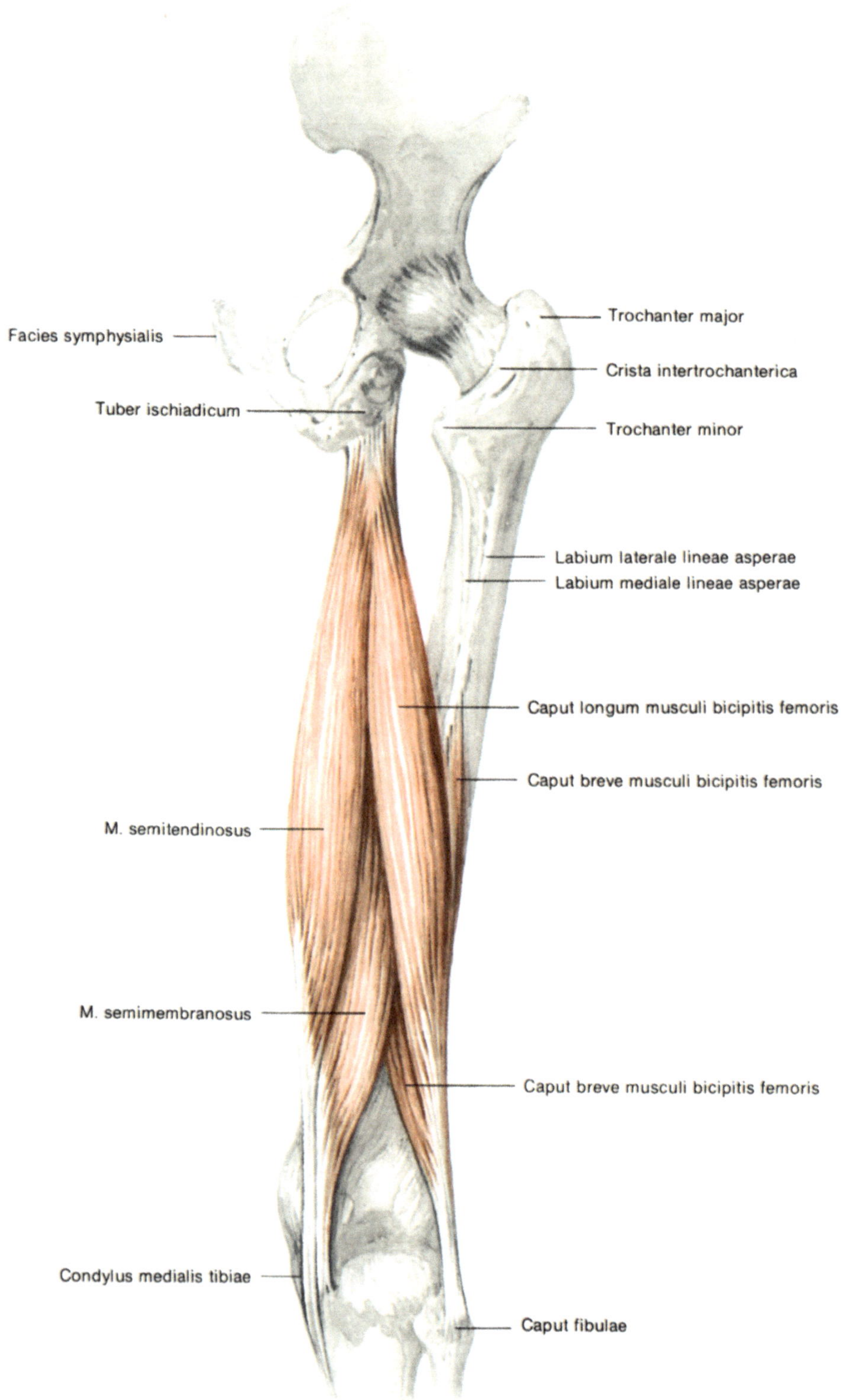

305
Ischiocrurale Muskelgruppe des rechten Oberschenkels
von hinten

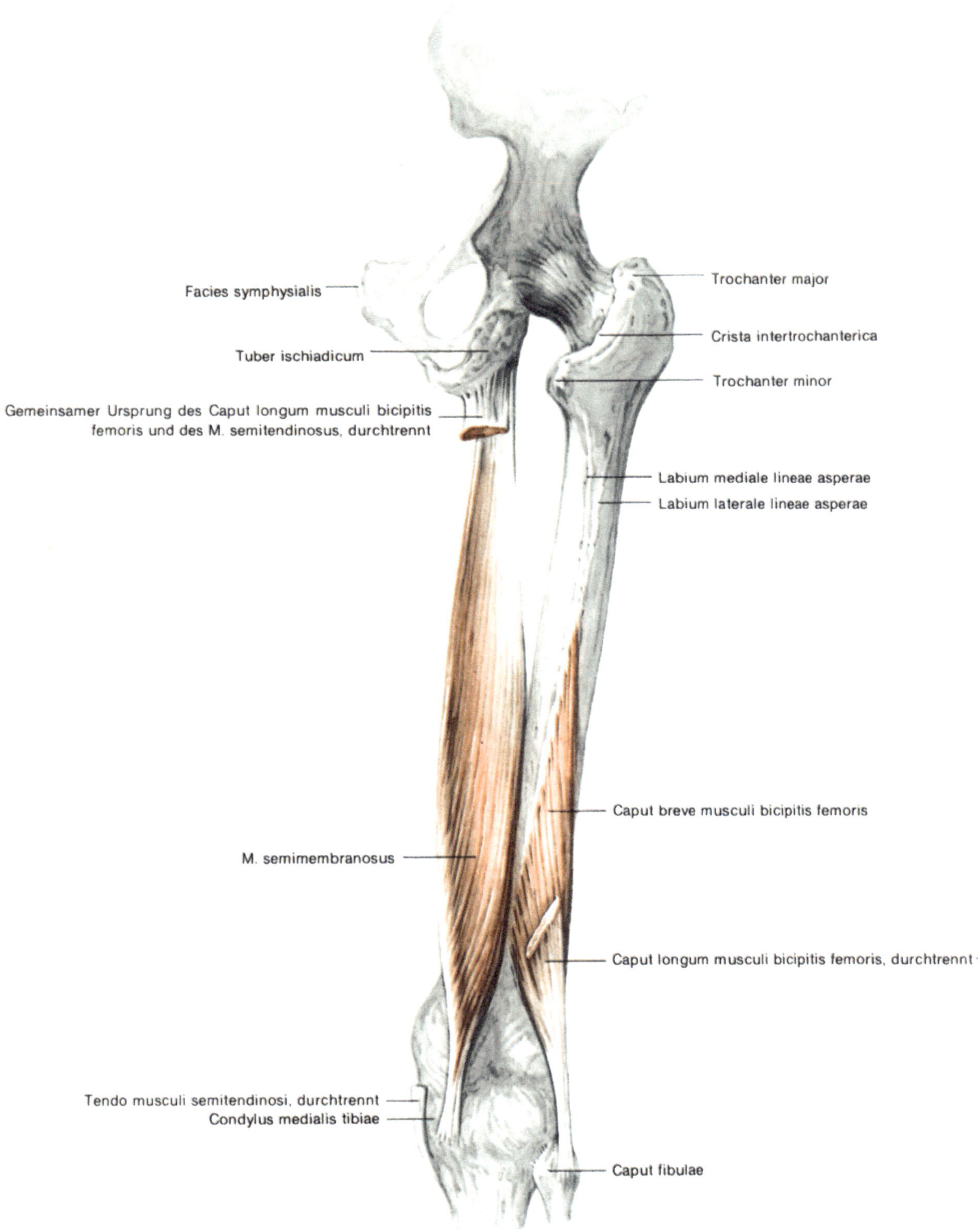

306
Ischiocrurale Muskelgruppe des rechten Oberschenkels
von hinten. M. semitendinosus und Caput longum musculi bicipitis femoris entfernt

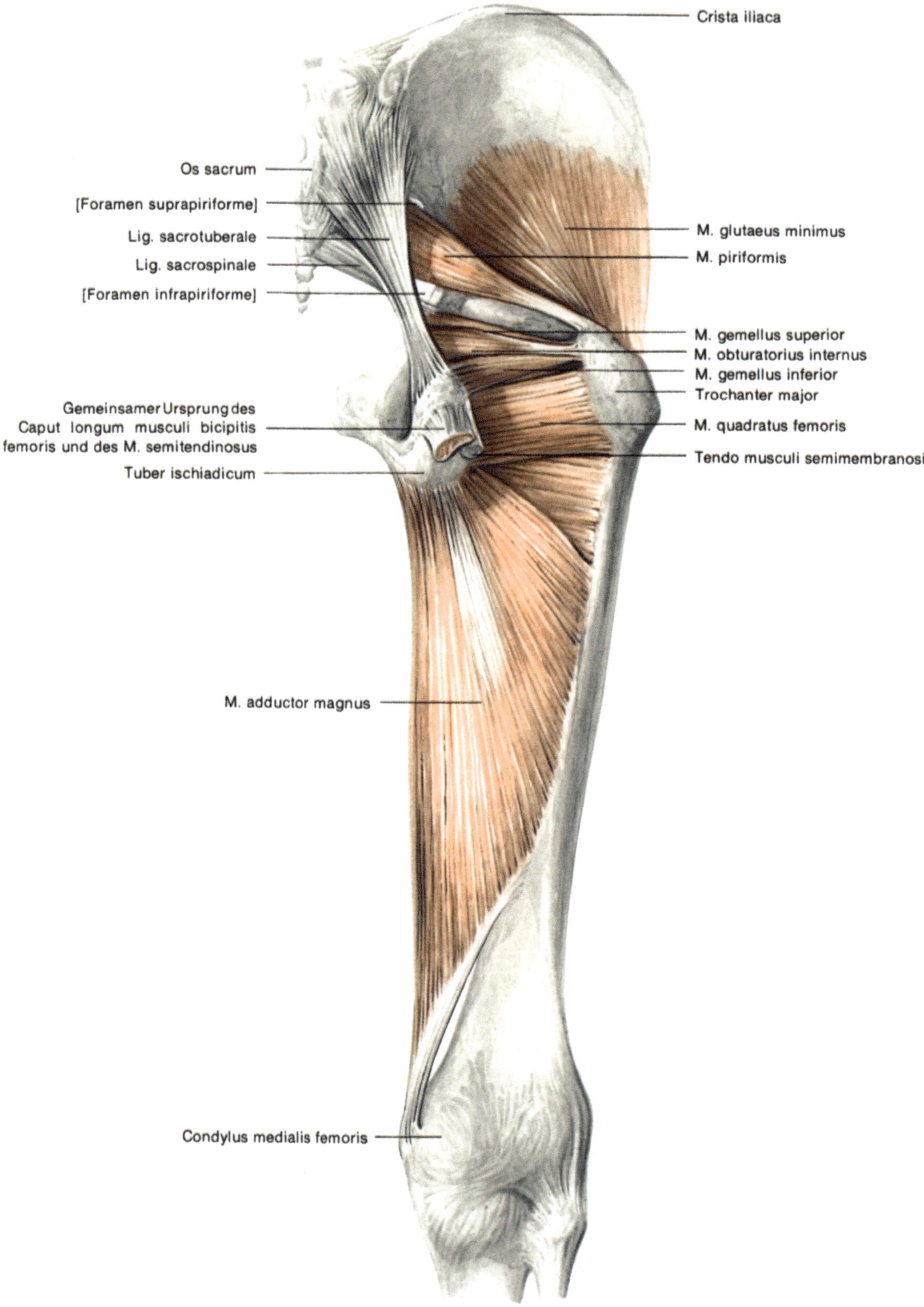

307
Rechte dorsale Hüftmuskeln
von hinten, tiefe Schicht. M. adductor magnus, Lig. sacrotuberale, Lig. sacrospinale

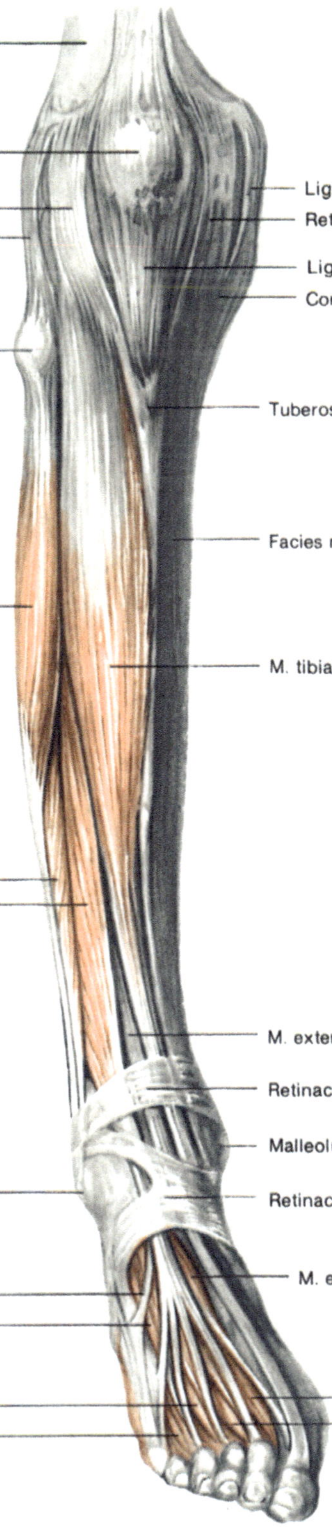

308
Muskeln des rechten Unterschenkels und des Fußrückens
von vorn

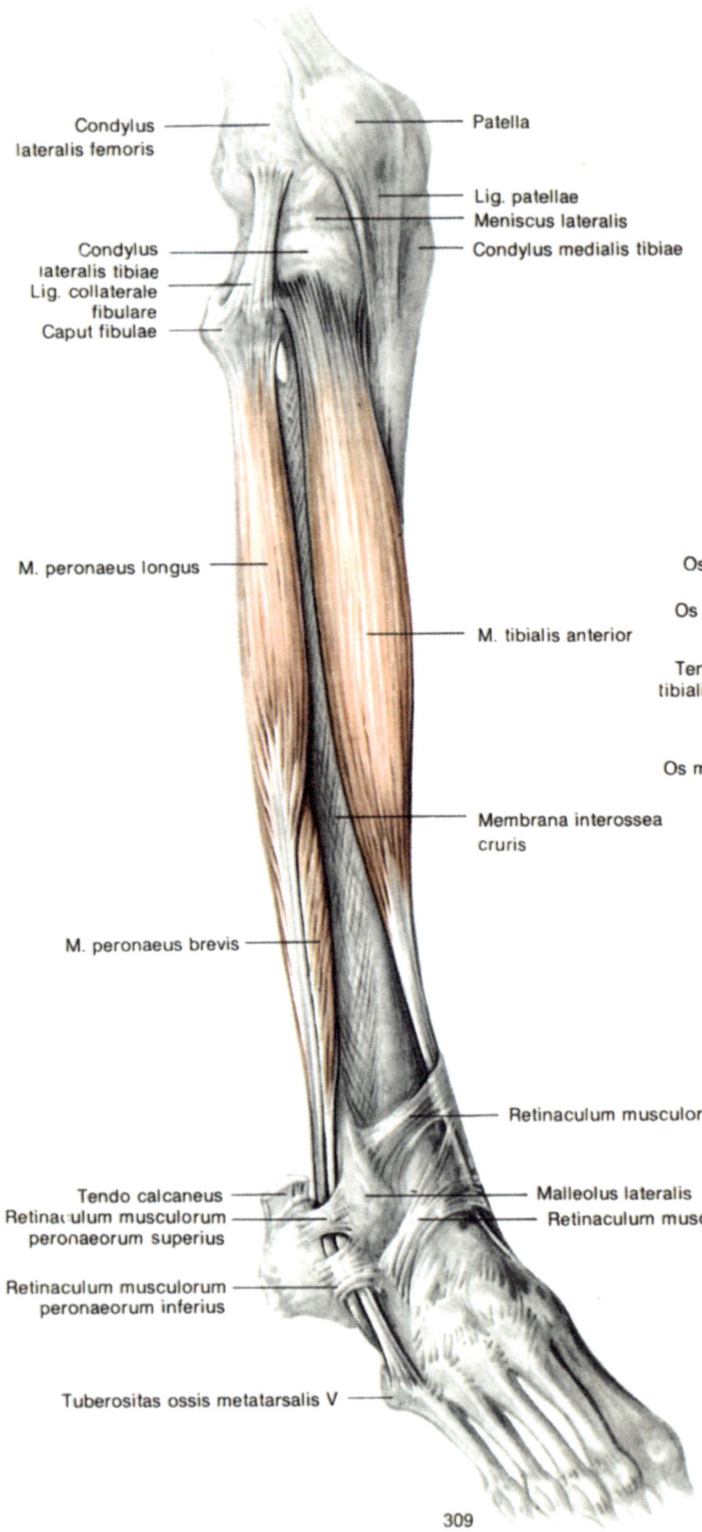

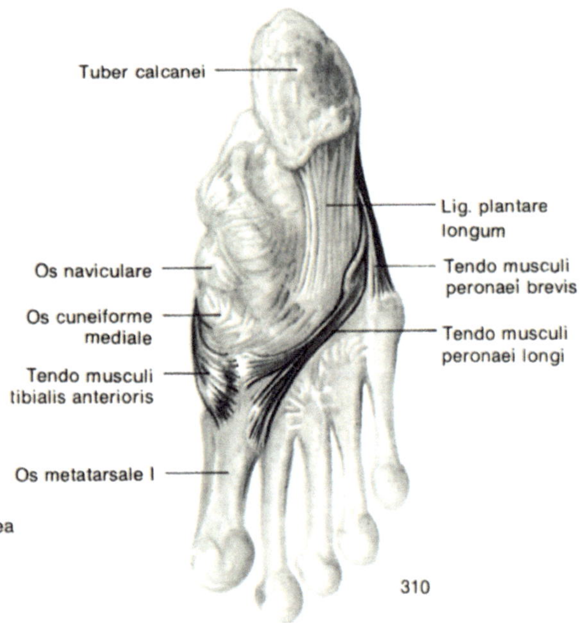

309
Muskeln des rechten Unterschenkels
von seitlich vorn. M. extensor digitorum longus und M. extensor hallucis longus entfernt, Lig. patellae abgehoben und gedreht

310
Plantare Sehnenschlinge des rechten Fußes

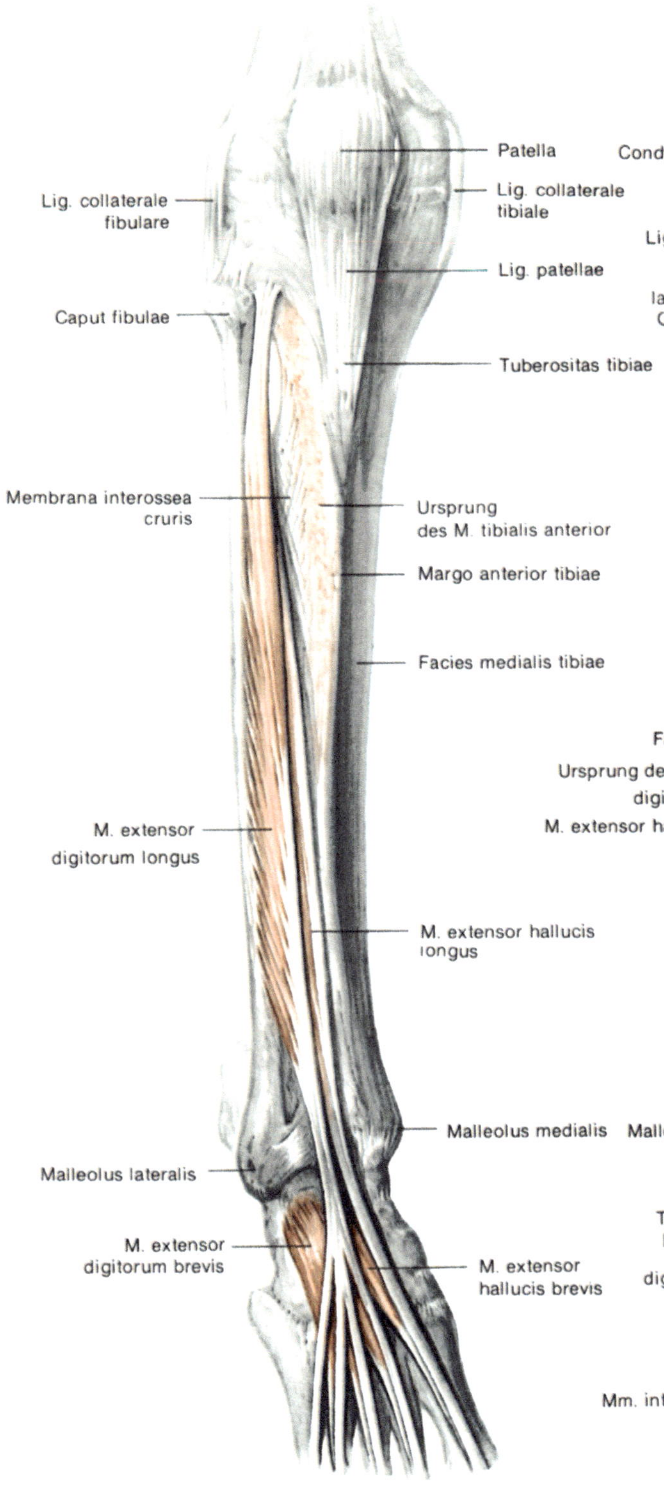

311
Muskeln des rechten Unterschenkels
von vorn. M. tibialis anterior entfernt

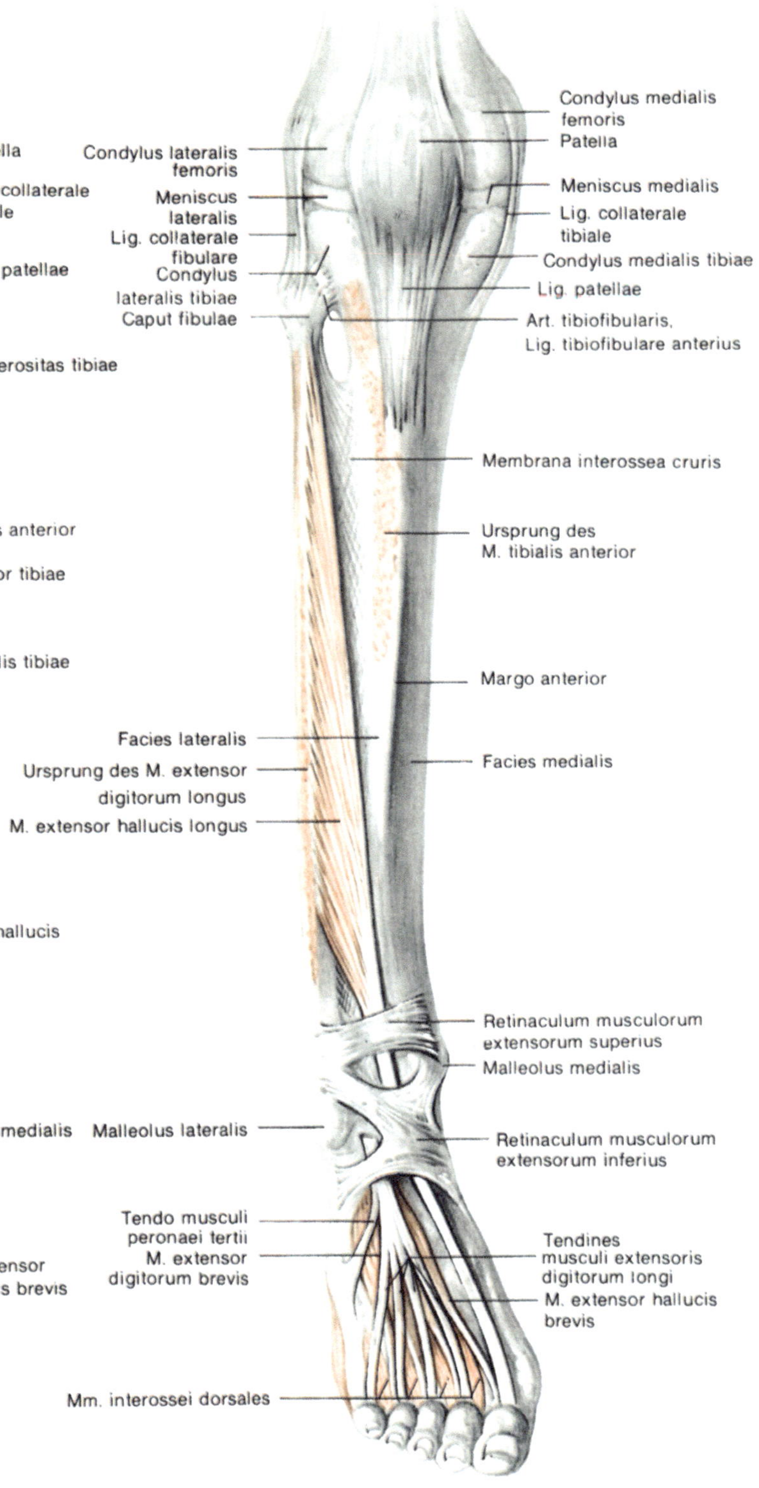

312
Rechter Unterschenkel, rechter Fuß und distaler Teil des rechten Oberschenkels
von vorn. M. extensor hallucis longus, M. extensor digitorum longus teilweise, M. tibialis anterior vollständig entfernt. Kapsel des Kniegelenkes vorn abpräpariert

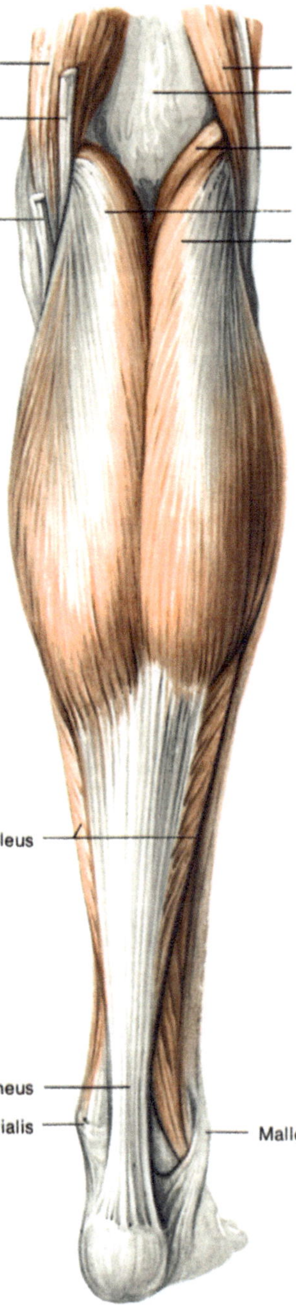

313
Muskeln des rechten Unterschenkels
von hinten, oberflächliche Schicht

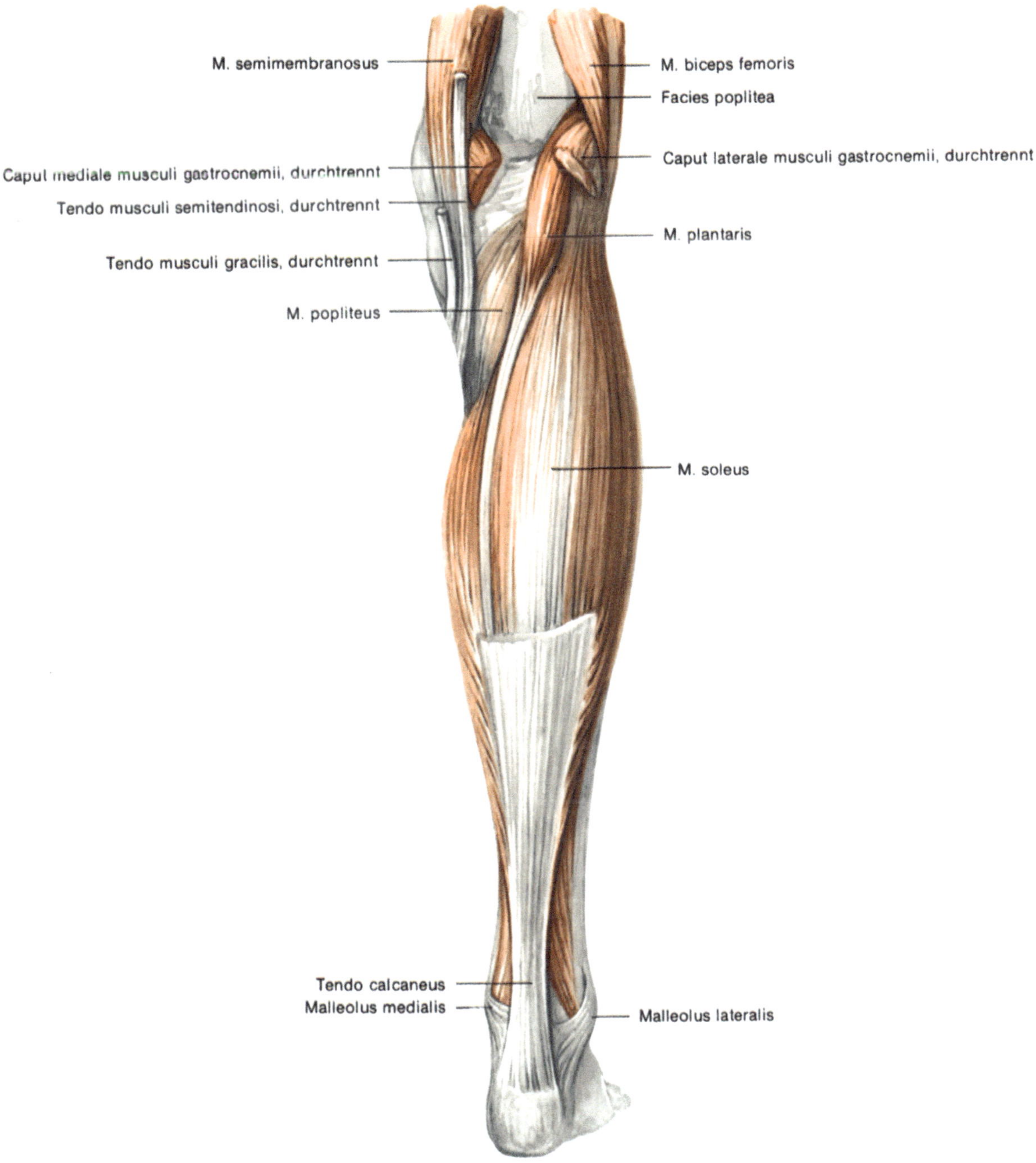

314
Muskeln des rechten Unterschenkels
von hinten, oberflächliche Schicht. M. gastrocnemius zum Teil entfernt

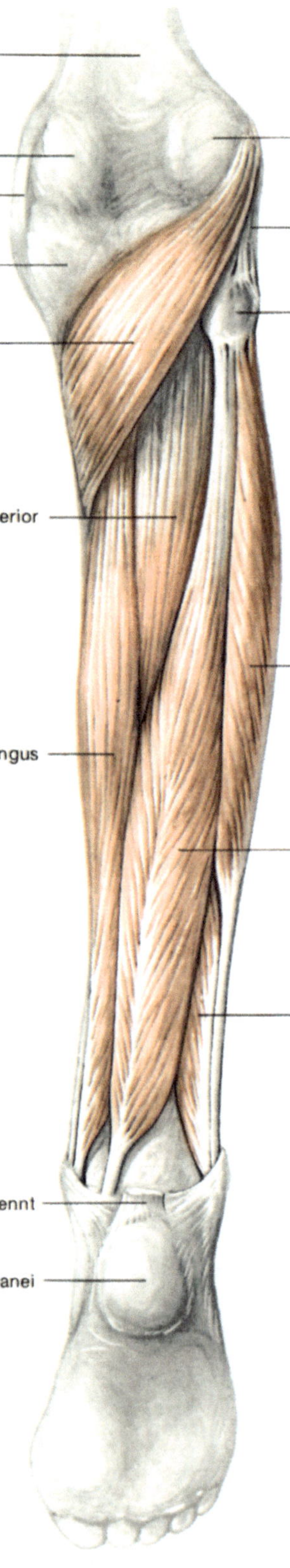

315
Muskeln des rechten Unterschenkels
von hinten, tiefe Schicht

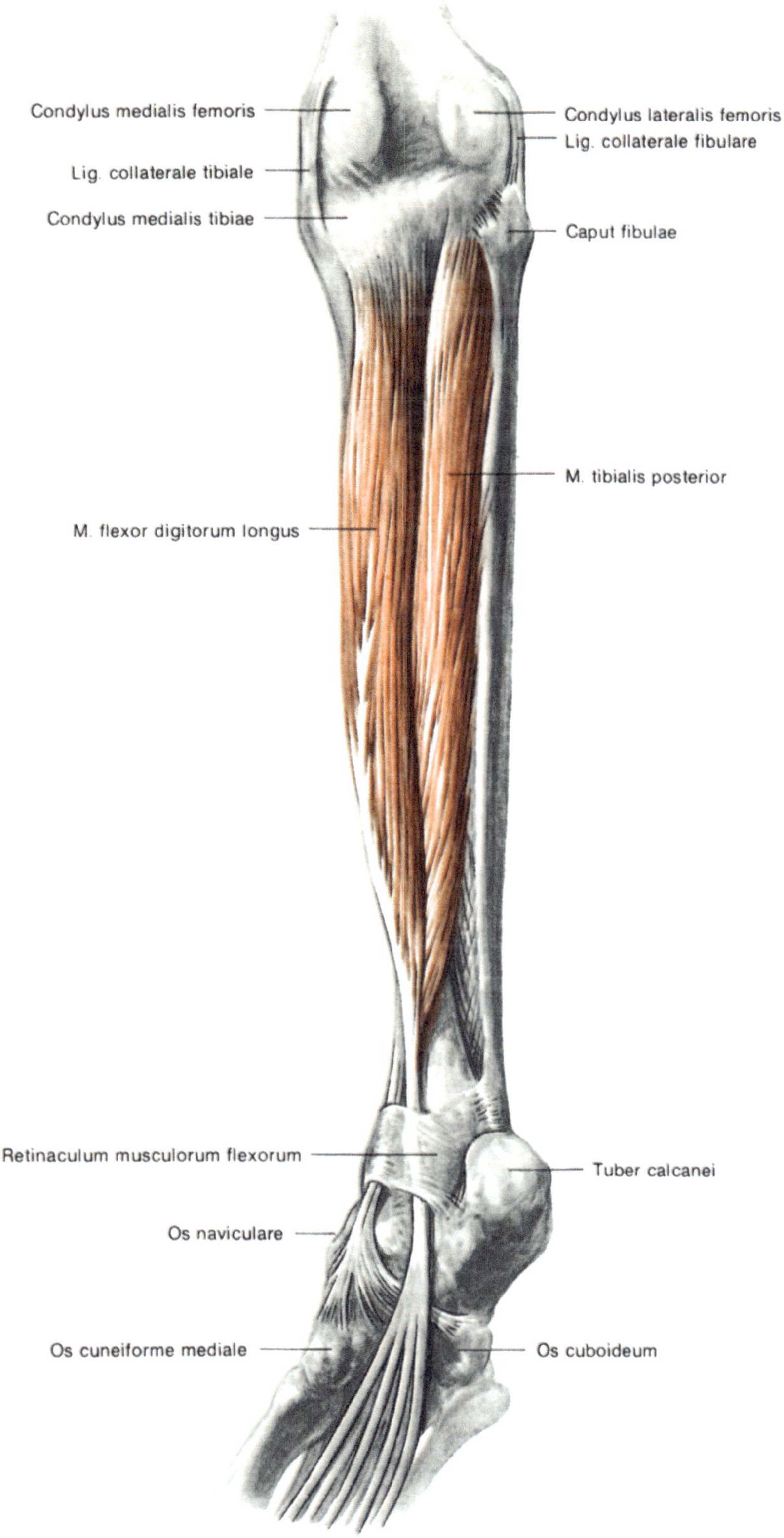

316
Muskeln des rechten Unterschenkels
von hinten, tiefe Schicht. M. flexor hallucis longus entfernt

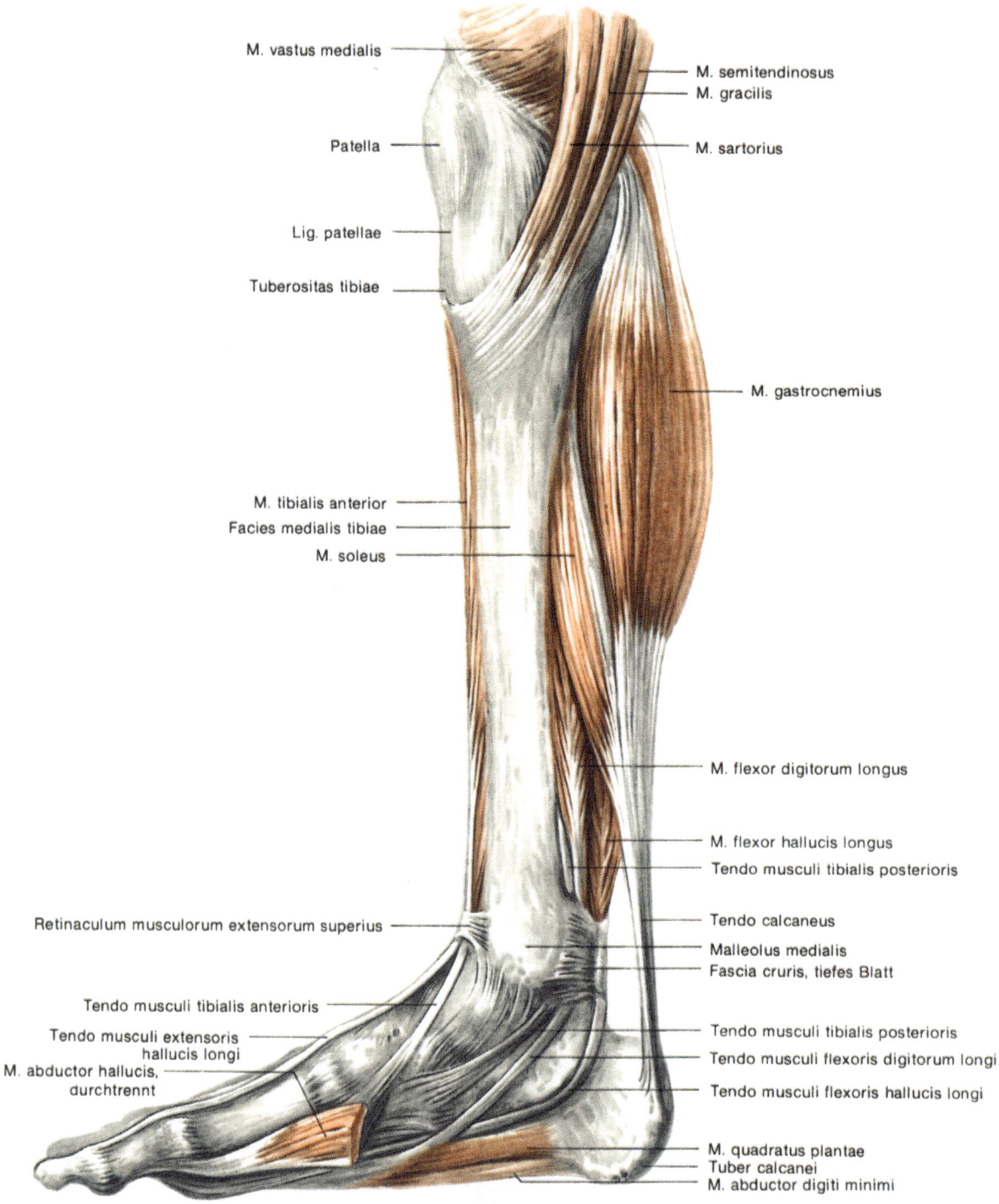

317
Muskeln des rechten Unterschenkels und Fußes
von medial. Retinaculum musculorum flexorum entfernt, M. abductor hallucis durchtrennt und proximal entfernt. Pes anserinus: Tendo musculi sartorii, Tendo musculi gracilis, Tendo musculi semitendinosi

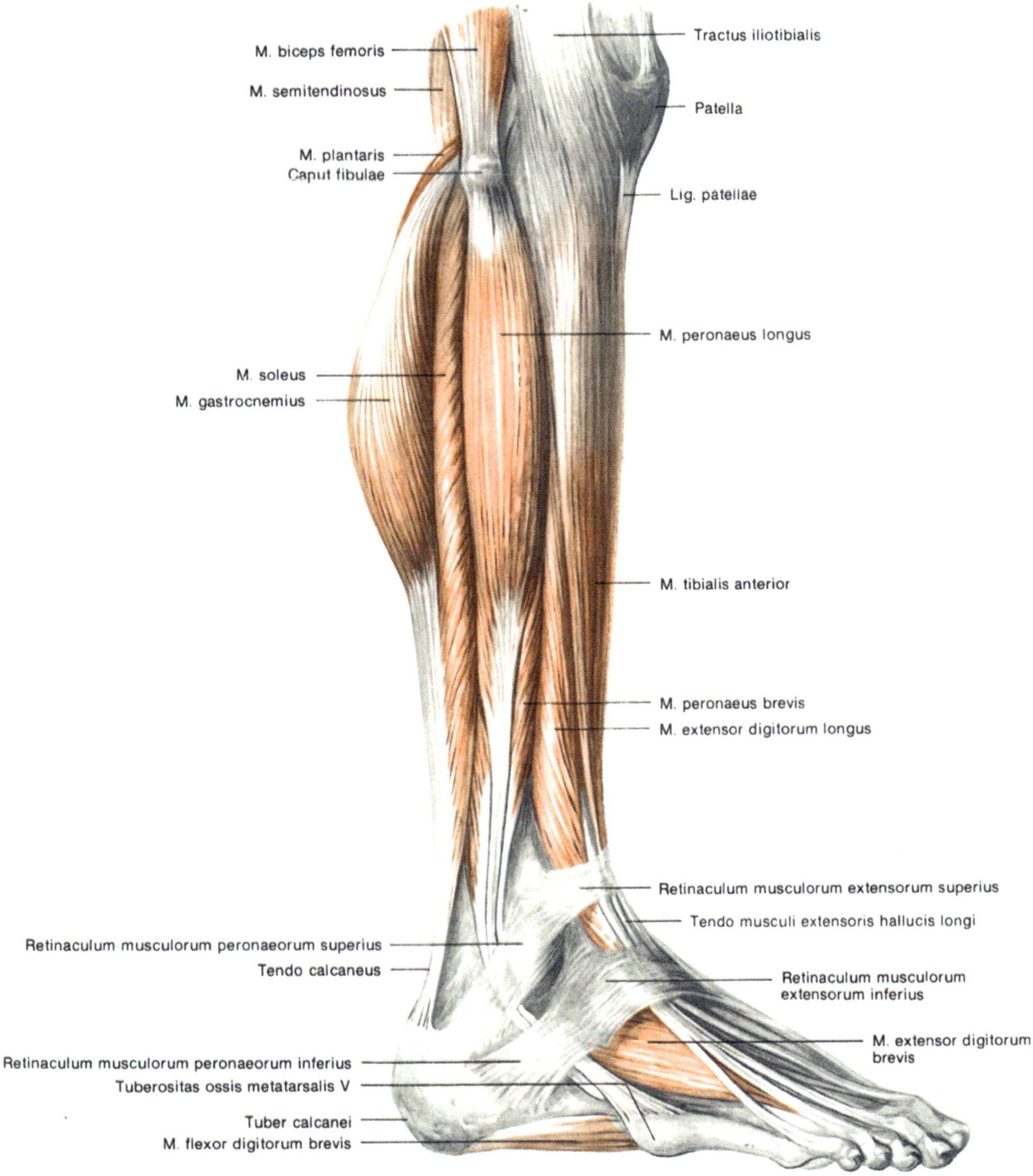

318
Muskeln des rechten Unterschenkels und Fußes
von lateral

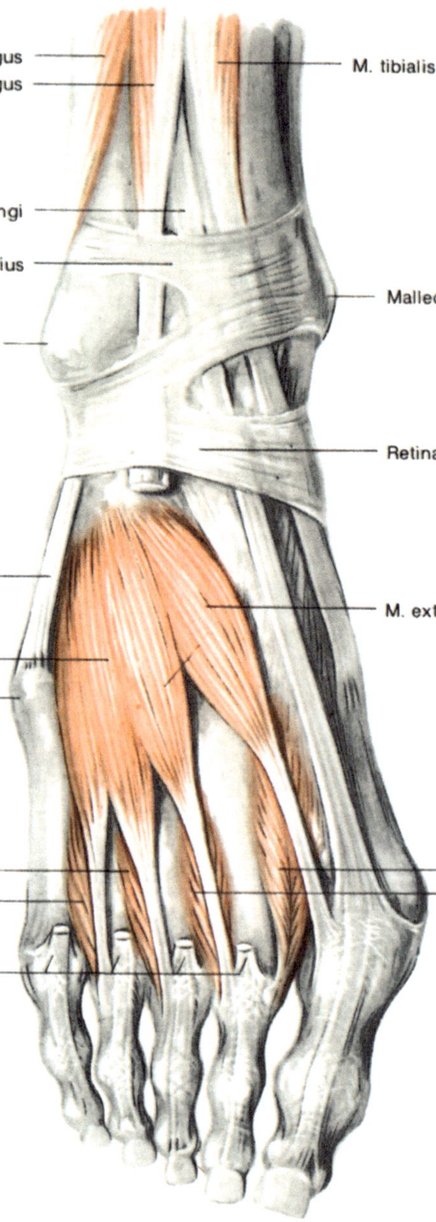

319
Muskeln des rechten Fußrückens, Dorsum pedis
Sehnen des M. extensor digitorum longus entfernt

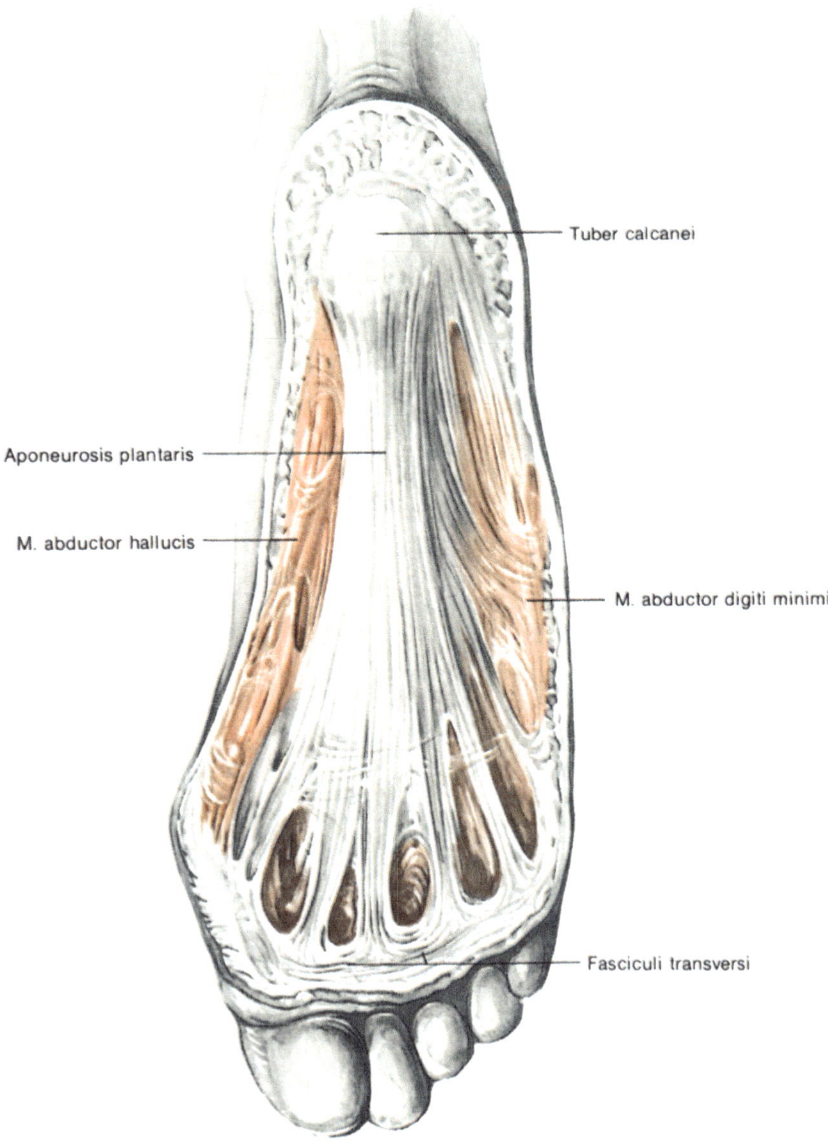

320
Muskeln der rechten Fußsohle, Planta pedis
Oberflächliche Schicht mit Aponeurosis plantaris

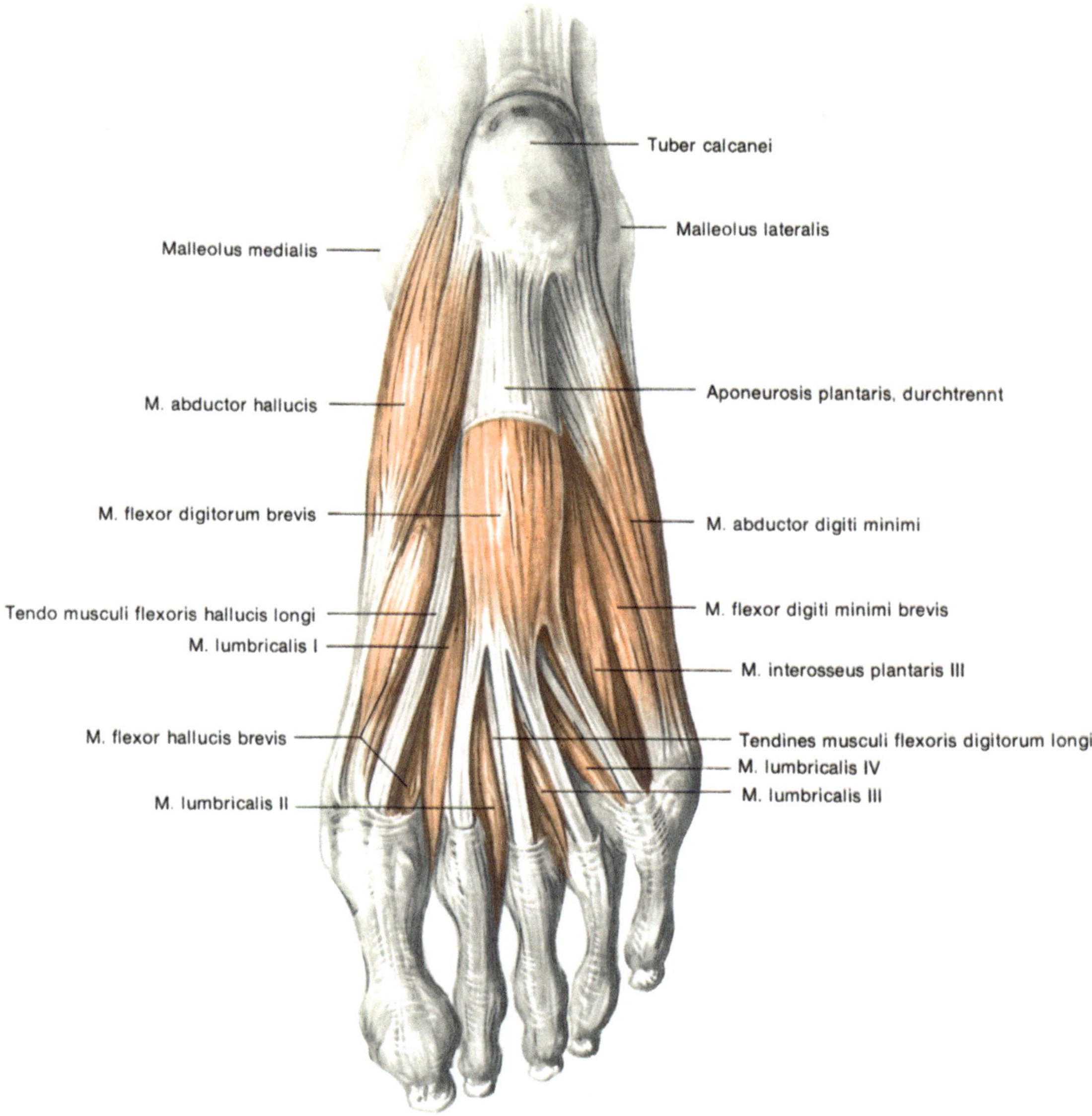

321

Muskeln der rechten Fußsohle, Planta pedis

Oberflächliche Schicht. Aponeurosis plantaris durchtrennt und distaler Teil entfernt

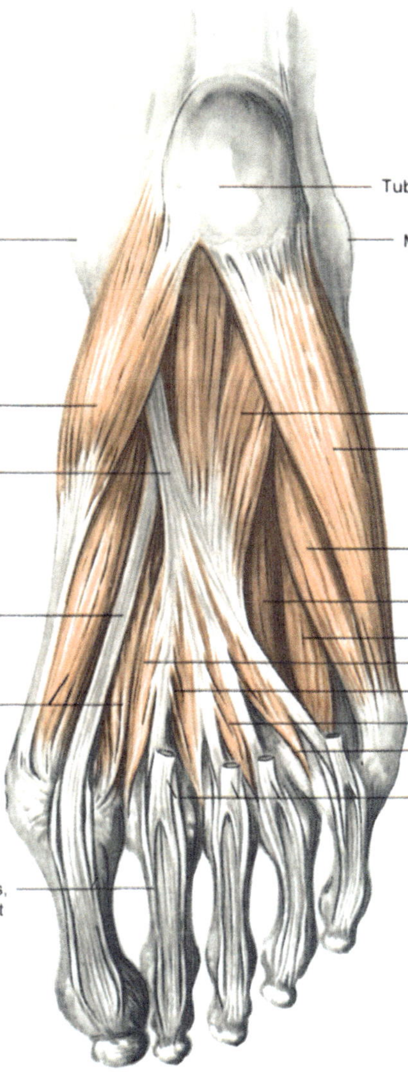

322
Muskeln der rechten Fußsohle, Planta pedis
Mittlere Schicht. M. flexor digitorum brevis entfernt, Sehnenscheiden der Zehen eröffnet

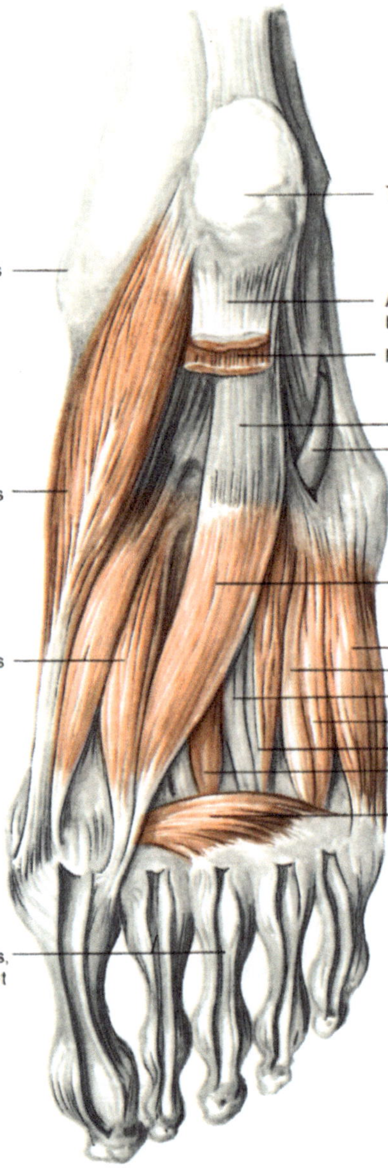

323
Muskeln der rechten Fußsohle, Planta pedis
Tiefe Schicht. Sehnen aus den eröffneten Sehnenscheiden der Zehen entfernt

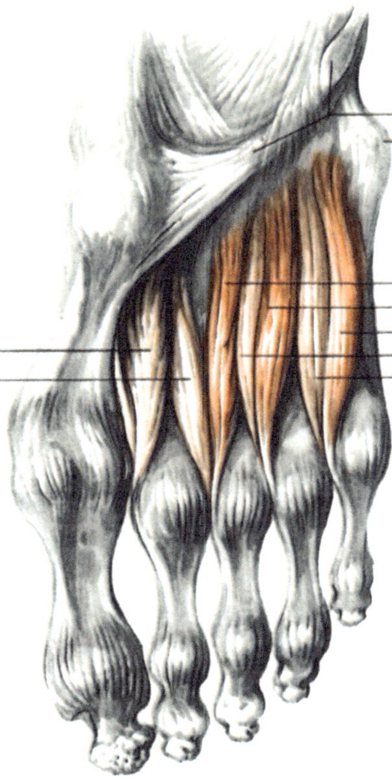

324
Musculi interossei plantares und Musculi interossei dorsales des rechten Fußes
Tendo musculi peronaei longi

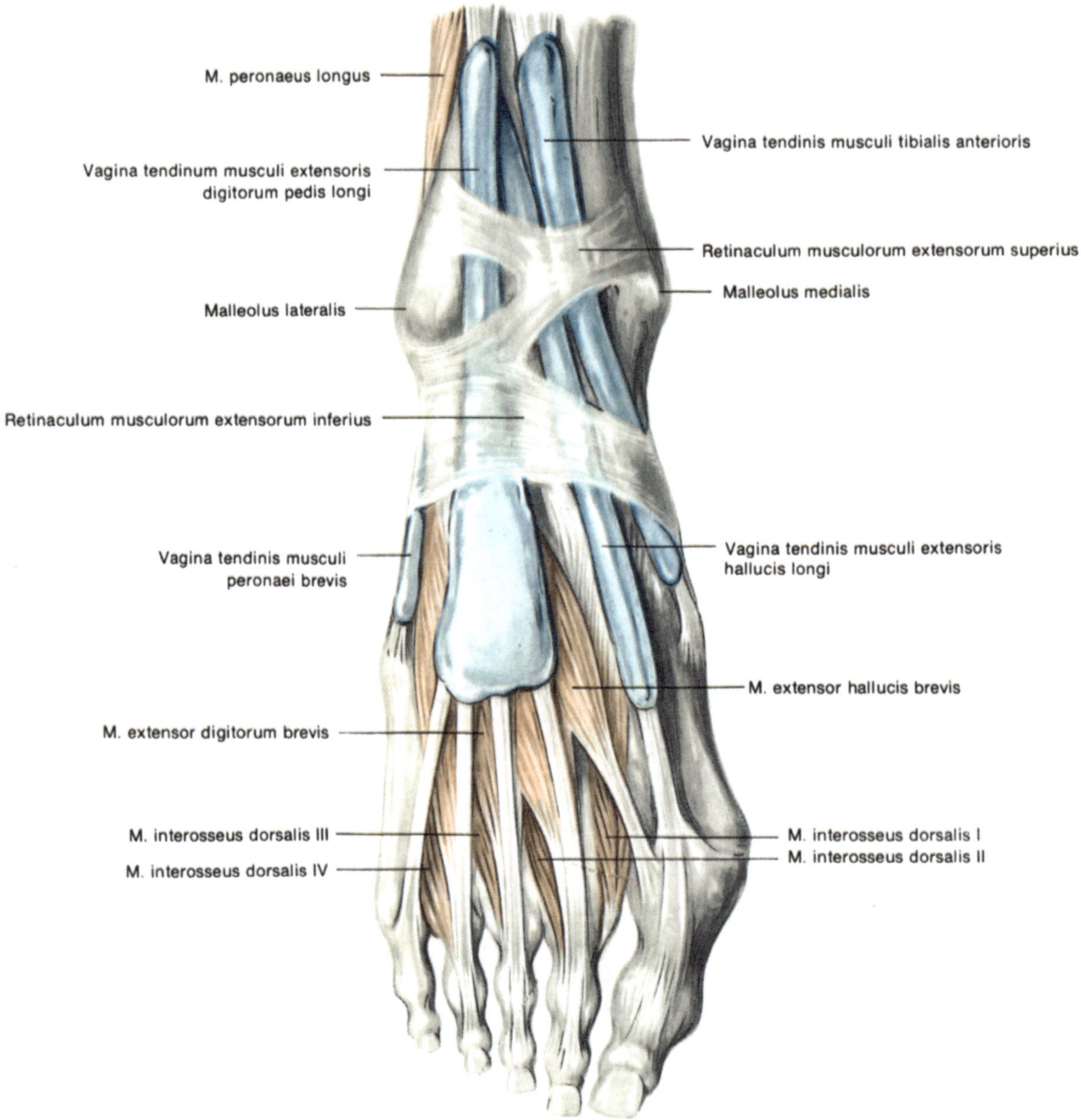

325
Sehnenscheiden, Vaginae synoviales tendinum, des rechten Fußrückens
injiziert

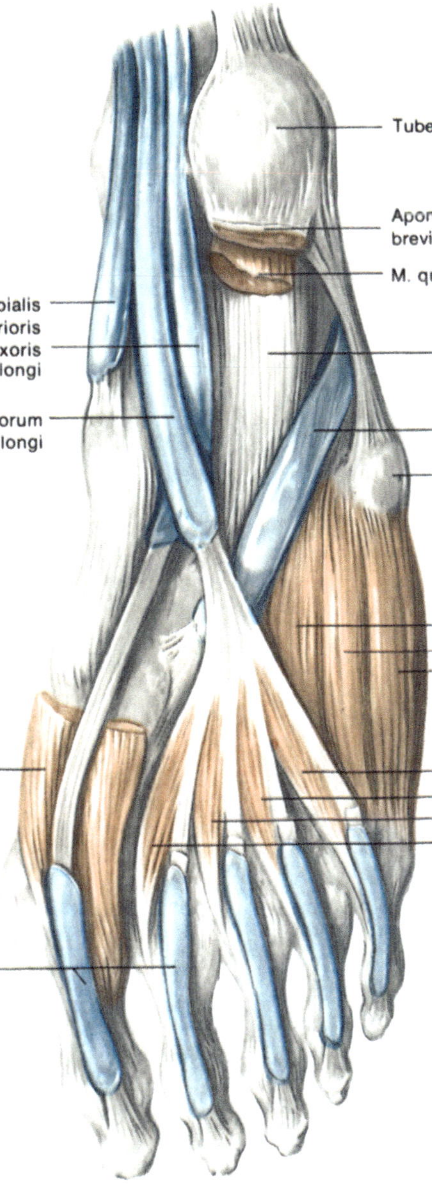

326
Sehnenscheiden, Vaginae synoviales tendinum, der rechten Fußsohle
injiziert

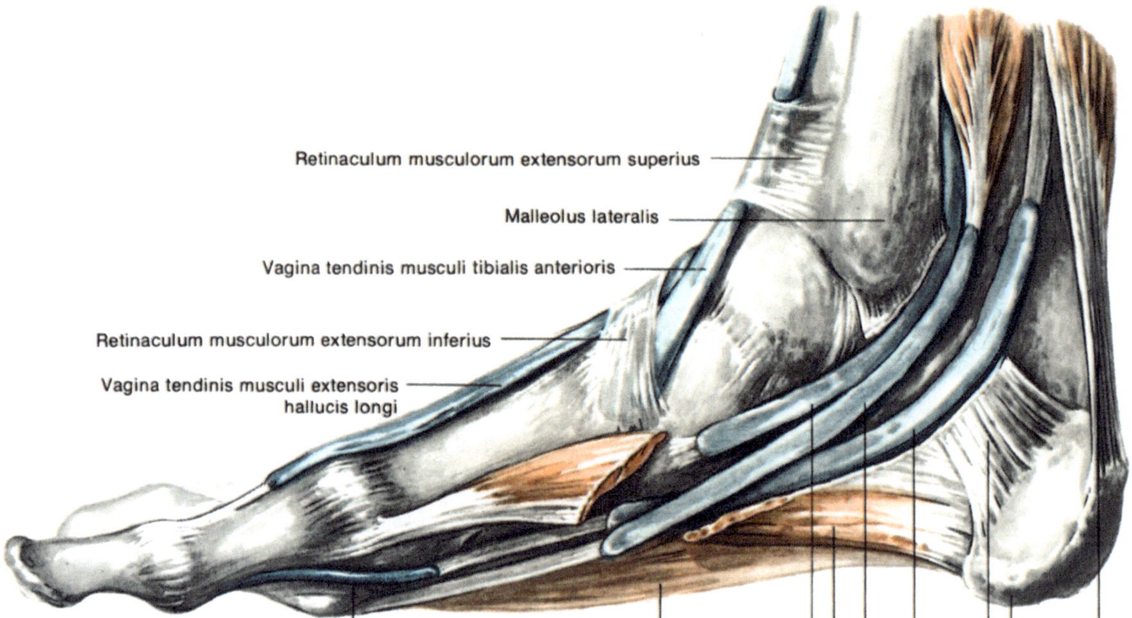

327

Sehnenscheiden, Vaginae synoviales tendinum, des rechten Fußes
von medial, injiziert. Retinaculum musculorum flexorum und M. abductor hallucis durchtrennt

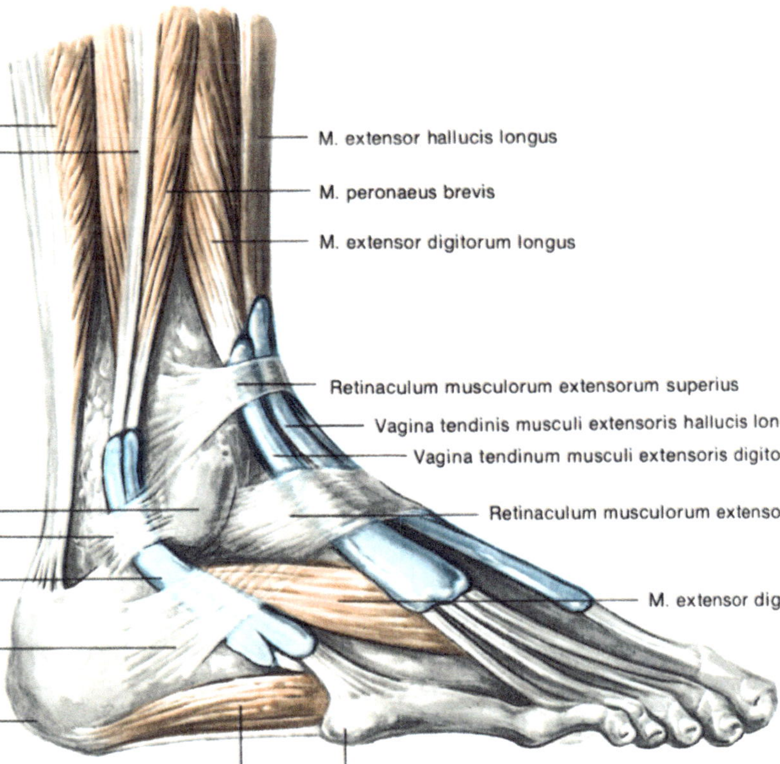

328
Sehnenscheiden, Vaginae synoviales tendinum, des rechten Fußes
von lateral, injiziert

BEIN

Gefäße und Nerven

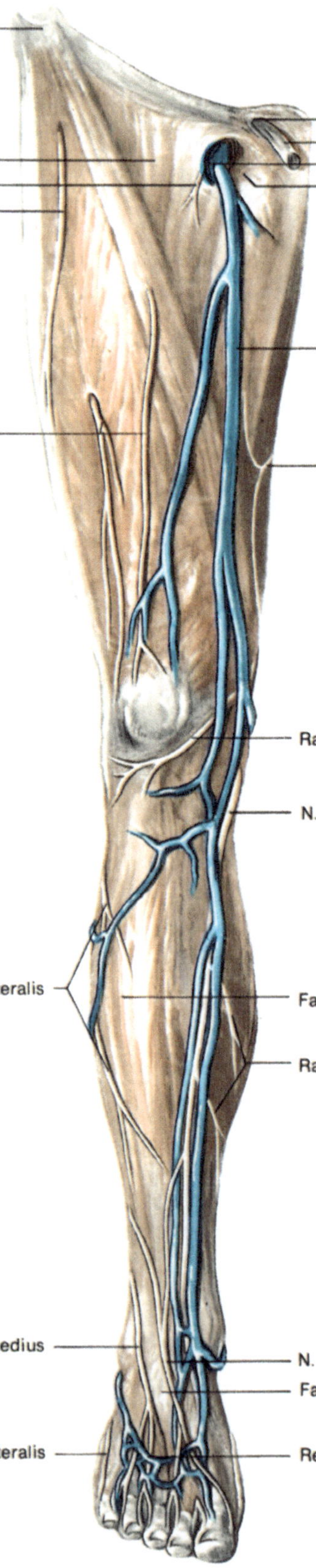

329

Hautvenen und Hautnerven an der Vorderseite der rechten unteren Extremität

Fascia lata, Fascia cruris, Fascia dorsalis pedis

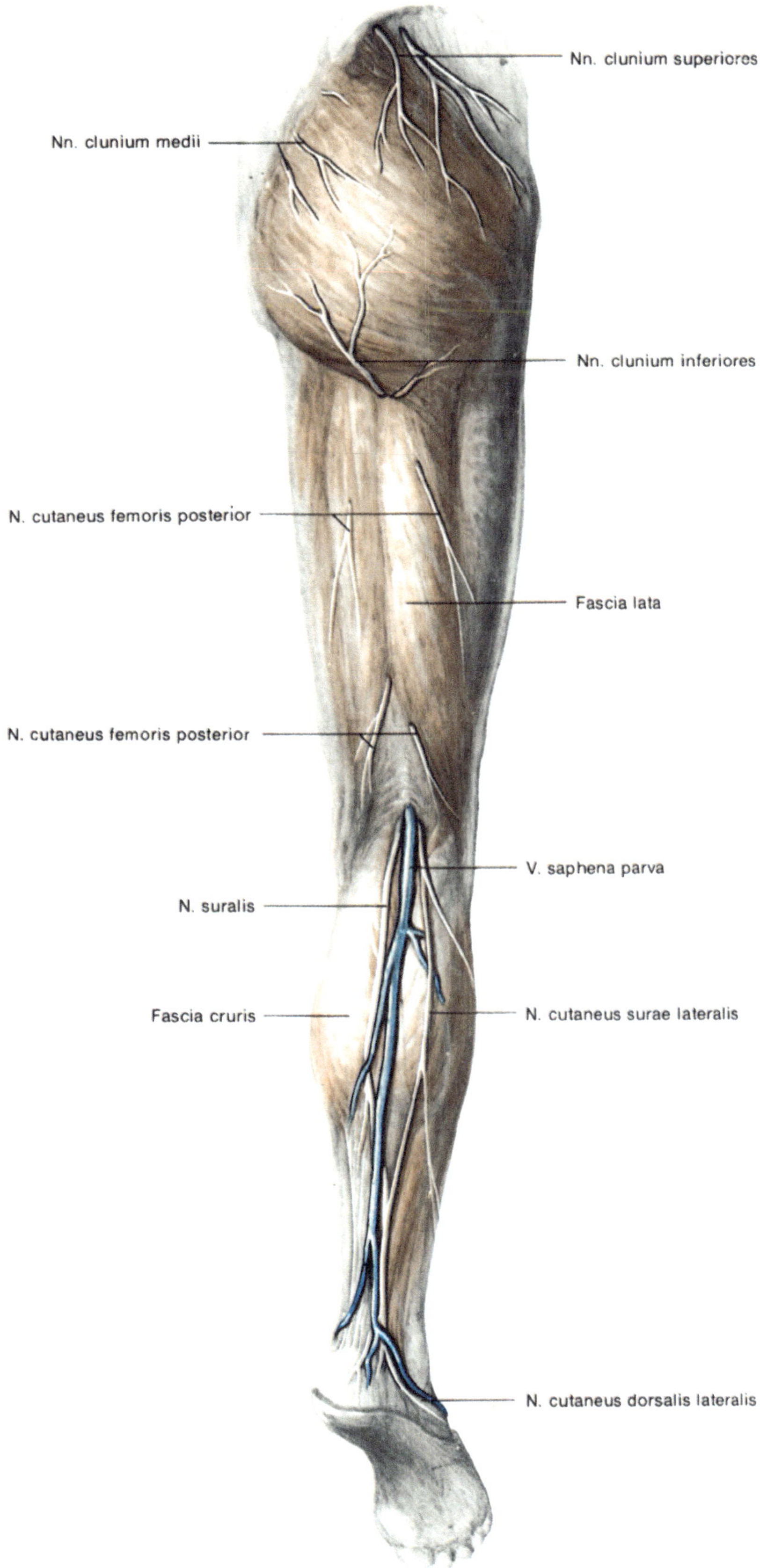

330
Hautvenen und Hautnerven an der Hinterseite der rechten unteren Extremität
Fascia lata, Fascia cruris

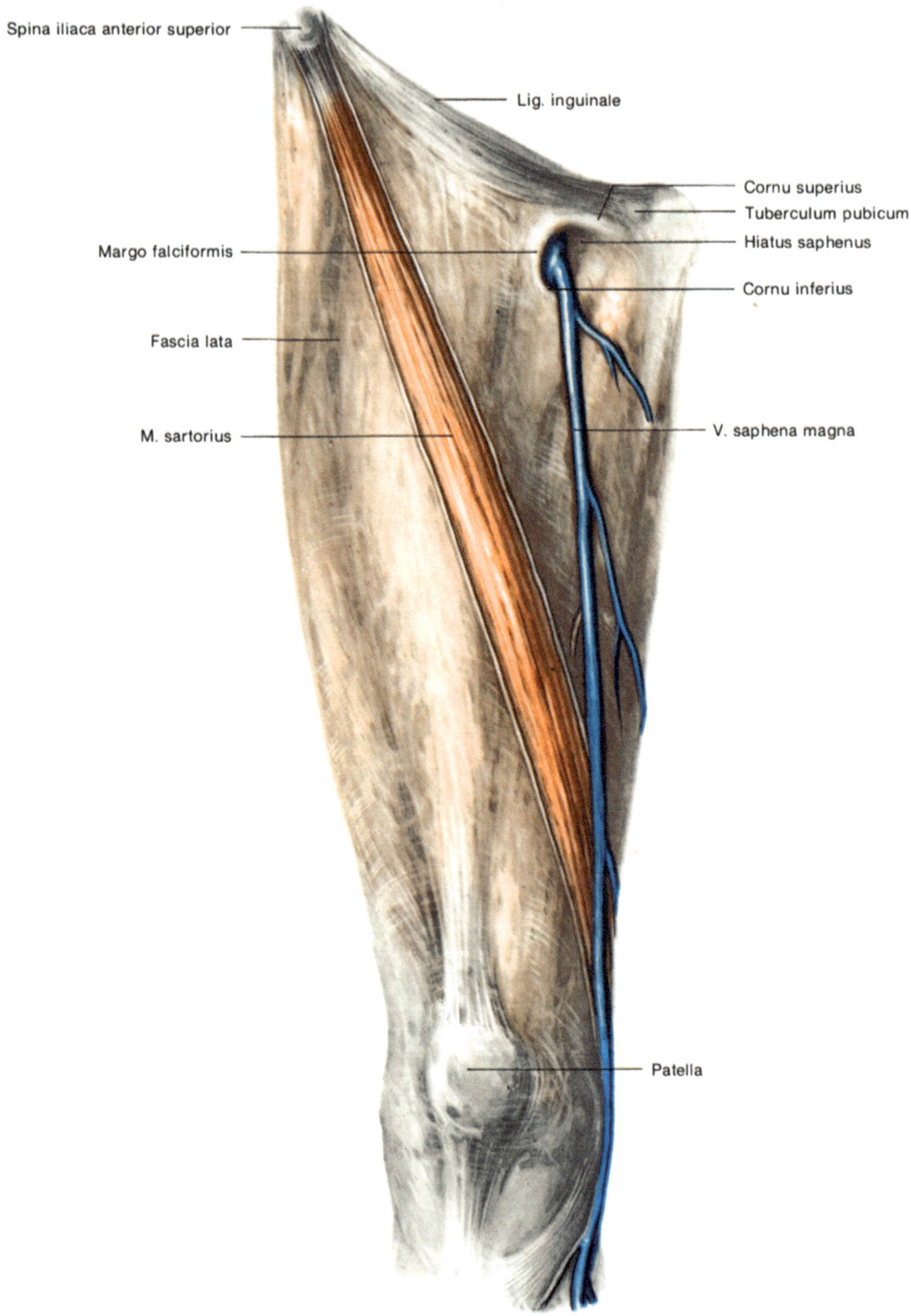

331
Fascia lata
von vorn, mit eröffneter Fascienscheide des M. sartorius. V. saphena magna, Hiatus saphenus

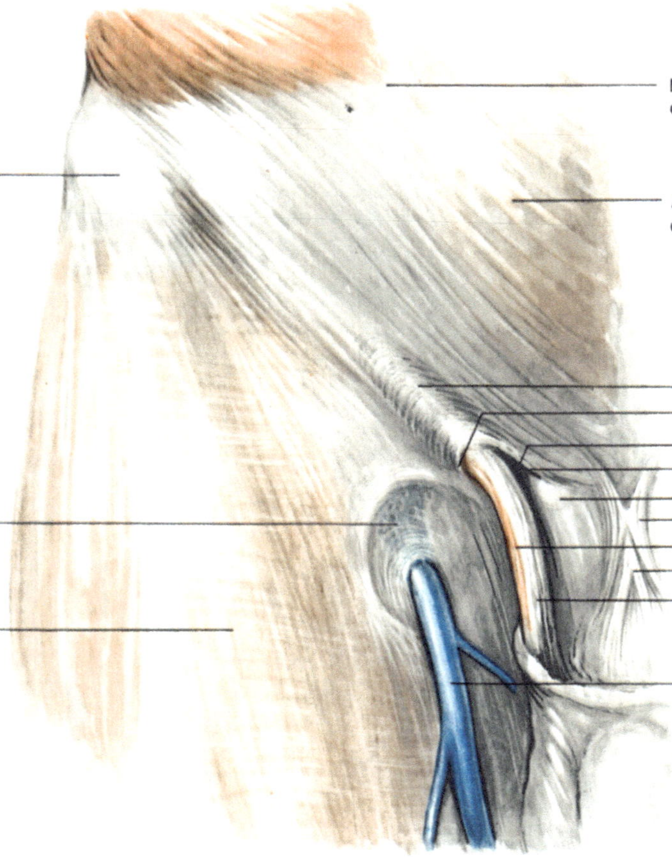

332
Rechte Leistenbeuge, Regio inguinalis, und angrenzendes Gebiet der Regio femoris anterior
von vorn. Funiculus spermaticus, Fascia lata, Hiatus saphenus und V. saphena magna

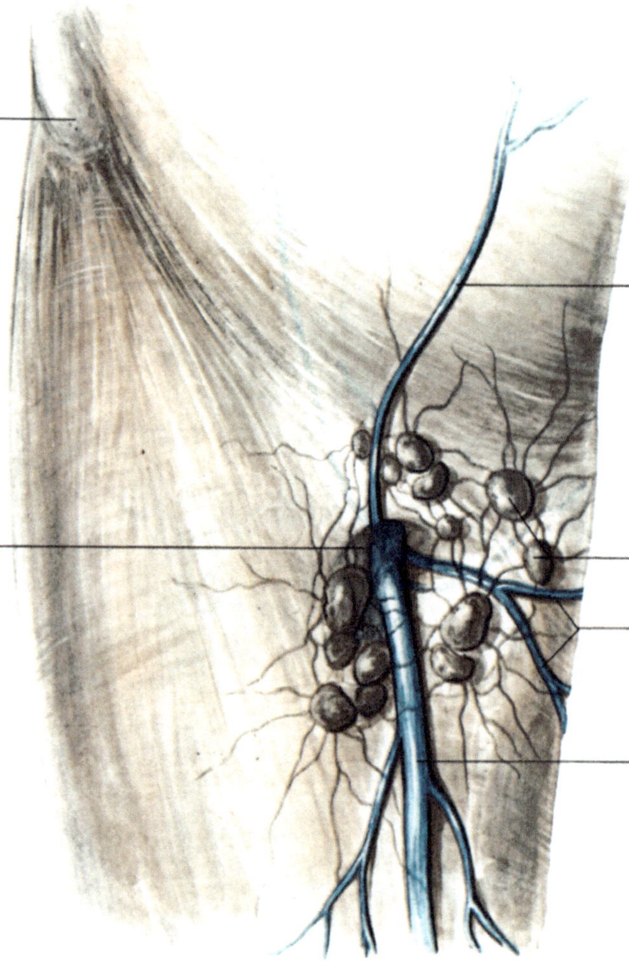

333
Rechte Leistenbeuge, Regio inguinalis, und angrenzendes Gebiet der Regio femoris anterior
von vorn. Nodi lymphatici inguinales superficiales, Hautvenen

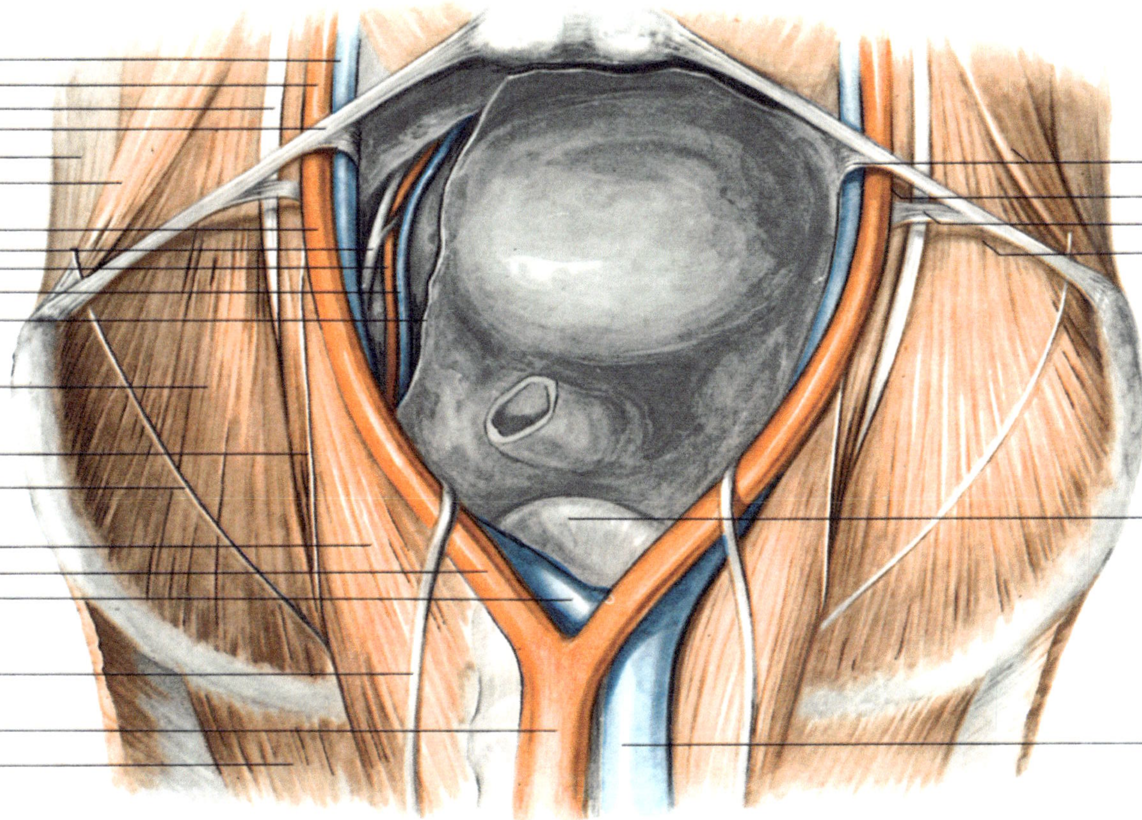

334
Großes Becken, Pelvis major, mit Lacuna vasorum und Lacuna musculorum
Ansicht von proximal

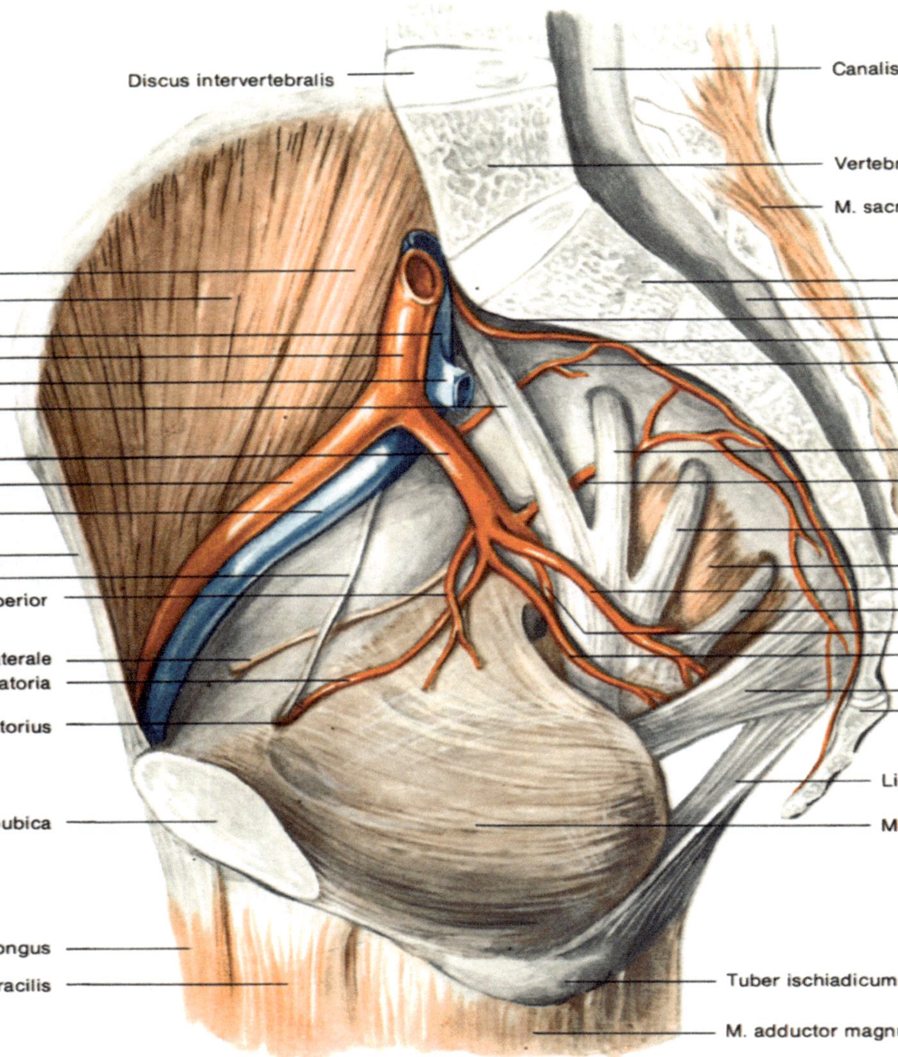

335
Gefäße und Nerven der rechten Beckenwand
von innen. Äste der A. iliaca interna, Plexus sacralis, N. obturatorius

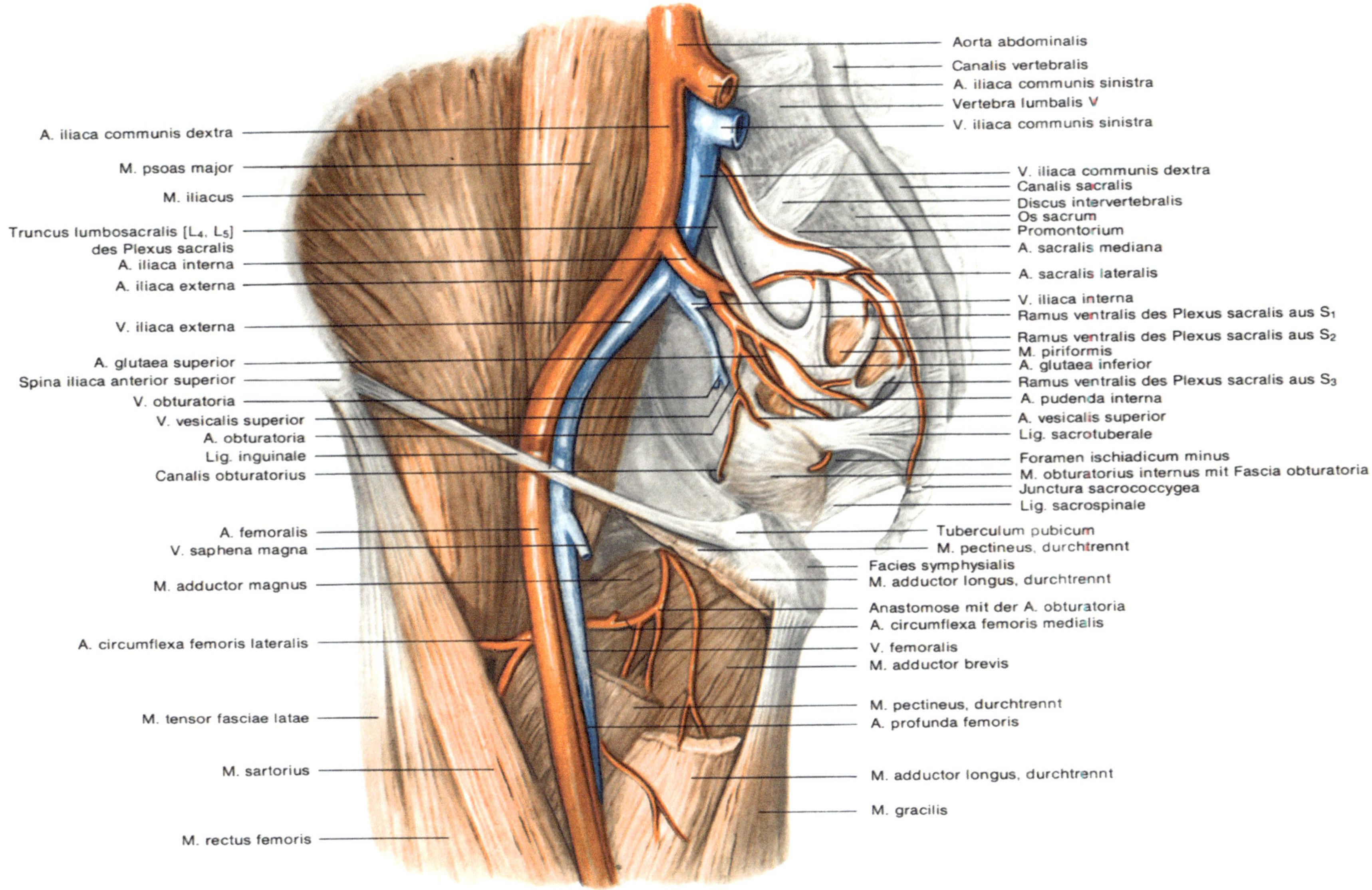

336

Gefäße und Nerven der rechten Beckenwand und des proximalen Teiles des rechten Oberschenkels

von vorn innen. Anastomose der A. obturatoria mit der A. circumflexa femoris medialis

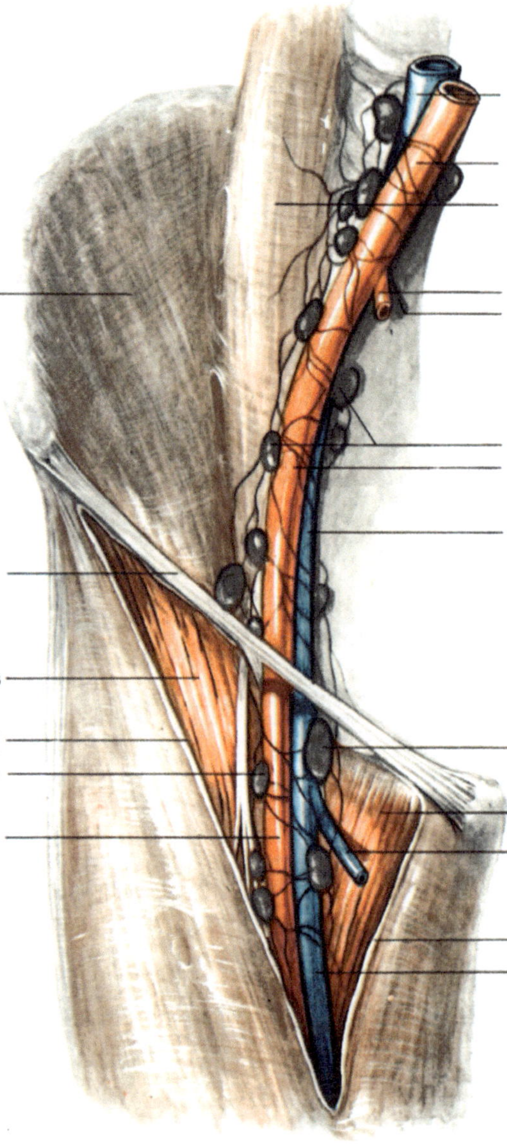

337
Lymphknoten, Nodi lymphatici, entlang der Vasa iliaca communia dextra, Vasa iliaca externa und Vasa femoralia
von vorn. Fascia lata im Trigonum femorale entfernt

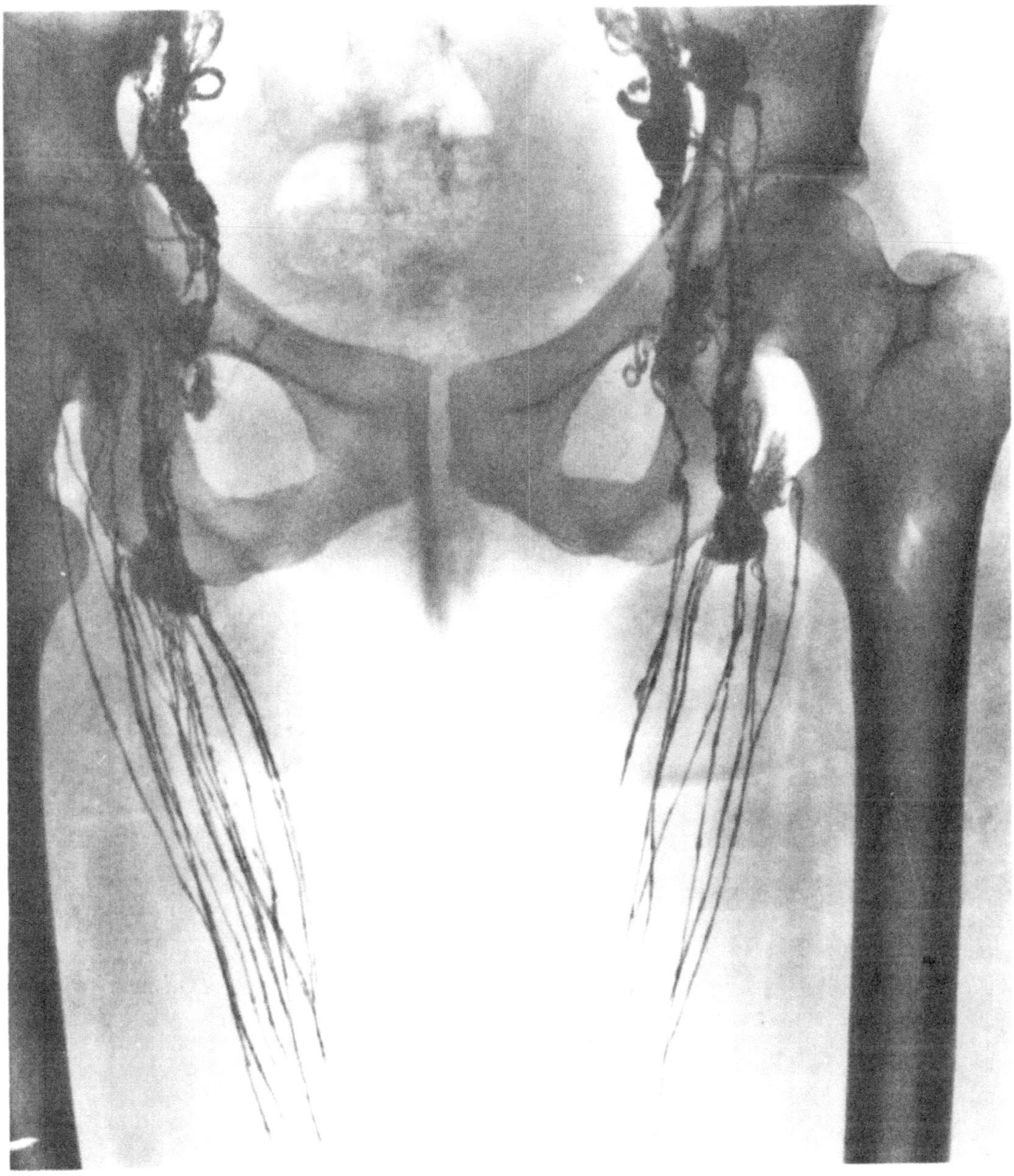

338
Lymphographie der Leistenbeuge
Erwachsenenalter, Strahlengang ventrodorsal. Darstellung der Lymphgefäße an der Vorder- und Innenseite des Oberschenkels, der Nodi lymphatici inguinales superficiales et profundi, der Nodi lymphatici iliaci

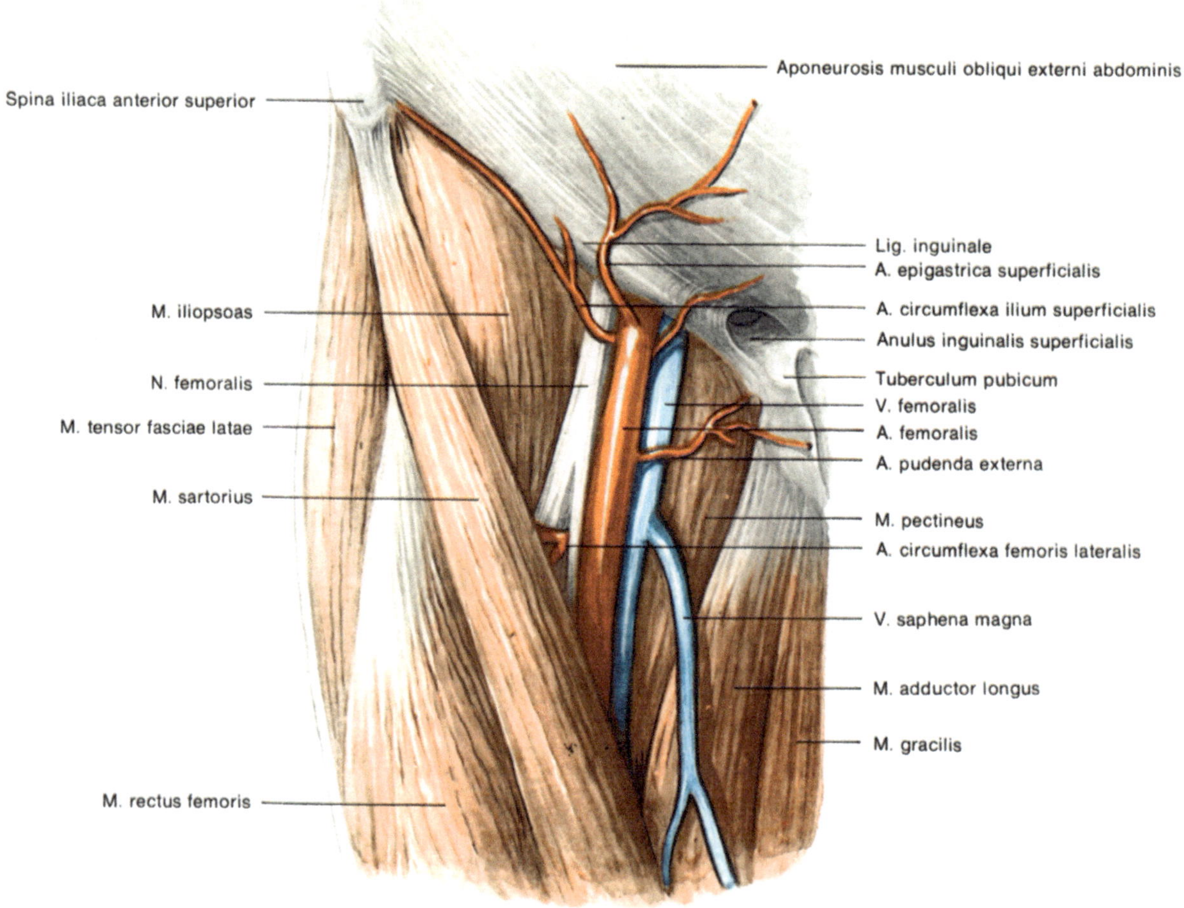

339
Rechtes Schenkeldreieck, Trigonum femorale, nach Entfernung der Fascia lata
N. femoralis, A. femoralis, V. femoralis. Anulus inguinalis superficialis. Funiculus spermaticus entfernt

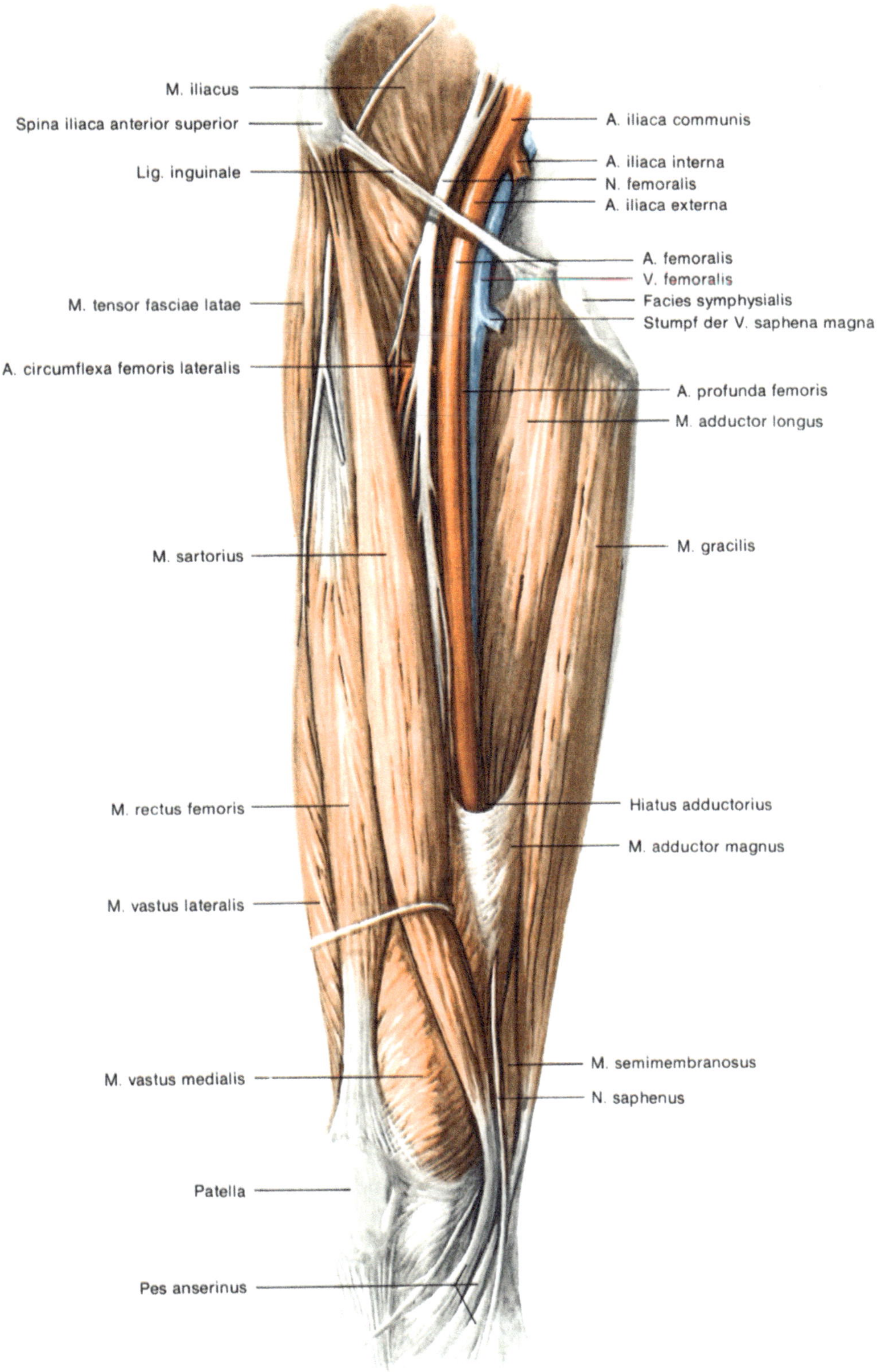

340
Vorderseite des rechten Oberschenkels, Regio femoris anterior
von vorn innen. N. femoralis, A. femoralis und V. femoralis. M. sartorius zur Darstellung des Hiatus adductorius nach vorn gezogen

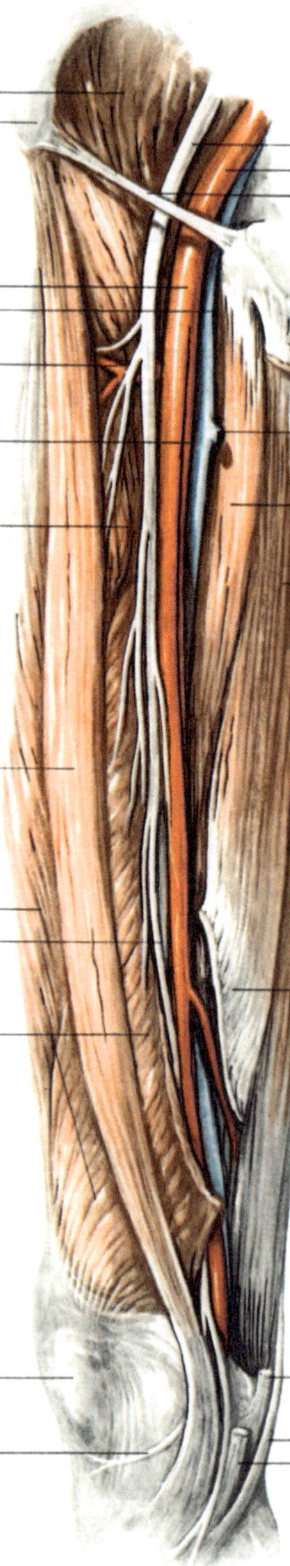

341
Vorderseite des rechten Oberschenkels, Regio femoris anterior
von vorn innen. N. femoralis, A. femoralis, V. femoralis. Canalis adductorius eröffnet. M. gracilis durchtrennt

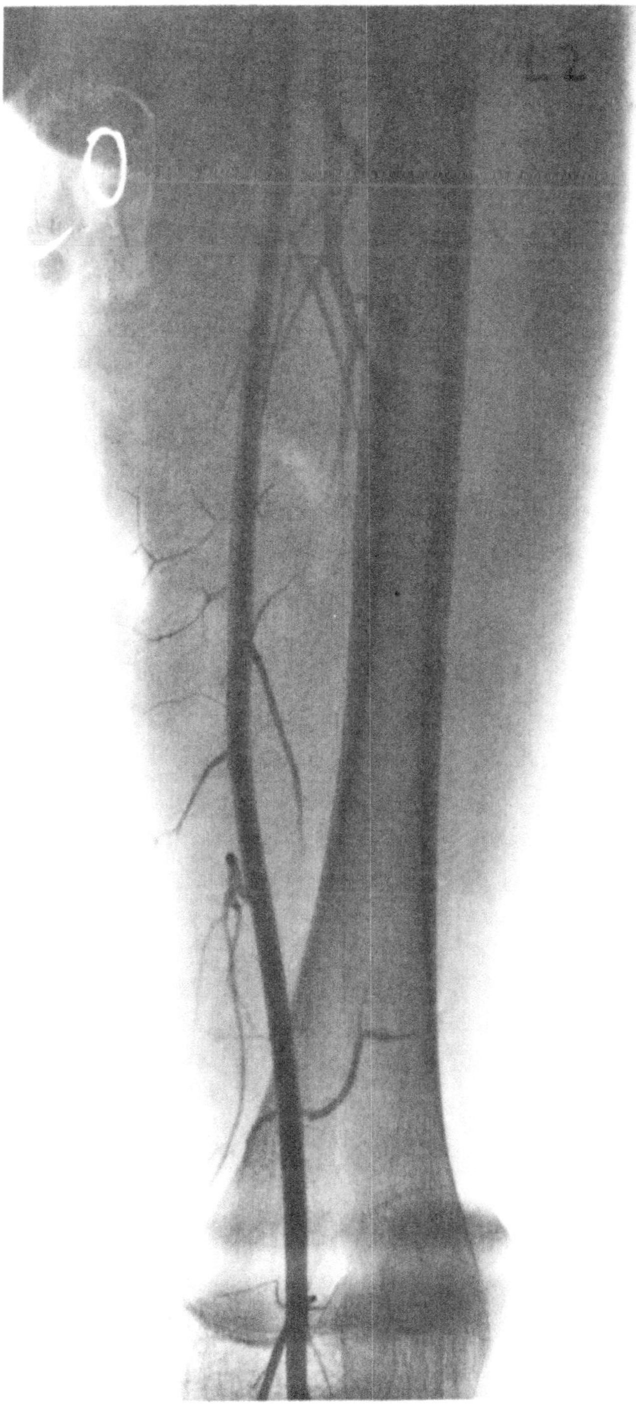

342
Arteriographie des Beines
Erwachsenenalter, Strahlengang ventrodorsal. Darstellung von A. femoralis, A. poplitea, A. profunda femoris. Füllung einiger Äste

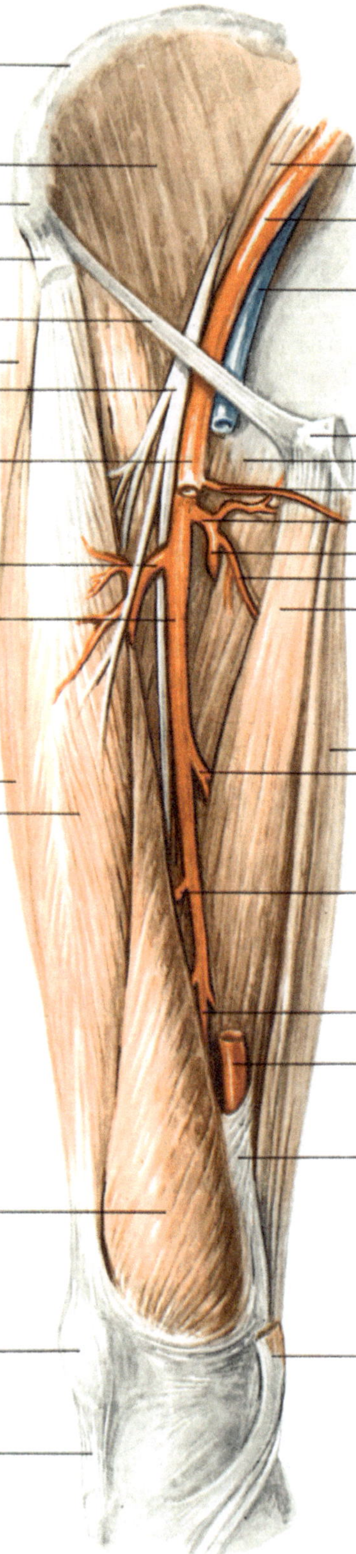

343

Vorderseite des rechten Oberschenkels, Regio femoris anterior

von vorn innen. Zur Darstellung der A. profunda femoris wurden M. sartorius, A. femoralis und V. femoralis entfernt

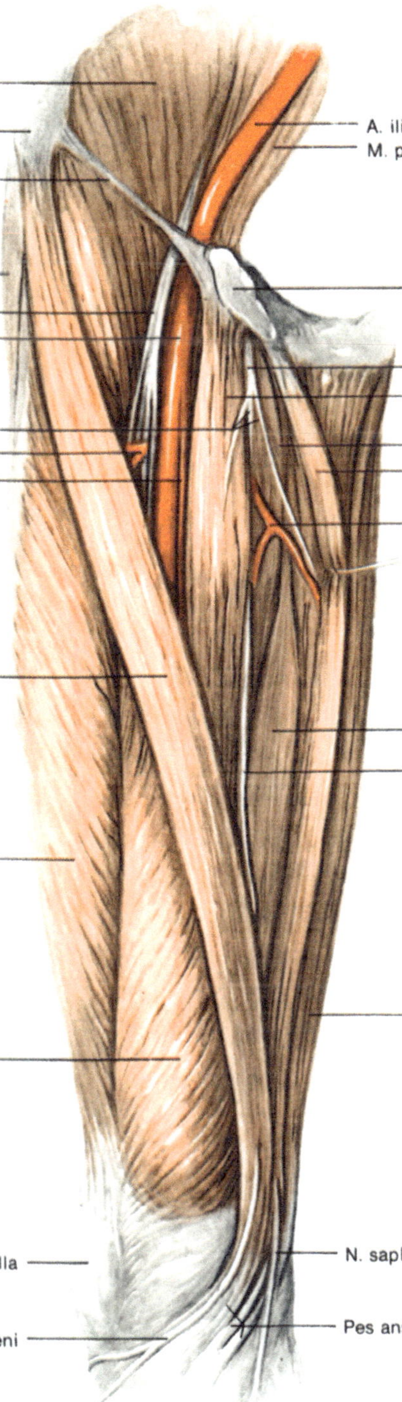

344
Vorderseite des rechten Oberschenkels, Regio femoris anterior
von innen. M. gracilis zur Darstellung der Äste des N. obturatorius nach hinten gezogen

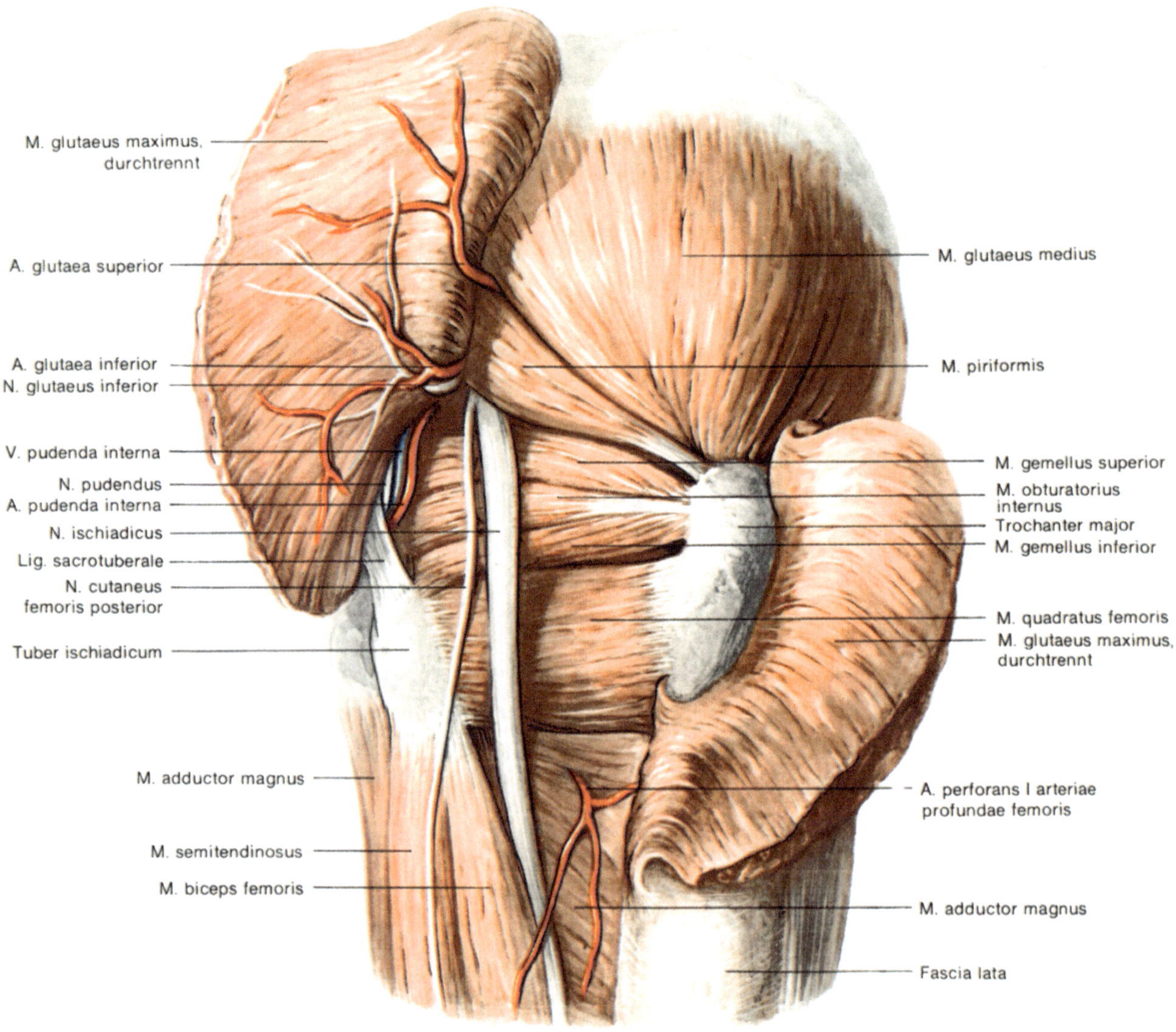

345

Rechte Gesäßregion, Regio glutaea

von hinten. M. glutaeus maximus durchtrennt und aufgeklappt. »Foramen infrapiriforme«: N. ischiadicus, N. cutaneus femoris posterior, A. glutaea inferior (Begleitvenen entfernt), N. glutaeus inferior, A. und V. pudenda interna, N. pudendus. »Foramen suprapiriforme«: A. glutaea superior (Begleitvenen entfernt), N. glutaeus superior s. Abb. 346

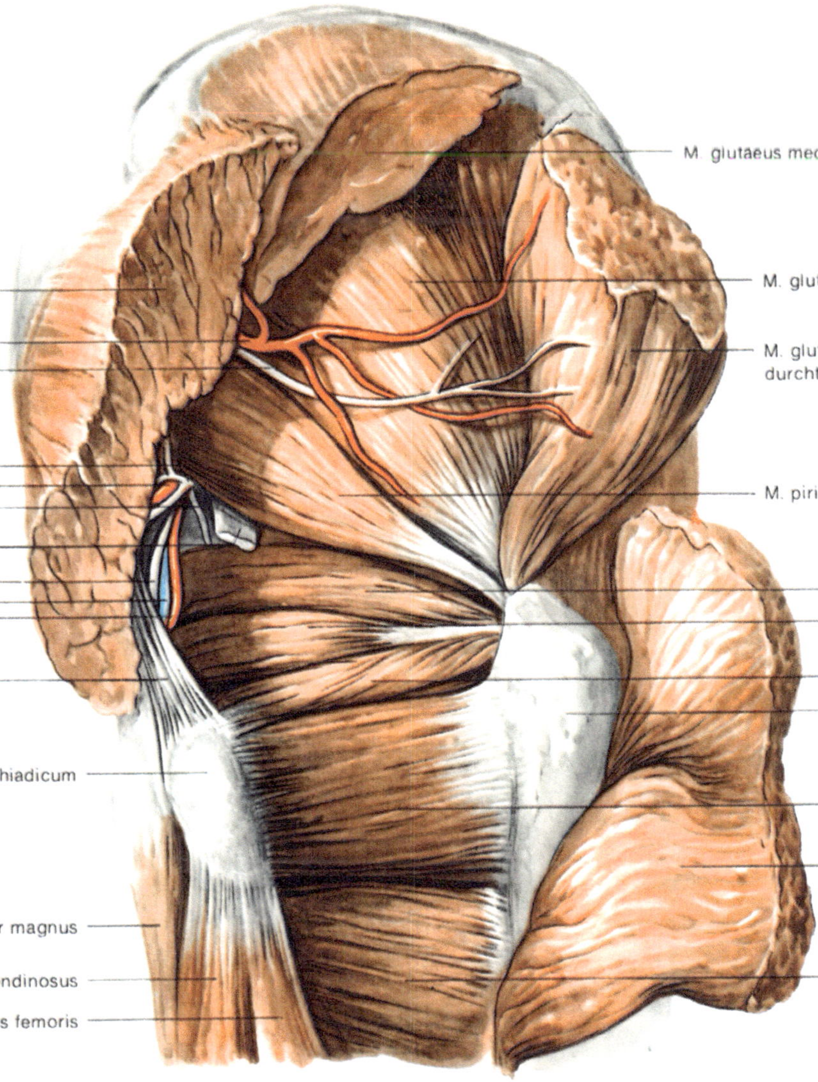

346
Rechte Gesäßregion, Regio glutaea
von hinten. M. glutaeus maximus und M. glutaeus medius durchtrennt und aufgeklappt. A. glutaea superior, N. glutaeus superior. N. ischiadicus und N. cutaneus femoris posterior entfernt

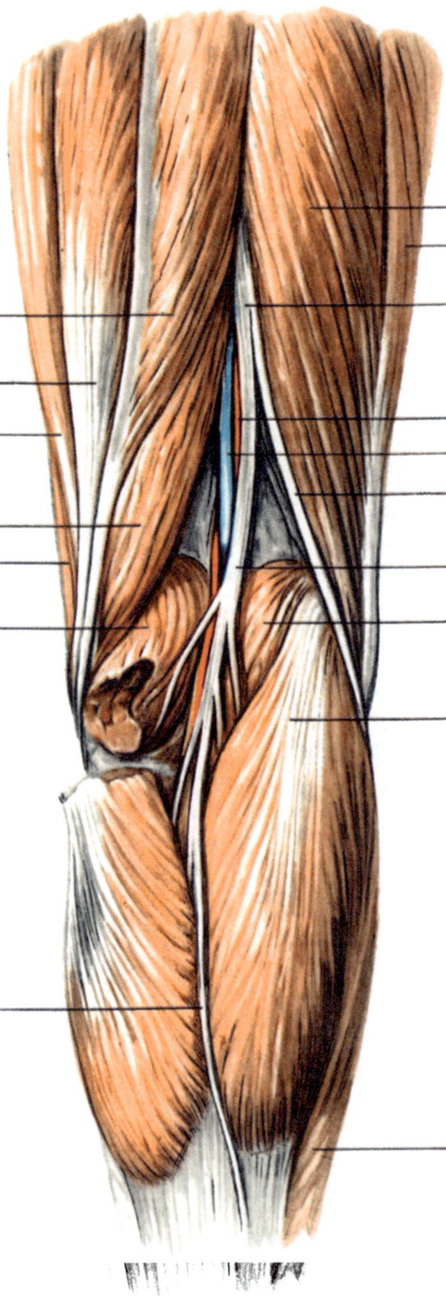

347
Rechte Kniekehle, Fossa poplitea
Caput mediale musculi gastrocnemii durchtrennt. N. tibialis, V. poplitea und A. poplitea; N. peronaeus communis

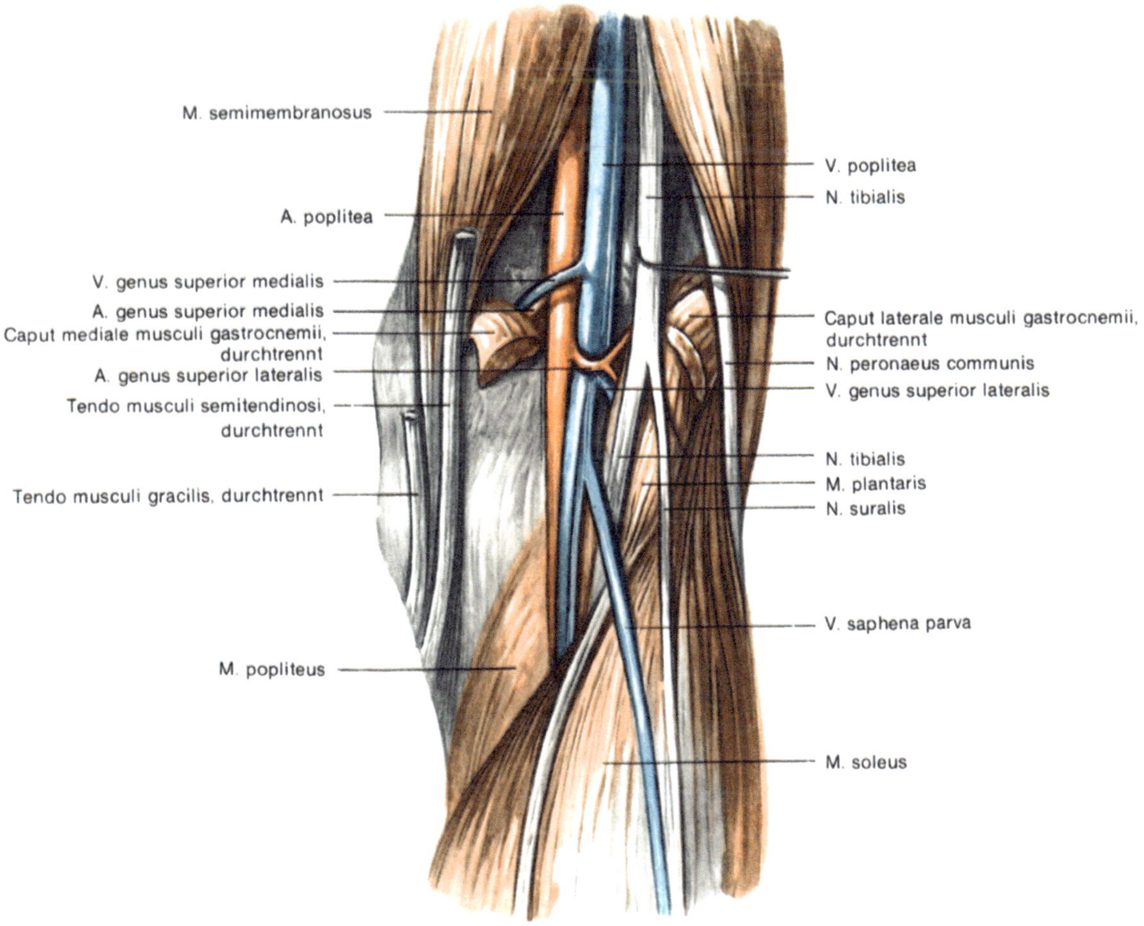

348

Rechte Kniekehle, Fossa poplitea

M. gastrocnemius proximal durchtrennt und entfernt unter Erhaltung des N. suralis. N. tibialis nach lateral gezogen

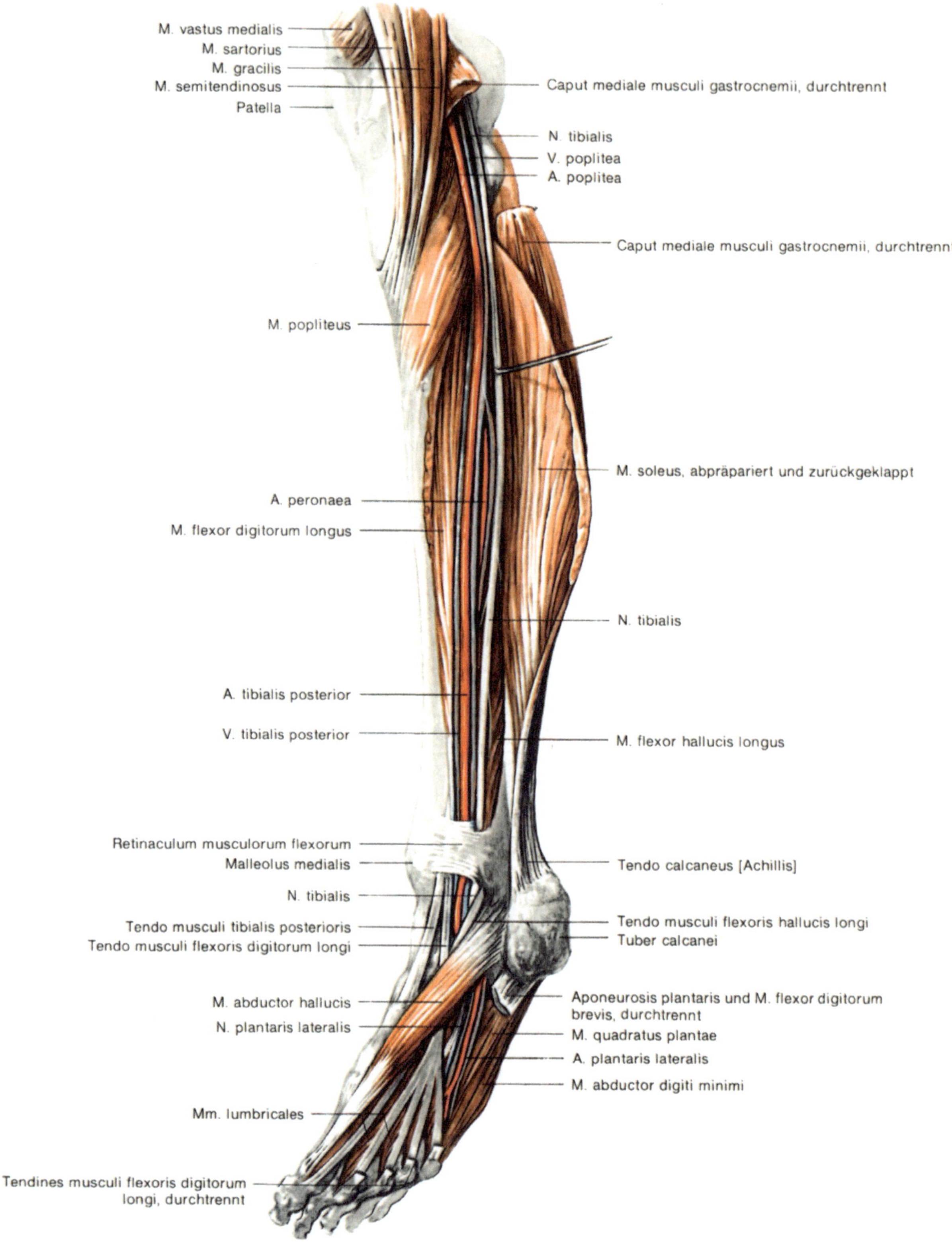

349

Hinterseite des rechten Unterschenkels, Regio cruris posterior, und rechte Fußsohle, Planta pedis
von innen hinten. M. soleus am Ursprung teilweise abgelöst und nach lateral geklappt, Caput mediale musculi gastrocnemii durchtrennt. Gefäß-Nervenstraße zwischen oberflächlichen und tiefen Beugern des Unterschenkels. Aponeurosis plantaris und M. flexor digitorum brevis durchtrennt und entfernt

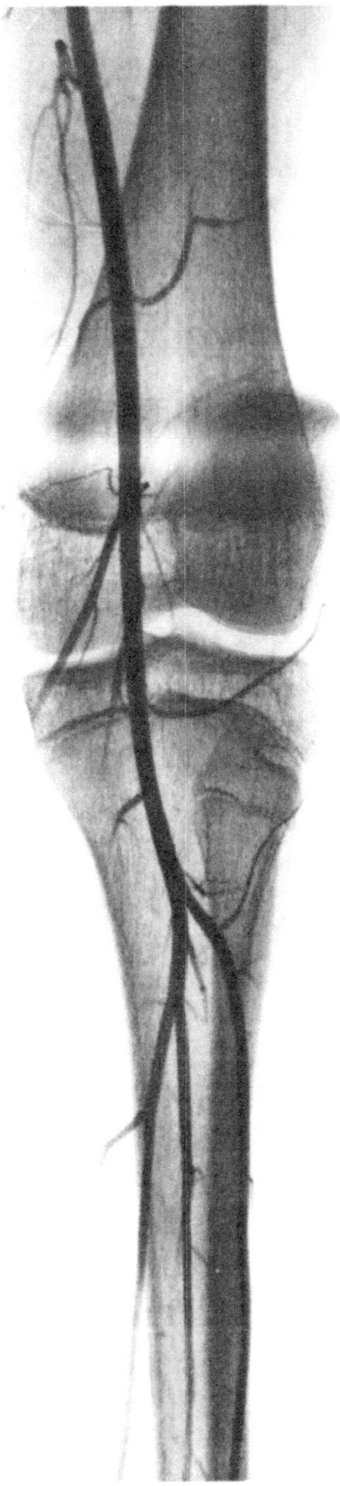

350
Arteriographie des Beines
Erwachsenenalter, Strahlengang ventrodorsal. Darstellung von A. femoralis, A. poplitea, A. tibialis anterior, A. tibialis posterior und A. peronaea. Füllung einiger Äste

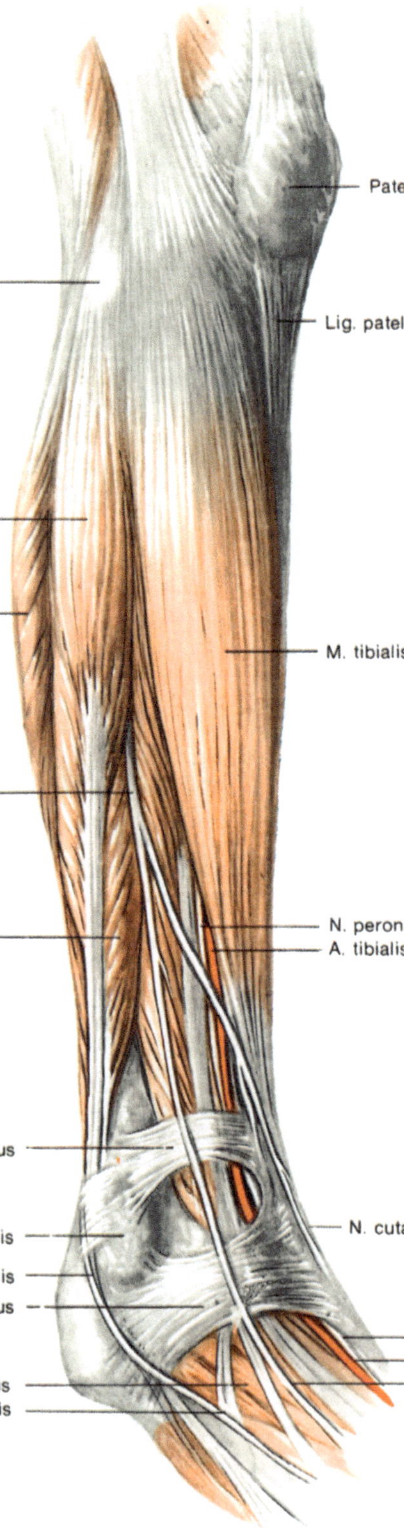

351

Vorderseite des rechten Unterschenkels, Regio cruris anterior

von vorn außen. Gefäß-Nervenstraße im distalen Drittel. Hautnerven

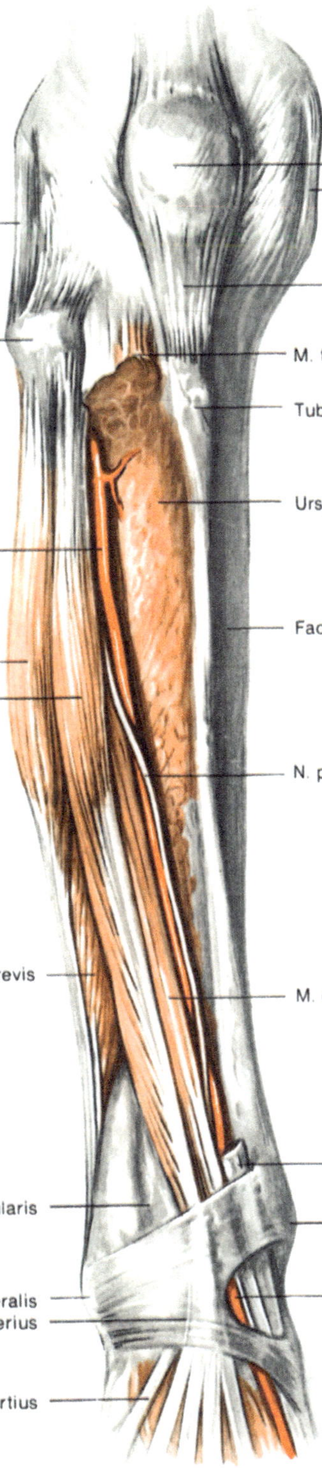

352
Vorderseite des rechten Unterschenkels, Regio cruris anterior
von vorn. M. tibialis anterior zur Darstellung der Gefäß-Nervenstraße proximal durchtrennt und entfernt

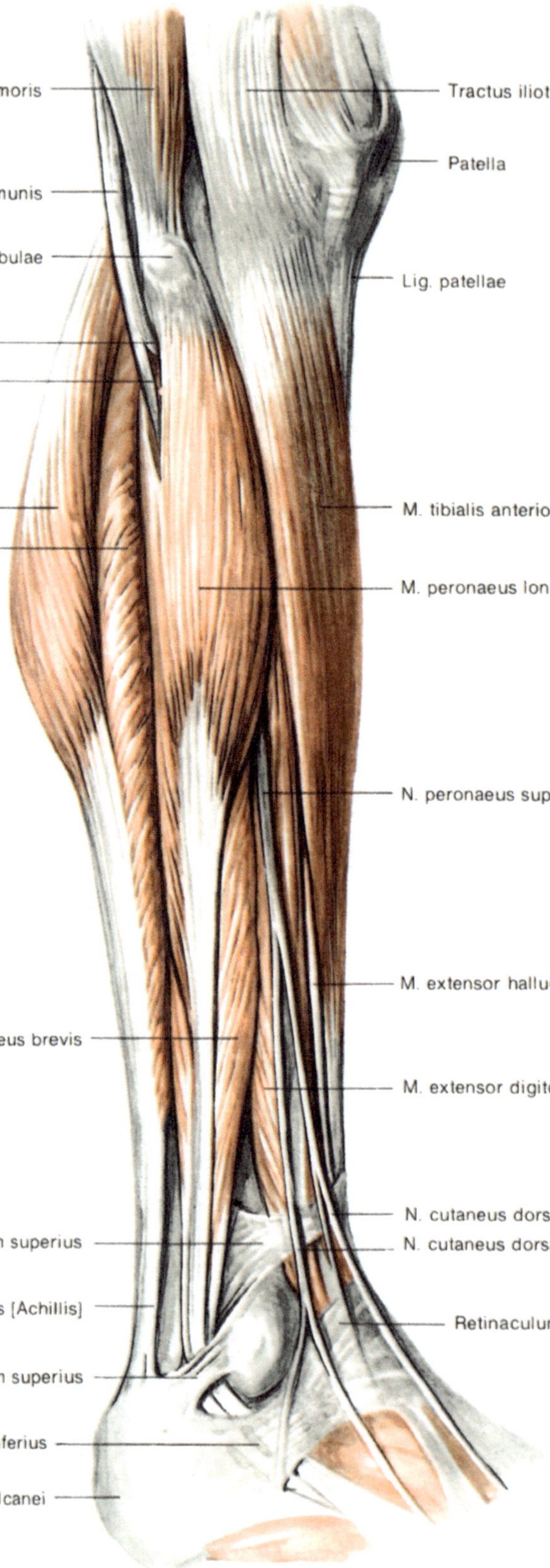

353
Rechter Unterschenkel
von außen. Aufteilung des N. peronaeus communis. Hautäste des N. peronaeus superficialis

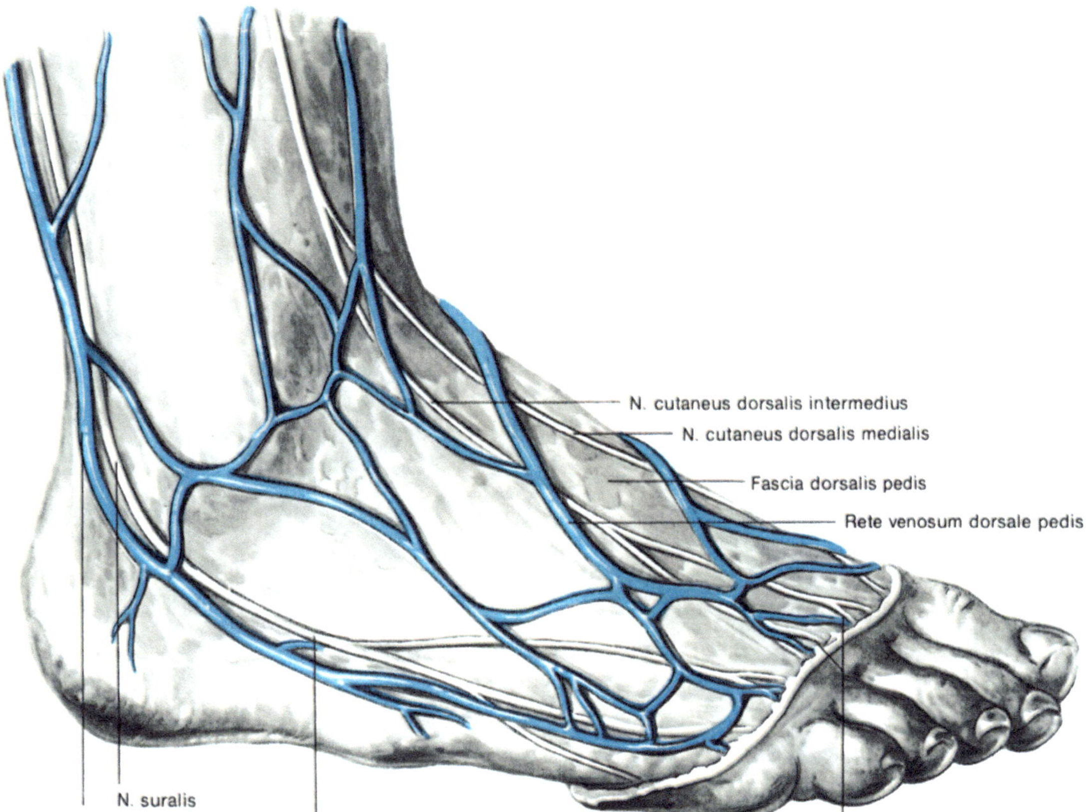

354
Rechter Fußrücken, Dorsum pedis
Hautvenen, Hautnerven, Fascia dorsalis pedis

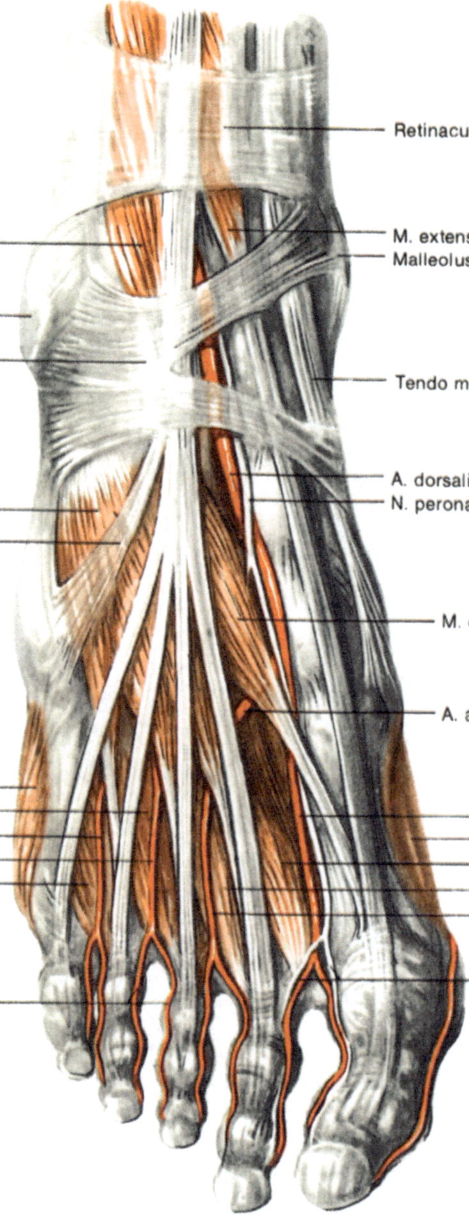

355
Rechter Fußrücken, Dorsum pedis
Oberflächliche Schicht. A. dorsalis pedis, N. peronaeus profundus

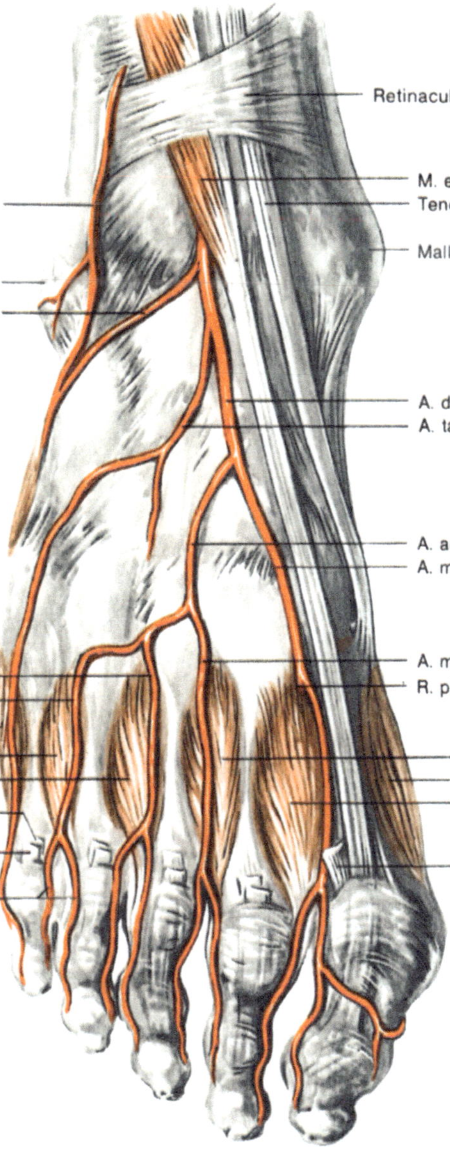

356
Rechter Fußrücken, Dorsum pedis
Sehnen des M. extensor digitorum longus, M. extensor digitorum brevis und M. extensor hallucis brevis entfernt. A. dorsalis pedis, A. arcuata

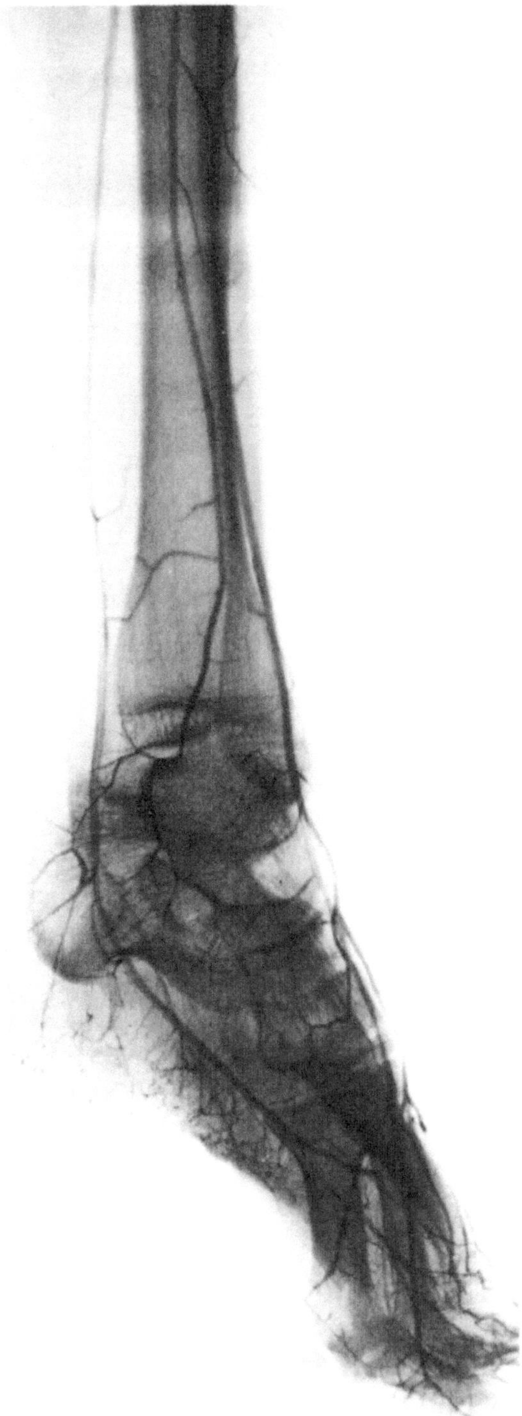

357
Arteriographie des Beines
Erwachsenenalter, Strahlengang tibiofibular, Plantarflexion. Darstellung von A. tibialis anterior, A. dorsalis pedis, A. tibialis posterior, A. plantaris lateralis, Arcus plantaris, A. peronaea. Füllung einiger Äste

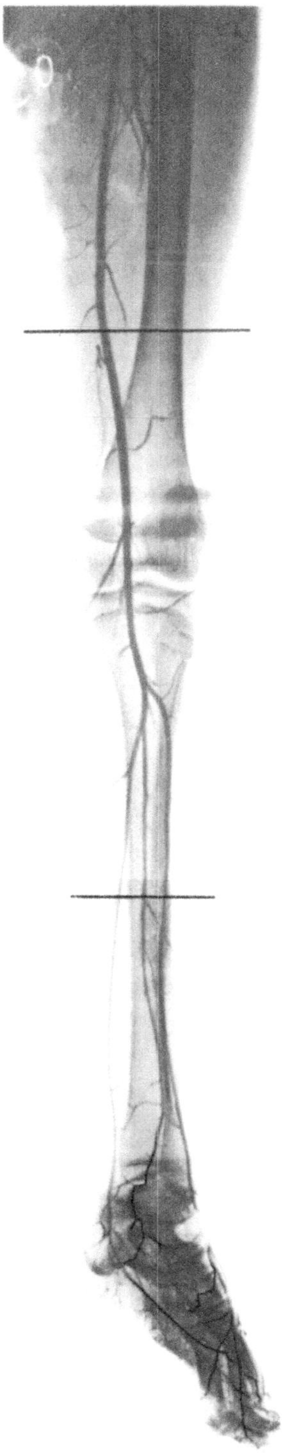

358
Arteriographie des Beines
Erwachsenenalter. Zusammensetzung der Abb. 342, 350 und 357

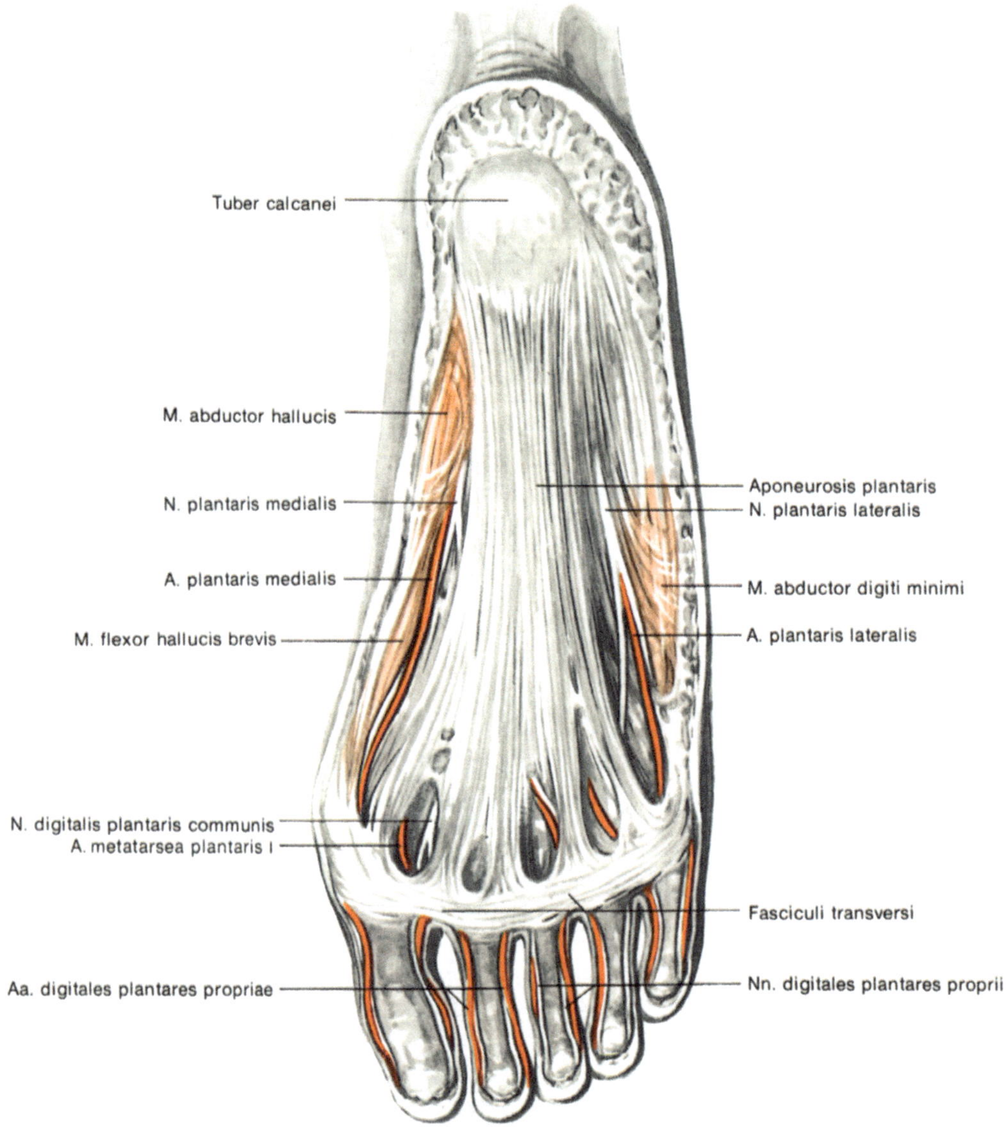

359
Rechte Fußsohle, Planta pedis
oberflächliche Schicht

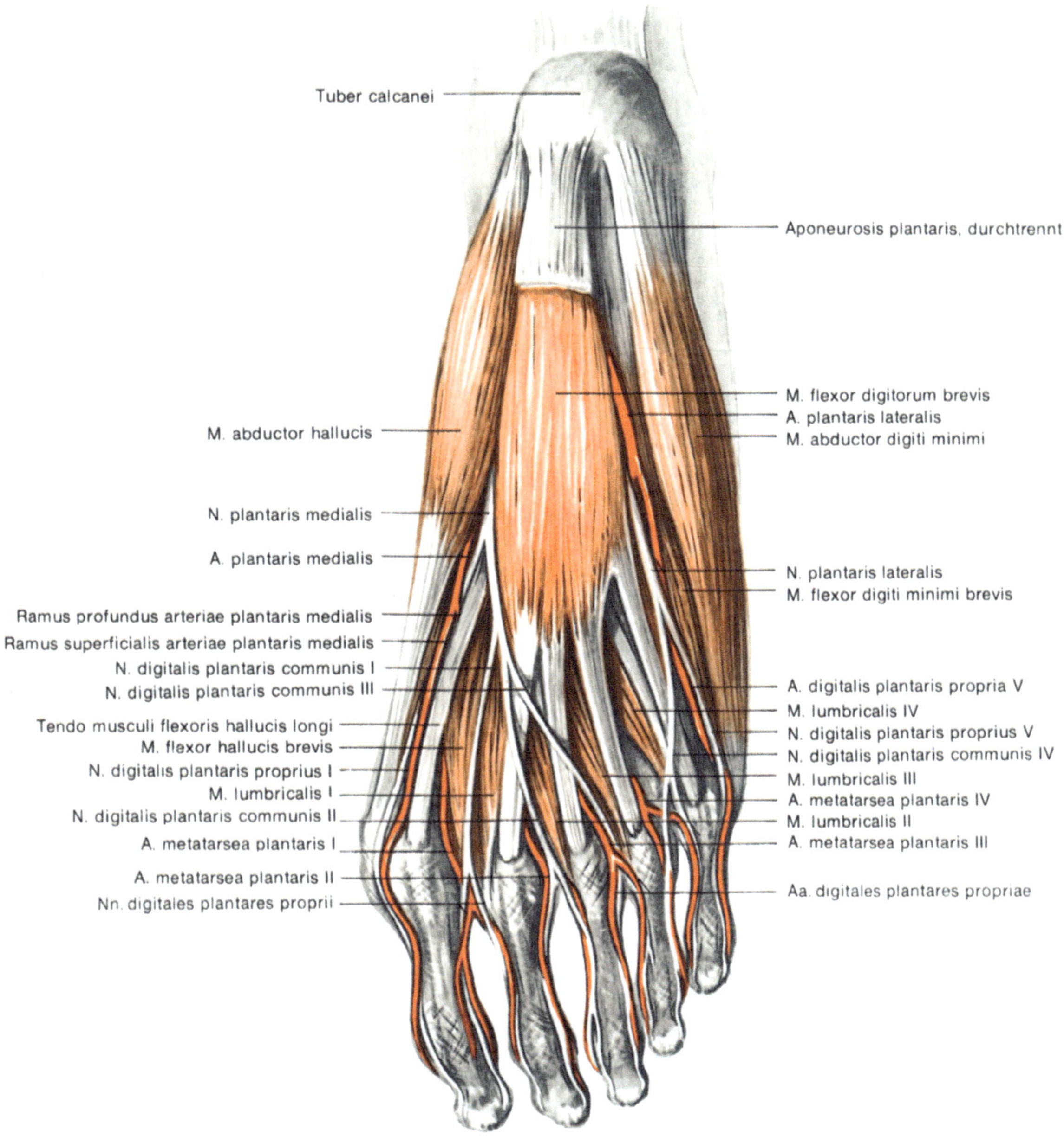

360
Rechte Fußsohle, Planta pedis
oberflächliche Schicht nach Entfernung der Aponeurosis plantaris. Aufzweigung von A. plantaris medialis, N. plantaris medialis, A. plantaris lateralis, N. plantaris lateralis

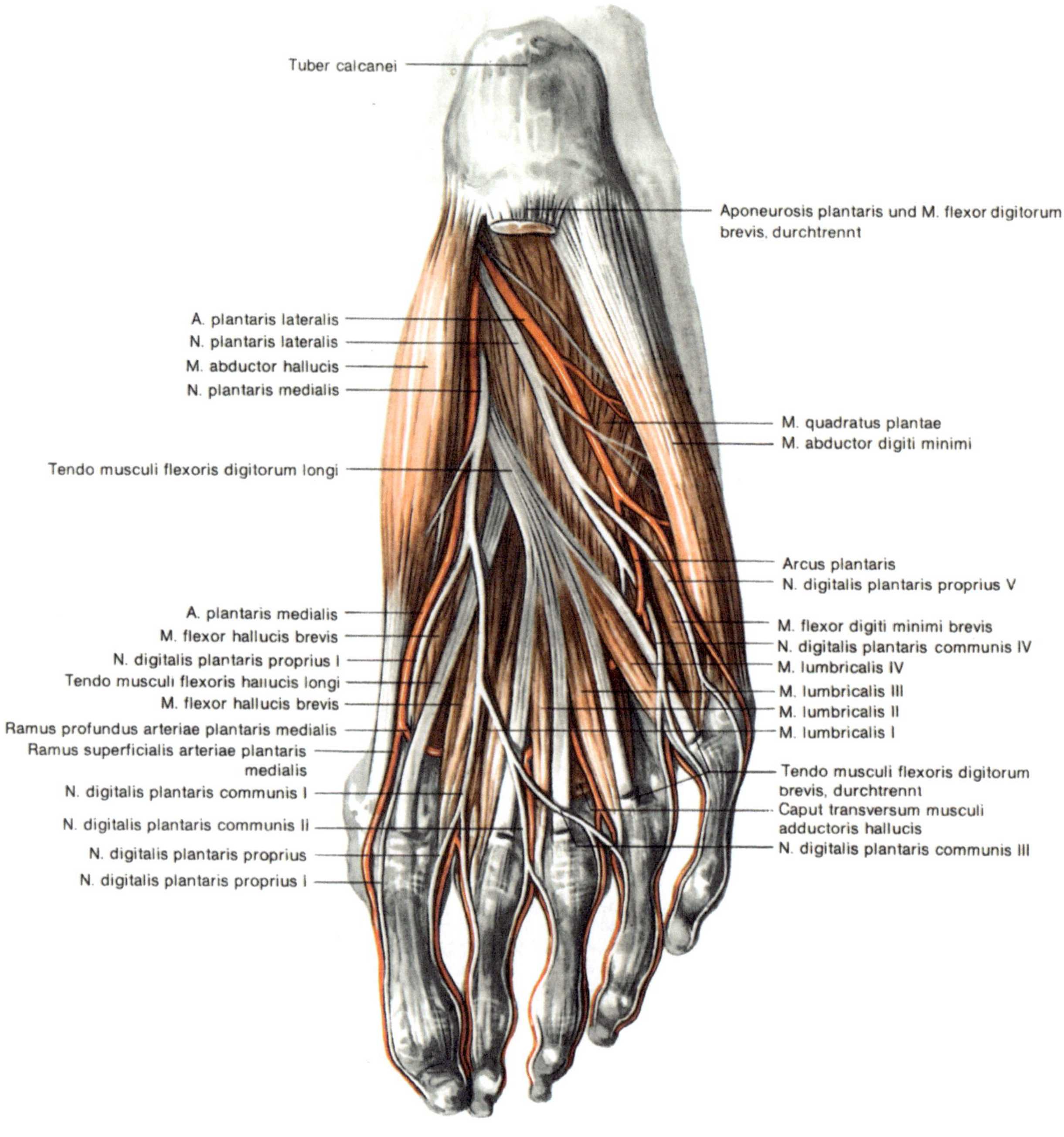

361
Rechte Fußsohle, Planta pedis
mittlere Schicht. Aponeurosis plantaris und M. flexor digitorum brevis entfernt. A. plantaris medialis, N. plantaris medialis, A. plantaris lateralis, N. plantaris lateralis

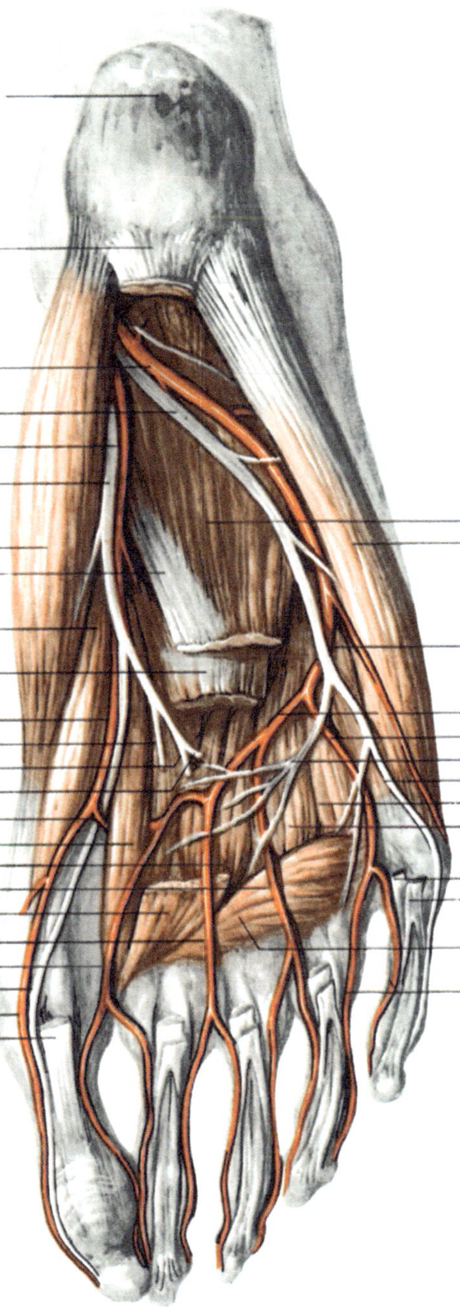

362
Rechte Fußsohle, Planta pedis
Aponeurosis plantaris und M. flexor digitorum brevis proximal durchtrennt und entfernt. M. flexor digitorum longus, M. quadratus plantae, Caput obliquum des M. flexor hallucis brevis und Nervi digitales plantares communes I, II, III in der Fußmitte durchtrennt. Arcus plantaris

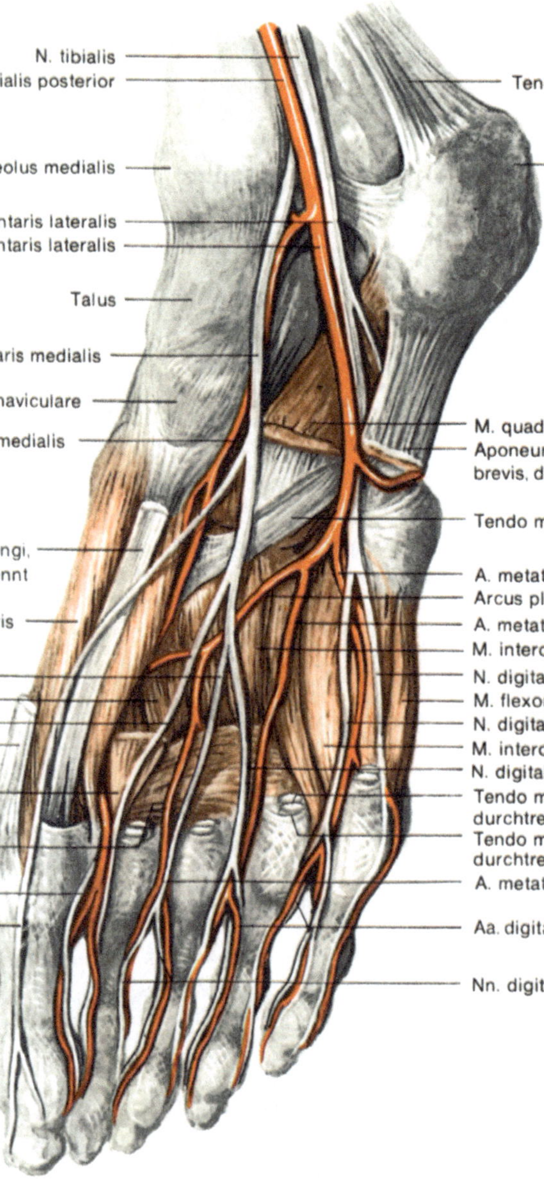

363
Rechte Fußsohle, Planta pedis
Aponeurosis plantaris, M. flexor digitorum brevis, M. abductur hallucis, Caput obliquum des M. adductor hallucis, M. tibialis posterior, M. flexor hallucis longus, M. flexor digitorum longus, M. quadratus plantae und M. abductor digiti minimi teilweise oder vollständig entfernt. Teilung der A. tibialis posterior und des N. tibialis, Arcus plantaris

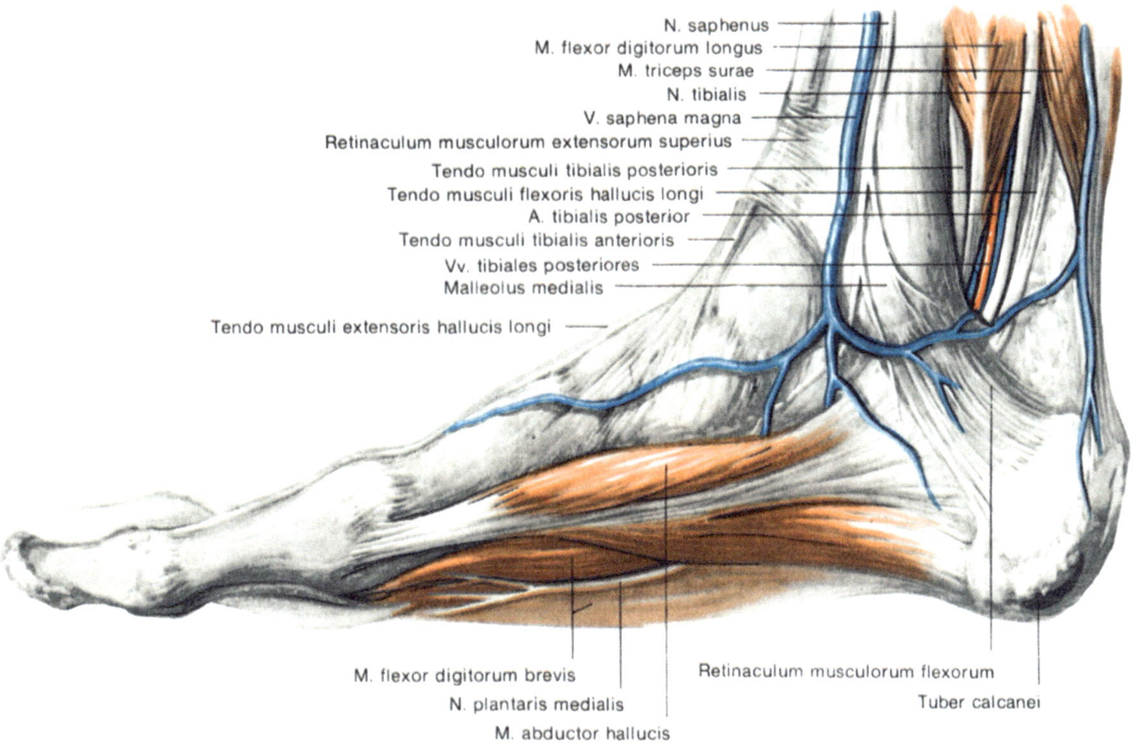

364

Rechter Fuß von medial

Wurzeln der V. saphena magna. Sehnen der tiefen langen Beuger, A. tibialis posterior mit Begleitvenen und N. tibialis vor Passage des Retinaculum musculorum flexorum

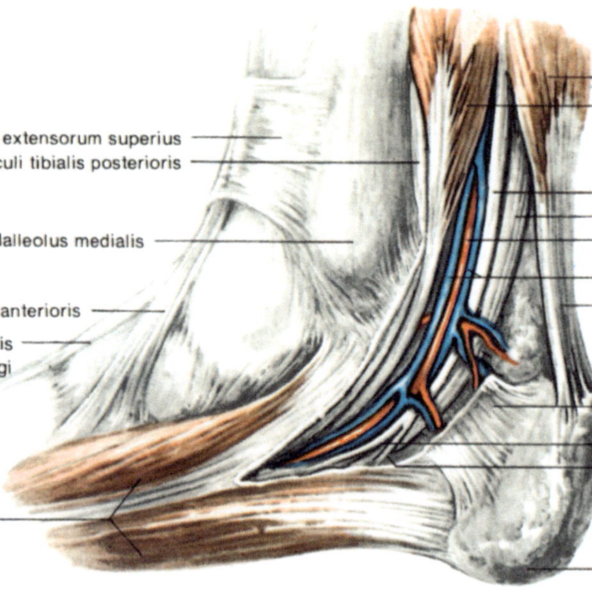

365
Ergänzung zu Abb. 364 nach Durchtrennung des Retinaculum musculorum flexorum. V. saphena magna und N. saphenus entfernt

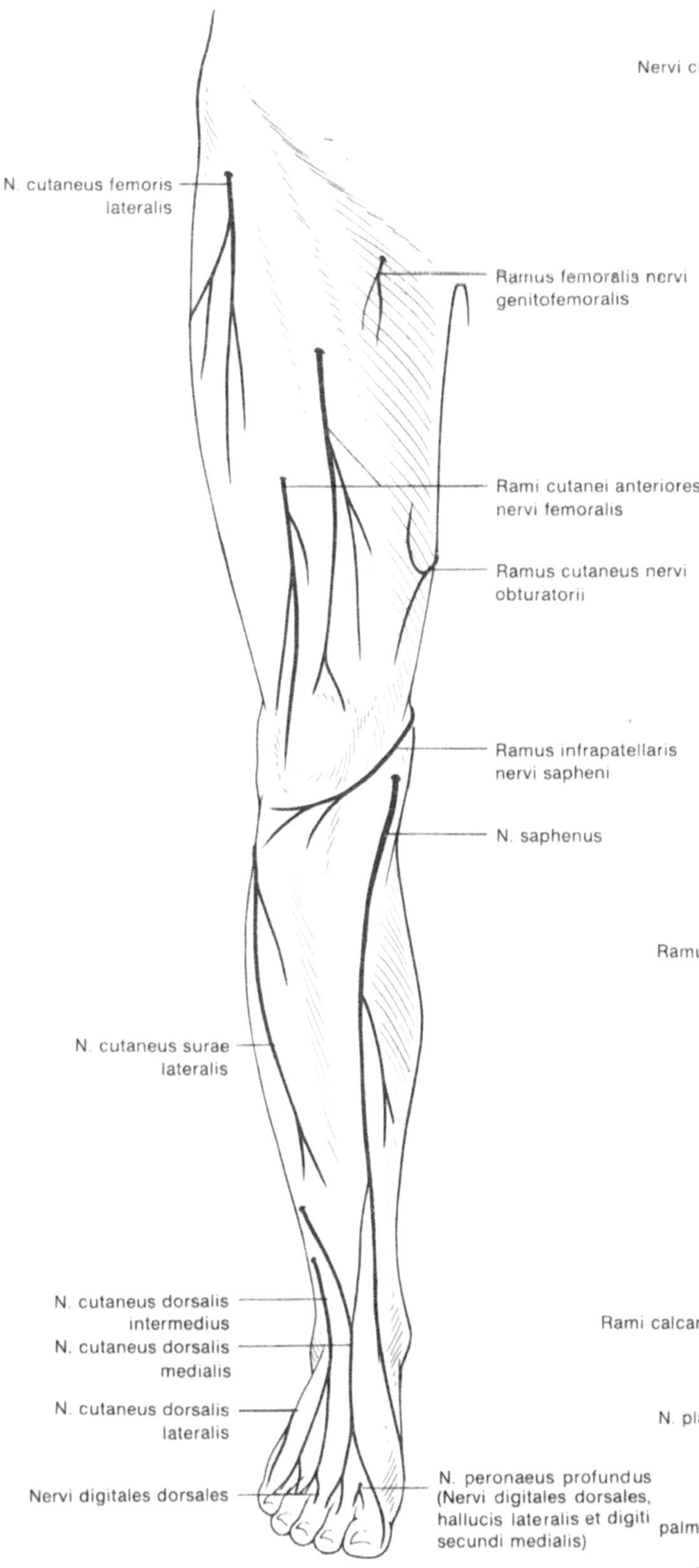

366
Hautnerven der rechten unteren Extremität
von vorn

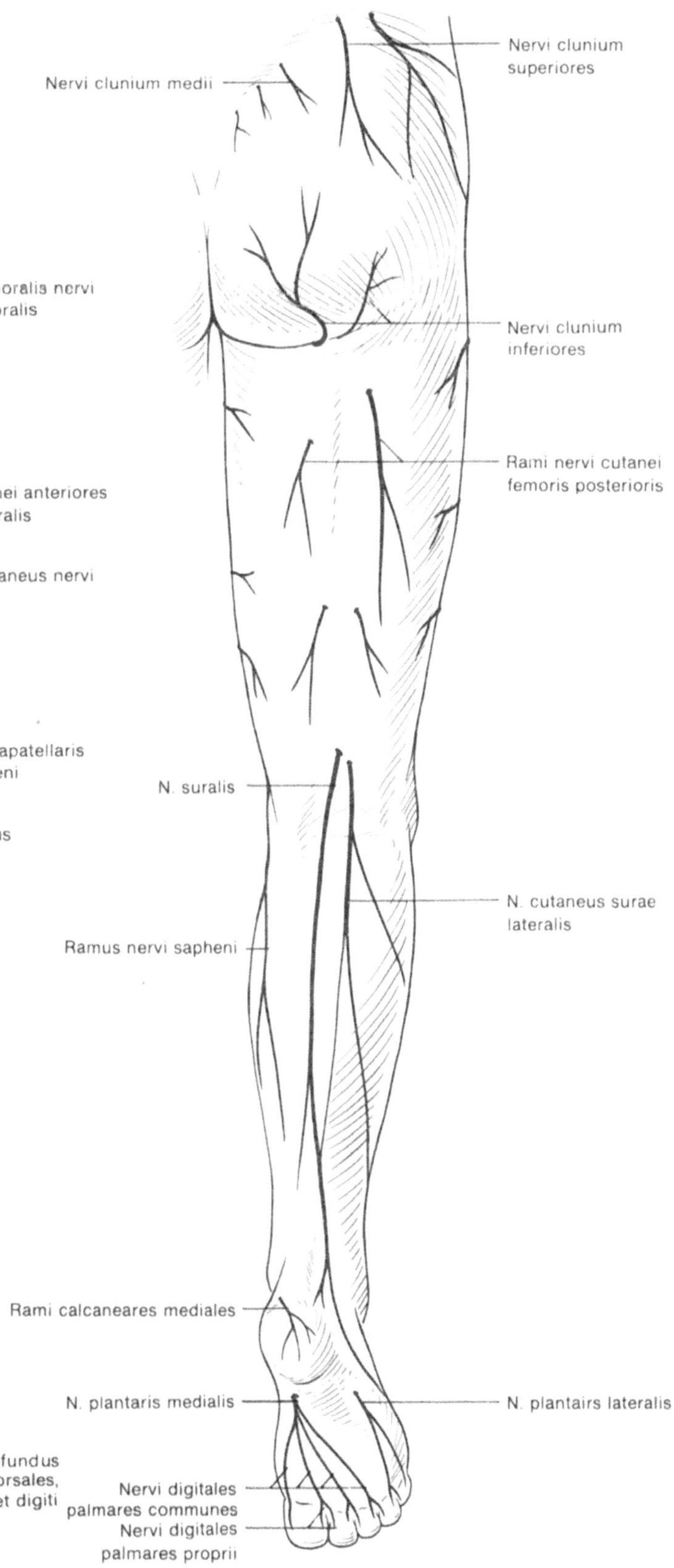

367
Hautnerven der rechten unteren Extremität
von hinten

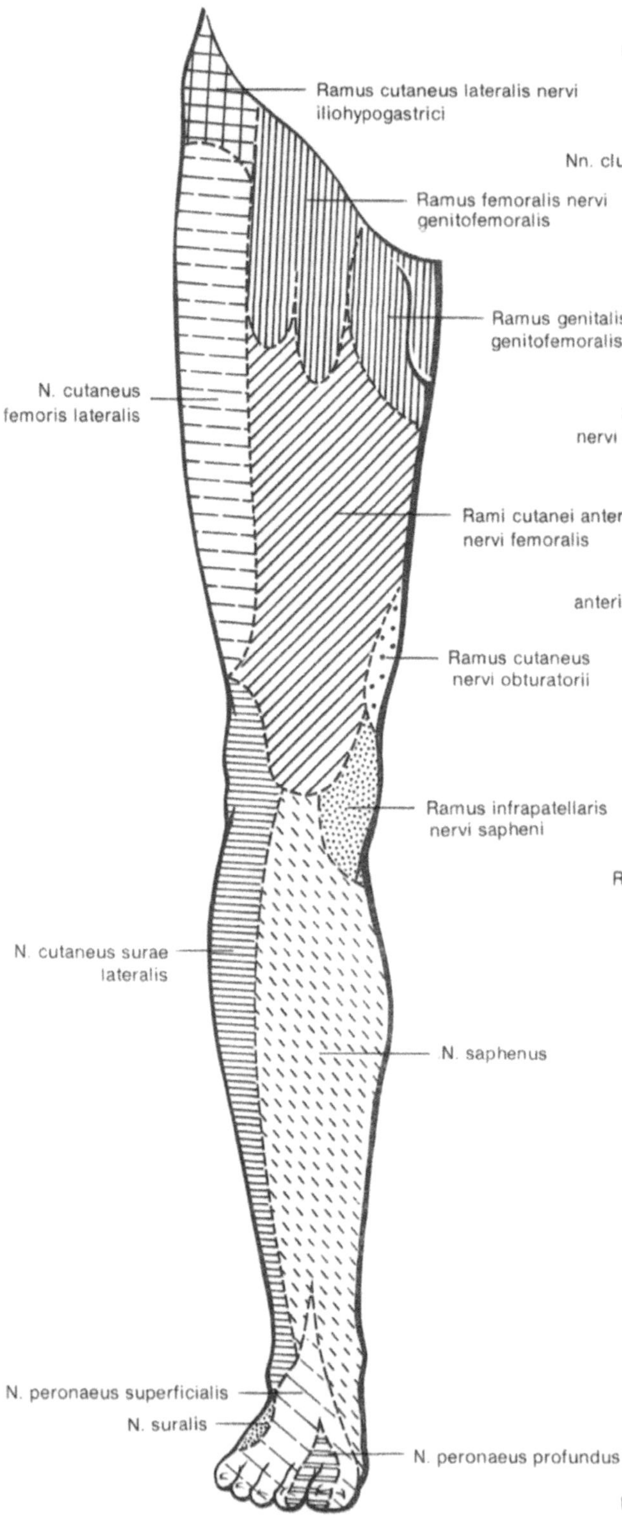

368
Hautnervengebiete der rechten unteren Extremität von vorn (nach Rauber-Kopsch und v. Lanz-Wachsmuth, verändert). Überschneidungen der Innervationsfelder nicht berücksichtigt.

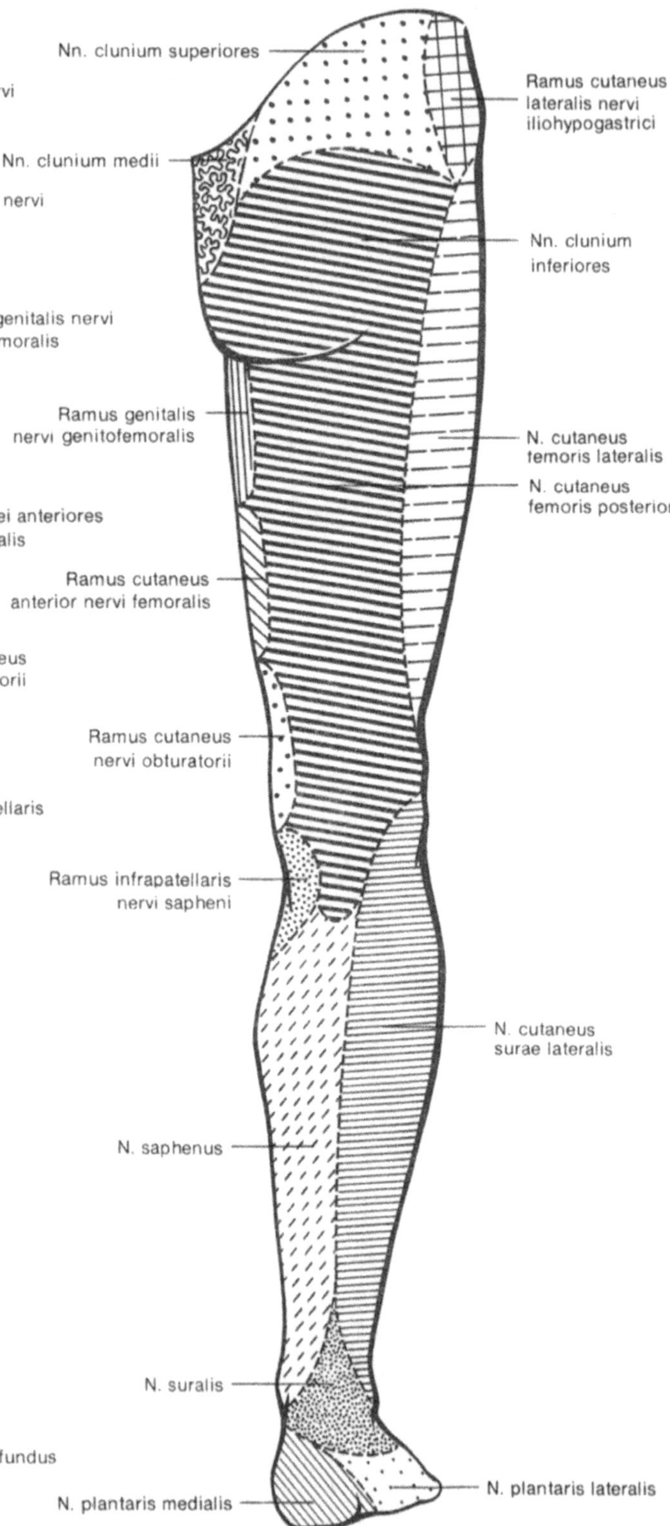

369
Hautnervengebiete der rechten unteren Extremität von hinten (nach Rauber-Kopsch und v. Lanz-Wachsmuth, verändert). Überschneidungen der Innervationsfelder nicht berücksichtigt.

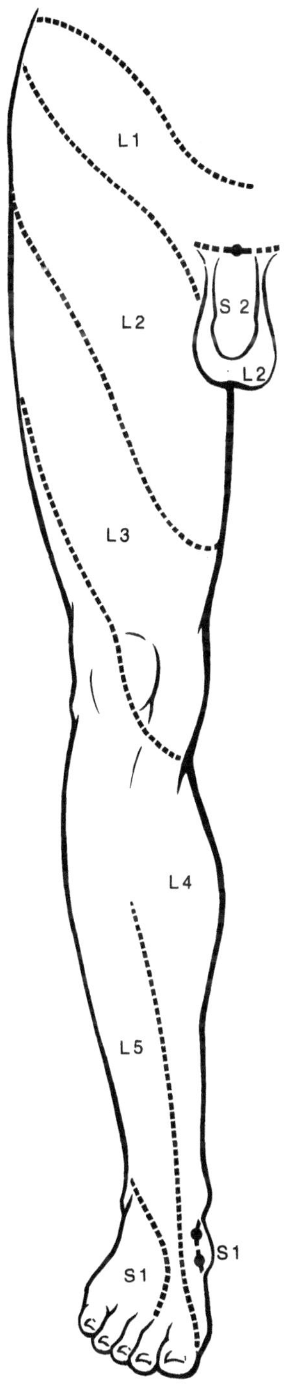

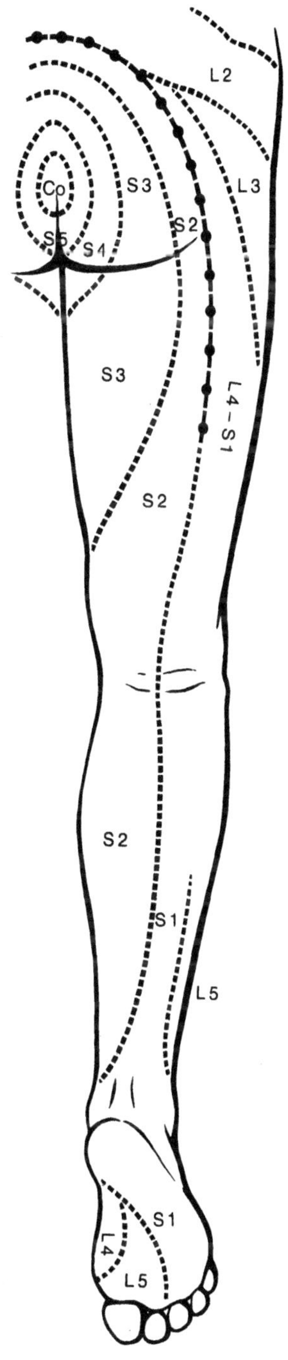

370

Dermatome der rechten unteren Extremität

von vorn (nach Hansen-Schliack, verändert). ------ Grenzen zwischen aufeinander folgenden Segmenten; ♣♣♣ Hiatuslinien oder Axiallinien, die nicht aufeinander folgende Segmente trennen

371

Dermatome der rechten unteren Extremität

von hinten (nach Hansen-Schliack, verändert). ------ Grenzen zwischen aufeinander folgenden Segmenten; ♣♣♣ Hiatuslinien oder Axiallinien, die nicht aufeinander folgende Segmente trennen

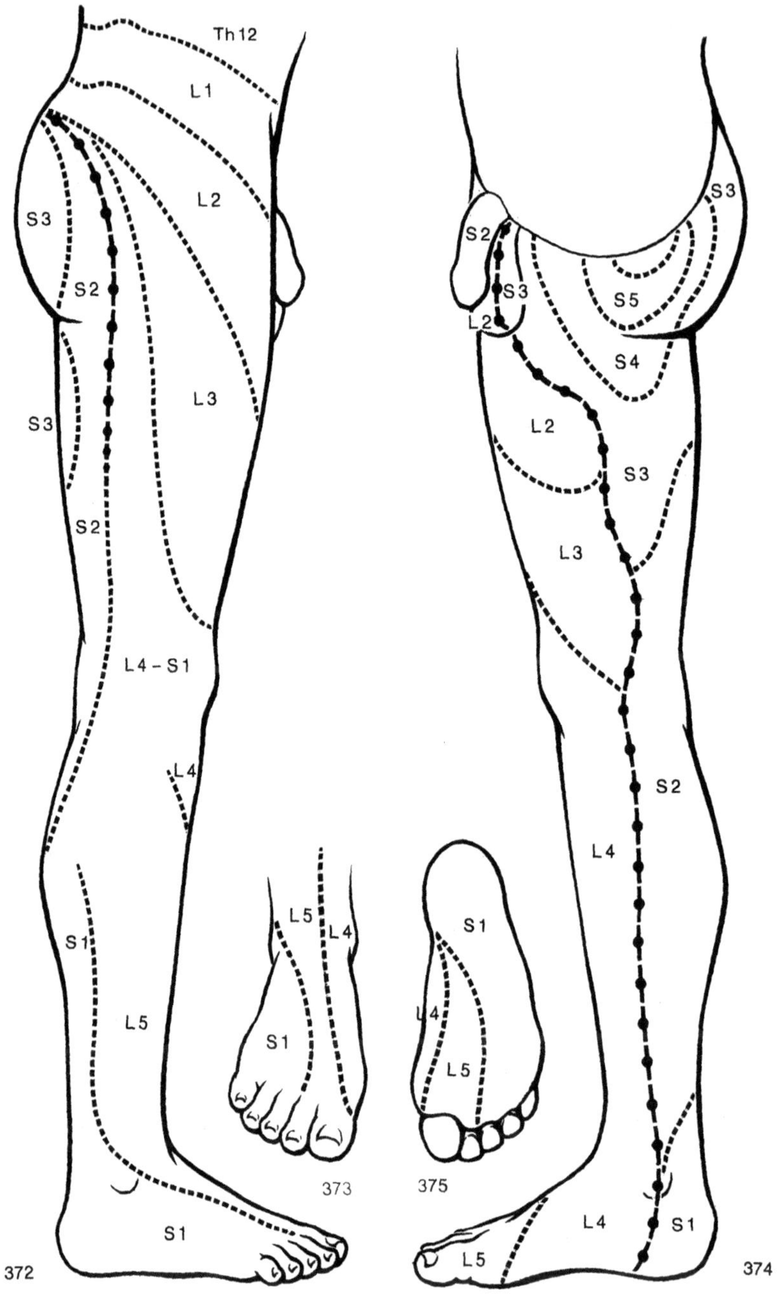

372

Dermatome der rechten unteren Extremität

von außen (nach Hansen-Schliack, verändert). ------- Grenzen zwischen aufeinander folgenden Segmenten; ◆◆◆ Hiatuslinien oder Axiallinien, die nicht aufeinander folgende Segmente trennen

373

Dermatome des rechten Fußrückens

(nach Hansen-Schliack, verändert). ------ Grenzen zwischen aufeinander folgenden Segmenten; ◆◆◆ Hiatuslinien oder Axiallinien, die nicht aufeinander folgende Segmente trennen

374

Dermatome der rechten unteren Extremität

von innen (nach Hansen-Schliack, verändert). ------- Grenzen zwischen aufeinander folgenden Segmenten; ◆◆◆ Hiatuslinien oder Axiallinien, die nicht aufeinander folgende Segmente trennen

375

Dermatome der rechten Fußsohle

(nach Hansen-Schliack, verändert). ------ Grenzen zwischen aufeinander folgenden Segmenten; ◆◆◆ Hiatuslinien oder Axiallinien, die nicht aufeinander folgende Segmente trennen

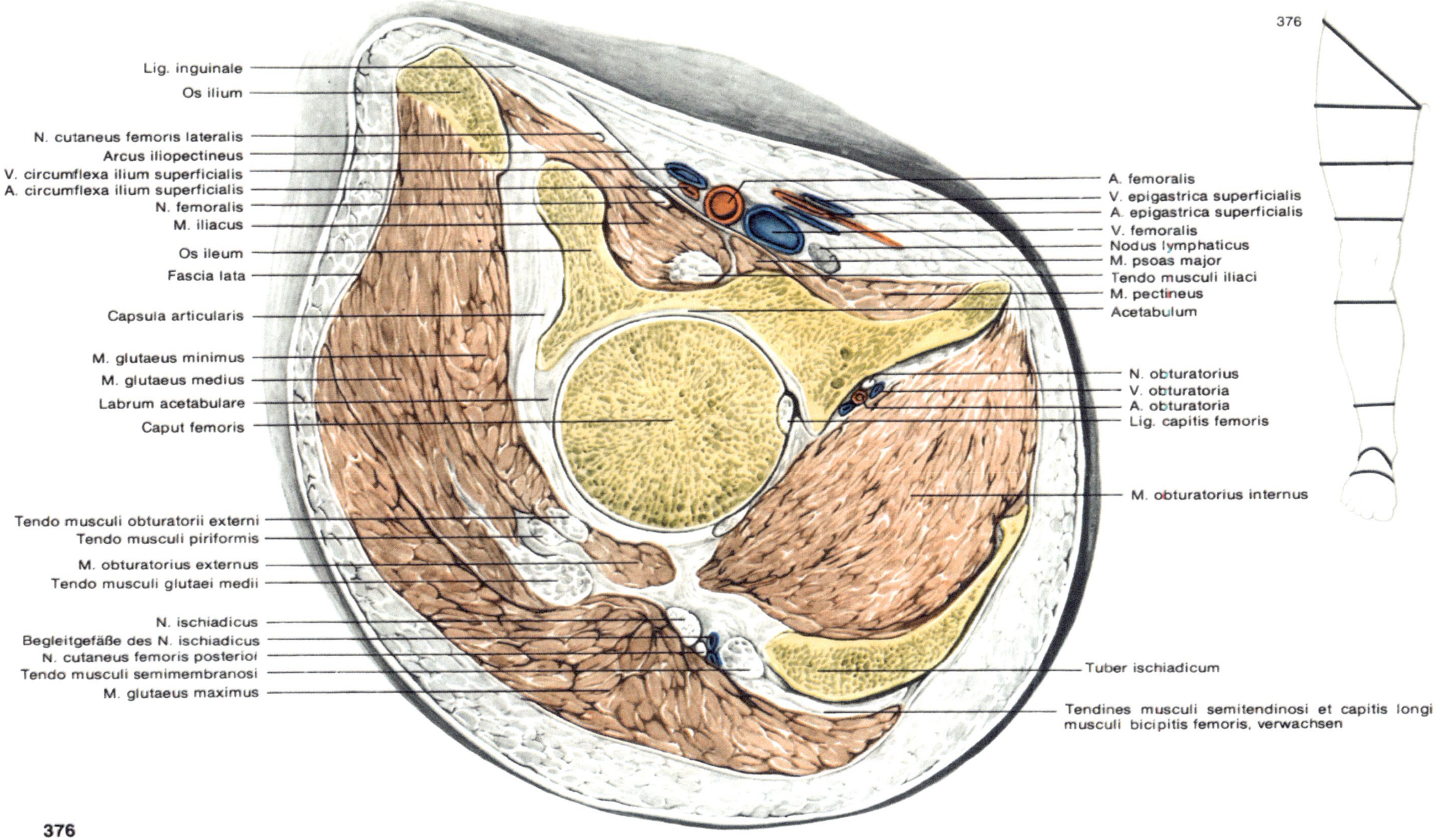

376
Querschnitt durch die rechte untere Extremität
in Höhe von Lacuna musculorum und Lacuna vasorum. Ansicht von distal

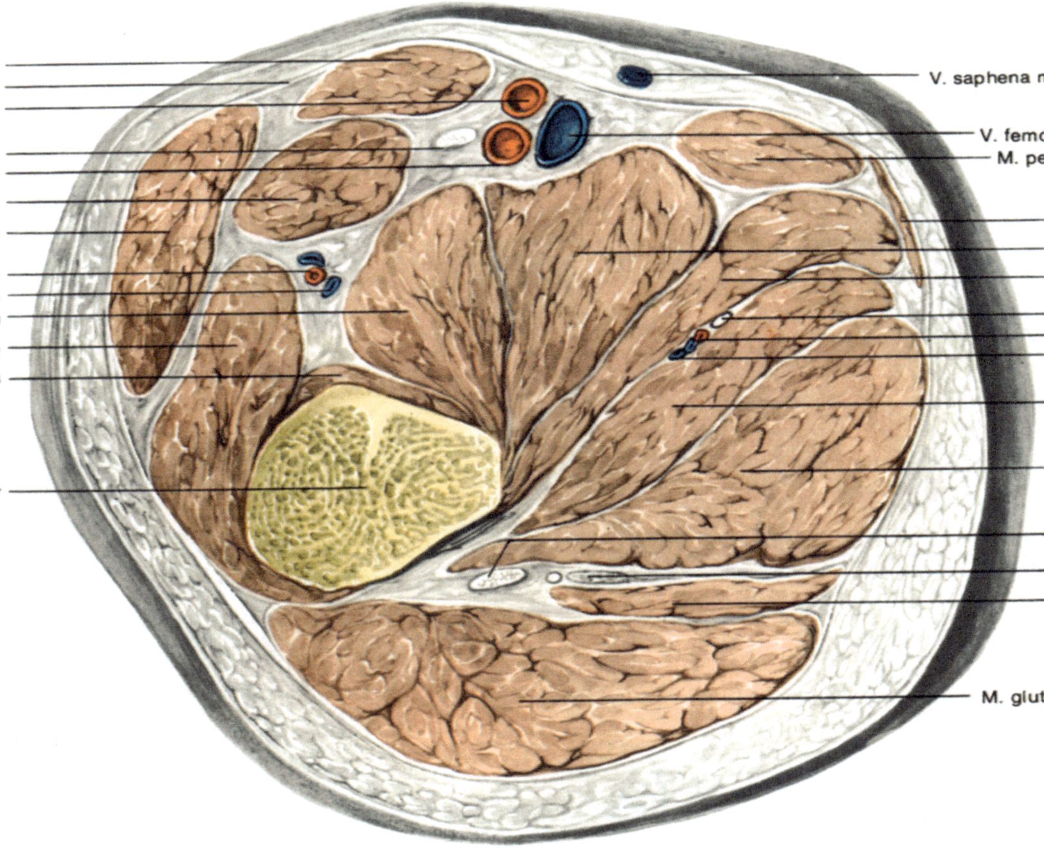

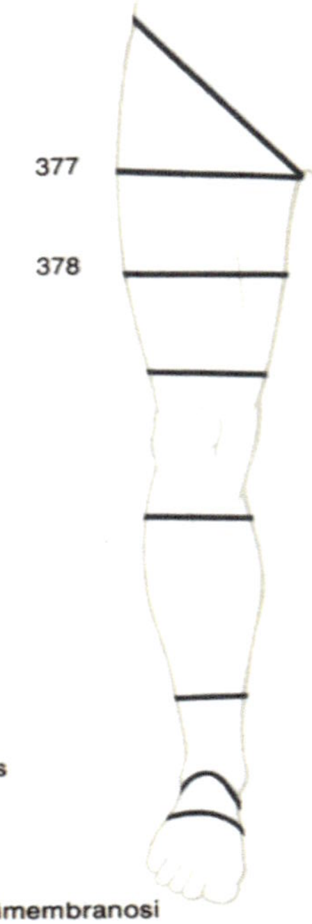

377
Querschnitt durch den rechten Oberschenkel
in Höhe des proximalen Drittels. Ansicht von distal

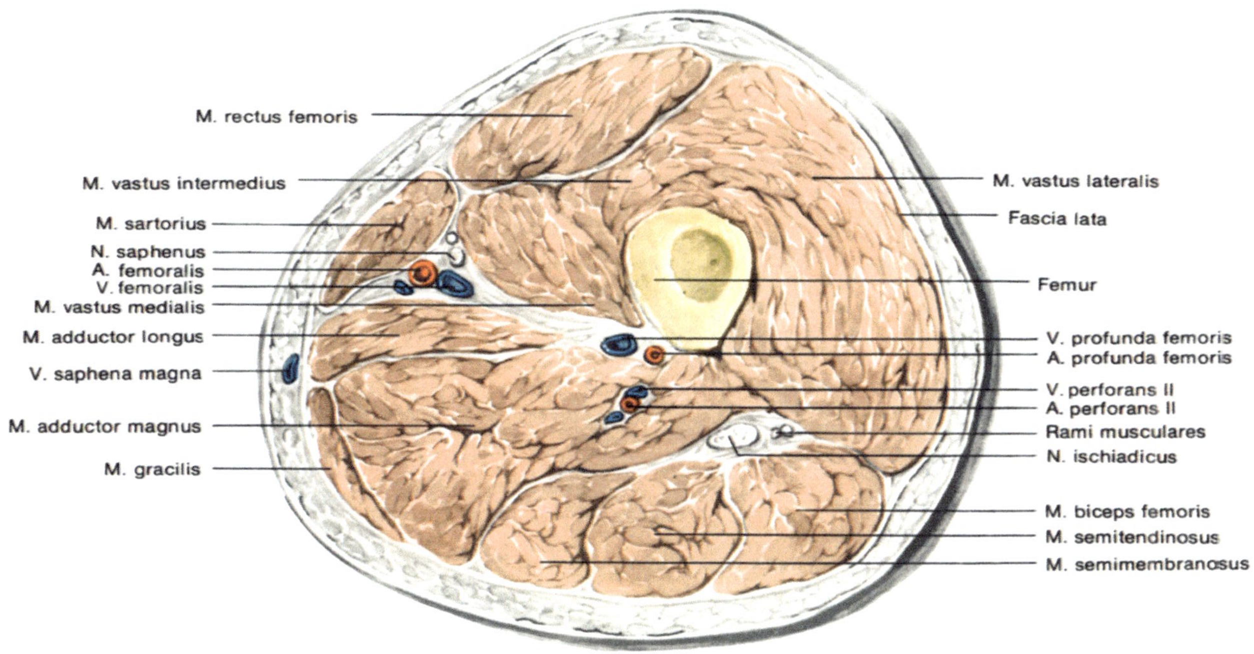

378
Querschnitt durch den rechten Oberschenkel
in Höhe des mittleren Drittels. Ansicht von proximal

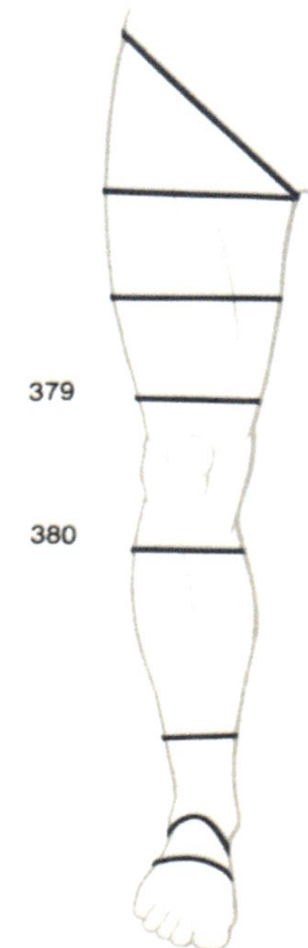

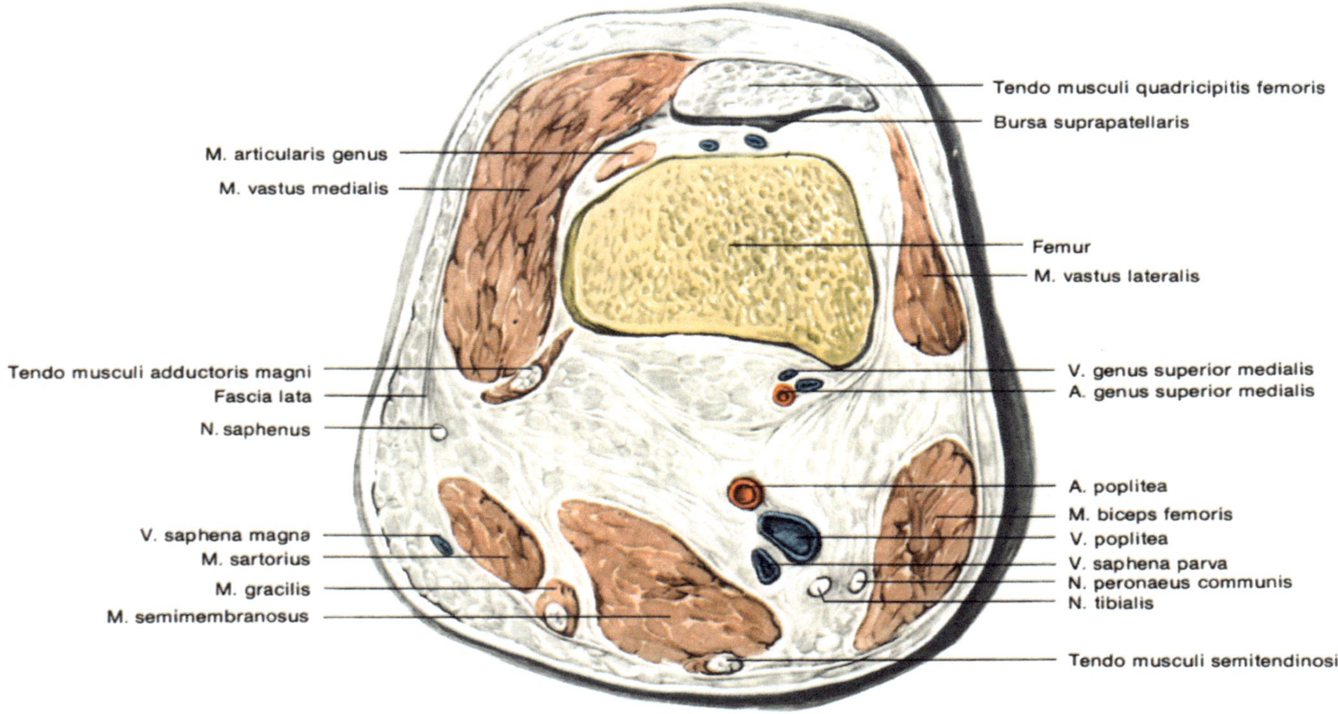

379
Querschnitt durch den rechten Oberschenkel
in Höhe der Bursa suprapatellaris. Ansicht von proximal

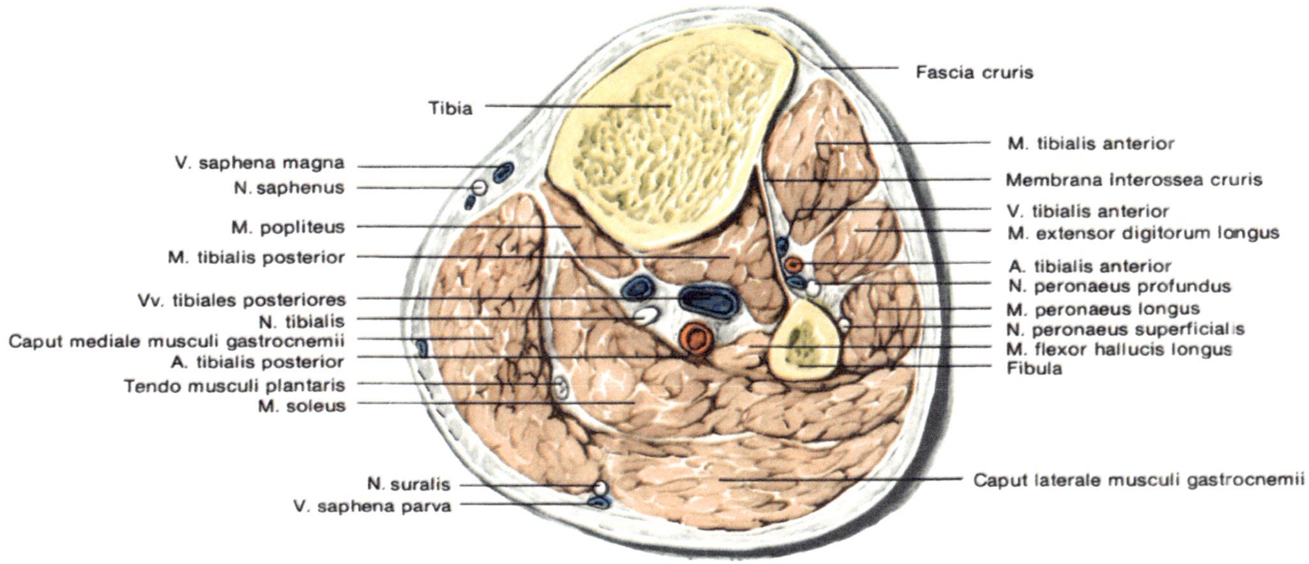

380
Querschnitt durch den rechten Unterschenkel
eine Handbreit unterhalb der Kniescheibe, Ansicht von proximal

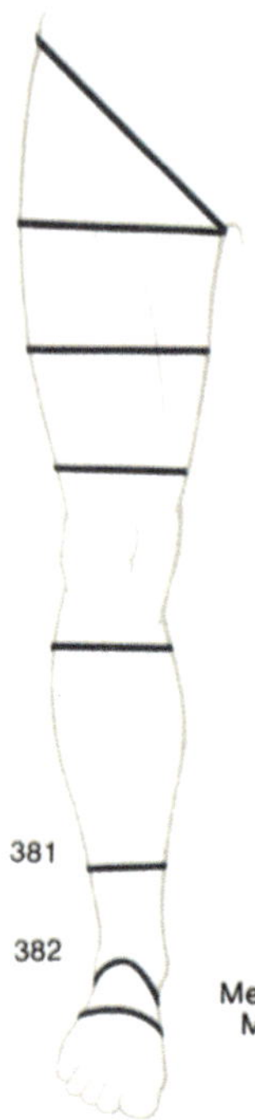

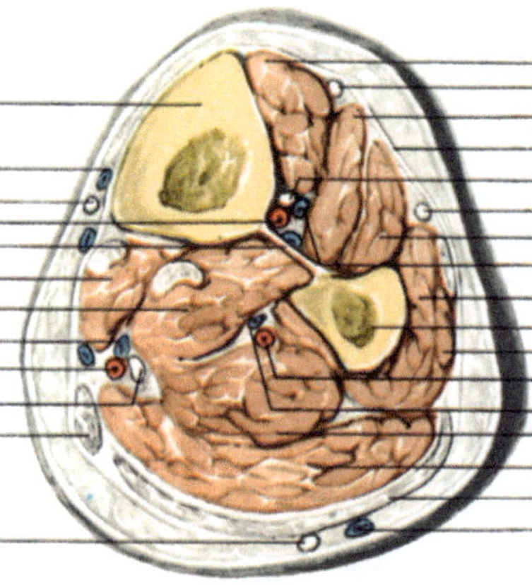

381
Querschnitt durch den rechten Unterschenkel
an der Grenze zwischen dem mittleren und distalen Drittel. Ansicht von proximal

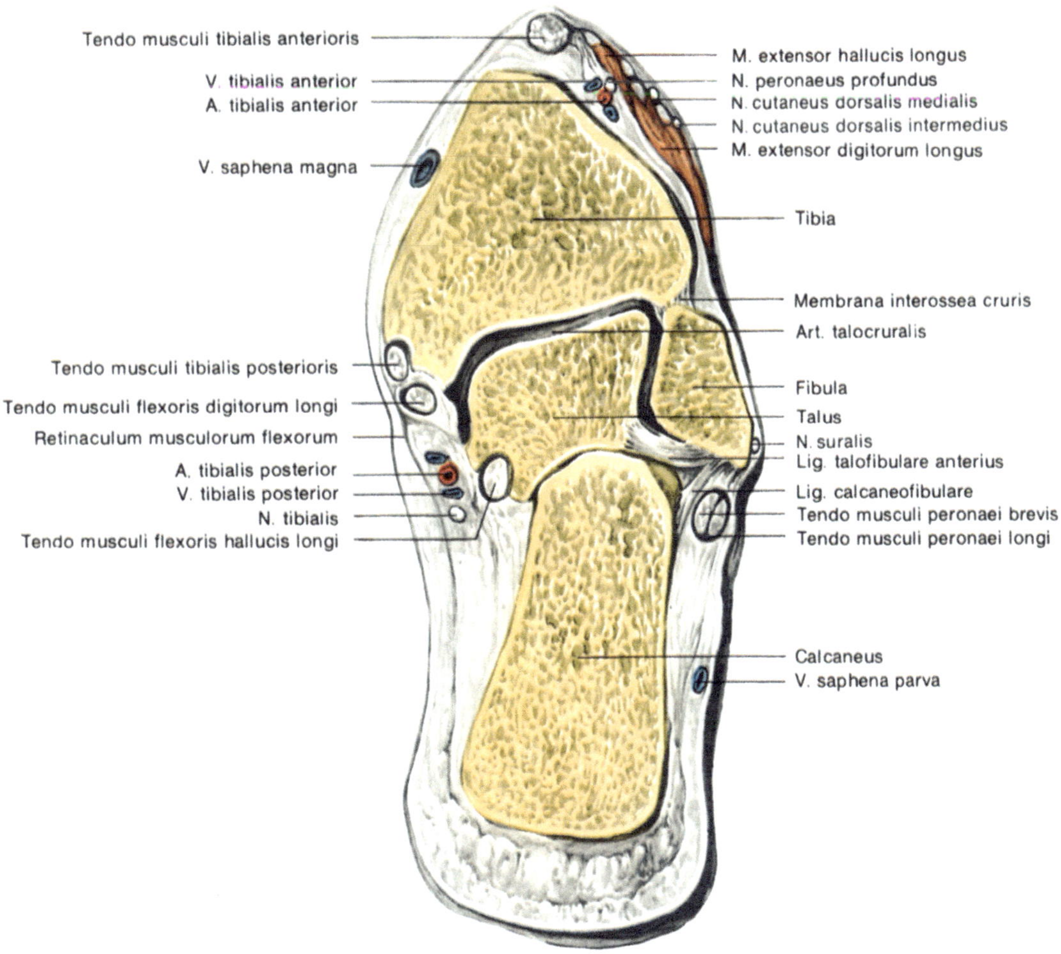

382
Querschnitt durch die rechte untere Extremität
an der Grenze von Unterschenkel und Fuß. Ansicht von proximal

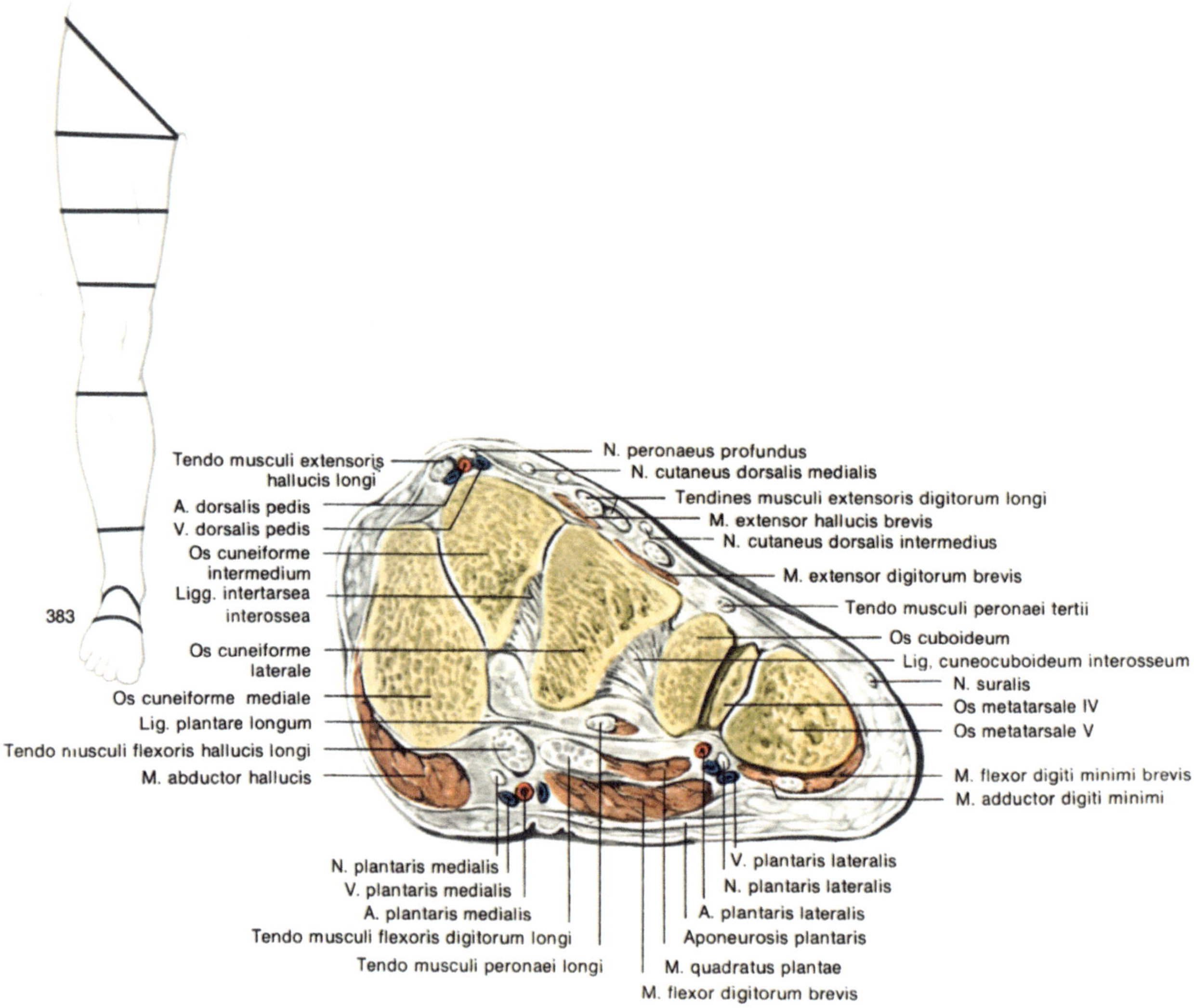

383

Querschnitt durch den rechten Fuß
in Höhe der Ossa cuneiformia. Ansicht von proximal

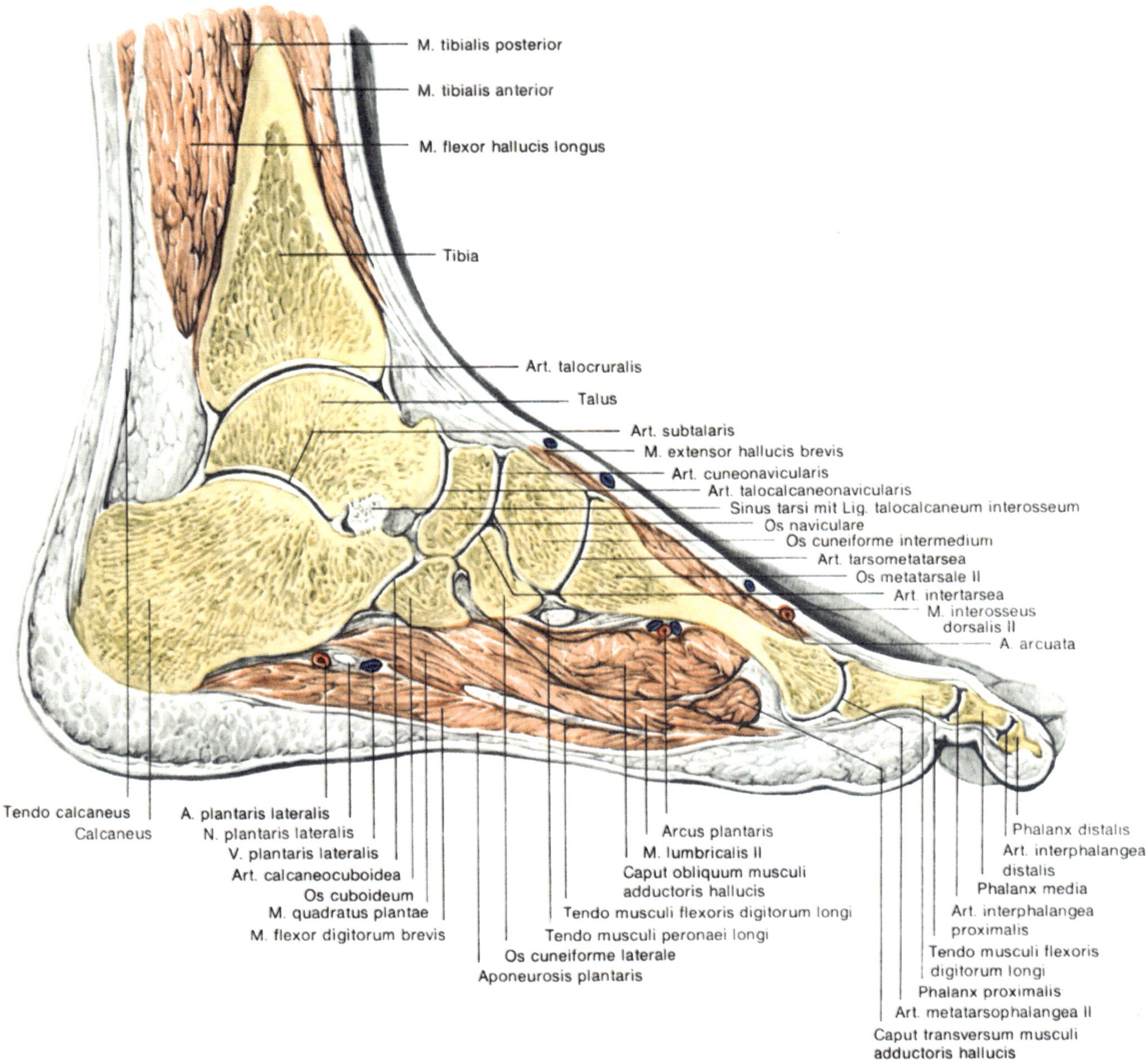

384
Längsschnitt durch den rechten Fuß
im Bereich des 2. Strahls. Ansicht von lateral

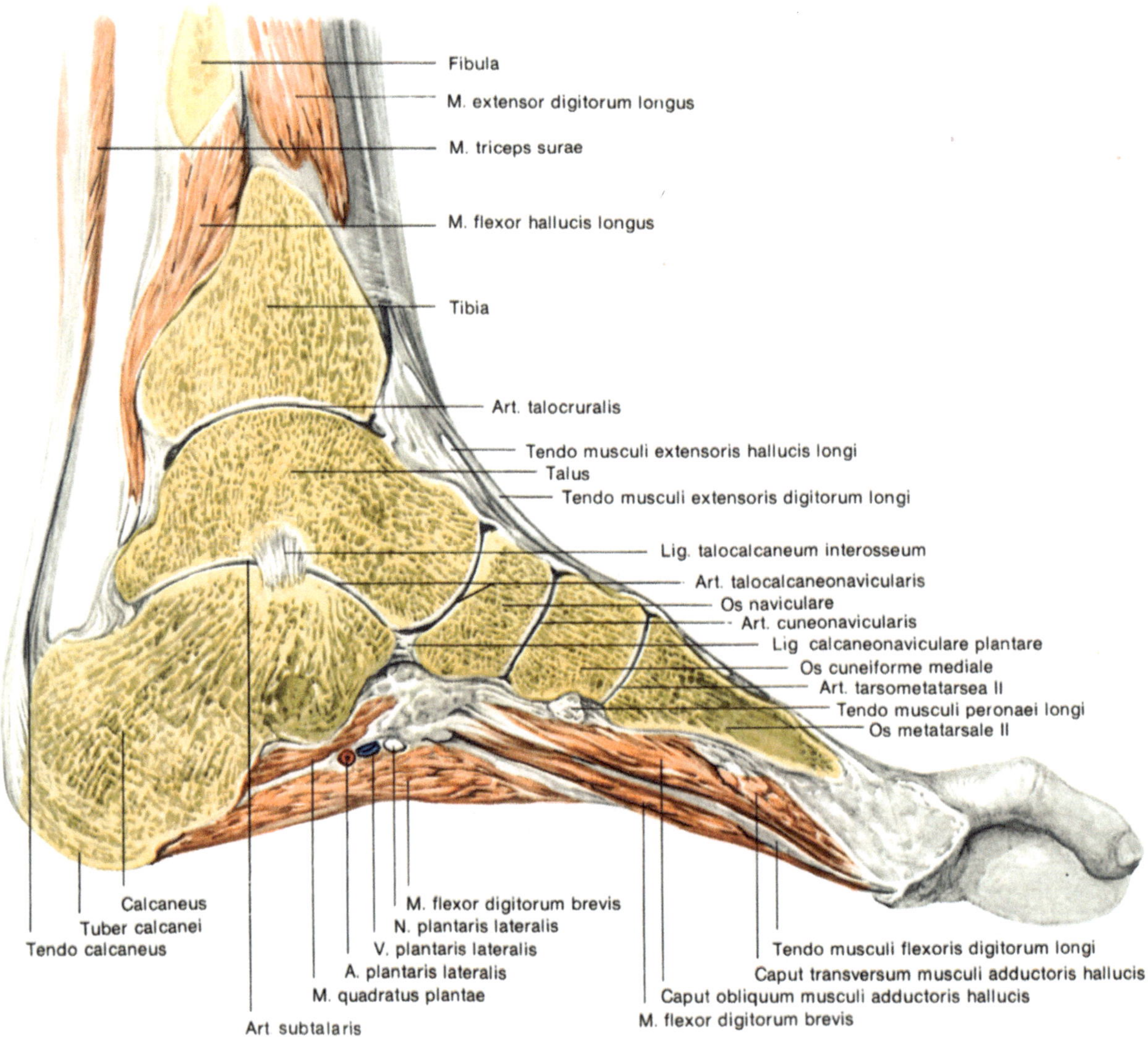

385

Längsschnitt durch den rechten Fuß

vom Spalt zwischen 2. und 3. Zehe zum Tuber calcanei. Ansicht von lateral. Haut und Fettgewebe sind weitgehend abpräpariert

Sachwortverzeichnis

Acetabulum **152**, 162, 163, 198, 313
Achsellücke, laterale 79, **86**, 87, 112, 114, 118, 119
–, mediale 79, **86**, 87, 112, 113, 114, 118, 119, 120, 121
Acromion **14**, 15, 16, 17, 18, 19, 40, 41, 42, 43, 44, 45, 48, 49, 76, 77, 78, 80, 81, 82, 83, 86, 87, 106, 107, 113, 118, 119, 120, 121
Ala ossis ilii 152, 153, **163**, 164, 165, 196, 197, 202
Angulus acromialis **14**, 15, 16, 17, 18, 19, 43
– inferior scapulae **14**, 15, 16, 18, 19, 40, 41, 43, 44, 48, 49, 76, 79, 80, 86, 87, 112, 119
– lateralis scapulae **14**, 15, 18, 19
– sterni 73, 115
– superior scapulae **14**, 15, 16, 17, 18, 19, 40, 41, 44, 48, 49, 79, 80, 81, 86, 87, 112, 119
Anulus inguinalis superficialis 272, 275, 282
Aorta 277
– abdominalis 279
Apex capitis fibulae **177**, 178, 180, 181
– ossis sacri **154**, 155, 156, 157
– patellae 173
Aponeurosis musculi bicipitis brachii **79**, 82, 88, 113, 114, 121, 122, 123, 124, 125
– musculi obliqui externi abdominis 275, 282
– palmaris **79**, 88, 96, 106, 123, 130, 131, 146, 147, 148
– plantaris **261**, 262, 302, 303, 320, 321, 369
Arcus iliopectineus 277, 313
– palmaris profundus 133
– palmaris superficialis 131, 132, 148
– plantaris 304, **305**, 306, 321
– vertebrae cervicalis VII • 41
– vertebrae thoracicae I 41
Area intercondylaris anterior tibiae 173, 176
– intercondylaris posterior tibiae 173, 174, 176
Arteria(ae) arcuata 298, 299, 321
– axillaris **110**, 111, 112, 113, 114, 115, 120, 121
– brachialis **113**, 114, 117, 119, 120, 121, 122, 123, 124, 125, 127, 142, 143
– brachialis superficialis 117
– carotis communis 115
– cervicalis superficialis 115
– circumflexa femoris lateralis **279**, 282, 283, 284, 286, 287, 314
– circumflexa femoris medialis 279, 286
– circumflexa humeri anterior 110, 117
– circumflexa humeri posterior **110**, 112, 114, 117, 118, 119
– circumflexa ilium superficialis 282, 313
– circumflexa scapulae **112**, 113, 114, 118, 119, 120, 121
– collateralis media 120, 143
– collateralis radialis 120, 143
– collateralis ulnaris superior 143
– digitalis dorsalis manus 137, 138
– digitalis dorsalis pedis 298, 299
– digitalis palmaris communis 130, **131**, 132, 133
– digitalis palmaris propria 130, **131**, 132, 133, 138
– digitalis plantaris propria 302, **303**, 305, 306
– digitalis plantaris propria V 303
– dorsalis pedis 294, 295, **298**, 299, 320
– epigastrica superficialis 282, 313
Arteria(ae) femoralis 277, 279, 280, **282**, 283, 284, 286, 287, 313, 314, 315
– genus superior lateralis 291
– genus superior medialis 291, 316
– glutaea inferior **278**, 279, **288**, 289
– glutaea superior **278**, 279, **288**, 289
– iliaca communis **277**, 278, 279, 280, 283
– iliaca externa 277, **278**, 279, 280, 283, 284, 286, 287
– iliaca interna **278**, 279, 280, 283, 284
– interossea anterior 125, 126, 127, 145
– interossea communis 125, 127
– interossea posterior 125, **126**, 127, 145
– interossea recurrens 126
– malleolaris anterior lateralis 299
– metacarpea dorsalis 137, 148
– metacarpea dorsalis I 129
– metacarpea palmaris 133, 148
– metatarsea dorsalis 298, 299
– metatarsea plantaris 303, 305, 306
– obturatoria 277, **278**, **279**, 313, 314
– perforans I 286, 288
– perforans II 286, 315
– perforans III 286
– peronaea 292, 318
– plantaris lateralis 292, 302, 303, **304**, 305, 306, 320, 321, 322
– plantaris medialis 299, 302, 303, **304**, 305, 306, 320
– poplitea **290**, 291, 292, 316
– princeps pollicis 132, 133, 148
– profunda brachii **112**, 114, 117, 120
– profunda femoris 279, 283, **284**, **286**, 287, 314, 315
– pudenda externa 282, 286
– pudenda interna **278**, 279, **288**, 289
– radialis 122, 123, **124**, 125, 127, **128**, 129, 132, 133, 137, 144, 145, 146, 147
– radialis indicis 130, 131, **132**, 133
– recurrens radialis 122, 123, 125
– recurrens ulnaris 125, 127
– sacralis lateralis 278, 279
– sacralis mediana 278, 279
– scapularis descendens 115
– subclavia **110**, 112, 114, 115
– subscapularis 112, 114, 117
– suprascapularis 119
– tarsea lateralis 299
– tibialis anterior 294, **295**, 317, 318, 319
– tibialis posterior **292**, 306, 307, 308, 317, 318, 319
– thoracica lateralis 110, 115
– thoracica suprema 110
– thoracoacromialis 110
– thoracodorsalis 110, 112, 114
– transversa colli 110, 115
– ulnaris 122, 123, 124, **125**, 127, 131, 132, 133, 144, 145, 146, 147, 148
– vesicalis superior 278, 279
Articulatio(nes) acromioclavicularis **40**, 41, 42, 43, 48, 76, 80, 82, 86, 121
– calcaneocuboidea 216, **223**, 225, 226, 321
– capitis costae 40

Articulatio(nes) carpometacarpeae 58, 59, 60, 61, **64**, 65, 66, 67, 92, 99, 101
- carpometacarpea pollicis 58, 59, 60, 61, 62, **63, 64**, 65, 66, 90, 99
- costotransversaria 40, 41
- coxae 247
- cubiti **50**, 51, 52, 53, 83, 86, 89, 90, 91, 92, 93
- cuneonavicularis **216**, 218, 226, 227, 228, 321, 322
- humeri **40**, 41, 42, 44, 45, 49, 82, 83, 85, 86
- intercarpeae **61**, 62, 66, 101, 147
- intermetacarpeae **59**, 61, 62, 64, 65, 66, 101
- intermetatarseae **216**, 225, 226, 227
- interphalangea distalis manus 64, 65, 67
- interphalangea proximalis manus 64, 65, 67
- interphalangeae pedis **216**, 225, 226, 227, 228
- interphalangea distalis pedis 321
- interphalangea proximalis pedis 321
- intertarseae **216**, 225, 226, 321
- mediocarpea 61, **62**, 66, 67, 101
- metacarpophalangeae **64**, 65, 66, 67, 99, 101
- metatarsophalangeae **216**, 225, 226, 227, 228, 321
- ossis pisiformis 64
- radiocarpea **58**, 59, **60**, 61, 62, 64, 65, 66, 67, 91, 92, 99, 101, 127
- radioulnaris distalis **58**, 59, **60**, 62, 64, 65, 66, 92, 99, 101
- radioulnaris proximalis 52
- sacroiliaca 162, 163, **198**, 200, 241
- sternoclavicularis 40, 41
- sternocostalis 40
- subtalaris 219, **222**, 225, 226, 228, 321
- talocalcaneonavicularis 216, **218**, 225, 226, 227, 228, 321, 322
- talocruralis **216**, 218, 219, 222, 319, 321, 322
- tarsometatarseae **216**, 218, 225, 226, 227, 228, 321, 322
- tibiofibularis 208, 210, 215, 253

Basis ossis metacarpalis **34**, 35, 65, 101
- ossis metatarsalis **182**, 183, 184, 185
- ossis sacri 154, 156, 163
- patellae 173
- phalangis (digitorum manus) 34
- phalangis (digitorum pedis) **182**, 183, 184, 185
Bursa infrapatellaris profunda 211, 213
- musculi semimembranosi 214
- olecrani 56, 107
- subacromialis 48
- subcoracoidea 48
- subcutanea praepatellaris 213
- subcutanea tuberositas tibiae 213
- subdeltoidea 48
- subtendinea musculi gastrocnemii lateralis 214
- subtendinea musculi gastrocnemii medialis 214
- subtendinea musculi infraspinati 49
- subtendinea musculi latissimi dorsi 48
- subtendinea musculi pectoralis majoris 48
- suprapatellaris 207, **211**, 213, 316

Calcaneus 182, 183, 185, 186, 187, 188, 189, **191**, 216, 217, 221, 222, 319, 321, 322
Calcar femorale 171
Canalis carpi 89, 99, 133
- obturatorius 278
- sacralis 155, 156, **157**, 242, 278, 279
- vertebralis 41, **242**, 278, 279
Capitulum humeri **20**, 21, 22, 23, 25, 30, 50, 52, 84
Caput breve musculi bicipitis brachii 72, 73, 75, 79, **82**, 106, 110, 114, 121, 142, 143
Caput breve musculi bicipitis femoris **235**, 238, 248, 249
- femoris **166**, 167, 169, 172, 178, 201, 202, 313
- fibulae **177**, 178, 180, 181, 206, 209, 210, 211, 213, 215, 235, 238, 247, 248, 249, 251, 252, 253, 256, 257, 259, 294, 295, 296
- humerale musculi pronatoris teretis 91
- humeri **20**, 21, 22, 23, 25, 44, 45, 84
- humeroulnare musculi flexoris digitorum superficialis 89
- laterale musculi gastrocnemii 208, 214, 238, **254**, 255, 290, 291, 317
- laterale musculi tricipitis brachii 77, 78, 80, **81, 87**, 94, 107, 115, 118, 119, 120, 122, 126, 143
- longum musculi bicipitis femoris **234**, 235, 238, 248, 249
- longum musculi bicipitis brachii 42, **44**, 45, 72, 73, 75, **79**, 82, 106, 110, 114, 121, 143
- longum musculi tricipitis brachii 74, 77, 78, 79, 81, 82, **86**, 87, 94, 106, 107, 110, 113, 118, 119, 120, 121, 142, 143
- mediale musculi gastrocnemii 208, 214, **254**, 255, 290, 291, 292, 317
- mediale musculi tricipitis brachii 74, 79, **81**, 82, 86, **87**, 88, 94, 106, 113, 114, 120, 122, 142, 143
- mediale musculi tricipitis brachii 74, 79, **81**, 82, 86, **87**, 88, 94, 106, 113, 114, 120, 122, 142, 143
- obliquum musculi adductoris hallucis **264**, 299, 305, 306, 321, 322
- obliquum musculi adductoris pollicis 97, **98**, 132, 135
- ossis metacarpalis **34**, 35, 65, 101, 107
- ossis metatarsalis **182**, 183, 184, 185, 186
- phalangis (digitorum manus) 34
- phalangis (digitorum pedis) **182**, 183, 184, 185
- radiale musculi flexoris digitorum superficialis 89
- radii **28**, 29, 30, 33, 51, 53, 57
- tali **182**, 183, 184, 185, 186, 188, 189, **190**, 219, 223
- transversum musculi adductoris hallucis **264**, 304, 305, 306, 321, 322
- transversum musculi adductoris pollicis 97, **98**, 132, 134, 135
- ulnae **26**, 27, 30, 32, 57, 60, 80, 81, 89, 90, 91, 94
- ulnare musculi pronatoris teretis 91
Carpus 34, 35
Cavitas glenoidalis scapulae 14, **16**, 17, 18, 43, 76
Circumferentia articularis radii **28**, 29, 33, 57
- articularis ulnae **26**, 27, 30, 32, 57, 60
Clavicula **12**, 40, 41, 72, 73, 74, 75, 76, 86, 108, 109, 110, 113, 114, 115
Collum anatomicum **20**, 21, 22, 23, 25, 42, 84
- chirurgicum **20**, 21, 25, 42, 44, 45, 84
- femoris **166**, 167, 169, 172, 201, 202
- radii **28**, 29, 33, 50, 52, 57, 82, 127
- scapulae **14**, 15, 17, 18, 19
- tali 182, 183, 184, 185, 186, 188, **190**
Condylus humeri **20**, 21, 84, 89, 91, 92
- lateralis femoris **166**, 167, 172, 173, 207, 209, 210, 247, 252, 253, 256, 257
- lateralis tibiae 173, **174**, 175, 176, 180, 181, 209, 215, 247, 252, 253
- medialis femoris **166**, 167, 172, 173, 207, 209, 210, 211, 247, 250, 253, 256, 257
- medialis tibiae 173, **174**, 175, 176, 180, 181, 209, 215, 247, 248, 249, 251, 252, 253, 256, 257
Connexus intertendineus 81, 94, **100**, 103, 129, 136
Cornu sacrale 155, 156
- inferius hiatus sapheni 274
- superius hiatus sapheni 274
Corpus adiposum infrapatellare 207, 211
- femoris 166, 167, 172
- fibulae **177**, 178, 180, 181
- humeri **20**, 21, 25, 42, 44, 45, 50, 52, 53, 82, 84, 120
- ossis ilii 152, 153

Corpus ossis ischii **152**, 153, 164, 165
- ossis metacarpalis 34, 35, 101
- ossis metatarsalis **182**, 183, 184, 185
- ossis pubis 152, 153
- phalangis (digitorum manus) 34
- phalangis (digitorum pedis) **182**, 183, 184, 185
- radii **28**, 29, 33, 91, 92
- sterni 72, 73, 115
- tali 184, 185, 186, **190**
- tibiae **174**, 175, 180, 181
- ulnae **26**, 27, 32, 50, 51, 52, 53, 57, 91, 92
- vertebrae 41
- vertebrae cervicalis VII 40
Costa I 40, 41, 110
Costa II 73, 75, 76, 115
Costa XII 232
Crista iliaca 77, 78, **164**, 165, 196, 197, 200, 201, 238, 239, 240, 241, 242, 247, 250, 286
- intertrochanterica **166**, 167, 172, 197, 200, 243, 248, 249
- medialis fibulae 178
- musculi supinatoris 27, 57
- obturatoria 152
- sacralis intermedia 155
- sacralis lateralis 155, 156
- sacralis mediana 155, 156
- tuberculi majoris **20**, 25, 42, 84
- tuberculi minoris **20**, 21, 25, 42, 84
Crus laterale anuli inguinalis superficialis 275
- mediale anuli inguinalis superficialis 275

Discus articularis articulationis sternoclavicularis 40
- articularis articulationis manus 62, 66, 101
- articularis articulationis radioulnaris distalis 60
- interpubicus 158
- intervertebralis 196, 242, 278, 279
Dorsalaponeurose 67, 80, **94**, 95

Eminentia iliopectinea 153, 201, 242
- intercondylaris tibiae **173**, 174, 175, 176, 180, 181, 211, 215
Epicondylus lateralis femoris **166**, 167, 169, 172, 173
- lateralis humeri **20**, 21, 22, 23, 25, 30, 50, 51, 52, 80, 81, 83, 84, 89, 90, 91, 92, 94, 95, 107, 120, 126, 127
- medialis femoris **166**, 167, 169, 172, 173
- medialis humeri **20**, 21, 22, 23, 25, 30, 50, 51, 52, 56, 79, 81, 82, 83, 94, 96, 120, 121, 122, 123, 124, 125, 127
Extremitas acromialis claviculae **12**, 42, 43, 48, 79, 80, 82, 106, 107, 112, 121
- sternalis claviculae **12**, 79, 80

Facies anterior patellae 173
- anterior radii **28**, 29, 33, 57
- anterior ulnae **26**, 27, 32, 57
- anterior lateralis humeri **20**, 21, 25, 84
- anterior medialis humeri **20**, 21, 25, 84
- articularis acromii 14
- articularis acromialis claviculae 12
- articularis calcanea anterior tali 186, 190, 223
- articularis calcanea media tali 190, 223
- articularis calcanea posterior tali 186, 190, 223
- articularis capitis fibulae 177, 178, 180
- articularis carpea radii **28**, 29, 30, 33, 57
- articularis cuboidea 191
- articularis fibularis tibiae 174, 175, 181
- articularis inferior tibiae **174**, 180, 181, 215
- articularis malleoli fibulae 177, **178**, 180, 215
- articularis malleoli tibiae 174, 175, 180
Facies articularis malleolaris lateralis tali 187
- articularis navicularis tali 185, 186, **190**, 223
- articularis patellae 173, 207
- articularis sternalis claviculae 12
- articularis superior tibiae **173**, 174, 175, 176, 180, 181, 209, 211, 215
- articularis talaris anterior calcanei 186, **191**, 223, 224
- articularis talaris media calcanei **191**, 223, 224
- articularis talaris posterior calcanei 186, **191**, 223, 224
- auricularis ossis ilii 199
- auricularis ossis sacri 155, **156**, 165, 199
- auricularis faciei sacropelvinae 153
- costalis scapulae **14**, 16, 18, 40, 42, 43, 44, 45, 48, 82
- dorsalis ossis sacri 155
- dorsalis scapulae 15, 19, 43
- glutaea ossis ilii 152
- lateralis fibulae **177**, 178, 180, 215
- lateralis radii **28**, 29, 33, 57
- lateralis tibiae **174**, 175, 176, 180, 215, 253
- lunata acetabuli 152, 164, 201
- malleolaris lateralis trochleae tali 184, **190**, 225, 226
- malleolaris medialis trochleae tali 185, **190**, 226, 228
- medialis fibulae 177, 180, 215
- medialis tibiae **174**, 175, 176, 180, 215, 251, 253, 258, 259
- medialis ulnae **26**, 27, 32
- patellaris femoris **166**, 169, 172, 207, 210
- pelvina ossis sacri 154, 157
- poplitea **166**, 167, 172, 209, 235, 254, 255, 256
- posterior fibulae 177, 181
- posterior humeri 20, 25
- posterior radii 28, 29, 33
- posterior tibiae 174, 181
- posterior ulnae 26, 27, 32
- superior trochlea tali 184, 185, 186, **190**, 225, 226, 228
- symphysialis 152, **153**, 164, 165, 198, 201, 233, 242, 243, 244, 248, 249, 279, 283
Fascia axillaris 108, 109
- antebrachii 56, 81, **106**, 107, 144, 145
- brachii 56, **106**, 107, 108, 109, 142, 143
- clavipectoralis 109
- cruris 258, **272**, 273, 317, 318
- dorsalis pedis 272, 297
- lata **272**, 273, 274, 275, 280, 289, 313, 314, 315, 316
- obturatoria 278, 279
- pectoralis 108, 109
Fasciculus(i) lateralis plexus brachialis **112**, 113, 116, 121
- medialis plexus brachialis 112, 113, 121
- posterior plexus brachialis 112
- transversi aponeurosis palmaris 79, 88, 96, **130**
- transversi aponeurosis plantaris 261, 302
Femur **166**, 167, 168, 169, 172, 204, 206, 207, 211, 214, 247, 251, 314, 315, 316
Fibrae intercruralis 275
Fibula **177**, 178, 179, 180, 181, 207, 211, 214, 217, 219, 220, 221, 222, 317, 318, 319, 322
Foramen(mina) infrapiriforme **200**, 235, 240, 241, 242, 243, 250, **288**
- intervertebrale 242
- ischiadicum majus 196, 197, 198
- ischiadicum minus 197, **200**, 240, 241, 242, 279
- obturatum **152**, 153, 163, 164, 165, 196, 198, 200, 201, 247
- sacralia dorsalia 155
- sacralia pelvina **154**, 163, 198, 199, 242
- suprapiriforme **200**, 235, 240, 241, 242, 250, **288**
Fossa acetabuli 152, 164
- coronoidea **20**, 25, 52, 84
- iliaca 153, 165, 242
- infraspinata **15**, 16, 19, 41, 49
- intercondylaris femoris 166, 172, 173

Fossa malleoli lateralis 178
- olecrani 20, 25, 53
- radialis humeri **20**, 25, 52, 84
- subscapularis 14, 18
- supraclavicularis major 74, 75
- supraclavicularis minor 74, 75, 110
- supraspinata **15**, 17, 19, 41, 49
- trochanterica **166**, 167, 169, 172
Fovea(ae) capitis femoris **166**, 167, 172, 201
- capitis radii 30
Funiculus spermaticus 272, 275

Hamulus ossis hamati **34**, 36, 58, 60, 65, 92, 98, 133
Hiatus adductorius 283
- sacralis 155, 157
- saphenus fasciae latae 272, **274**, 275, 276
- tendineus adductorius 245, 246, 247
Humerus **20**, 21, 22, 23, 24, 25, 90, 93, 95, 142, 143
Hypothenar 124

Impressio ligamenti costoclavicularis 12
Incisura acetabuli 152, 164, 201
- fibularis tibiae 174, 175
- ischiadica major **152**, 153, 164, 165
- ischiadica minor **152**, 153, 164, 165
- radialis ulnae **26**, 27, 30, 32, 52
- scapulae **14**, 15, 17, 18, 19, 42, 45, 85
- trochlearis ulnae **26**, 27, 30, 32, 52, 53, 57
- ulnaris radii 29, 30

Junctura sacrococcygea 163, 196, 197, **200**, 232, 240, 242, 278, 279

Knorpelfuge(n) 25, 26, 32, 33, 38, 164, 165, 172, 180, 181, 188, 189

Labium externum cristae iliacae 152
- internum cristae iliacae 152, 153
- laterale lineae asperae femoris **166**, 172, 248, 249
- mediale lineae asperae femoris **166**, 172, 248, 249
Labrum acetabulare 202, 313
- glenoidale 43
Lacuna musculorum 277
- vasorum 277
Lamina superficialis fasciae cervicalis 109
Ligamentum(a) acromioclaviculare **40**, 41, 42, 43
- anulare radii **50**, 51, 52, **57**
- arcuatum carpi dorsale 59
- arcuatum pubis 158
- calcaneocuboideum dorsale **216**, 223, 224, 225, 226
- calcaneocuboideum ligamenti bifurcati **216**, 219, 223, 224, 225, 226
- calcaneocuboideum plantare 219
- calcaneofibulare **219**, 220, 221, 222, 226, 319
- calcaneonaviculare ligamenti bifurcati **216**, 219, 223, 224, 225, 226
- calcaneonaviculare plantare 218, **223**, 224, 227, 322
- capitis costae radiatum 40
- capitis femoris 201, 202, 313
- capitis fibulae anterius 210, 213, 215
- capitis fibulae posterius 208, 209
- carpi radiatum **58**, 60, 64, 65
- carpometacarpea dorsalia **59**, 61, 62, 65
- carpometacarpea palmaria 58, 64

Ligamentum(a) collaterale carpi radiale 58, **59**, 61, 62, 64, 65
- collaterale carpi ulnare 58, **59**, 61, 62, 64, 65
- collaterale fibulare **206**, 208, 209, 210, 213, 214, 245, 246, 247, 251, 252, 253, 256, 257, 295
- collaterale radiale 50, 51, 52
- collaterale tibiale **206**, 207, 208, 209, 210, 213, 214, 246, 247, 251, 253, 256, 257, 295
- collaterale ulnare 50, 51, 52
- collateralia articulationum digitorum manus 65
- collateralia articulationum digitorum pedis 225, 226, 228
- collateralia articulationum pedis 216
- collateralia metacarpophalangea 64, 65
- conoideum ligamenti coracoclavicularis 41, 42, 43
- coracoacromiale **40**, 42, 43, 44, 45, 48, 82, 83
- coracoclaviculare 43, 82
- coracohumerale 40, 41, 42
- costoclaviculare 40, 41
- costotransversarium superius 40, 41
- cruciatum anterius articulationis genus 209, 210, 211
- cruciatum posterius articulationis genus 209, 210, 211
- cuboideonavicularia dorsalia **216**, 219, 223, 224, 225, 226
- cuneocuboideum dorsale 216, 219, 225
- cuneometatarseum 228
- cuneonavicularia dorsalia **216**, 218, 219, 225, 226, 228
- cuneonavicularia plantaria 227
- deltoideum 217
- fundiforme penis 275
- iliofemorale 196, 247
- iliolumbale 196, 242
- inguinale **233**, 274, 277, 278, 279, 280, 282, **283**, 284, 286, 287, 313
- intercarpea dorsalia 59
- intercarpea interossea 66, 101
- intercarpea palmaria 58, 64, 65
- interclaviculare 40, 41
- intercuneiforme dorsale **216**, 219, 225, 226
- interspinale 41, 197
- ischiofemorale 197
- lacunare 277
- longitudinale anterius columnae vertebralis 196
- meniscofemorale anterius 211
- meniscofemorale posterius 209, 211
- metacarpea dorsalia 59, 61, 62
- metacarpea interossea 64, 65
- metacarpea palmaria 58, 64, 65
- metacarpeum transversum profundum 64
- metatarsea dorsalia 219, 225
- metatarsea interossea 216, 226
- metatarsea plantaria 227
- metatarseum transversum profundum 226, 227
- patellae **206**, 210, 211, **213**, 233, 236, 237, 245, 246, 247, 251, 252, 253, 258, 286, 295, 296
- pisometacarpeum 58, 64, 65
- pisohamatum **58**, 64, 65, 92, 98, 99
- plantare longum 218, **227**, 228, 252, 264, 267, 320
- popliteum obliquum 208
- pubicum superius 158
- pubofemorale 196
- radiocarpeum dorsale 59
- radiocarpeum palmare 58, 64, 65
- sacrococcygea lateralia 197
- sacroiliaca dorsalia 197, 198
- sacroiliaca interossea 198, 199
- sacroiliaca ventralia 196, 198, 242
- sacrospinale 196, **197**, 198, 200, 240, 241, 242, 243, 250, **278**, 279
- sacrotuberale 196, **197**, 200, 235, 240, 241, 242, 243, 250, 278, 279, **288**, 289

Ligamentum(a) sternoclaviculare anterius 40, 41
- sternoclaviculare posterius 41
- sternocostale radiatum 40
- suspensorium penis 275
- talocalcaneum interosseum 222, **223**, 224, 321, 322
- talocalcaneum laterale 219
- talocalcaneum mediale 220, 221, 223, **228**
- talofibulare anterius 219, 319
- talofibulare posterius 220, 221
- talonaviculare **216**, 219, 225, 226, 228
- tarsi interossea 320
- tarsometatarsea dorsalia **216**, 218, 219, 225, 226
- tarsometatarsea plantaria 227
- tibiofibulare anterius 215, **216**, 219, 253
- tibiofibulare posterius 220, 221
- transversum acetabuli 202
- transversum genus 210, 211
- transversum scapulae superius **41**, 42, 44, 45
- trapezoideum ligamenti coracoclavicularis 40, 42, 43
- ulnocarpeum palmare 64, 65
- umbilicale laterale 278

Linea(ae) arcuata 153, 165, 242
- aspera femoris 167
- glutaea anterior 152, 200
- glutaea inferior 152, 200
- glutaea posterior 152, 200
- intercondylaris femoris 166
- intermedia cristae iliacae 152, 153
- intertrochanterica **166**, 169, 172, 196, 201
- musculi solei **174**, 181, 208, 209
- pectinea 166, 172
- transversae ossis sacri 154
- trapezoidea 12

Malleolus lateralis **177**, 178, 180, 181, 215, **216**, 217, 219, 220, 221, 222, 233, 251, 252, 253, 254, 255, 260, 262, 263, 266, 268, 269, 294, 295, 298, 299
- medialis **174**, 175, 176, 180, 181, 215, **216**, 217, 218, 220, 221, 222, 233, 251, 253, 254, 255, 258, 260, 262, 263, 264, 266, 292, 295, 298, 299, 306, 307, 308

Manubrium sterni 40, 72, **73**, 115

Margo anterior fibulae **177**, 178, 180, 215
- anterior radii **28**, 29, 33, 50, 52, 57
- anterior tibiae **174**, 175, 176, 180, 215, 253
- anterior ulnae **26**, 27, 32, 50, 51, 52, 57
- falciformis 274
- interosseus fibulae 177, 178, 181
- interosseus radii 28, **29**, 33, 50, 51, 52, 57
- interosseus tibiae 174, **175**, 180, 181
- interosseus ulnae 26, **27**, 32, 50, 51, 52, 57
- lateralis humeri 20, **21**, 25, 51, 84
- lateralis scapulae **14**, 15, 16, 18, 19, 40, 42, 44, 45, 48, 49, 76
- medialis humeri 20, **21**, 25, 44, 48, 51, 84
- medialis scapulae **14**, 15, 16, 18, 19, 41, 49, 76, 79, 80, 81, 86, 87, 119
- medialis tibiae 174, **175**, 180, 181
- posterior fibulae 177, 178, 181
- posterior radii 28, 29, 33
- posterior ulnae 26, 32, 51
- superior scapulae **14**, 15, 17, 18, 19, 40, 42, 49, 80, 85

Medianusgabel 110, **111**, 112, 113, 115, 117, 121

Membrana interossea antebrachii **57**, 58, 59, 90, 91, 92, 126, 127, 145
- interossea cruris 206, 207, 209, 210, 213, 214, **215**, 216, 217, 219, 220, 221, 222, 252, 253, 317, 318, 319
- obturatoria 202, 204, 232
- vastoadductoria 284, 286

Meniscus lateralis 209, 210, **211**, 247, 252, 253
- medialis 209, 210, **211**, 247, 253

Metacarpus 34, 35

Metatarsus **182**, 183, 184, 185, 186

Musculus(i) abductor digiti minimi manus 80, 81, 88, 94, 95, 97, **100**, 102, 103, 129, 131, 132, 134, 135, 137, 147, 148
- abductor digiti minimi pedis 258, 261, 262, **263**, 292, 298, 299, 302, 303, 304, 305
- abductor hallucis 258, 261, **262**, 263, 264, 268, 292, 298, 299, 302, 303, 304, 305, 307, 308, 320
- abductor pollicis brevis 88, 96, 97, **102**, 123, 124, 128, 130, 131, 132, 134, 135, 147, 148
- abductor pollicis longus 80, 81, 94, **95**, 100, 125, 126, 128, 129, 145
- adductor brevis 236, 237, 245, **246**, 279, 287, 314
- adductor digiti minimi pedis 320
- adductor hallucis 264
- adductor longus **233**, 236, 237, 244, 245, 278, 279, 282, 283, 284, 286, 287, 314, 315
- adductor magnus 234, **235**, 239, 244, 245, **246**, 247, 250, 278, 279, 283, 284, 287, 288, 289, 314, 315
- adductor pollicis 102, 148
- anconaeus 80, **81**, 94, 125, 126, 144
- articularis genus 316
- biceps brachii 74, 79, 80, 88, 94, 107, 108, 110, 112, 113, 114, 115, 121, 122, 123, 124, 125, 126
- biceps femoris 234, **239**, 244, 248, 254, 255, 259, 288, 289, 290, 294, 296, 314, 315, 316
- brachialis 79, 80, 82, 83, **88**, 113, 121, 122, 123, 124, 125, 126, 127, 143
- brachioradialis 79, 80, 81, 83, **88**, 93, 94, 107, 113, 121, 122, 123, 124, 125, 126, 128, 143, 144
- coracobrachialis 72, 73, 74, 75, **79**, 82, 83, 110, 113, 114, 120, 121, 142
- cremaster 275
- deltoideus 72, 73, 74, 75, 77, 78, 79, **80**, 81, 106, 107, 108, 109, 110, 112, 113, 114, 115, 118, 119, 120, 121, 142
- erector spinae 77, 78
- extensor carpi radialis brevis 80, 81, 93, **94**, 125, 126, 129, 144
- extensor carpi radialis longus 80, 81, 93, **94**, 122, 124, 125, 126, 129, 144
- extensor carpi ulnaris 80, 81, **94**, 126, 129, 144, 145
- extensor digiti minimi **81**, 129, 144, 145
- extensor digitorum manus 80, 81, **94**, 101, 129, 144, 145
- extensor digitorum brevis pedis 233, 251, 253, 259, **260**, 266, 269, 294, 298, 320
- extensor digitorum longus pedis 233, **251**, 253, 259, 260, 269, 295, 296, 298, 317, 318, 319, 322
- extensor hallucis brevis 233, 251, 253, **260**, 266, 298, 320, 321
- extensor hallucis longus 251, **253**, 269, 295, 296, 298, 299, 318, 319
- extensor indicis 94, **95**, 125, 126, 145
- extensor pollicis brevis 80, 81, 94, **95**, 100, 126, 128, 129, 145
- extensor pollicis longus 80, **95**, 125, 126, 129, 145, 148
- flexor carpi radialis 79, **88**, **92**, 122, 123, 124, 125, 128, 144
- flexor carpi ulnaris 79, **88**, **92**, 94, 97, 107, 122, 123, 125, 126, 132, 144, 145
- flexor digiti minimi brevis manus 88, **97**, 102, 131, 132, 133, 134, 135, 147, 148
- flexor digiti minimi brevis pedis **262**, 263, 264, 267, 303, 304, 305, 306, 320
- flexor digitorum brevis pedis 259, **262**, 264, 267, 268, 292, 303, 304, 305, 306, 307, 320, 321, 322, 369
- flexor digitorum longus pedis 235, **256**, 257, 258, 292, 307, 308, 318

Musculus(i) flexor digitorum profundus **90**, 125, 144, 145
- flexor digitorum superficialis 79, 88, **89**, 121, 123, 124, 125, 128, 144, 145
- flexor hallucis brevis 262, 263, **264**, 267, 299, 302, 303, 304, 305, 306
- flexor hallucis longus 235, **256**, 258, 292, 317, 318, 321, 322
- flexor pollicis brevis 79, 88, 96, **97**, 102, 124, 130, 131, 132, 134, 135, 147, 148
- flexor pollicis longus 79, 88, 89, **90**, 123, 125, 128, 145
- gastrocnemius 233, 234, 239, 254, 258, 259, 294, 296
- gemellus inferior 235, **240**, 241, 243, 250, 288, 289
- gemellus superior 235, **240**, 241, 250, 288, 289
- glutaeus maximus **234**, 235, 238, **239**, 288, 289, 313, 314
- glutaeus medius 234, **235**, 236, 237, 239, **240**, 288, 289, 313
- glutaeus minimus **241**, 250, 289, 313
- gracilis **233**, 234, 236, 237, 239, **244**, 245, 258, 278, 279, 282, 283, 284, 286, 287, 290, 292, 314, 315, 316
- iliacus **232**, 233, 236, 237, 277, 278, 279, 280, 283, 284, 286, 287, 313
- iliopsoas 232, 282, 314
- infrahyoidei 72, 73, 74, 75, 109, 115
- infraspinatus 49, 78, 80, 81, 85, **87**, 107, 118, 119, 120
- intercostales externi 73, 75, **76**, 110, 115
- intercostales interni 73, 75, **76**, 110
- interossei dorsales manus 80, 81, 94, 95, 97, 98, 99, **100**, 101, 103, 128, 129, 133, 134, 135, 137, 148
- interossei dorsales pedis 251, 253, **260**, 264, 265, 266, 298, 299, 321
- interossei palmares 98, **99**, 133, 134, 135, 148
- interossei plantares 262, 263, 264, **265**, 267, 305, 306
- latissimus dorsi 72, 73, 74, 75, **77**, 78, 79, 80, 81, 108, 109, 110, 115
- levator scapulae 77, 78
- lumbricales manus 79, 88, 96, **97**, 102, 132, 133, 135, 148
- lumbricales pedis 262, **263**, 267, 292, 303, 304, 321
- obliquus externus abdominis 72, 73, 74, 75, 77, 78
- obturatorius externus 243, 313
- obturatorius internus 235, **240**, 241, **242**, 250, 278, 279, 288, 289, 313
- omohyoideus 74
- opponens digiti minimi 97, **98**, 102, 132, 133, 134, 147, 148
- opponens pollicis 98, 147, 148
- palmaris brevis 79, 88, **96**, 123, 130, 147
- palmaris longus 79, **88**, 122, 123, 144
- pectineus 233, **236**, 237, 245, 246, 279, 280, 282, 286, 313, 314
- pectoralis major **72**, 73, 74, 75, 106, 108, 109, 110, 112, 113, 114, 115, 121, 142
- pectoralis minor **73**, 75, 109, 110, 112, 113, 114, 115, 121
- peronaeus brevis 233, 235, 251, 252, 256, **259**, 269, 294, 296, 318
- peronaeus longus 233, 235, 238, 251, 252, 256, **259**, 260, 266, 269, 294, 295, 296, 317, 318
- peronaeus tertius 251, 295, 298
- piriformis 200, 235, **240**, 241, 242, 243, 250, 278, 279, 288, 289
- plantaris 234, 239, 254, **255**, 259, 290, 291
- popliteus 214, 235, **256**, 291, 292, 317
- pronator quadratus 89, 90, **91**, 125, 127
- pronator teres 79, 88, **91**, 113, 122, 123, 124, 125, 144
- psoas major **232**, 233, 236, 237, 277, 278, 279, 280, 286, 287, 313
- quadratus femoris **235**, 240, 241, 243, 250, 288, 289
- quadratus lumborum 232, 277
- quadratus plantae 258, **263**, 264, 267, 292, 304, 305, 306, 320, 321, 322
- rectus femoris 233, **236**, 238, 279, 282, 283, 284, 286, 287, 314, 315

Musculus(i) rhomboideus major 77, 78
- rhomboideus minor 78
- sacrospinalis 278
- sartorius **233**, 234, 235, 238, 244, **245**, 258, 274, 277, 279, 282, 283, 284, 286, 287, 290, 292, 314, 315, 316
- scalenus anterior 110
- scalenus medius 110
- scalenus posterior 110
- semimembranosus **234**, 239, 244, **248**, 249, 254, 255, 283, 284, 290, 291, 315, 316
- semispinalis capitis 77, 78
- semitendinosus **234**, 238, 239, 244, **248**, 258, 259, 287, 288, 289, 290, 292, 314, 315
- serratus anterior **72**, 73, 74, 75, **76**, 108, 109, 110, 115
- soleus 233, 234, 238, 254, **255**, 258, 259, 290, 291, 292, 296, 317, 318
- splenius capitis 77, 78
- splenius cervicis 78
- sternocleidomastoideus 72, 73, 74, 75, 76, 77, 78, 109, 110
- sternohyoideus 72, 109, 115
- sternothyreoideus 72, 109, 115
- subclavius 73, 75, 115
- subscapularis 48, 73, 74, 75, **79**, 86, 110, 112, 113, 114, 115, 121
- supinator 79, 89, 90, **91**, 95, 122, 124, 125, 126, 129, 144
- supraspinatus 48, 49, 78, 80, 81, **85**, 87, 119
- tensor fasciae latae 233, 236, 237, **238**, 277, 279, 282, 283, 286, 287, 314
- teres major 74, **75**, 77, 78, 79, 80, 86, 87, 107, 110, **112**, 113, 114, 115, 118, 119, 120, 121, 142
- teres minor 49, 78, 79, 80, 81, 87, 112, 113, **118**, 119, 120, 121
- tibialis anterior 233, **251**, 252, 258, 259, 260, 294, 295, 296, 317, 318, 321
- tibialis posterior 235, **256**, 257, 317, 318, 321
- trapezius 72, 73, 74, 75, 76, **77**, 78, 109, 110, 115, 118, 120
- triceps brachii **81**, 82, 86, 87, 118, 119, **120**
- triceps surae **254**, 269, 307, 308, 322
- vastus intermedius **237**, 284, 314, 315
- vastus lateralis 206, 233, 235, 236, **237**, 238, 283, 286, 290, 314, 315, 316
- vastus medialis 206, 233, 236, **237**, 244, 258, 283, 284, 286, 287, 292, 314, 315, 316

Nervus(i) axillaris **110**, 111, 112, 114, **118**, 119, 140
- clunium inferiores 273, 310
- clunium medii 273, 310
- clunium superiores 273, 310
- cutaneus antebrachii lateralis **106**, 121, 140, 144
- cutaneus antebrachii medialis **106**, 110, 111, 113, 140, 142, 143
- cutaneus antebrachii posterior **107**, 140, 143, 144
- cutaneus brachii lateralis superior 107, 140
- cutaneus femoris lateralis 310, 313
- cutaneus brachii medialis **106**, 108, 111, 113, 140, 142, 143
- cutaneus brachii posterior 107, 140
- cutaneus dorsalis intermedius pedis **272**, 294, 296, **297**, 318, 320
- cutaneus dorsalis lateralis pedis **272**, 273, 274, **297**
- cutaneus dorsalis medialis pedis **272**, 294, 296, **297**, 318, 320
- cutaneus femoris lateralis **272**, 277, 310, 313
- cutaneus femoris posterior **273**, 288, 289, 310, 313
- cutaneus surae lateralis 273, 310
- digitales dorsales manus 107, 136, 138, 148
- digitales dorsales pedis 297, 298
- digitales palmares communes 131, **132**, 134, 135, 148
- digitales palmares proprii 130, 131, **132**, 134, 135, 138

Nervus(i) digitales plantares communes 299, 302, **303**, 304, 305, 306
- digitales plantares proprii 299, 302, **303**, 304, 305, 306
- dorsalis scapulae 110
- femoralis 277, 282, **283**, 284, 286, 287, 313, 314
- genitofemoralis 277
- glutaeus inferior 288, 289
- glutaeus superior 289
- intercostobrachialis 108, 109
- interosseus antebrachii anterior 125, 127, 145
- interosseus antebrachii posterior 126, 145
- ischiadicus **288**, 289, 290, 313, 314, 315
- medianus 110, 111, 112, **113**, 121, 122, 124, **125**, 127, 130, 132, 133, 134, 135, 140, 142, 143, 144, 145, 146, 147
- musculocutaneus **110**, 111, 113, 115, 116, 121, 140, 142, 143
- obturatorius 277, **278**, 313, 314
- peronaeus communis **290**, 291, 296, 316
- peronaeus profundus **294**, 295, 296, 298, 310, 317, 318, 319, 320
- peronaeus superficialis **294**, 296, 310, 317
- phrenicus 110
- plantaris lateralis 292, 302, 303, **304**, 305, 306, 308, 310, 320, 321, 322
- plantaris medialis 299, 302, 303, **304**, 305, 306, 307, 308, 310, 320
- pudendus 288, 289
- radialis 86, 112, 114, 119, **120**, 122, **124**, 125, 140, 142, 143
- saphenus **272**, 283, 284, 287, 307, 310, 315
- subscapularis 110
- supraclavicularis 140
- suprascapularis 119
- suralis **273**, 290, 291, 294, 297, 310, 317, 318, 320
- thoracicus longus 110
- thoracodorsalis 110
- tibialis 290, 291, **292**, 306, 307, 308, 316, 317, 318, 319
- ulnaris 110, 111, 112, 113, **121**, 123, **125**, 131, 132, 133, 134, 142, 143, 144, 145

Nodus(i) lymphaticus(i) apicalis 109, 115
- - centrales 115
- - cervicales profundi 115
- - iliaci 280
- - inguinales profundi 280
- - inguinales superficiales 276
- - juguloomohyoideus 115
- - laterales 109, 115
- - pectorales 109, 115
- - subscapulares 109, 115

Olecranon 26, **27**, 30, 32, 51, 52, 53, 57, 80, 81, 87, 94, 95, 107, 120, 126

Os(Ossa) capitatum **34**, 35, **36**, 38, 58, 60, 61, 62, 64, 65, 66, 67, 101, 147
- coccygis 162, 240, 241, 242
- cuboideum 182, 184, 187, **188**, 189, **192**, 193, 216, 217, 219, 223, 224, 225, 226, 257, 320, 321
- cuneiforme intermedium 182, 183, 184, 185, 186, 187, **188**, 189, **193**, 216, 217, 219, 225, 226, 320, 321
- cuneiforme laterale 182, 183, 184, 187, **188**, 189, **193**, 216, 217, 219, 225, 226, 320, 321
- cuneiforme mediale 182, 183, 185, 187, **188**, 189, **193**, 216, 217, 218, 225, 226, 228, 252, 257, 320, 322
- digitorum manus 34, 35
- digitorum pedis **182**, 183, 184, 185, 186
- hamatum **34**, 35, **36**, 38, 59, 61, 62, 66, 101, 142
- ilium **152**, 153, 162, 198, 199, 204, 243, 313
- ischii 152, 153, 162
- lunatum **34**, 35, **36**, 38, 58, 60, 61, 62, 64, 65, 66, 67, 101, 146
- metacarpalia **34**, 35, 37, 38, 58, 59, 60, 61, 62, 63, 64, 65, 66, 67, 89, 92, 93, 95, 137, 147, 148

Os(Ossa) metatarsalia **182**, 183, 184, 185, 186, 188, 189, 217, 218, 219, 221, 228, 252, 320, 321, 322
- naviculare **182**, 183, 184, 185, 186, 187, 188, 189, **192**, 216, 217, 218, 219, 223, 224, 225, 226, 228, 252, 257, 306, 321, 322
- pisiforme **34**, 35, 38, 58, 60, 64, 65, 89, 90, 91, 92, 97, 98, 99, 102, 131, 132, 133, 134, 135, 146
- pubis 152, 153, 162, 204
- sacrum **154**, 155, 156, 157, 162, 198, 199, 204, 240, 241, 242, 243, 250, 278, 279
- scaphoideum **34**, 35, **36**, 38, 59, 60, 61, 62, 66, 101, 146
- sesamoidea 34, 118, 182, 185
- trapezium **34**, 35, **36**, 38, 62, 66, 101, 147
- trapezoideum **34**, 35, **36**, 38, 59, 61, 62, 66, 101, 147
- triquetrum **34**, 35, **36**, 38, 59, 61, 62, 66, 101, 147

Pars abdominalis musculi pectoralis majoris 72
- anularis vaginae fibrosae digitorum manus 64, 97
- clavicularis musculi pectoralis majoris 72
- cruciformis vaginae fibrosae digitorum manus 64, 97
- lateralis ossis sacri 154, 155, 156
- sternocostalis musculi pectoralis majoris 72
- tibiocalcanearis ligamenti deltoidei 218, 220, 221, 222
- tibionavicularis ligamenti deltoidei 218
- tibiotalaris ligamenti deltoidei 220
- tibiotalaris anterior ligamenti deltoidei 218
- tibiotalaris posterior ligamenti deltoidei 218, 221

Patella **173**, 206, 211, 233, 236, 237, 238, 245, 246, 247, 251, 252, 253, 258, 259, 274, 283, 284, 286, 287, 292, 294, 295, 296

Pecten ossis pubis 152, **153**, 165, 201, 245, 246

Pes anserinus 245, 283, 287

Phalanx distalis manus **34**, 35, 37, 41, 64, 65, 66, 67, 138
- distalis pedis **182**, 183, 185, 186, 188, 189, 228, 321
- media manus **34**, 35, 37, 38, 64, 65, 67, 138
- media pedis **182**, 183, 186, 188, 189, 321
- proximalis manus **34**, 35, 37, 38, 64, 65, 66, 67, 101, 138
- proximalis pedis **182**, 183, 185, 186, 188, 189, 228, 321

Plexus brachialis 110, 111

Plica synovialis infrapatellaris 207

Processus articularis superior ossis sacri 154, 155, 156, 157
- coracoideus **14**, 15, 16, 17, 18, 19, 40, 42, 43, 44, 45, 48, 75, 76, 79, 82, 83, 85, 86
- coronoideus ulnae **26**, 27, 30, 32, 52, 53, 57
- lateralis tali 184, 190, 221
- lateralis tuberis calcanei 184, 191
- medialis tuberis calcanei 185, 191
- posterior tali **184**, 185, **190**, 218
- spinosus vertebrae cervicalis VII 41
- styloideus radii **28**, 29, 30, 33, 34, 35, 57, 58, 59, 60, 61, 66, 81, 89, 90, 91, 92, 93, 101, 106
- styloideus ulnae **26**, 27, 30, 32, 34, 35, 57, 58, 59, 60, 61, 66, 101
- transversus vertebrae 41
- xiphoideus 72, 73

Promontorium **154**, 156, 157, **196**, 199, 232, 242, 277, 278, 279

Protuberantia occipitalis externa 77, 78

Radius **28**, 29, 34, 35, 58, 59, 60, 61, 62, 64, 65, 66, 67, 83, 101, 144, 145

Ramus(i) acromialis arteriae thoracoacromialis 115
- anterior nervi cutanei antebrachii medialis 106, 144
- anterior nervi obturatorii 287
- carpeus palmaris arteriae radialis 124
- carpeus palmaris arteriae ulnaris 123
- communicans nervi mediani cum nervo ulnari 135
- communicans ulnaris 107, 136
- cutanei anteriores nervi femoralis 272, 310

Ramus(i) cutaneus brachii lateralis superior 140
- cutanei cruris medialis nervi sapheni 272
- cutaneus lateralis nervi iliohypogastrici 310
- cutanei laterales nervorum intercostalium 108, 140
- cutaneus nervi obturatorii 272, 287, 310
- dorsalis manus nervi ulnaris **107**, **136**, 140, 145, 146
- femoralis nervi genitofemoralis 272, 310
- genitalis nervi genitofemoralis 310
- inferior ossis pubis **152**, 153, 158, 163, 164, 165, 198, 201, 242, 244
- infrapatellaris nervi sapheni **272**, 284, 287, 310
- muscularis nervi axillaris 119
- musculares nervi femoralis 315
- muscularis nervi mediani 131
- musculares nervi obturatorii 287
- musculares nervi plantaris lateralis 305
- muscularis nervi radialis 112, 114, 120, 122
- ossis ischii **152**, 153, 163, 164, 165, 198, 201, 235, 242, 244, 247
- palmaris manus nervi ulnaris 135, 140, 146
- palmaris profundus arteriae ulneris 133, 147
- palmaris ssperficialis arteriae radialis 123, 124, 125, 128, 131, **132**, 133, 147
- pectoralis arteriae thoracoacromialis 115
- perforans arteriae peronaeae 299
- plantaris profundus arteriae dorsalis pedis 299
- profundus arteriae circomflexae femoris lateralis 286
- profundus arteriae plantaris medialis 299, 303, **304**, 305
- profundus nervi radialis 122, **124**, 125, 126, 144
- profundus nervi ulnaris 148
- profundus rami palmaris manus nervi ulnaris 135, 147
- superficialis arteriae plantaris medialis 299, 303, **304**, 305
- superficialis rami palmaris manus nervi ulnaris 135, 147, 148
- superficialis nervi radialis 106, 107, 122, **124**, 125, 126, 136, 140, 144, 145, 146, 147
- superior ossis pubis **152**, 153, 158, 163, 164, 165, 198
- transversus arteriae circumflexae femoris lateralis 286
- transversus arteriae circumflexae femoris medialis 287
- ulnaris nervi cutanei antebrachii medialis 106, 144
Recessus axillaris 40, 41, 44
- sacciformis articulationis radioulnaris distalis 60, 66
- subpopliteus 214
Rete articulare cubiti 120
- carpi dorsale 137
- venosum dorsale manus 107, 136, 148
- venosum dorsale pedis 272, 297
Retinaculum extensorum 80, 81, **94**, 95, 100, 126, 128, 129, 137
- flexorum 58, 72, 79, **88**, 90, 96, 97, 98, 102, 115, 123, 125, 130, 132, 133, 134, 135, 146, 147
- musculorum extensorum inferius 233, **252**, 253, 259, 260, 266, 268, 269, 294, 295, 296, 298
- musculorum extensorum superius 233, **251**, 252, 253, 258, 259, 260, 266, 268, 269, 294, 296, 298, 299, 307, 308
- musculorum flexorum **257**, 268, 292, 307, 308, 319
- musculorum peronaeorum inferius 252, **259**, 269, 296
- musculorum peronaeorum superius 252, **259**, 269, 296
- patellae laterale 206, 251
- patellae mediale 206, 251

Scapula 13, **14**, 15, 16, 17, 18, 19, 83
Septum intermusculare brachii laterale 80, **84**, 126, **143**
- intermusculare brachii mediale 79, 82, **84**, 88, 122, 123, **143**
Sinus tarsi 184, 185, 186, 321
Spina iliaca anterior inferior **152**, 153, 164, 165, 196, 242, 247
Spina iliaca anterior superior **152**, 153, 164, 165, 196, 197, 233, 236, 237, 238, 242, 245, 247, 272, 274, 275, 276, 279, 282, 283, 284, 286, 287
- iliaca posterior inferior **152**, 153, 164, 165, 240
- iliaca posterior superior **152**, 153, 164, 165, 197, 234, 239
- ischiadica **152**, 153, 163, 164, 165, 197, 198, 199, 200, 242
- scapulae **15**, 16, 17, 19, 40, 41, 43, 49, 78, 80, 81, 85, 87, 119
Sulcus bicipitalis medialis 106, 142
- calcanei 185, 191
- intertubercularis humeri **20**, 22, 23, 25, 40, 84
- malleolaris **174**, 181, 220, 221
- nervi radialis 20, 25, 120
- nervi ulnaris 20, 25, 30
- obturatorius 164, 165
- tali 190
- tendinis musculi flexoris hallucis longi 183, 190, 191
- tendinis musculi peronaei longi **183**, 184, 189, 192, 193
- tendinum musculorum peronaeorum 191
Sustentaculum tali 183, **185**, 187, 189, **191**, 218, 220, 221, 222, 227, 228
Symphysis pubica **158**, 162, 163, 196, 232, 278, 287
Syndesmosis tibiofibularis **215**, 216, 217, 222, 295

Talus **184**, 185, 186, 187, **190**, 216, 217, 222, 226, 306, 319, 321, 322
Tarsus **182**, 183, 184, 185, 186
Tendo(ines) calcaneus (Achillis) 234, 235, 252, **254**, 255, 256, 258, 259, 268, 292, 296, 306, 308, 321, 322
- capitis brevis musculi bicipitis brachii 83, 112
- capitis longi musculi bicipitis brachii 43, **44**, 45, 48, 82, 86, 142
- musculi abductoris hallucis 306
- musculi abductoris pollicis longi 89, 95, **97**, 98, 102, 124, 132, 133, 134, 135, 137, 146, 147
- musculi adductoris magni 208, 214, 284, 316
- musculi bicipitis brachii 122
- musculi brachioradialis 145
- musculi coracobrachialis et capitis brevis musculi bicipitis brachii 48
- musculi extensoris carpi radialis brevis **80**, 81, 129, 137, 145, 146, 147
- musculi extensoris carpi radialis longi **80**, 81, 94, 128, 129, 137, 145, 146, 147
- musculi extensoris carpi ulnaris **100**, 137, 146, 147
- musculi extensoris digiti minimi **80**, 81, 146, 147, 148
- musculi extensoris digitorum 67, **81**, 95, 100, 126, 136, 137, 146, 147, 148
- musculi extensoris digitorum et musculi digiti minimi 95, 139
- musculi extensoris digitorum brevis 299
- musculi extensoris digitorum longi 233, **253**, 260, 299, 320, 322
- musculi extensoris hallucis brevis 299
- musculi extensoris hallucis longi 233, 258, **260**, 307, 308, 320, 322
- musculi extensoris indicis **94**, 139, 146, 147, 148
- musculi extensoris pollicis brevis **100**, 124, 137, 146, 147
- musculi extensoris pollicis longi 94, **100**, 101, 124, 128, 137, 146, 147
- musculi extensoris radialis brevis 100
- musculi extensoris radialis longi 100
- musculi flexoris carpi radialis 58, 60, **97**, 132, 133, 134, 135, 145, 146, 147
- musculi flexoris carpi ulnaris 58, 89, 90, **98**, 102, 132, 133, 135, 146
- musculi flexoris digitorum brevis **263**, 304, 305, 306
- musculi flexoris digitorum longi 227, **258**, 262, 263, 292, 299, 304, 305, 306, 319, 320, 321, 322

Tendo(ines) musculi flexoris digitorum profundi 64, 67, 97, 98, 99, 132, 133, 134, 135, 146, 147, 148
- musculi flexoris digitorum superficialis 64, 67, **97**, 98, 99, 131, 132, 133, 134, 135, 146, 147, 148
- musculi flexoris hallucis longi 227, **258**, 262, 263, 292, 299, 303, 304, 305, 306, 307, 308, 319, 320
- musculi flexoris pollicis longi 90, 97, **98**, 99, 133, 135, 146, 147, 148
- musculi gastrocnemii 318
- musculi glutaei medii 313
- musculi gracilis 254, 255, **284**, 291
- musculi iliaci 313
- musculi latissimi dorsi 48, **78**, 112, **114**, 142
- musculi obturatorii externi 313
- musculi palmaris longi 96, 130, 145
- musculi pectoralis majoris 48, 86
- musculi peronaei brevis 252, 260, 319
- musculi peronaei longi 227, 234, 252, 264, **265**, 306, 319, 320, 321, 322
- musculi peronaei tertii 253, 320
- musculi piriformis 313
- musculi plantaris 317, 318
- musculi quadricipitis femoris **206**, 213, 245, 246, 316
- musculi recti femoris 237
- musculi sartorii 236, 237
- musculi semimembranosi **208**, 214, **250**, 291, 313, 314
- musculi semitendinosi **249**, 254, 255, 284, 291, 316
- musculi semitendinosi et capitis longi musculi bicipitis femoris 313
- musculi teretis majoris 48
- musculi tibialis anterioris 227, **258**, 295, 298, 299, 307, 308, 319
- musculi tibialis posterioris 227, 252, **258**, 292, 307, 308, 319
- musculi tricipitis prachii 56
Tibia **174**, 175, 176, 179, 180, 181, 207, 211, 214, 217, 219, 220, 221, 222, 317, 318, 319, 321, 322
Tractus iliotibialis 233, 234, 236, 237, **238**, 239, 259, 296
Trigonum deltoideopectorale 72
- lumbale 77, 78
Trochanter major **166**, 167, 169, 172, 196, 197, 200, 201, 202, 232, 235, 240, 241, 243, 245, 246, 247, 248, 249, 250, 288, 289
- minor 166, **167**, 169, 172, 196, 197, 200, 201, 202, 241, 243, 247, 248, 249
Trochlea humeri **20**, 21, 22, 23, 25, 30, 50, 52, 53, 84
- peronaealis 191
- tali **182**, 187, 188, **190**, 217, 221, 222, 228
Truncus lumbosacralis 278, 279
Tuber calcanei **182**, 183, 184, 185, 186, 187, 188, 189, **191**, 218, 219, 220, 221, 223, 224, 225, 226, 227, 228, 234, 252, 256, 257, 258, 259, 261, 262, 263, 264, 267, 268, 269, 292, 296, 302, 303, 304, 305, 306, 307, 308, 322
- ischiadicum **152**, 153, 163, 164, 165, 196, 197, 198, 200, 201, 202, 235, 240, 241, 242, 243, 244, 247, 248, 249, 250, 278, 284, 288, 289, 313
Tuberculum conoideum 12
- infraglenoidale 14, **16**, 18, 43
- intercondylare laterale tibiae **173**, 174, 175, 180
- intercondylare mediale tibiae **173**, 174, 175, 180
- laterale processus posterioris tali 190, 220, 221
- majus humeri **20**, 21, 22, 23, 25, 40, 42, 49, 83, 84, 86, 87
- mediale processus posterioris tali 190, 220, 221
- minus humeri **20**, 21, 22, 23, 25, 40, 42, 84
- obturatorium anterius 152, 153
- obturatorium posterius 152, 153
- ossis scaphoidei **34**, **36**, 97, 102
- ossis trapezii **36**, 58, 60, 63, 64, 65
- pubicum **152**, 153, 158, 163, 164, 165, 196, 198, 201, 232, 233, 236, 237, 242, 245, 246, 247, 274, 275, 279, 282, 286
Tuberculum supraglenoidale 14, 16, 17
Tuberositas deltoidea 20, **21**, 25, 84
- glutaea **166**, 167, 172, 200, 241
- iliaca faciei sacropelvinae 153
- ossis cuboidei 183, 184, 192
- ossis metatarsalis I 183
- ossis metatarsalis V **182**, 183, 184, 188, 189, 216, 219, 227, 252, 259, 260, 265, 267, 269
- ossis navicularis **183**, 185, 189, **192**, 221
- phalangis distalis 64, 65, 183
- radii **28**, 29, 33, 50, 51, 52, 53, 57, 127
- sacaralis 156
- tibiae 173, **174**, 175, 176, 180, 206, 210, 211, 215, 233, 251, 253, 258, 295
- ulnae **26**, 27, 32, 50, 51, 52, 57

Ulna **26**, 27, 30, 31, 32, 34, 35, 58, 59, 61, 62, 64, 65, 66, 83, 95, 101, 144, 145
Ureter 277

Vagina(ae) fibrosa digitorum manus 97, 132
- musculi recti abdominis 72
- synovialis communis musculorum flexorum 102
- synoviales digitorum manus 64
- synoviales digitorum pedis 227
- synovialis intertubercularis **42**, 44, 45, 48, 64, 83, 86
- synovialis musculorum peronaeorum communis 269
- synovialis tendinis musculi flexoris carpi radialis 102
- synovialis tendinis musculi flexoris hallucis longi 267, 268
- synovialis tendinis musculi flexoris pollicis longi 102
- sinovialis tendinis musculi tibialis posterioris 267, 268
- synovialis tendinum digitorum manus 102
- synovialis tendinum digitorum pedis 263, 264
- tendinis musculi extensoris carpi ulnaris 103
- tendinis musculi extensoris digiti minimi 103
- tendinis musculi extensoris hallucis longi 266, 267, 268
- tendinis musculi extensoris pollicis longi 103
- tendinis musculi peronaei brevis 266
- tendinis musculi peronaei longi plantaris 267
- tendinis musculi tibialis anterioris 266, 268
- tendinum musculi extensoris digitorum pedis longi 266, 269
- tendinum musculi flexoris digitorum pedis longi 267, 268
- tendinum musculorum abductoris longi et extensoris pollicis brevis 103
- tendinum musculorum extensoris digitorum et extensoris indicis 103
- tendinum musculorum extensorum carpi radialium 103
Vena(ae) axillaris **110**, 113, 115, 121
- basilica 106, 107, 143
- brachialis **110**, 113, 121, 142
- cava inferior 277
- cephalica **106**, 107, 108, 110, 115, 142, 143
- circumflexa femoris lateralis 314
- circumflexa ilium superficialis 313
- circumflexa scapulae 113, 120, 121
- dorsalis pedis 320
- epigastrica superficialis 276, 313
- femoralis 272, 277, 279, 280, 282, **283**, 284, 313, 314, 315
- genus superior lateralis 291
- genus superior medialis 291, 316
- iliaca communis 277, 278, 280
- iliaca communis dextra 279
- iliaca communis sinistra 279
- iliaca externa 278, 279, 280, 286
- iliaca interna 278, 279, 280
- intercapitales 107

Vena(ae) jugularis interna 115
- mediana antebrachii 106
- mediana basilica 106
- mediana cephalica 106
- obturatoria 277, 279, 313, 314
- peronaea 318
- plantaris lateralis 320, 321, 322
- plantaris medialis 320
- poplitea **290**, 291, 292, 316
- pudendae externae 176
- pudenda interna 288, 289
- saphena magna **272**, 274, 275, 276, 279, 280, 282, 307, 314, 315, 316, 317, 318, 319
- saphena parva **273**, 291, 297, 316, 317, 318, 319
Vena(ae) subclavia 110, 115
- thoracoepigastricae 108
- tibialis anterior 317, 318, 319
- tibialis posterior **292**, 307, 308, 317, 318, 319
- vesicalis superior 279
Venter inferior musculi omohyoidei 75, 109, 115
- superior musculi omohyoidei 115
Vinculum tendinum 67

Wardsches Dreieck 170

Zona orbicularis 202

Batch number: 10615097

Printed by Printforce, the Netherlands